血液の事典

編　集

平井 久丸
押味 和夫
坂田 洋一

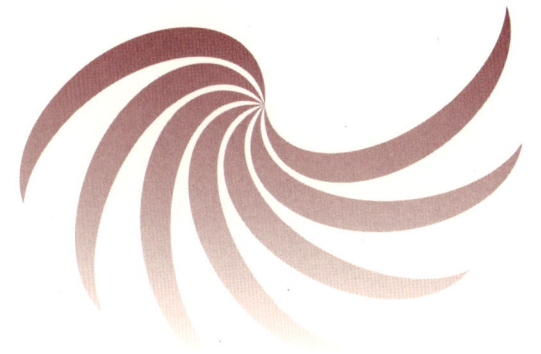

朝倉書店

―――― 編集者 ――――

元東京大学教授　平井 久丸
順天堂大学教授　押味 和夫
自治医科大学教授　坂田 洋一

序

　血液学の進歩は著しく，その最新の成果の全貌を正確に把握することは，血液学専門の研究者・臨床家にとっても容易なことではありません．まして，血液学以外の領域の医学研究者・臨床家や医療関連業務の従事者にとっては，さらに難しいことと思います．しかし，血液学の重要性を考えれば，このような状況をやむをえないものとして放置するわけにはいきません．そこで，血液学の歴史から最新の成果までを何とかストーリー性のある事典としてまとめようとの目的で，本書がつくられました．用語解説という形式をとっておりますので各項目が独立した読み物になっておりますが，退屈せずに読み進むうちに自然に，全体を通して，血液に関する総合的な理解が得られるようになることを目的としました．

　本書は，主として血液学を専門としていない医学研究者・臨床家を読者として考えておりますが，血液学を専門とする医学研究者・臨床家にとっても知識の整理に役立つものと思います．また，医学生，看護・保健・衛生・検査・獣医などの医療関連業務従事者，薬剤師，薬学研究者，行政関係者などの方々にも広く読んでいただくことを願っております．

　本書はもともと東京大学教授でありました故・平井久丸先生のご発案で，平井先生と，専門分野の違う私共で編集させていただきました．ところが大変残念なことに，平井先生は教授にご就任になられた2ヵ月後の昨年8月に急逝されてしまいました．あまりにも突然のことでしたので，私共も大変驚き，かつ困惑してしまいました．そして予想されたこととはいえ，日本の血液学の進歩がストップしたかのような大きな痛手を受けてしまいました．彼の存在がいかに大きいかが今でも痛感されます．この場をお借りして，あらためて平井先生のご逝去にお悔やみ申し上げます．

　お忙しいところ本書のご執筆にご協力いただきました各先生方に厚く御礼申し上げます．また，上記のような事情で編集が遅れてしまい，ご執筆いただいた先生方にご迷惑をおかけしてしまいましたことをお詫び申し上げます．

　本事典が，医学研究者や臨床家の皆様方，また多くの医療関連業務従事者の方々のお役に立つ書でありますことを心から祈っております．

　2004年7月

平井久丸先生を偲んで
押味和夫，坂田洋一

執筆者一覧

(執筆順)

三浦 恭定	自治医科大学名誉教授	代田 常道	東京医科大学
柴田 昭	新潟南病院名誉院長	東 みゆき	東京医科歯科大学大学院医歯学総合研究科
田所 憲治	日本赤十字社	髙橋 強志	東京大学医学部
佐藤 尚武	順天堂東京江東高齢者医療センター	檀 和夫	日本医科大学
小寺 良尚	名古屋第一赤十字病院	澤田 賢一	秋田大学医学部
小池 正	長岡赤十字病院	原野 昭雄	川崎医科大学
高橋 益廣	新潟大学医学部	服巻 保幸	九州大学生体防御医学研究所
三輪 史朗	沖中記念成人病研究所	金丸 昭久	近畿大学医学部
服部 晃	佐渡総合病院	小峰 光博	昭和大学藤が丘病院
高井 和江	新潟市民病院	八幡 義人	川崎医療短期大学
酒井 力	千葉県がんセンター	七島 勉	福島県立医科大学
品田 章二	済生会三条病院	高木 省治郎	自治医科大学附属大宮医療センター
齋藤 英彦	国立名古屋病院	磯部 泰司	順天堂大学医学部
青木 延雄	東京医科歯科大学・自治医科大名誉教授	寺村 正尚	東京女子医科大学
千葉 滋	東京大学医学部	岸 賢治	東海大学医学部
須田 年生	慶應義塾大学医学部	増田 道彦	東京女子医科大学
張ヶ谷 健一	千葉大学大学院医学研究院	大屋敷 一馬	東京医科大学
辻 浩一郎	東京大学医科学研究所	三浦 偉久男	秋田大学医学部
別所 正実	埼玉医科大学	清井 仁	名古屋大学医学部
元吉 和夫	防衛医科大学校	三谷 絹子	獨協医科大学
木村 昭郎	広島大学原爆放射線医科学研究所	小川 誠司	東京大学医学部
安川 正貴	愛媛大学医学部	川又 紀彦	前・順天堂大学医学部
中尾 眞二	金沢大学大学院医学系研究科	小松 則夫	山梨大学医学部
横田 昇平	京都府立医科大学	平井 久丸	元・東京大学医学部
河野 道生	山口大学大学院医学研究科	長澤 丘司	京都大学再生医科学研究所

執筆者一覧

徳永勝士	東京大学大学院医学系研究科	山口素子	三重大学医学部
樋口香織	東京大学大学院医学系研究科	押味和夫	順天堂大学医学部
杉本耕一	順天堂大学医学部	岩月啓氏	岡山大学大学院医歯学総合研究科
山下孝之	東京大学医科学研究所	田口博國	高知大学医学部
唐沢正光	群馬大学医学部	新津望	埼玉医科大学医学部
泉二登志子	東京女子医科大学	張高明	新潟県立がんセンター新潟病院
大西一功	浜松医科大学	畑裕之	熊本大学医学部
河敬世	大阪府立母子保健総合医療センター	加藤俊一	東海大学総合医学研究所
中村哲也	東京大学医科学研究所	笹田昌孝	京都大学医学部
秋山暢	東京都立墨東病院	森島泰雄	愛知県がんセンター病院
宮脇修一	群馬県済生会前橋病院	坂巻尋	東京都立駒込病院
安井耕三	信州大学医学部	山崎宏人	金沢大学大学院医学系研究科
北原光夫	東京都済生会向島病院	飛内賢正	国立がんセンター中央病院
岡村孝	久留米大学医学部	笹井啓資	新潟大学大学院医歯学総合研究科
田島和雄	愛知県がんセンター研究所	上田孝典	福井大学医学部
大島年照	瑞穂会川越リハビリテーション病院	木崎昌弘	慶應義塾大学医学部
鈴宮淳司	福岡大学医学部	柿本綱之	横浜市立市民病院
青笹克之	大阪大学医学部	吉田稔	帝京大学医学部附属溝口病院
井上徹也	滋賀医科大学	高本滋	愛知医科大学
馬場忠雄	滋賀医科大学	津野寛和	東京大学医学部
丸義朗	東京女子医科大学	石田明	慶應義塾大学医学部
栗山一孝	長崎大学大学教育機能開発センター	花園豊	自治医科大学
加納康彦	栃木県立がんセンター	田内哲三	東京医科大学
東條有伸	東京大学医科学研究所	末永孝生	亀田総合病院
青木定夫	新潟大学医歯学総合病院	竹内賢吾	(財)癌研究会癌研究所
待井隆志	那智勝浦町立温泉病院	一迫玲	東北大学大学院歯学研究科
畠清彦	(財)癌研究会癌化学療法センター	直江知樹	名古屋大学大学院医学系研究科
神田善伸	東京大学医学部	内田秀夫	東京電力病院
小椋美知則	愛知県がんセンター病院	中塩屋千絵	東海大学医学部
伊豆津宏二	東京大学医学部	小林信昌	東海大学医学部

執筆者一覧

安藤泰彦	元・東海大学医学部	川合陽子	慶應義塾大学医学部
岡本真一郎	慶應義塾大学医学部	矢冨　裕	東京大学大学院医学系研究科
細川好孝	愛知県がんセンター研究所	中川雅夫	京都府立医科大学
半田　誠	慶應義塾大学輸血センター	辻　　肇	京都府立医科大学
丸山征郎	鹿児島大学大学院医歯学総合研究科	宮田敏行	国立循環器病センター研究所
冨山佳昭	大阪大学大学院分子制御内科学	小亀浩市	国立循環器病センター研究所
宮田茂樹	国立循環器病センター	家子正裕	北海道医療大学
諸井将明	久留米大学分子生命科学研究所	松尾武文	兵庫県立淡路病院名誉院長
布施一郎	新潟大学医歯学総合病院	苅尾七臣	自治医科大学
鈴木英紀	東京都臨床医学総合研究所	村田　満	慶應義塾大学医学部
尾崎由基男	山梨大学医学部	西川政勝	三重大学医学部
森田隆司	明治薬科大学	吉岡　章	奈良県立医科大学
中村　伸	京都大学霊長類研究所	高橋芳右	新潟県立加茂病院
山角健介	循環器科クリニック・山角	高松純樹	名古屋大学医学部
一瀬白帝	山形大学医学部	白幡　聡	産業医科大学
鈴木宏治	三重大学医学部	坂田洋一	自治医科大学
黒澤晋一郎	Oklahoma Medical Research Foundation	和田英夫	三重大学医学部
小嶋哲人	名古屋大学医学部	藤村吉博	奈良県立医科大学
加藤久雄	国立循環器病センター研究所	居石克夫	九州大学大学院医学研究院
浦野哲盟	浜松医科大学	岡嶋研二	名古屋市立大学医学部
松尾　理	近畿大学医学部	江口　豊	滋賀医科大学
高橋　敬	大分県立看護科学大学	松原由美子	慶應義塾大学医学部
三室　淳	自治医科大学	朝倉英策	金沢大学医学部
廣澤信作	広沢内科クリニック	窓岩清治	自治医科大学
石井秀美	昭和薬科大学	新井盛夫	東京医科大学

目　　次

1. 人と動物の血液の比較　　　　　　　　　　［三浦恭定］　1
2. 瀉　血　　　　　　　　　　　　　　　　　［柴田　昭］　3
3. 献　血　　　　　　　　　　　　　　　　　［田所憲治］　5
4. 血液標本染色法　　　　　　　　　　　　　［佐藤尚武］　7
5. 骨髄バンク　　　　　　　　　　　　　　　［小寺良尚］　9
6. 白血病の歴史　　　　　　　　　　　　　　［柴田　昭］　12
7. 古代人の血液疾患　　　　　　　　　　　　［小池　正］　14
8. 骨髄研究の歴史　　　　　　　　　　　　　［高橋益廣］　16
9. 溶血性疾患の歴史　　　　　　　　　　　　［三輪史朗］　18
10. サラセミアの歴史　　　　　　　　　　　　［服部　晃］　21
11. 血漿研究の歴史　　　　　　　　　　　　　［高井和江］　22
12. 悪性リンパ腫の歴史　　　　　　　　　　　［酒井　力］　24
13. 輸血の歴史　　　　　　　　　　　　　　　［品田章二］　26
14. 血液は血管の外ではなぜ固まるのか　　　　［齋藤英彦］　29
15. さらさら血とどろどろ血：その本態は　　　［青木延雄］　31
16. 造血機構　　　　　　　　　　　　　　　　［千葉　滋］　33
17. 造血の発生　　　　　　　　　　　　　　　［須田年生］　35
18. 骨髄の構造と機能　　　　　　　　　　　　［張ヶ谷健一］37
19. 造血幹細胞　　　　　　　　　　　　　　　［辻浩一郎］　39
20. 造血因子とサイトカイン　　　　　　　　　［別所正美］　42
21. サイトカイン療法　　　　　　　　　　　　［元吉和夫］　44
22. 赤血球　　　　　　　　　　　　　　　　　［木村昭郎］　47
23. リンパ球　　　　　　　　　　　　　　　　［安川正貴］　49
24. Tリンパ球　　　　　　　　　　　　　　　［中尾眞二］　51
25. Bリンパ球　　　　　　　　　　　　　　　［横田昇平］　53
26. 血漿蛋白　　　　　　　　　　　　　　　　［河野道生］　55
27. γグロブリンの異常　　　　　　　　　　　［代田常道］　57
28. 免疫機構　　　　　　　　　　　　　　　　［東みゆき］　60
29. リンパ器官　　　　　　　　　　　　　　　［高橋強志］　62

30.	貧血	[檀　和夫]	64
31.	鉄欠乏性貧血	[澤田賢一]	66
32.	ヘモグロビン	[原野昭雄]	68
33.	異常ヘモグロビン症	[原野昭雄]	70
34.	サラセミア	[服巻保幸]	73
35.	巨赤芽球性貧血（悪性貧血）	[金丸昭久]	77
36.	溶血性貧血	[小峰光博]	79
37.	自己免疫性溶血性貧血	[小峰光博]	80
38.	赤血球膜異常症	[八幡義人]	82
39.	赤血球酵素異常症	[三輪史朗]	84
40.	発作性夜間血色素尿症	[七島　勉]	86
41.	脾腫と脾機能亢進症	[高木省治郎]	88
42.	リンパ節腫脹とリンパ節生検	[磯部泰司]	91
43.	再生不良性貧血	[寺村正尚]	93
44.	赤芽球癆	[岸　賢治]	95
45.	赤血球増加症（多血症）	[増田道彦]	98
46.	骨髄異形成症候群	[大屋敷一馬]	100
47.	染色体異常と造血器腫瘍	[三浦偉久男]	102
48.	遺伝子診断の手法	[横田昇平]	105
49.	造血器腫瘍の遺伝子診断	[清井　仁]	107
50.	癌遺伝子と造血器腫瘍	[三谷絹子]	109
51.	癌抑制遺伝子と造血器腫瘍	[小川誠司]	111
52.	細胞周期と造血器腫瘍	[川又紀彦]	113
53.	シグナル伝達	[小松則夫]	116
54.	転写因子	[平井久丸]	118
55.	ケモカイン	[長澤丘司]	120
56.	主要組織適合抗原	[徳永勝士・樋口香織]	123
57.	アポトーシスと造血器腫瘍	[杉本耕一]	125
58.	Fanconi貧血	[山下孝之]	127
59.	クローン性とその診断	[唐沢正光]	129
60.	造血器腫瘍にみられる薬剤耐性	[泉二登志子]	131
61.	インターフェロン	[大西一功]	133
62.	血球貪食症候群	[河　敬世]	136
63.	免疫不全症候群	[中村哲也]	138
64.	白血球増加と類白血病反応	[秋山　暢]	141
65.	好酸球増加と特発性好酸球増加症	[杉本耕一]	144

66. 白血球減少症と無顆粒球症	[小池　正]	146
67. 白血球形態とその異常	[宮脇修一]	148
68. 顆粒球機能とその異常	[安井耕三]	153
69. 易感染症と日和見感染症	[北原光夫]	155
70. 慢性骨髄増殖性疾患	[岡村　孝]	157
71. 造血器腫瘍の疫学	[田島和雄]	159
72. 造血器腫瘍とFAB分類	[大島年照]	161
73. 造血器腫瘍のWHO分類	[鈴宮淳司]	166
74. ウイルスと造血器腫瘍	[青笹克之]	168
75. ヘリコバクターピロリと悪性リンパ腫	[井上徹也・馬場忠雄]	171
76. フィラデルフィア染色体とBCR-ABL融合遺伝子	[丸　義朗]	173
77. 急性骨髄性白血病	[栗山一孝]	175
78. 急性リンパ性白血病	[加納康彦]	177
79. 慢性骨髄性白血病と類縁疾患	[東條有伸]	180
80. 慢性リンパ性白血病	[青木定夫]	182
81. ヘアリー細胞白血病	[待井隆志]	184
82. ホジキンリンパ腫	[畠　清彦]	186
83. 濾胞性リンパ腫	[神田善伸]	189
84. マントル細胞リンパ腫	[小椋美知則]	191
85. MALTリンパ腫	[伊豆津宏二]	197
86. びまん性大細胞型B細胞リンパ腫	[山口素子]	199
87. NK細胞リンパ腫	[押味和夫]	201
88. バーキットリンパ腫	[青木定夫]	203
89. 皮膚T細胞リンパ腫	[岩月啓氏]	205
90. 成人T細胞白血病	[田口博國]	207
91. 悪性リンパ腫の病期分類と予後因子	[新津　望]	210
92. 多発性骨髄腫と類縁疾患	[張　高明]	212
93. マクログロブリン血症	[畑　裕之]	214
94. 免疫不全に伴うリンパ増殖性疾患	[加藤俊一]	217
95. 組織球の増殖する疾患	[笹田昌孝]	219
96. 樹状細胞の増殖する疾患	[笹田昌孝]	222
97. 造血幹細胞移植	[森島泰雄]	224
98. ミニ移植	[神田善伸]	226
99. 移植片対宿主病とGVL効果	[坂巻　尋]	228
100. リンパ球輸注療法	[山崎宏人]	231
101. 抗体を用いた治療法	[飛内賢正]	233

102. 造血器腫瘍に対する放射線治療法	[笹井啓資]	235
103. 多剤併用化学療法	[上田孝典]	237
104. 白血病の分化誘導療法	[木崎昌弘]	240
105. 血管新生とサリドマイド	[柿本綱之]	242
106. 造血器腫瘍の支持療法	[吉田 稔]	245
107. 輸 血	[高本 滋]	247
108. 輸血の副作用	[津野寛和]	249
109. 血液型	[石田 明]	252
110. 血液疾患と遺伝子治療	[花園 豊]	254
111. 分子標的療法	[木崎昌弘]	256
112. チロシンキナーゼ阻害剤	[田内哲三]	258
113. 免疫抑制療法	[末永孝生]	260
114. 造血器腫瘍の病理診断	[竹内賢吾]	262
115. 血球計数と形態検査	[佐藤尚武]	263
116. 造血器腫瘍の表面マーカー診断	[一迫 玲]	265
117. 微少残存病変（微量残存腫瘍）	[直江知樹]	268
118. 骨髄検査	[内田秀夫]	270
119. CD34陽性造血幹細胞の性状とその検査法	[中塩屋千絵・小林信昌・安藤泰彦]	272
120. 造血幹細胞移植後のキメリズムとその評価法	[岡本真一郎]	275
121. DNAチップとその応用	[細川好孝]	277
122. P-セレクチン	[半田 誠]	279
123. トロンビン受容体	[丸山征郎]	281
124. 血小板インテグリン	[冨山佳昭]	283
125. 血小板膜糖蛋白質Ⅰb-Ⅸ複合体	[宮田茂樹]	285
126. 血小板コラーゲンレセプター	[諸井将明]	288
127. 血小板トロンボキサン受容体	[布施一郎]	290
128. 血小板顆粒	[鈴木英紀]	293
129. 血小板シグナル伝達	[尾崎由基男]	295
130. ビタミンK依存性凝固因子	[森田隆司]	297
131. 組織因子（CD142）	[中村 伸]	300
132. フィブリノゲン	[山角健介]	303
133. 第XIII因子	[一瀬白帝]	305
134. プロテインCとプロテインS	[鈴木宏治]	308
135. トロンボモジュリンとプロテインCレセプター	[黒澤晋一郎]	311
136. アンチトロンビンⅢとヘパリンコファクターⅡ	[小嶋哲人]	313
137. 外因系凝固阻害因子	[加藤久雄]	315

138. プラスミノゲン	[浦野哲盟]	318
139. プラスミノゲンアクチベーター	[松尾 理]	320
140. プラスミノゲンアクチベーターレセプター	[高橋 敬]	323
141. プラスミノゲンアクチベーターインヒビター	[三室 淳]	326
142. プラスミンインヒビター	[廣澤信作]	328
143. トロンビン活性化線溶阻止因子	[石井秀美]	331
144. フィブリン分解産物	[川合陽子]	333
145. 血小板と血管内皮細胞	[矢冨 裕]	336
146. 血液凝固と血管内皮細胞	[中川雅夫]	338
147. アンチトロンビン欠損症	[辻 肇]	340
148. 先天性プロテインC欠乏症と先天性プロテインS欠乏症	[宮田敏行]	342
149. 高ホモシステイン血症	[小亀浩市]	344
150. 抗リン脂質抗体症候群	[家子正裕]	346
151. 動脈血栓	[松尾武文・苅尾七臣]	349
152. 血小板減少症	[村田 満]	351
153. 血小板機能異常症	[西川政勝]	353
154. 血友病	[吉岡 章]	356
155. フォンウィルブランド病	[高橋芳右]	358
156. 凝固インヒビター	[高松純樹]	360
157. ビタミンK依存性凝固因子欠乏症	[白幡 聡]	362
158. 線溶異常症	[坂田洋一]	364
159. 播種性血管内凝固,HELLP症候群,全身性炎症反応症候群	[和田英夫]	367
160. 血栓性血小板減少性紫斑病と溶血性尿毒症症候群	[藤村吉博]	369
161. 動脈硬化と凝固線溶	[居石克夫]	371
162. 炎症と凝固線溶因子	[岡嶋研二]	373
163. 悪性腫瘍と凝固線溶因子	[江口 豊]	376
164. 抗血小板薬	[松原由美子]	378
165. 抗凝固薬	[朝倉英策]	381
166. 抗線溶薬	[窓岩清治・坂田洋一]	383
167. 凝固因子関連製剤	[新井盛夫]	386
索 引		389

1 ヒトと動物の血液の比較

三浦恭定

血球の個体発生は系統発生の過程をそのままみているような部分がある．造血巣が発生の過程で移動することや，血液細胞の分化と細胞のおかれた生活環境を考えるとき興味深い．近年発展しつつある細胞間相互作用や，血液と血管の発生についての分子レベルでの研究にも重要な示唆を得られるように思われる．

■系統発生と血球の種々相

血液細胞の系統発生は，無脊椎動物の最も原始的な単細胞アメーバの個体そのものから始まる．次に体液中に原始的な遊走細胞が現われ，次第に機能が分化し，循環系もこれと関連をもちつつ発達して，高等動物にみられる血液細胞になる．循環系のないカイメンでも，アメーバ様の運動をする遊走細胞が体液様の空間を動いている．無脊椎動物のうち最も進化が進んでいると考えられる節足動物では，血液細胞の機能として，①微生物の貪食と免疫，②寄生虫からの防御，③血液凝固，④結合織の形成などがあげられているが，各血球の機能の詳細は不明の点が多い[1,2]．

無脊椎動物の赤血球には，突起や凹凸のあるもの，細胞質内に色素顆粒を含むものなどがある．核にも，単核，多核白血球の機能をあわせもつものがあって，脊椎動物のように赤血球としての分化が完全に行われているわけではない（図1）[1,3]．無脊椎動物では血管系が開放系であることも大きな特徴であり，血色素が体液中に溶け込んでガス交換を行っているものもある．血色素が細胞内の顆粒の中に閉じ込められているものもある．環状動物多毛類のあるものでは血色素が血球内と体液中の両方にあり，中間的存在と考えられる．血色素にもいろいろあるが，このうちヘモグロビンは無脊椎動物の一部と脊椎動物にみられる[1〜3]．

脊椎動物の赤血球はすべて血管の中を流れており，ガス交換を行う．哺乳類の成体にはすべて核がないが，鳥類以下の脊椎動物は核をもっており，系統発生と比較するとき興味深い．赤血球の大きさと系統樹の位置とは関係がない（図2）[1]．

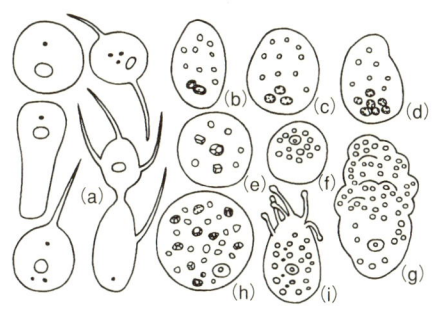

図1　無脊椎動物の赤血球
(a) コモンイモナマコ，(b)〜(d) タマキ貝，(e) ホシムシ，
(f), (g) オオミドリユムシ，(h), (i) ユムシ

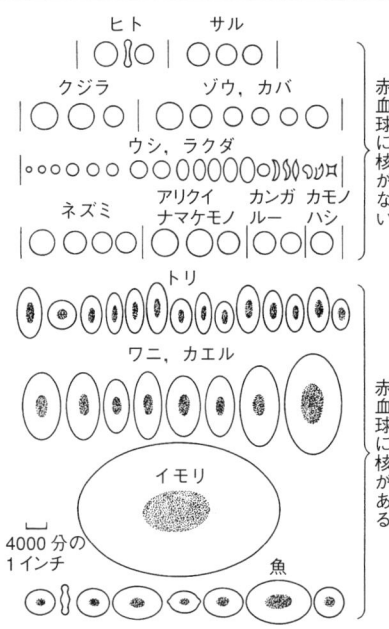

図2 いろいろな動物の赤血球の大きさ

■造血巣の個体発生と系統発生

造血巣についても，系統発生と個体発生とを比較すると興味深い．哺乳類の造血は，卵黄嚢の一次造血に始まり，AGM（aorta-gonad-mesonephros）領域での最初の二次造血が始まり，肝臓，脾臓を経て骨髄造血に移る．齧歯類では脾臓での造血の方が骨髄よりも優位である．おそらく脾臓の支持細胞にも膜結合型の分子が存在し，造血因子とともに血球産生の調節に働いているのであろう．ヒトでは成人になると，造血は骨髄に限られる．

一方，骨髄線維症などにみられる髄外造血では脾臓や肝臓で造血が起こり，発生の過程を逆行したような現象がみられる．おそらくここでも，血球と支持細胞あるいは血管系の細胞との間に未知の分子レベルでの交流があるものと考えられる．

■生活環境への順応

南極海に生息する氷魚（*Chenocephalus aceratus*, icefish）は，ヘマトクリット値約1％で遠心沈渣は白く，赤血球は含まれていない．血液の酸素結合能は0.67〜0.77で，他の魚類の約1/10にすぎない．この魚は体長約60cm，体重1kgに達するが，動作がのろく，＋2.0〜−1.7℃の非常に低い水温のところに棲んでいる．夏は低い水温のところを求めて移動する．しかし，他の魚に比べて進化の上で下等なのではなくて，長い間に環境に適応して赤血球が退化したものと考えられる．大きな鰓をもち，ある程度の皮膚呼吸もしているらしい[1]．

齧歯類のうち，マウスの赤血球は小型で数が多い．一方，イモリは体細胞全体が大きく，赤血球も大型である．マウスの場合には敏捷な活動性と関係があるのかもしれないが，脊椎動物全体をみると，赤血球数と体の大きさや進化の程度とは並行していない（図2）．

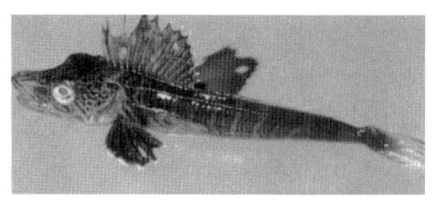

図3 氷魚

北極海に生息する赤血球のない魚．なお，この魚は体液を凍らせないための氷結防護物質の研究で知られている．

このように，血球の変化や造血巣の移り変わりは大きな流れとしては系統樹に従いながら，生活環境などの影響によって，時には逆行しているようにみえる場合もある．

■各種動物間の分子生物学的比較

近年の研究では，ヒトおよび各種実験動物などの造血細胞や造血因子の遺伝情報が詳しく調べられているが，特に比較血液学

という視点からのまとまった研究はない．

遺伝子の研究が最もよく進んでいるショウジョウバエでは，脊椎動物との比較がしばしば行われている．造血に関連して一例をあげれば，細胞の分化増殖に関係の深いhomeoboxやnotch遺伝子群などが哺乳類でもよく保存されており，造血や白血病発症に関連した業績も多い[4,5]．

そのほか多くの遺伝子についての研究を一々述べることはしないが，系統樹では最も離れている昆虫と哺乳類との間でも，予想に反して多数の遺伝子の共通性が保たれている．したがって，これまで述べてきた血球の多彩な形態学的多様性を分子レベルで理解するには，生物学の根源に関わる新しい展開が必要になってくる．

■おわりに

以上述べたように，系統発生からみた血球や造血細胞の種々相から，生物学的にも臨床的にもいろいろなヒントを得られそうな期待があるが，その多くは今後の研究の発展に伴って理解されていくであろう．

■文献

1) Andrew W：Comparative Hematology, Grune and Stratton, New York, 1965.
2) 尾曽越文亮：系統発生と造血．日本血液学全書1．形態（日本血液学会編），pp23-64, 1963.
3) 大植登志夫：血色素と赤血球の系統発生．日血会誌, **28**：262-268, 1965.
4) Owens BM：Hox and non-hox homeobox genes in leukemic hematopoiesis. *Stem Cells*, **20**：364-379, 2002.
5) Ohishi K, Varnum-Finney B and Bernstein ID：The notch pathway：modulation of cell fate decisions in hematopoiesis. *Int J Hematol*, **75**：449-459, 2002.

2 瀉血

柴田　昭

瀉血とは，治療目的で血液を注射器などで必要量除去することをいう．瀉血は，ヒポクラテス（Hippocrates, 前460-395），ガレヌス（Galen, 前130-200）の古代から，19世紀に至るまで，広く行われていたが，現在では2～3の限られた疾患が適応となっているにすぎない．

古代の四体液説，すなわち血液，粘液，黒色胆汁，黄色胆汁によって人間の身体は成り立っており，健康や病気はこれら四つの体液の平衡あるいは不均衡の結果と考えられていた．この考えから，病気に罹患した人より汚れた体液を除く方法として，瀉血はごく自然に出てきたものと思われる．ルーブル美術館には，患者の肘静脈に切開を入れようとしている医師と瀉血受け皿が描かれた，紀元前5世紀頃のアテネの壺がある（図1）．また，ルジオモンターヌス（Regiomontanus）の瀉血カレンダ

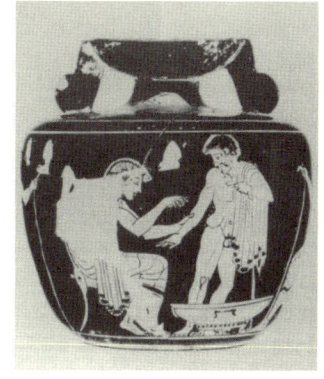

図1　アテネの壺（文献1より）

ー（1475年）の中には，瀉血する人の像に占星宮と関係づけた瀉血部位が示されている．

独立宣言の署名者の一人でもあった米国の医師ベンジャミン・ラッシュ（Benjamin Rush, 1745-1813）の強い勧めにより，瀉血がフィラデルフィアで流行した黄熱病の治療として広く行われた．しかし効果はなく，高い死亡率に大きな役割を演じたと考えられる．死に至らなくとも鉄欠乏性貧血になった患者も少なくなかったと推定されている．ジョージ・ワシントン（George Washington）などの死期を早めたともいわれている．パラチルスス（Paracelsus, 1493-1541），ヘルモント（Helmant, 1577-1644），シデナム（Syndenhams, 1624-1689）らによって瀉血反対の意見が出されたが，瀉血が医学的に無効であるばかりでなく有害であることを立証した十分な資料が提出されたのは1836年になってからである．

20世紀のはじめまで心不全は体内に水が溜まる状態との見地から，瀉血あるいはヒルによって血を吸わせたりする治療が行われていたが，1920年代以降，利尿剤が実用化されるに及んで行われなくなった．

現在瀉血が適応症とされている疾患は，ヘモクロマトーシス（hemochromatosis）と真性赤血球増加症（polycythemia vera）の2疾患である．

遺伝性ヘモクロマトーシスは常染色体劣性遺伝形式を示し，皮膚の青銅色着色，肝硬変，糖尿病を三徴とする疾患で，ほかに心筋障害を示すことが多い．別名，青銅色糖尿病（bronze diabetes）とも呼ばれる．その本態は鉄過剰蓄積症（iron storage disease）で，前述の主症状はいずれもこれが原因である．近年，十二指腸において鉄吸収調節を司るHFE遺伝子の点突然変異が原因であることが明らかにされた．血清鉄，フェリチリンは高値を示し，組織に

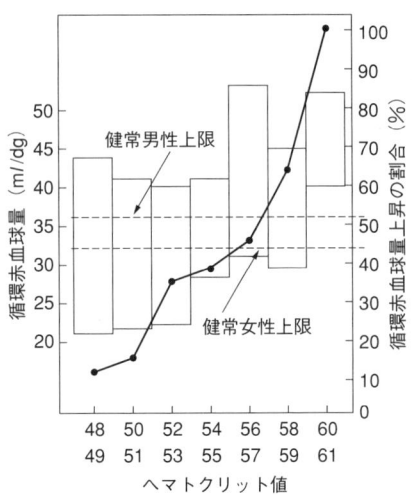

図2 ヘマトクリット値と循環赤血球量との関係
（文献2より）

鉄が沈着する．治療は瀉血が第一選択となる．診断確定次第ただちに瀉血療法を開始すべきである．瀉血は1ユニット（500ml，鉄が200〜250mg含まれる）の瀉血を週1回の割合で行い，軽い鉄欠乏の状態になるまで続ける．血液のヘモグロビン11g/dl，フェリチン50μg/l，トランスフェリン飽和度50％以下，総蛋白量6.0g/dl以下になったら，適時瀉血の間隔を年に3〜4回程度とし，フェリチンレベルを50μg/l以下に保つようにする．安価かつ確実な方法である．

真性赤血球増多症においても瀉血は第一選択となる．本症は多能性幹細胞レベルのクローナルな増殖性疾患で，赤血球の増加による循環血液量の増加と血液粘度の上昇が最大のリスクファクターである．瀉血療法以外に抗腫瘍性化学療法があるが，白血病への移行が化学療法では10〜14％であるのに対し，瀉血では1〜2％といわれている．瀉血量は1回500mlを3日に1回程度行い，一定レベルに達したら回数を減らしていき，年に数回にまでもっていく．目

標レベルは，国際的な真性赤血球増多症研究グループ（PVSG）はヘマトクリット値を52％と設定しているが，これでは不十分との意見が多い．図2は本症における循環赤血球量とヘマトクリット値（Hct）の関係を示したもので，図中のヒストグラムはそれぞれのHctを示す症例の分布を示す．図から明らかなように，Hctが48～49％の範囲内であっても，なお症例の10％で循環赤血球量が上昇を示している．Hct 45％を目標とすべきとする意見や，ヘモグロビン値の方が信頼できるとして，男性14g/dl，女性12g/dlという数値をあげる意見がある．瀉血は副作用も少なく，安価な治療として推奨できるものである．

なお，瀉血された血液は，両疾患とも貧血の患者に輸血するなど，再利用されても特に害はない．

■文献
1) Hart GD : Ancient disease of the blood. In : Blood, Pure and Eloquent—A Story of Discover, of People, and of Ideas (Wintrobe MM ed), p36, McGraw-Hill, New York, 1980.
2) Berlin NI : Diagnosis and classification of polycythemias. *Sem Hematol*, **12** : 339, 1975.

3 献血

田所憲治

■輸血用血液，血液製剤と献血

移植，化学療法など現在の高度医療は，輸血用血液（赤血球MAP，新鮮凍結血漿，濃厚血小板など）や血漿分画製剤（アルブミン，グロブリンなど）なくしては成り立たない．輸血用血液や血漿分画製剤用の原料血液を提供する供血には，自発無償供血，有償供血，身近な人などのための家族内供血や指定供血がある．このうち，自発無償供血を一般的に献血という．わが国では第二次世界大戦後，生活のための売血による有償供血が大多数を占めていたが，生活のための頻回献血は売血者の健康を損ねるとともに，受血者の半数以上が肝炎となり，「黄色い血」は社会問題となった．米国駐日大使が暴漢に襲われ負傷した際に行われた輸血によって肝炎になったことを契機に，1964（昭和39）年「政府は血液事業の現状にかんがみ可及的速やかに保存血液を献血により確保する体制を確立するため，国および地方公共団体による，献血思想の普及と献血の組織化を図るとともに日本赤十字社または地方公共団体による献血受入態勢の整備を推進するものとする」という閣議決定がなされた．この閣議決定を受け，1969年には民間血液銀行による保存血液の供給は姿を消し，1973年には預血の受入れも中止され，輸血用血液はすべて献血によりまかなわれることになった．1990年には民間製薬会社による血漿分画製剤用の有償採漿も中止され，今日に至っている．2002年7月31日「安全な血液製剤の安定供給の確保等に関する法律」が制定され，

献血に基づく血液の国内自給の原則，安全な血液を安定供給するための国，地方自治体，日本赤十字社，医療機関など関係組織の責務などが初めて法律により定められた．

■ 献血者の選択と検査法

献血者の選択は，(1) 献血者の健康と安全を守るとともに，(2) 受血者の健康と安全を守ることを目的に行われる．

(1) 献血者の安全と「献血基準」

上述のように，わが国では供血者は自発無償供血者であり，採血にあたってはまずその安全が確保されなければならない．安全が確保できなければ献血者の協力は得られない．

検診担当医師は，年齢，体重，血圧，血液の比重あるいはHb濃度，血小板数（血小板成分輸血のみ），献血間隔，年間献血回数および量を確認する．さらに問診で健康状態について調べ，献血（採血）できるか否かを判断する．判断は国が定めた「問診票」，「献血基準」(1999年4月1日改定) に沿って行われている．

(2) 受血者の安全のための献血者の選択：輸血用血液の安全対策

受血者の安全のためには，血液センターでは，①献血に先立って，「献血者の皆様へ（お願い）」という文書を読んでもらい，安全な献血への理解を求める，②献血者に健康状態，感染症のリスクなどについての問診票の質問項目に「はい・いいえ」で答えてもらい，署名された内容を医師が確認する，③血液型（ABO型（表，裏），RhD型）と不規則抗体，感染症に関する血清学的検査〔梅毒 (TPHA)，HBs抗原，HBc抗体，HBs抗体，HCV抗体，HIV-Ⅰ, Ⅱ抗体，HTLV-Ⅰ抗体，Parvovirus B19〕，ALT検査を行う，④③で合格の血液について，HBV, HCV, HIVについての核酸増幅検査 (nucleic acid amplification test：NAT) を行う（1999年10月から全国的実施．全国の血液センターから3カ所のNATセンターへ検体を送付し，③で合格の検体を自動選別し，50本ごとにプールし，NATを実施し，陽性のときは50本それぞれについて検査し，陽性検体と陽性ウイルスの同定を行っている．大多数の結果は採

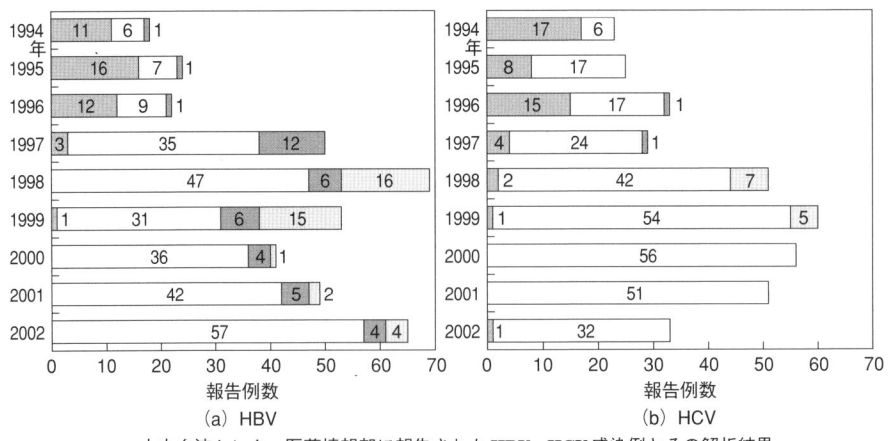

中央血液センター医薬情報部に報告された **HBV・HCV** 感染例とその解析結果
可能性あり（献血後情報）　可能性低い　可能性あり（自発報告）　解析不能

血翌日までにコンピュータで送信して，合格の血液だけを供給している），⑤コンピュータで献血歴，検査歴を参照して，以前の献血で問題があった献血者の血液は排除する，⑥受血者の安全に関わる献血者の健康状況に関する情報（献血後情報）を入手した場合は，ただちに，あるいは関連する血液の保管検体を用いて調査して，リスクのある血液は出庫や使用を差し止めている．

■ 適正な使用

　感染症自発報告によると，NAT導入前の1998年と1999年には，HBV感染が年間それぞれ22例，21例，HCV感染が年間それぞれ5例，7例，HIV感染が1997年と1999年に各1件，計3症例あったが，NATを導入した2000年以降の3年間ではHIV，HCV感染の報告はなく，HBV感染も年間5例，7例，8例と安全性は大幅に改善した（図参照）．しかし，リスクはゼロではない．事実，2003年にはNAT導入後，初めてのHIV感染例が報告された．また，献血の善意にこたえ血液を無駄にしてはならない．輸血にあたっては「安全な血液製剤の安定供給の確保等に関する法律」で医療関係者の責務ととして定められているように，①患者・家族へのインフォームドコンセントを実施すること，②「血液製剤の使用指針」（1999年厚生省）などに示された適応を遵守して使用すること，③副作用などの安全性情報を収集・報告することが必要である．

4
血液標本染色法

佐藤尚武

■ 血液の塗抹

　血液細胞（血球）を光学顕微鏡で観察するためには，一般的に末梢血や骨髄液をスライドグラスに塗抹する必要がある．塗抹標本は塗抹方法によって，ウェッジ標本，圧挫伸展標本，およびスピナー標本の3種に大別される．ウェッジ標本は引きガラスという道具を使い，表面張力を利用して血液をスライドグラスに塗抹したもの（図参照）で，日常の血液学検査では最もよく用いられている．圧挫伸展標本は2枚のスライドグラス間に血液を挟み込み，密着して重なり合った各スライドグラスを左右に引き離して作製する．スピナー標本は血液を遠心法で塗抹したもので，専用の機器が必要である．現在では，ウェッジ標本についても自動作製装置が実用化されている．塗抹標本では，原理的にスライドグラス上に引き伸ばされた血球の形態を観察することになる．

　スライドグラスは脱脂と洗浄が必要であ

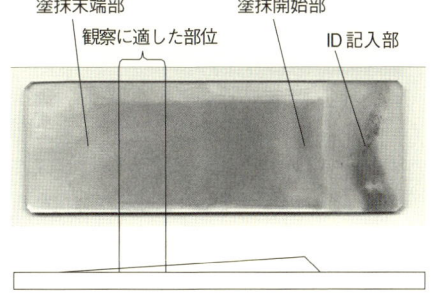

塗抹（ウェッジ）標本

るが，現在は前処理済みですぐに使用可能な市販品が広く使用されている．引きガラスはスライドグラスにカバーガラスを巻き付けて作製することが多い．

■ **ウェッジ標本における観察部位**（図参照）

日常の血液細胞形態検査で最もよく利用されているウェッジ標本では，標本の場所によって塗抹された血液の厚さが異なるため，血球形態の観察に適する部位が限られる．標本の塗抹末端部近くで，赤血球があまり重なり合わずに分布し，かつ赤血球の立体構造を確認できる部位が観察に適する．塗抹開始部など標本がある程度以上厚い部位は，血球が重なり合って個々の細胞の輪郭が観察困難になる．塗抹末端部は，厚さは薄く血球の重なり合いはないが，血球は過度に引き伸ばされ，赤血球の立体構造などが確認できない．

■ **血液細胞の染色法**

1) 血液普通染色　一般的な血液細胞の形態観察に用いられる染色を，血液普通染色（一般染色）と呼ぶ．普通染色には数種の染色法があるが，どれもロマノフスキー（Romanowsky）染色効果を利用したものなので，ロマノフスキー染色とも呼ばれる．

血液普通染色法の源流はエーリッヒ（Ehrlich）の「三酸染色法」で，その後これを応用した種々の染色法が開発された．ロマノフスキーはロシアの原虫学者で，1891年にメチレンブルーとエオジンの混合液でマラリアの核を染め出すことに成功した．これが血液細胞の染色にも利用され，その後発展した染色法の基礎となった．血液普通染色はいずれの染色でも，青色の陽イオン色素（塩基性色素）と赤橙色の陰イオン色素（酸性色素）を組み合わせて細胞成分を染め分ける．これによって青色と赤橙色のみならず，多種の色調が得られるが，これをロマノフスキー染色効果という[2]．塩基性色素としてはアズールBやメチレンブルーが，酸性色素としてはエオジンが用いられるが，メタノール液中では両色素が結合し，中性色素として存在する．

血液普通染色には，単一の染色液を用いる単染色と，2種の染色液を用いる重染色がある．代表的なものに，単染色としてはギムザ（Giemsa）染色とライト（Wright）染色，重染色としてはメイ-グリュンワルド-ギムザ（May-Grunwald-Giemsa）染色とライト-ギムザ（Wright-Giemsa）染色がある．

ギムザは，アズールBとメチレンブルーの混合液であるアズールIIとエオジンを，グリセリンとメタノールで溶解した染色液を開発した（1902年）．これが現在も使われているギムザ染色液である．ローシン（Rosin）はメチレンブルーとエオジンのメタノール溶液を用いると，固定と染色が同時にできることを見出した．これを血液細胞の染色に利用したのがライトである（1902年）．

ギムザ染色は核の染色性に優れるが，細胞質の染色性はやや不良である．一方，ライト染色は細胞質（顆粒）の染色性は良好だが，核の染色性は劣る．そこでパッペンハイム（Pappenheim）は，二つの染色液で連続的に染色することにより，核と細胞質の両方とも良好な染色性を得る染色法を開発した（1911年）．これがメイ-グリュンワルド-ギムザ染色で，パッペンハイム染色とも呼ばれる．ライト-ギムザ染色も同様の発想から生まれたものである．

重染色は単染色に比べ染色手順が多く，時間がかかるのが難点であるが，染色性に優れている．ほかに簡便法であるフィールド染色などがある．

2) 特殊染色　血液細胞の染色法には，通常の形態観察のための普通染色以外に，種々の特殊染色がある．これは各血球の様々な特性を知るために実施される．

細胞を固定せず,生きたまま染色する超生体染色は,網赤血球の算定などに利用される.血球(主として白血球)のもつ酵素活性をみるものとして,(ミエロ)ペルオキシダーゼ((myelo-)peroxidase：PO, POD, MPO)染色,アルカリホスファターゼ染色,エステラーゼ染色などがある.エステラーゼ染色には,さらに特異的エステラーゼ染色と非特異的エステラーゼ染色がある.ほかに脂肪を染めるズダンブラックB(Sudan black B：SBB)染色,多糖体を染めるPAS(periodic acid Schiff)染色,ベルリンブルーを使った鉄染色などがある.

■文献
1) 亀井貴恵子,丹羽欣正,佐藤尚武：血液検査実践マニュアル(大久保昭行他編), pp728-750, pp759-768, 医学書院,東京, 2000.
2) 酒井シヅ,深瀬泰旦：検査を築いた人びと, pp148-144, 時空出版,東京, 1988.

5
骨髄バンク

小寺良尚

■ わが国の骨髄バンク：現在の機構とそれぞれの機能

わが国における骨髄バンクとは,厚生労働省主導のもと,骨髄移植推進財団,日本赤十字社血液センター,全国都道府県によって行われる,公共性,広域性,公平性を基本理念とした共同事業であり,これも全国的に展開している130カ所以上の移植・採取認定病院ならびに全国骨髄バンク推進連絡協議会などと,患者,患者家族,ドナー志願者,その他のボランティアからなる支援団体との連携により行われる事業である.骨髄バンクの中核となっている骨髄移植推進財団は,海外の骨髄バンク[1,2],ならびにわが国の民間骨髄バンクの経験[3]を取り入れて1991年に設立された(骨髄移植推進財団中央事務局：住所 〒101-0054 東京都千代田区神田錦町3-19廣瀬第2ビル7階, Tel/Fax 03-5280-0002(代表), URL http://www.jmdp.or.jp/).財団からの出版物としては,『チャンス』,『マンスリーレポート』,『骨髄バンクニュース』などが入手可能であり,また2002年の設立10周年記念には記念誌が発刊されている.

(1) ドナー登録状況

2002年9月の時点で,登録ドナー数は158,863人(累積ドナー数から50歳の年齢上限を超えるなどして登録が取り消されたドナー数を差し引いたもの)であり,そのうちHLA Class-1,2ともタイピング済みドナー数は158,270人で, Class-2 (DR) タイピング率は99.6%である[4].

表1 ドナー検索依頼から移植の実施まで（2000年1月現在）

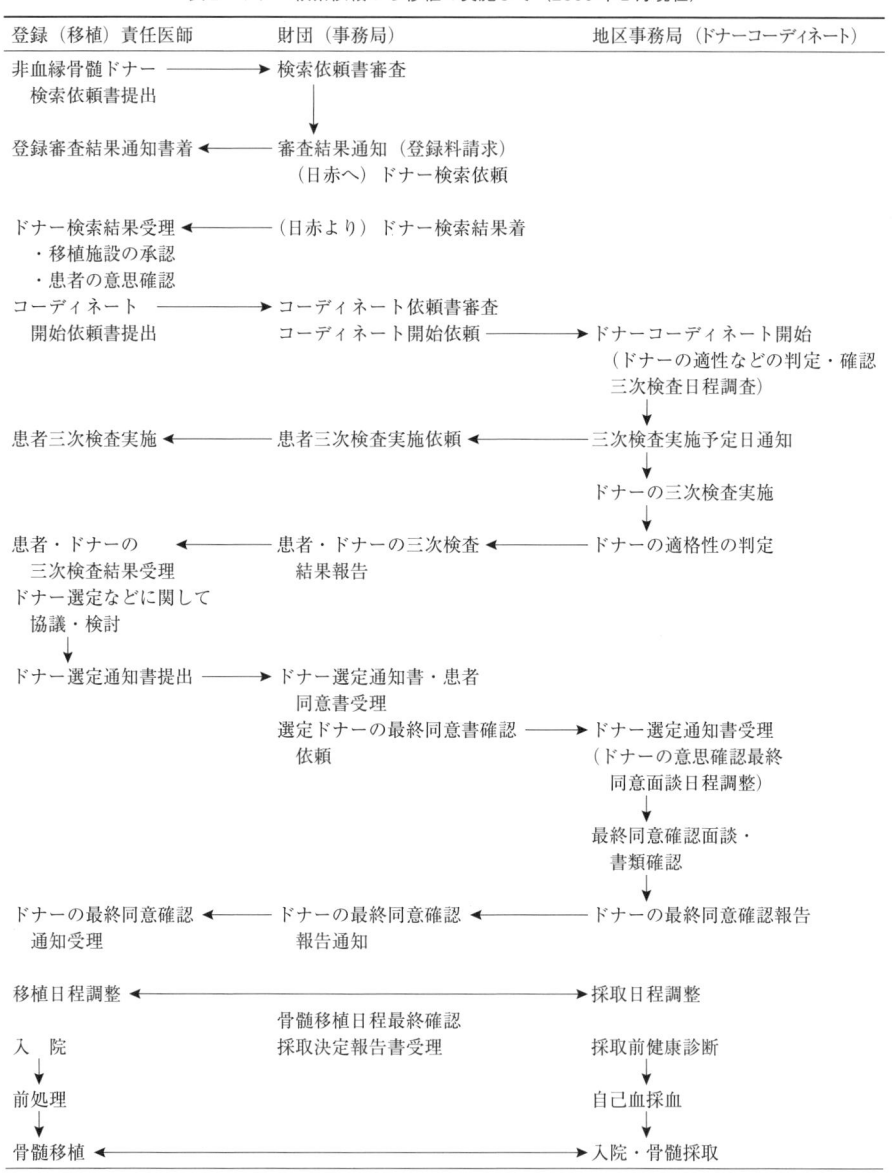

登録（移植）責任医師	財団（事務局）	地区事務局（ドナーコーディネート）
非血縁骨髄ドナー 　検索依頼書提出 →	検索依頼書審査 ↓	
登録審査結果通知書着 ←	審査結果通知（登録料請求） （日赤へ）ドナー検索依頼	
ドナー検索結果受理 ← 　・移植施設の承認 　・患者の意思確認	（日赤より）ドナー検索結果着	
コーディネート → 　開始依頼書提出	コーディネート依頼書審査 コーディネート開始依頼 →	ドナーコーディネート開始 　（ドナーの適性などの判定・確認 　　三次検査日程調査）
患者三次検査実施 ←	患者三次検査実施依頼 ←	三次検査実施予定日通知 ↓ ドナーの三次検査実施 ↓
患者・ドナーの ← 　三次検査結果受理 ドナー選定などに関して 　協議・検討 ↓	患者・ドナーの三次検査 ← 　結果報告	ドナーの適格性の判定
ドナー選定通知書提出 →	ドナー選定通知書・患者 　同意書受理 選定ドナーの最終同意書確認 → 　依頼	ドナー選定通知書受理 　（ドナーの意思確認最終 　　同意面談日程調整） ↓ 最終同意確認面談・ 　書類確認 ↓
ドナーの最終同意確認 ← 　通知受理	ドナーの最終同意確認 ← 　報告通知	ドナーの最終同意確認報告
移植日程調整 ← 入　院 ↓ 前処理 ↓ 骨髄移植 ←	骨髄移植日程最終確認 採取決定報告書受理	→ 採取日程調整 採取前健康診断 ↓ 自己血採血 ↓ → 入院・骨髄採取

(2) 患者登録方法・登録状況

HLA適合ドナーの有無の検索は，現在移植認定病院を介して，無料でインターネット上で行うことができる（骨髄移植推進財団へ文書で依頼することもできる）．ドナー検索開始からコーディネート開始依頼を経て移植に至るまでの手順を表1に示した[5]．

■ 海外の状況ならびに海外との比較

骨髄バンクは米国（ドナープール300万人），英国，ドイツなど欧米諸国，台湾，中国などアジア諸国に存在し，ドナープールサイズとしてはわが国は8番目になるが，それらを介した非血縁者間骨髄移植供給数としては米国に次いで2番目である．成績もおそらくは日本人の人種的均質性に支えられて海外よりも良好であり，このことは非血縁者間骨髄移植を他の移植法，治療法と比較する海外文献を参考にする際に留意されなければならない．

(1) HLA照合と非血縁者間骨髄移植実施状況[4]

骨髄移植推進財団発足から2002年9月までに，197,631人のドナー（累積）と13,189人の登録患者（累積）の間でHLA照合が行われた結果，10,850人（82.3％）の患者に平均6.2人のHLA 6/6適合（表現型）ドナーが見つかり，内移植を受けた患者数は4,399人（累積登録患者の33.4％）であった．現在なおドナー検索中または移植に向けて待機中の患者は1,886人であり，移植数と待機数を累積登録患者数から差し引いた残りの6,904人（52％）は何らかの理由により（多くは病状の悪化によるものと思われる）登録を取り消した患者たちである．2002年4月現在，ドナー選定日から採取・移植までの所要日数は早期コースで60～70日，通常コースで80～110日にピークがある．

(2) 非血縁者間骨髄移植の成績

主な疾患における成績（成人，小児混合）

表2 非血縁者間骨髄移植とHLA適合同胞間骨髄移植の5年生存率成績の比較

単位：%，（ ）：n

	UR	R-成人	R-小児
急性骨髄性白血病			
1CR	69 (139)	63 (452)	67 (160)
2CR	56 (115)	56 (155)	62 (27)
3CR	47 (34)	37 (17)	50 (2)
non-CR	6 (135)	18 (117)	27 (28)
急性リンパ性白血病			
1CR	57 (189)	49 (348)	65 (139)
2CR	52 (149)	26 (82)	66 (113)
3CR	22 (39)	20 (15)	29 (28)
non-CR	12 (136)	8 (97)	15 (63)
慢性骨髄性白血病			
1CP	58 (363)	64 (506)	62 (63)
Acc.	48 (76)	28 (54)	100 (1)
BC	7 (35)	24 (48)	0 (0)
MDS			
RA	62 (29)	72 (71)	93 (15)
RAEB	36 (22)	41 (58)	80 (5)
RAEB-t	19 (38)	46 (58)	67 (13)
CMML	38 (11)	46 (24)	43 (7)
aplasia			
15歳未満	75 (68)		94 (163)
15歳以上	36 (69)		81 (240)

UR：非血縁者間骨髄移植（2000年6月現在），
R：HLA適合同胞間骨髄移植（2000年12月現在）．

をHLA遺伝的適合同胞間移植の成績（成人，小児別）と比較して表2に示した．白血病では，各病型，病期において同胞間移植とほぼ等しい成績が得られている[6~8]．

■ ドナー安全に関して

骨髄採取，麻酔に伴う合併症としては血圧低下4.5％，血尿1.5％が，採取翌日の症状，検査値異常としては38℃以上の発熱15.3％，排尿時痛7.5％，採取部位の異常2.2％，感染症2.2％，肝機能異常2.0％などが頻度の高いものであり，このうち20例が骨髄バンク団体傷害保険の適用を受けている（2000年3月末現在）．

■文献

1) McElligot MC *et al*：Recruitment of unrelated persons as bone marrow donors. *Transfusion*, **26**：309, 1986.
2) McCullough J *et al*：Establishment of the national bone marrow donor registry. In：Bone Marrow Transplantation—Current Controvercies(Gale RP and Champlin, RE eds), p 641, Alan R Liss, New York, 1989.
3) Kodera Y *et al*：Analysis of 55 transplantation from unrelated volunteer donors facilitated by Tokai Marrow Donor Bank. *Internal Medicine*, **35**：78, 1996.
4) 骨髄移植推進財団：マンスリーレポート，10月号，2002.
5) 骨髄移植推進財団：骨髄移植推進財団概要．
6) 骨髄移植推進財団：患者さんと主治医のためのパンフレット，2000.9.30.
7) 骨髄移植推進財団：日本骨髄バンクニュース，**16**，2000.
8) 日本造血細胞移植学会全国集計データ事務局：日本造血細胞移植学会平成12年度全国調査報告書，2000.

6
白血病の歴史

柴田 昭

白血病に関する部分的記録はすでにヒポクラテス（Hippocrates，前460-375）の時代からみられるが，科学的な記載は1827年ベルポー（Velpeau）に始まる．ただし彼の報告は肉眼レベルのものであった．顕微鏡による観察を初めて行ったのはドンネ（Alfred Donne，1801-1878）であるが，彼は疾患の本態を理解できなかった．

そして1845年，白血病の正確な病理学的報告を初めて行ったのは，ウィルヒョウ（Rudolf Ludwig Karl Virchow, 1821-1902）（図参照）と，ベンネット（John Hughes Bennett, 1821-1902）である．この二人と同時にクレーギー（David Craigie）も同様の報告をしているが，彼自身は脾臓の慢性炎症と考えていた．ウィルヒョウとベンネットは死後の血液を調べたのに対し，生前

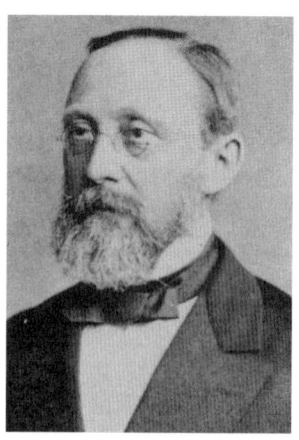

Rudolf Ludwig Karl Virchow（文献1より）

の患者の患者の血液を初めて検索したのはフラー（Fuller）といわれる（1846年）．ウィルヒョウは有色の血球（赤血球）と無色の血球の数の比率が逆転していることに注目し，かつこの疾患は血液自体というより血球産生母地の異常であると考え，2年後白血病（leukämie）と命名した．これに対しベンネットは血液自体の化膿性疾患が本態と考え，leucocyhemiaと名付けることを提案した．ベンネットはのちにこの提案を撤回している．なお，この時代には血球数の算定法や血液塗抹染色法は開発されていなかった点に注意する必要がある．

1868年から1869年にかけて，造血の場が成人では骨髄であること〔ノイマン（Ernst Neumann）およびビゾゼロ（Giulio Bizzozero）〕が明らかにされ，さらに1880年には血液塗抹染色法が考案された〔エールリッヒ（Paul Ehrlich）〕．これによって白血病の研究は加速された．ウィルヒョウは白血病細胞には核が分葉したものと円形のものとがあることに注目し，前者を脾性白血病，後者をリンパ性白血病と命名した．その後，正常造血の場が骨髄であることを明らかにしたノイマンは第3の型として骨髄性白血病の存在を提唱した．

脾性白血病と骨髄性白血病は結局同じものであることが明らかとなり，脾・骨髄性白血病という名前を経て，最終的に骨髄性白血病という名称に落ち着いた．当時の白血病はすべて慢性白血病を意味していたが，1889年エプシュタイン（Ebstein）によりまとまった数の急性型症例が報告され，慢性型と区別される病型として認知された．

20世紀初頭，ネーゲリ（Otto Naegeli, 1871-1931）が骨髄芽球を発見し，次いでオキシダーゼ検出法（1916年），ペルオキシダーゼ検出法（1918年）が開発されて，骨髄性，リンパ性の二大白血病型が確定した．

その後，血液学的検索は精密の度を加え，骨髄性でもリンパ性でもない型が存在することが注目され，レシャード（Reschad），シリング（Schilling）はこれをモノチーテン白血病と呼ぶことを提唱した．この病型は当時錯綜していた血球発生論と絡んで論争の的となったが，最終的にはオキシダーゼ陽性のものをネーゲリ型，陰性のものをシリング型モノチーテン白血病と呼ぶことになった．後者は当時アショフ（Aschoff, 1866-1942）によって提唱された細網内皮系の細胞が白血化したものと解された．

これとは別に，1917年ディググリエルモ（DiGuglielmo, 1886-1961）は白血病における赤芽球の変化に注目し，赤白血病（erythroleukemia）という病型の存在を指摘した．急性巨核球型白血病は1931年フォン・ボーラス（von Boras）によって報告されたが，疾患の輪郭は不明確なものであった．この病型は，約30年後の1978年，血小板ペルオキシダーゼ検出法が考案されるに及んで明確な病型として認知されるに至った．

こうした様々な病型が明らかになるに及んで種々の白血病分類案が出されたが，1976年英米仏のワーキンググループがFAB分類（French-American-British classification）を提案し，これが世界的に広く用いられるようになった．この分類で注目されるのは，それまで前白血病状態と呼ばれていた一群の病態を骨髄異形成症候群（myelodysplastic syndrome）として明確な枠づけを行った点である．FAB分類はその後7回にわたる改訂が行われて現在に至っている．

1970年代になって染色体分析，細胞表面の酵素マーカー，免疫学的マーカー，あるいは分子生物学的マーカーにより白血病病型が精緻となるに及んで，新しくhybrid acute leukemia（acute mixed leukemia）と呼ばれる2血球系統の関与した病型も知ら

れるようになった．

白血病の本態観には感染説，代謝異常説などがあったが，現在では悪性腫瘍と考えられている．病因は動物ではかなり明らかになったが，ヒトでは長い間不明であった．1977年わが国の高月らによって成人T細胞白血病が発見され，ウイルス（HTLV-Ⅰ）がその病因であることが初めて明らかにされた．現在ではウイルス，イオン化放射能，化学物質などの誘因による癌遺伝子の変異がその原因と考えられている．

白血病の治療は，戦前は砒素剤（フォーレル水）と脾臓に対する放射線照射があるのみで，その効果にもみるべきものはなかった．本格的な治療が開発されたのは20世紀後半になってからである．現在用いられている治療法は，①化学療法，②分化誘導療法，③造血幹細胞移植，④免疫療法などがあり，白血病の予後は格段に改善され致死的疾患とのイメージは確実に変わりつつある．この改善には成分輸血，抗菌性抗生物質，造血因子，免疫抑制剤，無菌室，中心静脈栄養などの補助療法の進歩も大きく関与している．

■文献

Wintrobe MM ed：Blood, Pure and Eloquent：A Story of Discovery, of People, and of Ideas, McGraw-Hill, NY, 1980.

7
古代人の血液疾患

小池　正

歴史的な古文書，古代遺跡から出土した彫刻物や貨幣，あるいは発掘された古代人の骨やミイラは，現在知られている血液疾患のいくつかが古代にも存在していたことをうかがわせる．

■ 古文書からうかがわれる古代人の血液疾患

1）血友病（hemophilia）　バビロニア・タルムード（ユダヤの法律・伝承の集大成）は，続けて二人の男子が割礼ののち出血で死亡した場合，三人目の同じ母親から生まれた男児の割礼はこれを免除するようにと教えている．これは，今日血友病と呼ばれる家族性で母親から男児に遺伝する出血性疾患に，2000年以上前の古代の人たちが気付いていたことを示す．

2）ソラマメ症（favism）　ギリシャ神話では，収穫の神デメーテルはソラマメを食べることを禁じている．実際，紀元前5世紀頃に活躍したピタゴラスも弟子たちにソラマメを食べることを禁じたとされるが，これはソラマメを食べると突然の溶血発作を起こすヒトがいることに気付いていたことを示す．ソラマメ症といわれたこの病気は，現在グルコース-6-リン酸脱水素酵素（G6PD）欠損症の一型であることが明らかになっている．ピタゴラス学派が活躍した南イタリアは，今日G6PD欠損症の地中海型が最も多いことで知られている．この型の遺伝子をもつヒトの分布は東は北インドにまで達しているが，これはアレキサンダー大王の建設した帝国の範囲に一致している．

3) マラリア（malaria） 大英博物館に保存されている古代ギリシャの記念貨幣には，河の神シレノスがアスクレピウス（医術の神）の祭壇で生贄を捧げているところが描かれている．これは，ピタゴラスの弟子のエンペドクルスが紀元前5世紀，ある河の流れを変え別の河の淀みをなくすことによって，おそらくマラリアと思われる疫病を一掃したことを記念して造られたものである．紀元前5～4世紀にコス島で活躍したヒポクラテスやその実践者たちの言い伝えをまとめた『ヒポクラテス全集』（紀元前200年頃）には，沼地のそばの住人にしばしば硬くて大きい脾臓と突き出した腹をもつヒトが存在し，これらのヒトに間欠的な発熱がみられるとの記載がある．これは当時，地中海東部にマラリアが浸透していたことを示すものである．紀元前100年頃，ローマの学者マルクス・トレンチス・バロは，沼地に生息する小動物が体内に入ると重い病気を引き起こすので，湿地の近くに家を建てないように警告を発しているが，これは彼がマラリアの感染経路についてある程度正確に理解していたことをうかがわせる．当時のローマには湖沼が多かったが，ローマ人は上下水道を整備し沼地をなくすことにより，この病気を減らすことができるという公衆衛生学的な考えをもっていたと思われる．それを示す記念硬貨も発掘されている．

4) 異食症（pica） 壁土などを口の中に入れたがる現象は異食症と呼ばれ，強い鉄欠乏などの栄養不良がある小児や妊婦に観察される．『ヒポクラテス全集』の予後に関する記述の中にも異食症と思われる記載がみられる．「子供たちが衰弱し蒼白で歩行時呼吸が荒く，土を食べたがるときには血液が壊れやすいことを意味している」と．この地に多いサラセミアのためとも考えられるが，当時の栄養状態の悪さを物語っているだけかもしれない．土を食べたが

るという症状（geophagia）は食糧事情のよいわが国ではみられないが，代わりに氷を噛みたがるという症状はときどき経験する．これも異食症の一種でpagophagiaと呼ばれ，鉄欠乏性貧血の一症状である．

■ 多孔性骨過形成：古代人の骨に刻まれた重症貧血の証

ドイツの人類学者ウエルカーが古代人の頭頂骨と前頭骨に海綿状の多孔症がみられることを発見して以来，この骨変化は多孔性骨過形成（porotic hyperostosis）あるいは対称性骨過形成（図参照）と呼ばれ，考古学や古病理学（paleopathology）の研究者を魅了してきた．

幼児期に重症の貧血が長期に続くと骨髄で赤芽球の産生が亢進し，頭蓋骨の骨皮質に篩状の小孔が多数形成され，X線上にhair on endと呼ばれる像を呈する．これは重症サラセミアに典型的に現れるが，他の先天性溶血性貧血のみならず重症の鉄欠乏性貧血でもみられる．幼少時期に悪い栄養状態で重症の鉄欠乏になると，このような骨変化が現れる．これらの血液疾患の存在が古代人にみられた多孔性骨過形成の原因と考えられている．

地中海東部で発掘された骨の調査によると，古代人がその生活を狩猟から農耕に変えた紀元前6000年以後にこの骨変化の頻

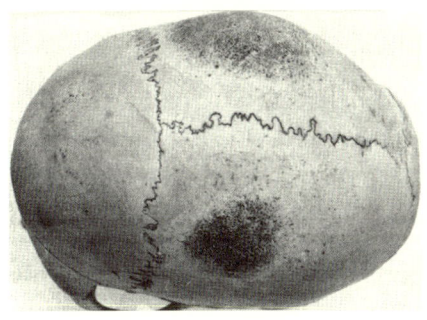

古代人にみられた多孔性骨過形成（文献3より）
頭蓋骨に篩状の小孔が対称性にみられる．

度が高まっているが，この時期にはマラリアとの闘いを余儀なくされ，サラセミアやG6PD欠損症の患者が選択的に生き残ったと推測される．これら貧血患者では鎌状赤血球性貧血患者と同様にマラリアに対しより抵抗性があったと考えられる．紀元前2000年以降の古代人ではこの頻度は低下するが，いくつかの要因でマラリアが減少したためと考えられている．

同様の骨変化は，アメリカ大陸で発掘された原住民インディアンの頭蓋骨にも見出されている．高原居住者よりも渓谷居住者に多くみられるが，これは後者ではトウモロコシが主食でほとんど肉を食べなかったという食糧事情から，重症の鉄欠乏が高頻度で起こったものと思われる．トウモロコシの外皮に含まれるフィチン酸は鉄の吸収を阻害する．

■古病理学への分子生物学的手法の応用

古病理学の分野にも分子生物学的手法が取り入れられ，新事実が明らかとなってきている．1000年以上も前のアンデスのミイラからわが国と同じタイプの成人T細胞白血病ウイルスの遺伝子が検出され，人類学的に興味を惹いている．

■文献

1) Hart GD：Descriptions of blood and blood disorders before the advent of laboratory studies. *Br J Haematol*, **115**：719-728, 2001.
2) 田島和雄：南米インディオと現代日本人の一部は共通の先祖を持っていた．日本人のルーツがわかる本（逆転の日本史編集部編），pp167-178, 洋泉社, 東京, 1999.
3) Wintrobe MM ed：血液学の源流Ⅰ．発見と研究の物語（柴田　昭監訳），西村書店，新潟，1981.

8
骨髄研究の歴史

高橋益廣

■造血臓器としての骨髄

骨髄は血液すなわち血球の産生部位である．血液が生命にとって不可欠であることは数世紀前から人類の知るところであったが，骨髄までは思い及ばなかった．骨髄は単に骨に対する栄養源と考えられていたが，およそ100年あまり前にErnst NeumannとGiulio Bizzozeroによって初めて血液と骨髄の関連性が明らかにされた．Neumann以前は，赤血球の寿命はヒトの寿命と同一と考えられていたが，ドイツのケーニッヒスベルク大学の教授であったNeumannは1869年の論文で，赤血球産生が骨髄で絶え間なく行われていることを示した．同じ年にイタリアのパヴィア大学を卒業したばかりで22歳のBizzozeroは，無核の赤血球は骨髄の有核の前駆細胞に由来することを示すとともに，骨髄の造血能を白血球の産生にまで拡大した．Neumannは骨髄に関する研究を続け，骨髄の病気としての白血病，悪性貧血を同定し，慢性骨髄性白血病（chronic myelogenous leukemia）という言葉も創造した．NeumannとBizzozeroが，造血器としての骨髄と，骨髄有核細胞からの赤血球産生を提唱していた当時，赤血球産生に関しては諸説が唱えられており，その後20年間はこの理論は受け入れられなかった．有核細胞の核が赤血球になるまでにどのように処理されるかという点に関しては，Neumannは核は吸収されると考え，Bizzozeroは放出されると考えた．この点に関して，L. Malassezは赤血球の容積が有核細胞より減少していることから，核が

放出されると結論づけたが，当時これもまた受け入れられなかった．1896年にA. Pappenheimが新しい染色法を用いて核の放出を示したが，最終的な認知は，1950年にMarcel Bessisらが，顕微鏡映画を用いて核の放出を証明するまで待たなければならなかった．赤血球の脱核に関連して，19世紀に行われた鳥類との比較研究から三つの重要な現象が確認された．それは，①鳥類の赤血球は有核であるが，哺乳類では無核である，②鳥類では赤血球の産生が血管内で起こるが，哺乳類では血管外で起こる，③封入体を有する赤血球は脾臓を通過する間に封入体が抜き取られてしまうということである．これらの事実から，1973年M. Tavassoliは，哺乳類では有核の赤血球は骨髄で産生され，類洞内皮を通過し，循環血中に遊走する際に脱核する．すなわち，胞体には進展性があるので類洞内皮を通過できるが，核には柔軟性がなく骨髄腔に残存すると考えた．

■ 貪食細胞と赤血球産生

Giulio Bizzozeroは，1869年，胞体に赤血球の色素を顆粒状に有する大型の細胞が骨髄に存在することを観察し，骨髄が血球産生部位であるとともに，血球崩壊部位であると結論した．その後，L. A. Lanvierは1875年，これらの貪食大型細胞がヘモグロビンを合成し，色素顆粒の合成と集合により，これらの細胞から赤血球が産生されると考えた．一方，細胞の産生に関しては，R. L. K. Virchow以前，細胞はいろいろな種類の顆粒の凝集と集合により形成されるもので，新しい細胞の産生には生きた細胞は不要であるとの考えが支配的であった．1863年Virchowは，新しい細胞はそれ以前に存在している細胞の分裂により生成されるとする細胞学説を構築した．しかし，生細胞不要説は，その後100年間にわたって生き続けた．Lanvierの説もVirchow以前の理論に影響を受けており，Neumannも1874年に，貪食細胞の胞体に有核の赤血球を認め，有核赤血球は貪食細胞の胞体内で形成され，放出されると推測している．Neumannがこの見解を否定し，貪食細胞の含有色素顆粒は貪食された細胞に由来するとするBizzozeroの説に同調するまでにおよそ10年が必要であった．

■ 赤血球の起源と共通幹細胞

赤血球の起源については，上記の貪食細胞のほかに，George Pouchetは失血させたイヌの循環血中に血小板が増加することから，血小板が赤血球の起源であると結論づけ（1878年），また一方Harvey Jordanは，赤血球は骨髄巨核球に由来するとした（1918年）．Florence Sabinは赤血球は血管壁に由来するとする説を提唱し（1928年），一時これが多数意見であったが，その後顧みられなくなった．今日，血管芽細胞（hemangioblast）の存在が確認されており，およそ70年後にSabinの説が裏づけられたことになる．Neumannの弟子であるMax Askanazyは，1911年，骨髄を血球産生と成熟に好ましい環境を提供する造血の場とする，HIM (hematopoietic inductive microenvironment)の概念を提唱した．Vera Danchakoffは，1909年，鳥類では赤血球は血管内で，白血球は血管外の骨髄腔で産生されることから，血管壁が赤血球と白血球の両系統を産生し，血管の両側における環境が異なるので，どちらの血球系が産生されるかが決定されると考え，1916年には，血球の共通幹細胞の存在を提唱した．彼女の予言は，移植技術の進歩によりおよそ50年後に確認されることになる．19世紀の終わりまでには細胞の形態学的方法論における一連の進歩がもたらされた．Paul Ehrlichはアニリン色素を用いて，末梢血および骨髄の熱固定標本の作製法を開発したが，この方法は，すぐに空気乾燥された塗抹標本を染色するというロマノフスキー（Romanowsky）法に取って代わら

9 溶血性疾患の歴史

三輪史朗

れた.そしてPappenheim,Ferrata,およびその後継者は乾燥標本で血球を観察したが,胎児の造血に注目したMaximowやDanchakoffらは組織切片を使用して研究した.乾燥標本を用いた研究者は,細胞の細部にわたる詳細な構造を観察しえたことで,逆に各種血液細胞の多元説を支持することになった.その結果,共通幹細胞の存在という一元論を提唱するMaximowやDanchakoffの見解とは全く異なる結論に至った(1909年).その52年後,カナダ・トロントのTillとMcCullochは脾コロニー法を用いて,多能性造血幹細胞の存在を証明した.また,1996年には血球血管共通前駆細胞である血管芽細胞の存在が証明されている.

溶血性疾患と溶血性貧血とは同義語と理解してよく,いずれも赤血球の寿命が短縮するために起こる病態をいう.通常貧血が生じるが,骨髄の造血能がよく代償されて貧血がないこともあるので,溶血性疾患と呼ぶことがある.

■19世紀時代

顕微鏡観察手段が不十分だった1954年,ドレスラー〔Dressler(独)〕は赤褐色のヘモグロビン尿を排泄することを溶血亢進の確実な徴候とし,現在ではまれな疾患である発作性寒冷血色素尿症が溶血機序の確立された最初の溶血性貧血となった.1981年フライシャー〔Fleischer(独)〕が行軍後血色素尿を起こした兵士の例を見つけたのが,行軍血色素尿症の最初の記載とされている.1882年ストリュビング〔Strübing(独)〕は,睡眠が血色素尿の主要因と考えられる例を発作性夜間血色素尿症として報告した.1866年ガル〔Gull(英)〕も早朝尿中にヘマチンが含まれている例を報告しているが,ガルは寒冷と湿気が誘因と考えた.発作性夜間血色素尿症の試験法としては,のちにハム〔Ham(米)〕がハム試験と呼ぶ特異性の高い試験方法を開発した(1937年).

ヘモグロビン尿を呈さない溶血性貧血についての記載は19世紀の終わり頃からだが,ヘモグロビン尿のない溶血による貧血を,他の原因,特に肝疾患から区別するには時間を要した.1871年ヴァレンシアとマシウス〔Verentia and Matthews(仏)〕は黄疸,脾臓と季肋部の痛みを繰り返した姉

妹例を報告，小血球（microcyte）を記載したが，小さいだけでなく円盤状赤血球より少し暗く描かれており，これが遺伝性球状赤血球症の最初の記載とされている．遺伝性球状赤血球症の命名はミンコフスキー〔Minkowski（独）〕であり（1900年），ショーファー〔Schoffer（仏）〕は赤血球浸透圧抵抗測定法を開発（1907年），本症で抵抗減弱を示すことを報告した．モイレングラハト〔Meulengracht（独）〕は本症が優性遺伝によることを報告した（1921年）．なお脾摘出の有効例は，1913年ウィンター〔Wynter（英）〕が報告した．かくして1920年までに遺伝性球状赤血球症の臨床については明らかになった．

■ 1900～1946年

後天性溶血性貧血の初期の観察は遺伝性のそれと並行して行われ，これを明らかな疾患単位として確立したのはヴィダール，アブラミとブルーレ〔Widal, Abramic and Brulé（仏）〕（1908年）で，自己凝集を特徴として強調する先駆的な仕事であった．ダムシェックとシュワルツ〔Dameshek and Schwartz（米）〕は病因として溶血素の重要性を強調した（1940年）が，証明は困難であった．結局，クームス，モーラント，レース〔Coombs, Mourant and Race（英）〕による抗グロブリン試験（クームス試験）の開発（1945年）とブールマン，ドット，ルーチット〔Boorman, Dodd and Loutit〕による溶血性貧血患者へのクームス試験の応用（1946年）によって歴史的な解決がなされた．

なお，クリストファースとベントレー〔Christophers and Bentley（印）〕は，ヤギのイヌ赤血球に対する抗血清を注射して生じたイヌの溶血性貧血赤血球は小さく丸い赤血球を呈すると報告し（1909年），小血球という言葉は適当でないとし，球状赤血球と命名した．しかし，球状赤血球は遺伝性球状赤血球症でも観察されており，球状赤血球は遺伝的あるいは免疫学的な異なった機序で生じることが明らかになった．

1936年出版されたボーン〔Born（英）〕の古典的な著書『貧血症』では，溶血性貧血の原因を感染，化学中毒，無胆色素尿性黄疸，鎌状赤血球性貧血，発作性血色素尿症と急性溶血性貧血（この大部分は潜在性または慢性無胆色素尿性黄疸の結果と考えられていた）の6項目に分けただけで，溶血性貧血に対する理解は貧弱であった．大きな発展は1946年以後爆発的に起こる．

■ 1946年以降

黒人に頻度が高い鎌状赤血球性貧血は，1945年頃までに病因はヘモグロビンの異常によると推定され，1948年までに常染色体劣性遺伝が証明された．1949年ポーリング〔Pauling（米）〕らは電気泳動で本症のヘモグロビンが正常と異なった位置に泳動することから分子病という画期的な疾病概念を提唱し，本症はヘモグロビン分子の異常によることを示した．1957年イングラム〔Englam（米）〕はこの異常ヘモグロビンの単一アミノ酸置換を証明した．その後相次いで他の異常ヘモグロビンのアミノ酸異常，塩基配列異常が明らかになり，本症は分子生物学を先導する役割を果たした疾患として大変有名である．ヘモグロビン異常症の一種である不安定ヘモグロビン症は，グロビンの異常がヘモグロビン分子の不安定化を招いた結果，慢性の溶血性貧血を生じることがわかった遺伝性疾患である．

サラセミアは「貧血と奇妙な骨変化を伴った小児における脾腫の一連の症例」の題で1925年クーリー〔Cooley（米）〕によりなされた．サラセミアの病名は，ウィップル〔Whipple（米）〕による．遺伝学的研究はニールとヴァレンタイン〔Neel and Valentine（米）〕によりなされた（1944年）．サラセミアはヘモグロビン合成の過程での分子遺伝学的欠陥のため，ヘモグロビンを

構成するグロビン鎖間の合成不均衡に基づく疾患であることが現在ではわかっている．

ピルビン酸キナーゼ欠乏（異常）症の発見以前には，1950年頃から遺伝性非球状性溶血性貧血といわれ，球状赤血球のみられない遺伝性溶血性貧血の一群があった．デーシー〔Dacie（英）〕は無菌的に37℃においた血液にグルコースを添加してみた．正常，遺伝性球状赤血球症および遺伝性非球状溶血性貧血の一部では，例外なく自己溶血の速度が抑えられるのに，重症の2例では抑制されなかった．セルウィンとデーシー〔Selwyn and Dacie（英）〕は，この2例にはグルコース利用の欠陥と関係があると結論し（1954年），これらの例をⅡ型とした．この仕事によって，これまで血液学が無視していた血液学の分野，すなわち赤血球の代謝に興味が集中した．

1958年デ・グルーチー〔De Gruchy（豪）〕らはⅡ型患者で赤血球ATP濃度が減少して，2,3-ジホスホグリセリン酸（2,3-DPG）が増加することを報告した．1961年ヴァレンタイン，タナカ，三輪（米）はエムデン-マイヤーホーフ（Embden-Meyerhof）解糖経路の酵素活性を直接に測定し，Ⅱ型患者でピルビン酸キナーゼ欠乏症を発見した．その後，解糖経路の諸酵素のみならず，グルタチオン代謝系，ヌクレオチド代謝系の諸酵素欠乏（異常）によるものも見出された．なおカールソン〔Carson（米）〕らは1956年グルコース-6-リン酸脱水素酵素欠乏症（薬剤惹起性急性溶血を起こす）を発見した．重症例では慢性溶血を示すことがある．

遺伝性球状赤血球症では，膜を構成する諸種蛋白の解析が難しかったため，ヘモグロビン異常，酵素異常より多くみられる病気だったが，種々の分析技術の発展に伴って最近進歩が著しい．赤血球膜は複数の蛋白から構成されているので，どれか一つに異常があると正しい構造が損なわれ，溶血を起こす．発作性夜間血色素尿症は，木下ら（阪大）により1993年後天的にグリコシルホスファチジルイノシトール（GPI）アンカー合成に関与するPIG-A遺伝子変異により起こるクローン性の疾患であることが明らかになり，画期的な進歩をみた．

■文献
1) Wintrobe MM ed：血液学の源流Ⅰ．発見と研究の物語（柴田　昭監訳），西村書店，新潟，1981．

10 サラセミアの歴史

服部 晃

　サラセミアは，一つの遺伝子の異常がどのようにして一つの疾患を起こすかという，分子生物学における最初のモデルともいわれている．

　1925年，サラセミアを最初に明確に記載したのは，米国デトロイトの小児科医であったT. B. Cooley（図参照）とP. Leeとされる．彼らの報告「貧血と奇妙な骨変化を伴った小児における脾腫の一連の症例」[1]は，それまでvon Jaksh氏貧血または偽白血病性貧血（pseudoleukemic anemia）という一般的名称で通用していた多くの雑多な小児期の貧血群から，この病気を分離した．現在ホモ接合型βサラセミアと考えられる完全な記載と認められている．

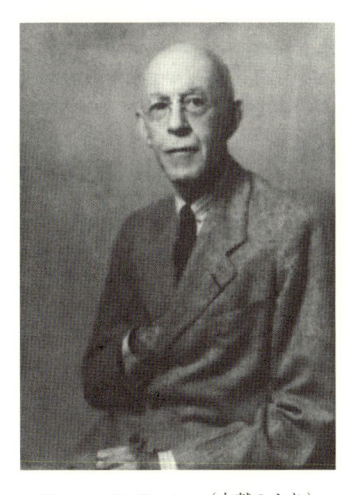

Thomas B. Cooley（文献2より）
（Wolf Zuelzer博士の好意による）

　1925年から1940年にかけて，イタリアなどの研究者により，地中海沿岸に多いことや，家族性発症，乳幼児期からの貧血，黄疸，脾腫，ときに異食症（pica），骨の変形などの臨床像が知られた．

　1925年，イタリアのRiettiらにより，本症では一般的な遺伝性球状赤血球症と異なり，赤血球の浸透圧抵抗はむしろ亢進することが，また1932年にはギリシャのCaminopetrosにより，この病態が遺伝的に決められる（多くは部分的に優勢なメンデル型遺伝）ことが指摘された．

　軽症型に対してthalassemia minor（or minima）の名も与えられ，ほかにRietti-Greppi-Micheli症候群，地中海性血液疾患，小球血症，leptocytosis，target cell anemiaなどの病名もあったが，1948～1952年の論文で，これらは同じサラセミアの軽症型（ヘテロ接合型）としてまとめられた．

　クーリー（Cooley）の貧血とも呼ばれていたサラセミア（thalassemia）の名称は，1932年WhippleとBradfordの論文で最初に使われた．これはthalassic anemia（海の貧血）の意味で，ギリシャのキセノホンによるアジア遠征記の中の，ギリシャ軍がペルシャから撤退の途中，厳しい山越えの末，ついに海を見つけた兵士たちがいっせいに"thalassa thalassa（海だ海だ）"と叫んだという故事にちなんで，Whippleがつけたといわれる．面白いのは，海は地中海ではなく，実は黒海であり，兵士たちは地中海に出るまでさらにボスフォルス海峡を航海をしなければならなかったのである．したがって，thalassemiaを地中海貧血と訳すのは無理がある．むしろ，この貧血はトルコや旧南ソ連にも多いので，黒海との関連は深いともいえよう．

　1950年代には，ヘモグロビン（Hb）分子の解析が可能となり，本症における異常Hbの存在と遺伝形式，およびHb S（$\alpha_2 \beta_2$）をもつ鎌状赤血球性貧血との関連性などに

11 血漿研究の歴史

高井和江

新しい知見が積み重ねられた．本症では，正常成人のHbA（$\alpha_2\beta_2$）やHbA₂（$\alpha_2\delta_2$），胎児のHbF（$\alpha_2\gamma_2$）に対し，HbH（β_4）やHb barts（γ_4），Hb Leporeなどの変異型Hbが知られた．

一方，鉄代謝の研究から，本症の貧血は末梢血における寿命の短縮（溶血）に加えて骨髄における赤血球形成障害（無効造血）によることがわかった．

1965年頃より，網赤血球におけるHb分子のα，β，γグロブリンおよびδ鎖の合成が解析可能になり，本症がバランスを欠いたグロブリン鎖産生病（形成異常，構造異常など）であることが明らかになった．

1970年頃より分子生物学の進歩とともに，本症がHb合成に関わる，構造・制御遺伝子の欠損や異常，mRNAの異常，読取りの異常など，遺伝子から最終合成に至る一連の段階におけるheterogenousな異常に基づく疾患であることが明らかにされたのである．

地中海地方に限ってみられるまれな溶血性貧血と考えられたサラセミアが，今日，東南アジア，インド地域を含め，人類の最もありふれた遺伝性疾患の一つであることが知られるに至った．これは，長年にわたる，臨床家，生物学者，生化学者，分子生物学者の幅広い協力と交流が全世界的に展開された一つの科学の物語ともいえよう．

■文献
1) Cooley TB and Lee P： A series of splenomegaly in children with anemia and peculiar bone changes. *Trans Am Pediatr Soc*, **37**：29, 1925.
2) Weatherall DJ：サラセミア物語．血液学の源流Ⅰ．発見と研究の物語（柴田　昭監訳），pp359-400, 西村書店，新潟，1981.

血漿—血球と血小板を浮遊させ全身くまなく運搬する複雑な水溶液—は，血液の容積の50〜70％を占めるにもかかわらず，その真の重要性は最近まで十分認識されていなかった．血漿の研究は医学の歴史の中でも比較的遅れて発展した分野である．

■血液と循環系

古代より血液は「生命の源」とみなされ，心臓の拍動停止が死を意味することはよく知られていた．1628年にウィリアム・ハーベイ（William Harvey）は，心臓の拍動によって駆出された血液は動脈系を通って全身をめぐり，静脈系に集まって心臓に戻る，というダイナミックな血液の循環について初めて記載した．しかし血液が実際どのようにして動脈系から静脈系に流れるかは，1660年顕微鏡学者マルセロ・マルピギー（Marcello Malpighi）の詳細な観察によって毛細血管が発見されて初めて明らかにされた．

19世紀には浸透圧，電解質，溶液の性質といった化学的研究が進み，腎臓をはじめ内臓の複雑な機能や仕組みを研究する生理学の発展の基礎となり，循環系の主要な役割も明らかにされた．すなわち，生体に必須の酸素や栄養素を組織細胞に運搬し，細胞活動から生ずる二酸化炭素や老廃物を肺および腎臓へ送る．これらの物質交換は，薄い毛細血管壁を介して循環血漿と組織の間質液（リンパ液）との間で行われる．1896年英国の生理学者アーネスト・スターリング（Ernest H. Starling）は，循環系の容量と圧力を一定に維持するために，血

漿蛋白による浸透圧が重要であることを示唆した．

■ 第二次世界大戦と血漿分画計画

戦争は常に医学に大きな影響を与えてきた．戦傷の主要な特徴の一つは，失血と損傷組織からの血漿の滲出である．このため酸素と栄養素を運ぶ血流が減少し，循環不全―外傷性ショックを引き起こす．1920年代には抗凝固剤の導入や遠心器の発明により輸血や血漿分離が可能となり，第二次世界大戦では戦地で大量の保存血輸血とともに大量の血漿輸注が行われた．しかし血漿は細菌に汚染されやすく，長期保存は困難であり，この解決法として研究されたのが，凍結乾燥血漿であり，抗ショック作用に有効な蛋白の分離であった．

この国家的な血漿分画計画の責任者となったのが，ハーバード蛋白研究所のエドウィン・コーン（Edwin J. Cohn）であった．コーンは，化学的な条件―イオン強度，pH，温度など―を少しずつ変えて特定の蛋白が沈殿しやすい条件にして，エチルアルコールを加える作業を数回連続で行った．原油を分留して石油やガス，その他の産物を取り出す作業にそっくりなこのプロセスは「分画」と呼ばれるようになった（図参照）．

チゼリウス（Tiselius）による電気泳動法の導入，スウェドベリ（Svedberg）やペダーセン（Pedersen）による超遠心法の発達により，各分画の蛋白の純度や分子の性状が明らかにされた．また免疫電気泳動法やローレル（Laurell）の交差免疫電気泳動法を用いることにより，分離した個々の蛋白の同定や定量が行われた．コーンが注目したのはアルブミン分画であった．アルブミンは極めて安定な蛋白で熱変性に強く，浸透圧効果が高く，乾燥血漿に比べると1/5の容積で同等の抗ショック作用が得られる．アルブミンが初めて本格的に使用され，その著しい効果が確認されたのは，1941年12月真珠湾攻撃による負傷者においてであった．

■ 血液成分療法へ

血漿分画計画により，血液成分療法への道が開かれた．特殊な蛋白を精製し，安定な形で保存し，欠乏した成分とその機能を回復するために，必要なときにより純粋で力価の高い形で投与する．

コーン分画IIおよびIIIは精製されて，主要抗体を高濃度に含むγグロブリンと凝固研究に用いられるプロトロンビンが分離された．γグロブリンは麻疹感染の危険の高い子供たちや，流行性肝炎（A型肝炎）の危険にさらされた人たちに投与され，発症予防や軽症化に有効であることが証明された．

コーン分画Iのフィブリノゲンは重症肝疾患，先天性無フィブリノゲン血症などにおいて，フィブリノゲンの補充の目的で使用されたが，投与後血清肝炎が高頻度にみ

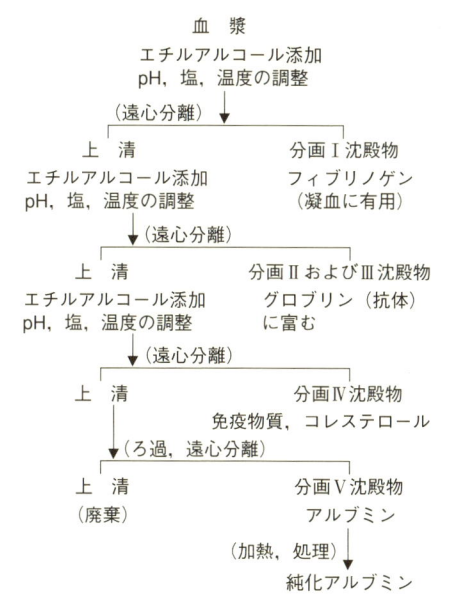

```
              血 漿
         エチルアルコール添加
         pH，塩，温度の調整
              ↓
           (遠心分離)
        ┌─────────┴─────────┐
       上 清              分画I沈殿物
   エチルアルコール添加      フィブリノゲン
   pH，塩，温度の調整        (凝血に有用)
        ↓
     (遠心分離)
   ┌─────┴─────┐
  上 清         分画IIおよびIII沈殿物
エチルアルコール添加    グロブリン（抗体）
pH，塩，温度の調整      に富む
   ↓
(遠心分離)
┌──┴──┐
上 清      分画IV沈殿物
           免疫物質，コレステロール
 ↓(ろ過，遠心分離)
上 清      分画V沈殿物
(廃棄)      アルブミン
             ↓(加熱，処理)
           純化アルブミン
```

血漿分画（コーン分画法）（文献2より）

12
悪性リンパ腫の歴史

酒井 力

られた．分画Ⅰには抗血友病因子も見出された が，1965年には，新鮮凍結血漿を4℃で解凍すると第Ⅷ因子を高濃度に含む残留物（クリオプレシピテート）ができることが発見された．1970年代にはさらに第Ⅷ因子凝固活性を高めた乾燥濃縮第Ⅷ因子製剤が開発され，血友病治療の主流となった．しかし血液製剤により非常に多くの患者がC型肝炎ウイルスに感染し，さらに1982年に初めて発見されたHIV感染が血友病患者に大きな不幸をもたらすこととなった．これらの犠牲の上に，より安全な血液製剤として，加熱処理濃縮製剤や遺伝子組換え製剤が開発され，現在に至っている．

■おわりに

現在，多くの疾患の診断や病態解析が血漿あるいは血清に含まれる蛋白質，酵素活性，電解質，脂質，ホルモンなどの測定によってなされており，血漿は様々な機能をもつ無数の成分の運搬液であるとともに，たった1滴で無限の情報を提供する．発癌や疾病に関与する遺伝子産物や複雑な生体反応（炎症，免疫，造血など）を調節する因子など，微量の物質の存在を想定し，実証しようとする研究者の熱意と，それを可能にする感度の高い検出系の開発により次々と新しい物質が発見されてきた．血漿研究は医学や科学の発展とともに無限に発展する可能性を秘めている．

■文献
1) Cohn EJ : The separation of blood into fractions of therapeutic value. *Ann Intern Med*, **26** : 341-352, 1947.
2) Starr D：血液の物語（山下篤子訳），p476，河出書房新社，東京，1999.
3) Wintrobe MM：血液学の源流Ⅱ（柴田 昭監訳），pp553-576，西村書店，新潟，1982.

■ホジキンリンパ腫[1,2,4]

造血器腫瘍の存在を最初に記載したのはロンドンのガイ病院のThomas Hodgkinである．彼は光学顕微鏡が用いられる以前の1832年に7例の臨床症状と剖検所見から，系統的リンパ節腫脹と脾腫を呈する特異な致死的疾患は，感染症（特に当時多発していた結核）に続発した病態ではなく，リンパ節（および脾臓）原発の独立した疾患であることを洞察し記載した．Virchowが"Weisses Blut und Milztumoren"と題して初めて白血病を報告したのが1846年であるから，その14年前のことである．残念ながら，Hodgkinの論文は発表当時ほとんど注目されなかった．同じガイ病院のSamuel WilksはHodgkinの仕事を知らずにHodgkinと同様の関心をもち，顕微鏡を用いて詳細な観察を行い，1856年にHodgkinと同じ結論に達した．ところが自分より以前にHodgkinが同様の研究をしていたこと，しかも自分の集めた6症例のうち3症例はすでにHodgkinが記載済みの症例であることに気付いたのである．彼はとまどいながらも正直にその事実を論文中で述べ，そして10年後（1865年），この病気をホジキン病（Hodgkin's disease）と命名して，栄誉をHodgkinに譲ったのだった．その後，Sternberg（1898年）とReed（1902年）が本症に特徴的な巨細胞Reed-Sternberg細胞の存在を明らかにし，以後の形態学的分類の基礎になった．

ホジキンリンパ腫の病因論（腫瘍か炎症か）については，その後長らく決着がつか

なかった．その本体が腫瘍であること，腫瘍化にEB（Epstein-Barr）ウイルスが関与していることが明らかになったのは，つい最近のことである．医学ではよくあることであるが，病因は不明のままでもホジキンリンパ腫の治療法は着実に進歩していた．最初に確立された有効な治療法は放射線療法で，これには米国スタンフォード大学のHenry Kaplanによる病気の進展様式の研究が大いに貢献した．すなわち，ホジキンリンパ腫の大部分は1個のリンパ節で発生すると，規則正しく隣接するリンパ節に広がっていくというものである．この原則のもとに正確に病気の進展範囲を調べ（stagingという），その範囲を含む広い領域に放射線を照射することで，この不治の病に初めて完治の可能性がもたらされた．1968年のBritish Medical Journalに掲載されたEassonとRusselの論文のタイトルは"The cure of Hodgkin's disease"で，治癒が現実のものになったことがわかる．

ホジキンリンパ腫は，化学療法によって容易に完治することが証明された最初のヒトの悪性腫瘍でもある．今日の癌化学療法の発展はホジキンリンパ腫での驚異的な成功に端を発しており，米国でMedical Oncologyが内科のsubspecialtyとして認められる契機になった．1963年から米国NCI（National Cancer Institute）のDeVitaらは，進行期ホジキン病に対してnitrogen mustard, vincristine, methotrexate, prednisoneによる多剤併用療法を試みていた．すぐにmethotrexateをprocarbazineに替えたMOPP療法に変更したが，その効果は信じられないものであった．それまで20％以下だった完全寛解率が80％以上になり，寛解を得た多くの患者が4年後も寛解を維持していたのである（DeVita et al, 1970）．その後ABVD（adriamycin, bleomycin, vinblastine, dacarbazine）療法が開発されてホジキンリンパ腫の治療はさらに進歩したが，事の核心（化学療法による完全治癒）はすでにMOPP療法によって達成されてしまったといえる．

■非ホジキンリンパ腫[1,2)]

ホジキンリンパ腫に比べてその他のリンパ腫の歴史は紆余曲折に富み，非常に複雑で混乱している．リンパ腫に対して初期に様々な学者がいろいろな名称を提唱しているが，その多くは今では消え去り文献にのみその名をとどめている．以下にそれらの名称（提唱者，年代）を記す．

　　Lymphosarcoma（Virchow, 1863）
　　Pseudoleukemia（Cohnheim, 1865）
　　Malignant Lymphoma（Billroth, 1871）
　　Lymphosarcomatosis（Kundrat, 1893）
　　Leukosarcomatosis（Sternberg, 1908）
　　Reticulosarcoma（Oberling, 1928）
　　Retothelsarcoma（Roulet, 1930）

この混乱はその当時，造血臓器の細胞（特にリンパ球と細網細胞）の起源や分化が知られていなかったために生じた．リンパ腫を合理的に理解し分類するためには，近代免疫学の登場と血液学の進歩を待つ必要があった．

第二次世界大戦後すぐにリンパ性腫瘍にaminopterinやステロイドホルモンが有効であることがわかり，小児の急性リンパ性白血病では急速に治療成績が向上していた．そうした中で，予後不良とされていたdiffuse large-cell lymphomaが化学療法で治癒する可能性を初めて示したのは，前述のMOPP療法で成功をおさめたDeVitaらである．MOPPのnitrogen mustardをcyclophosphamideに替えたC-MOPP療法の成果を1975年のLancetに報告したが，その論文のタイトルには"a potentially curable disease"の言葉があった．

一方，その1年後cyclophosphamide, adriamycin, vincristine, prednisoneによるCHOP療法を開発した米国のSWOG（Southwest Oncology Group）が，その優

れた成績を報告した[3].現在CHOP療法を知らない血液内科医はいない.しかしその当時,この治療法が四半世紀にもわたって非ホジキンリンパ腫の標準治療として全世界の多くの患者を救うことになることを予測した人はいたであろうか.SWOGの功績は極めて大きいといわねばならない.

■文献
1) DeVita VT and Canellos GP : The lymphomas. Sem Hematol, **36**, Suppl 7 : 84-94, 1999.
2) Gunz FW : The dread leukemias and the lymphomas : their nature and their prospects. In : Blood, Pure and Eloquent : A Story of Discovery, of People, and of Ideas (Wintrobe MM ed), pp511-546, McGraw-Hill, New York, 1980.
3) McKelvey EM et al : Hydroxyldaunomycin (adriamycin) combination chemotherapy in malignant lymphoma. Cancer, **38** : 1484-1493, 1976.
4) Stein RS : Hodgkin disease. In : Wintrobe's Clinical Hematology (Lee GR, et al eds), 10th ed, pp2538-2571, Williams & Wilkins, Baltimore, 1999.

13
輸血の歴史

品田章二

輸血ができるようになったのは,ABO式血液型の発見(1900年)と抗凝固液クエン酸ナトリウムの登場(1915年)以降である.世界各国は第一次と第二次世界大戦の間に輸血を始め[1],日本の第1例は膿胸術後の大出血例(1919年)[2]とされる.暴漢に襲われショック状態の浜口雄幸首相が輸血により救命された報道(1930年)で輸血は社会の関心を集めたが,本格的な実施は第二次世界大戦後である.生血供血者からの血液による輸血梅毒事件(1948年)をきっかけに日本の血液事業がスタートし,ACD液入りガラス瓶の保存血液を取り扱う民間血液銀行が認可された(1951年).保存血液は主に売血者から提供されたので輸血後肝炎が頻発し,ライシャワー米国駐日大使の輸血後肝炎は社会問題となり,日本赤十字社(日赤)による医療用血液の確保(献血制度)が閣議決定(1964年)[3]された.

輸血の効果は絶大であったが,輸血後肝炎の発生も高率であった.献血者血液から感染症に汚染された血液を排除するため,日赤ではHBs抗原(1972年),HIV抗体とHTLV-Ⅰ抗体(1986年),HBc抗体とHCV抗体(1989年),そして血清検査で陰性の献血血液をHBV,HCV,HIVの核酸増幅検査(NAT)を実施(1999年)しており,輸血感染症の危険性は激減している.

プラスチック採血バッグの登場(1975年),大型遠心機の普及と連続血液成分採取装置の輸入により,採血バッグに献血さ

輸血に関連するマニュアルまたは法令と要点（文献5より）

No.	公表年月日	通知者または発令者と書類番号	題名と主な内容
1	1986/8/7	厚生省薬務局長，薬発第659号	新鮮凍結血漿・アルブミン・赤血球濃厚液の使用基準 1. 新鮮凍結血漿と赤血球濃厚液の併用，栄養補給および血漿蛋白濃度の維持のための使用は不適切 2. アルブミン製剤を栄養補給や，血漿アルブミン濃度の維持のため，および赤血球濃厚液との併用は不適切 3. 赤血球濃厚液と新鮮凍結血漿の併用は不適切
2	1989/9/19	厚生省健康政策局長，健政発第502号 （No.9に置き換え）	輸血療法の適正化に関するガイドライン 1. 輸血療法についての基本的事項 2. 院内輸血について
3	1993/9/16	血液製剤保管管理マニュアル作成小委員会	血液製剤保管管理マニュアル 1. 輸血療法委員会と輸血部門の設置 2. 輸血製剤の適正な保管管理
4	1994/7/11	厚生省薬務局長から各都道府県知事宛，薬発第638号	血小板製剤の使用基準 1. 必要投与量と有効性の評価 2. 血小板輸血不応症
5	1994/12/2	自己血輸血：採血及び保管管理マニュアル作成小委員会	自己血輸血：採血及び保管管理マニュアル 1. 適応疾患と検査 2. 採血方法
6	1997/6/3	厚生省薬務局企画課長，薬企第55号，安全課長，薬安第72号	血液製剤に関する記録の保管・管理 責任者を決め，当面は10年間保管
7	1999/1/1	日本輸血学会輸血後GVHD対策小委員会（1992年に日本輸血学会雑誌に会告された改訂版）	輸血用血液に対する放射線照射のガイドラインVI 輸血用血液の放射線照射の適応 照射装置の管理
8	1999/6/10	厚生省医薬安全局長，医薬発第715号	血液製剤の使用指針 1. MAP加赤血球濃厚液とCPD加赤血球濃厚液 　内科的適応，術中と前後の輸血，血液準備量 　小児に対する赤血球製剤の投与 2. 新鮮凍結血漿は凝固因子と血漿因子の補充 3. アルブミンの補充は膠質浸透圧の改善，循環血漿量の是正
9	1999/6/10	厚生省医薬安全局長，医薬発第715号 （No.2の改正版）	輸血療法の実施に関する指針 1. 管理体制のあり方 2. 患者の検査 3. 不適合輸血を防ぐために 4. 安全かつ効果的な輸血実施 5. 自己血輸血
10	2002/7/31	法律第96号，公布から1年以内に施行のこと	安全な血液製剤の安定供給の確保等に関する法律 1. 献血による国内自給が原則 2. 適正使用の推進 3. 医療機関は血液製剤の記録の保管の義務

れた全血の大半は赤血球濃厚液と新鮮凍結血漿に分けて供給され，成分輸血時代に入った．病院の輸血部を中心に検討された濃縮血小板血漿（PC）は血小板減少による出血の治療に著効を呈し，需要が急増した．他方，外科医が血漿とアルブミンを過剰に使用し，1985年に人口100万人あたり700kgものアルブミン製剤が使用された[4]．赤血球よりも血漿が過剰に使用され余剰の赤血球濃厚液が廃棄される事態が生じたので，日本輸血学会が中心となり新採血基準がつくられ，400ml採血と成分採血（1986年）が開始された．さらに血液製剤の適正な使用ガイドライン（1986年）により不適切な使用に警告が発せられた．日赤は血小板成分採取に積極的で，2001年には供給総数790万単位の99％が10単位以上の血小板製剤であった．

赤血球製剤の作製にあたり，ACD液入り採血バッグを遠心し，大部分の血漿と白血球層を分離して，ヘマトクリットが約90％となった赤血球成分に保存用添加液MAP（mannitol-adenine-phosphate）を加えてMAP加赤血球濃厚液（1991年）とした．MAP加赤血球濃厚液の作製により，赤血球濃厚液の作製では400ml献血液から約160mlしか採れなかった血漿が，約240mlに増量した．MAP加赤血球濃厚液の保存期間は当初42日間とされたが，エルシニア菌の混入事例から有効期間は21日に改正された．赤血球濃厚液の製造は廃止（1999年）され，MAP加赤血球濃厚液が赤血球製剤の97％を占めている．

輸入された血液凝固第VIII因子製剤により日本の血友病患者にエイズが多発し，世界から自国の血液は自国でまかなうよう勧告された．献血血漿は日赤血漿分画センターに運ばれて製剤となる．1994年以降，国内で使用された献血由来の凝固第VIII因子製剤は100％国内献血液から製造されたが，アルブミンや免疫グロブリンの大半は未だ外国の原料血漿由来の製品である．遺伝子組換え凝固第VIII因子製剤は外国で製造され輸入されたが，2001年に輸入が途絶したこと，組換え製剤はハムスター細胞由来であることと培養にウシ血清などを使っているので，ヒト血漿由来製剤より安全といえず，問題がある．

献血者数が減少傾向にある今日，感染症や抗体産生の心配がない自己血輸血は貴重な血液資源である．また，致死的な輸血後GVHDを回避できる安全な血液としても自己血輸血が推奨される．整形外科の主治医が受持ち患者に行う貯血式が主流を占めるが，ほかに手術中に出血した血液を回収する方式や，手術直前に採血し，補液で血液を希釈して手術後に返血する希釈式がある．

日本において輸血後GVHDが免疫不全のない患者の手術後に発生していることから，日本輸血学会はその防止のために放射線照射のガイドラインをまとめ（1992年），その後放射線照射輸血用血液の製造が認可され（1998年），ガイドラインも第6版（1999年）に改訂した．

輸血用血液にも製造物責任法（PL法）が適用され（1995年），医師は輸血患者に納得のいく説明を義務づけられた．上記の輸血療法の適正化に関するガイドラインも10年後に再検討され，輸血療法の実施に関する指針として策定（1999年）されたが，今後も社会的環境の変化により改訂されよう．近年，血液製剤の保管管理（1993年），自己血輸血（1994年），GVHD防止用の放射線照射など，輸血に関する数多くのマニュアル（表に略記）が記載されたが，その作成に病院輸血部および日本輸血学会の果たした功績は極めて大きい．

2002年7月に安全な血液製剤の安定供給の確保等に関する法律，第96号が公布され，2003年7月30日以降，血液製剤の適正使用は国の責任であり，国内自給達成が

急務となった．法律では血液製剤が特定生物由来製品に分類され，遡及調査用に記録の保存が義務づけられている．

■文献
1) Mollison PI and Engelfriet P：Blood transfusion. *Sem Hematol*, **36**(4), Suppl 7：48-58, 1999.
2) 福岡良男：後藤七郎先生と輸血．日本輸血学会雑誌，**39**(1)：49-50，1993.
3) 遠山　博：輸血の過去，現在そして未来．第50回日本輸血学会総会展示資料，2002.
4) 村上省三，二之宮景光監修：血液製剤その使用ガイド，p30，薬事時報社，1987.
5) 血液製剤調査機構編：血液製剤の使用にあたって，pp1-73，薬事時報社，1999.

14
血液は血管の外ではなぜ固まるのか

齋藤英彦

　血液は生命にとり不可欠なものであるので，ヒトのように閉鎖血管系をもつ生物は血液が血管外へ失われるのを防ぐ強力な止血機構をもつ．止血は侵襲に対する重要な生体防衛反応の一つで，血管壁と血液成分（血小板，血液凝固因子，線溶因子）の複雑な相互作用により血管傷害部位で止血栓が形成されることによる．一方，止血栓は局所にとどまり際限なく全身の血管内に拡大することはない．つまり血管傷害の起こった場所と時間にのみ止血反応が起こるように巧妙に調節されている．「血液は血管の外ではなぜ固まるのか」という問いは，裏返せば「血液は血管の中ではどのように流動性を維持しているのか」となる．

　血管が破綻したときに一番はじめに起こるのは，局所の一時的な血管収縮である．これは血流を低下させ失血を抑えるが，この反応は微小血管以外では止血に大きな役割を果たさない．同時に血小板が断裂した血管壁の内皮下にあるコラーゲン線維に粘着・凝集して速やかに血小板血栓をつくり傷口をふさぐ．これを一次止血という．次に血液が組織液と混じることにより組織因子の作用により血液凝固が起こり，トロンビンが生成する．トロンビンは血小板を凝集させるとともに，血小板血栓を包むようにフィブリン網をつくり血栓を補強する．これを二次血栓と呼ぶ．

　血液凝固機序は，まれな先天性出血性疾患（血友病など）の発見を契機として，多くの新しい凝固因子が見出されて歴史的に進化したもので，現在は図のように考えら

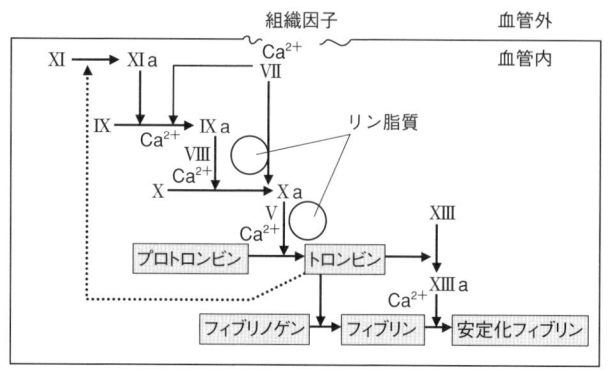

血液凝固機序

れている．凝固は，血中に微量に存在する多数の凝固蛋白（凝固因子）が連鎖的に反応して，可溶性のフィブリノゲンを不溶性のフィブリンに転換する反応である．凝固因子にはローマ数字の番号がつけられている．番号はほぼ発見の順番についており，反応の順序を示すものではない．多くの因子（XI, X, IX, VII, プロトロンビン）は血中でセリンプロテアーゼの前駆体として存在し，いったん活性化されると蛋白分解酵素として次の段階の因子（基質）を活性化（限定分解）して，反応は連鎖的に進む．最初の刺激が小さくても，各段階で増幅されて爆発的に大量のトロンビンを生成する仕組みになっている．反応にはカルシウムイオンを必要とする．活性化を受けた因子はローマ数字の右下に小文字のa（activation）をつけて表現する（例：活性化第X因子＝Xa）．また，一部の因子（V, VIII, 組織因子）は補助因子として活性化速度を促進する働きをする．プロトロンビン，第VII, IX, X因子の四つは肝細胞で産生されるときにビタミンKを必要とするので，ビタミンK依存因子と呼ばれる．

生体内における凝固の引き金は，血液が血管外に出て組織液中の組織因子（組織トロンボプラスチン）と混ざることである．組織因子は血液が直接に接する組織や細胞（血管内皮，心内膜，血球）には存在せず，血管外膜，心筋，表皮，大脳皮質，消化管粘膜などには豊富にある．組織因子が凝固第VII因子と複合体をつくると，第VII因子は活性化されてVIIaとなる．次いでVIIa-組織因子複合体は第X因子および第IX因子を活性化して，XaおよびIXaとする．この際，VIIa単独では基質（第X因子や第IX因子）の活性化作用が弱く，組織因子との複合体として働くことが必須である．

さらにIXaは第VIII因子（補助因子）の存在下で第X因子を活性化するので大量のXaができる．次にXaは第V因子（補助因子）の存在下でプロトロンビンを活性化してトロンビンを生成する．トロンビンはフィブリノゲンを限定分解してフィブリンに転換する．最終的にフィブリンは活性化第XIII因子により架橋を受けて強固なフィブリン網をつくる．これらの反応は液相で起こるのではなく，活性化血小板や傷害内皮細胞上のリン脂質（固相）に活性化因子（酵素），基質，補助因子が結合して効率よく起こる．つまり，集中・濃縮することにより，反応速度が著しく上がると同時に反応が血管傷害部位に局在する．

一方，血液をガラス試験管などに入れて

15
さらさら血とどろどろ血：その本態は

青木延雄

　新聞・雑誌，特にテレビの健康番組や健康食品の広告などで，「どろどろした血液」とか「さらさらした血液」などの表現が使われていることがしばしば見受けられる．これらの視覚的表現は一般大衆にとってわかりやすく，一見説得力がある．しかし，この「どろどろ血」とか，「さらさら血」とはどのような血液をいうのであろうか．医師が患者から尋ねられても，簡単には即答できないし，正確に答えようと思ったら困惑するであろう．血液はそもそもどろどろしたものであり，そのどろどろさが低いとされる「さらさら血」とは一体どういう状態を指しているのであろうか．血液がさらさら流れるという表現は，当然，血液の血管内での流動性がよいことを示していると考えられるが，その本態は血液粘度の低下と，視覚的には血球の血管壁への粘着がほとんどみられず血球の凝集もないといった状態を指すのであろうと思われる．

■ 血液粘度

　血液粘度は，血球特に赤血球の数と，構成する血漿蛋白に規定される．赤血球数（ヘマトクリット値）と血液粘度は比例関係にあり，前者が増加すると後者も増大し，多血症では血液粘度は高く，また逆に貧血では血液粘度は低くなる．赤血球の変形能の低下も血液粘度を増加させ，鎌状赤血球性貧血や糖尿病にみられる．血漿蛋白では α_2 マクログロブリン，IgM，フィブリノゲンなどの高分子蛋白の増量が血液粘度の上昇に寄与している．マクログロブリン血症などにみられ，過粘度症候群（hyper-

も凝固するが，このときの引き金は組織因子ではなく異物面（ガラス）との接触である．血中の凝固因子のうち接触因子と呼ばれる一群の蛋白（XII，プレカリクレイン，高分子キニノゲン）が異物面に吸着して活性化され，第 XI 因子を XIa とする．いったん，XIa が生成すると，XIa は IX を活性化し，後の反応は上記と同様に進みフィブリンができる．

　血液が正常な血管内では固まらないのは，一つには引き金（組織因子）が血中に露出していないからである．また，血流があるために少量の活性化凝固因子は押し流されて希釈される．さらに血液が接する血管内皮細胞は強力な抗血栓性をもつ．内皮細胞は血小板凝集を抑制するプロスタサイクリンという物質を産生・分泌する．内皮細胞表面にはヘパラン硫酸やトロンボモジュリンが存在し，それぞれ血中のアンチトロンビンやプロテイン C という凝固インヒビターを結合して凝固を抑制する．遺伝的にアンチトロンビンやプロテイン C を欠乏しているヒトは凝固制御ができないために血栓症，特に下肢の深部静脈血栓症になりやすい．血液は固まらないと出血が起こり，固まりすぎると血栓症となる．適度なバランスが重要である．

viscosity syndrome）を呈する．これらは，いずれも病的状態であり，健康指標として巷間で俗にいわれる「どろどろ血」，「さらさら血」などの言葉が意図するものとはいささか異なるものであろう．

■血球の凝集と血管内壁への粘着

　血球の凝集として，まず赤血球の凝集があげられる．高グロブリン血症では，血液塗抹標本上で赤血球が連鎖してみられる（赤血球の連銭形成）．赤血球の連銭形成は血液粘度の上昇に寄与する．顕微鏡下で細小血管の血流を観察していると，白血球が血管内皮上を転がるように回転して流れていくのが観察される（白血球のrolling現象）．この白血球のrolling現象が，より多くあるいは，よりはっきりとみられることは，血液がさらさらと流れていないという印象を与えるであろう．rolling現象には，白血球と血管内皮との接着が関与しており，その接着に働いている血球表面の蛋白分子（接着因子）はL-セレクチンと呼ばれる．また血小板にも同様な接着因子P-セレクチンが存在し，血小板にもみられるrolling現象，さらに血小板の血管内皮への接着（粘着）や血小板同士の粘着，すなわち凝集などに関与している（122項参照）．血小板の血管内皮への粘着さらに凝集は，血液の流動性を阻害し，いわゆる血液の「さらさら度」を下げるであろうし，特に血栓形成へと導く大きな一つの契機となる．血栓の形成は「さらさら度」の低下がもたらす究極の病態と考えられよう．血栓の形成は心筋梗塞，脳梗塞をはじめとして種々の血管系の病変の主たる原因である．そこで，一般大衆にわかりやすい健康指標の一つとして，いわゆる「血液のさらさら度」なる言葉が生まれたのであろう．それでは，「血液のさらさら度」を端的に反映する検査法は何であろうか．

■血液の「さらさら度」を測る方法

　上述したごとく，「さらさら度」なるものは，血液粘度や血球の変形能，粘着・凝集能を反映した言葉と思われる．したがって，これらの測定値が，いわゆる「さらさら度」なるものを決める要因であろう．従来，血液粘度を測定する機器は1種類ならず存在する．しかし，これらの血液粘度計が臨床で使用されることは少ない．血小板凝集能を測定する方法には，透過光法や，さらに鋭敏な散乱光法があり，臨床に用いられているが，いずれも多血小板血漿を検体として用いる．全血を用いる方法としては，screen filtration pressure法がある．細かい口径の多数の穴で形成されたフィルターに血液を一定の速度で通過させると，通過する際に生ずる抵抗によって，フィルターの上流の管内圧が上昇する．血液の流れと直角方向の側圧を測定すると，血球の凝集の程度に応じて側圧の上昇がみられる（WBA Analyzer，メバニクス社，またはWBA-Neo，アイエスケー社）．また，最近になって，半導体微細加工技術を用いてシリコン単結晶基板上に微細なV字溝を多数形成し，ガラス基板と圧着させることによって微小流路をつくり，そこに血液を流し，一定量の血液が通過するのに要する時間（通過時間）を測定することによって血液の流動性を計測する方法が開発された（Microchannel Array Flow Analyzer：MCFAN，日立原町電子工業，興和）．MCFAN法と称せられている．

■「どろどろ血」，「さらさら血」の由来

　MCFAN法で，一定量の血液が流路を通過する時間（通過時間）は，流動性の低下している場合は延長し，流動性がよい場合は短縮する．この方法の特徴は，流路を流れる血液細胞の状態をガラス基板を通して顕微鏡で直接観察・記録できることである．流路の内径は幅7ミクロン，深さ4.5ミクロンで，赤血球が変形しながら1個ずつ通過できる大きさであり，その流路を閉塞するような形で赤血球の停滞像や粘着し

16 造血機構

千葉 滋

た白血球，凝集した血小板が観察される．ある医療機関において，この検査を「血液さらさら度検査」と称して人間ドックの受診者に行い，通過時間の長い者には流路を閉塞するような映像をみせて「どろどろ血」とし，通過時間の短い（正常）者には閉塞像の少ない映像をみせて「さらさら血」として説明したのが，これらの言葉が普及した最初のきっかけと思われる．そしてこれらの言葉が，真偽は別として，いわゆる健康食品や特定の食材の効果の宣伝にも利用されるに至ったのであろう．

■「どろどろ血」の本態

　MCFAN法の通過時間の長短は，上述したように，血球数特に赤血球数や血漿蛋白などが要因となっている血液粘度，さらに赤血球の変形能，各種血液細胞の粘着・凝集能などの複数の要因によって決まるものと考えられる．したがって，「どろどろ血」といっても，その原因は多岐にわたるものと思われ，本項の題目である「どろどろ血」の本態は何であるかとの質問に対して共通した一般的解答を与えることは難しい．しかし，赤血球の変形能の低下や血小板凝集能の亢進は，高血糖や高脂血症（特に中性脂肪，LDL，レムナントリポ蛋白などの増加）ですでに認められており，人間ドックの受診者などに認められるMCFAN法の通過時間の延長あるいは「どろどろ血」の原因は，これらの病態の存在による場合が多いとも推察される．一般大衆にとっては，例えば中性脂肪が多いといわれるより，映像を見せられ血液が「どろどろ」ですといわれた方が，わかりやすく説得力がある．そして，ある薬剤，健康食品さらに特定の食材が血液をさらさらにすると映像を用いて説明されると一般大衆は抵抗なく受け入れるだろう．この点が，「どろどろ血」，「さらさら血」なる言葉の唯一の効用であろう．

　造血（hematopoiesis）とは，造血組織において造血幹細胞から種々の血球細胞が絶えず生み出され，血液中に供給される現象である．この生理的現象が営まれる仕組みを造血機構という．

■造血組織

　出生後は，骨髄（bone marrow）が生理的な造血組織である．骨髄は，造血幹細胞が生息する「場」を提供しており，造血幹細胞はここで自己複製することによって保存される一方，その一部は少しずつ分化しながら増殖し，造血前駆細胞（hematopoietic progenitor cell）と呼ばれる，造血幹細胞と血球との中間段階の細胞を経て，多数の血球細胞を産生する．

■造血微小環境

　前述した「場」は，造血微小環境（hematopoietic inductive microenvironment）と呼ばれる[1,2]．造血微小環境は，間質細胞（ストローマ細胞，stromal cell）と呼ばれる造血支持細胞と，プロテオグリカン，コラーゲン，フィブロネクチンなどからなる細胞外マトリックス（extracellular matrix）とで構成されている．ストローマ細胞は，前脂肪細胞（preadipocyte），線維芽細胞（fibroblast），血管内皮細胞（endothelial cell），骨芽細胞（osteoblast），マクロファージ（macrophage）などから構成され，これらはサイトカイン（cytokine）を産生したり，接着分子（adhesion molecule）により造血細胞を接着させたりする役目をする．また，細胞外マトリックスは，サイトカインや接着分子などを局所に保持し，

種々の造血細胞が生息しやすい場所を提供している．

■ 造血幹細胞の発生

一方，造血幹細胞は，胎生期の中期に，「大動脈・性腺・中腎」（aorta-gonad-mesonephros：AGM）領域と呼ばれる領域において，中胚葉系の細胞から発生する[3]．AGM領域で発生した細胞は，肝臓の発生に従って肝臓に移動し，胎生中期後半以降の造血は主に肝臓で営まれる．造血幹細胞は，肝臓でその数を増やし，やがて出生前には骨髄に移動する．

■ 出生後の造血幹細胞

骨髄に移動した造血幹細胞は，成長期にはさらに骨髄でその数を増やすと考えられるが，成長が止まったのちは分裂状態にあるものはわずかで，ごく一部が恒常性維持のために自己複製という形で分裂し，この一部が血球まで分化していく．

造血幹細胞は，骨髄の有核細胞中，数万個に1個程度しか存在しないため，その存在を形態的に確かめることはできない．このため，細胞表面に存在する蛋白質（細胞表面抗原）の発現パターンに基づいて，造血幹細胞をできるだけ純化しようとする試みがなされてきた．この結果，成長後の骨髄中では，造血幹細胞の多くは，細胞表面に分化関連抗原（lineage marker）と呼ばれる，抗原がなくSca1およびc-Kitと呼ばれる抗原を有する細胞集団（Lin-Sca1$^+$c-Kit$^+$）の中に含まれることが明らかにされている[4]．

■ 血球への分化

血球は大きく分けて，白血球（leukocyte），赤血球（red blood cell），血小板（platelet）に分かれるが，造血幹細胞からの分化の過程を追うと，造血幹細胞はまず，リンパ球系前駆細胞（common lymphoid progenitor：CLP），および骨髄系前駆細胞（common myeloid progenitor：CMP）のそれぞれに分化する[5]．

リンパ系前駆細胞は，T細胞およびB細胞それぞれに固有の前駆細胞に分化したのち，最終的にT細胞やB細胞に分化する．T細胞になる能力を有した前駆細胞は，骨髄から胸腺に移動し，胸腺でT細胞に分化する．胸腺外でも，T細胞に分化するが，その過程には未だ不明な部分も多い．一方，B細胞への分化はまず骨髄の中で起こり，その後末梢のリンパ装置（リンパ節，腸管粘膜，脾臓など）に移動して，さらに最終的に成熟したB細胞へと分化を遂げる．

骨髄系前駆細胞は，骨髄の中でさらに分

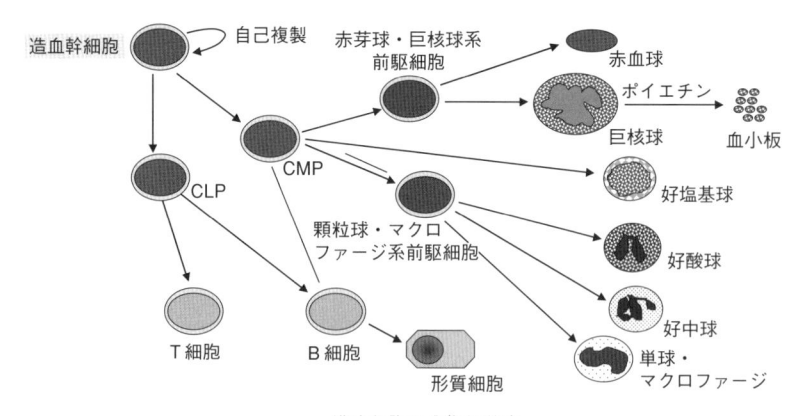

造血細胞の分化と増殖

17
造血の発生

須田年生

化した前駆細胞を経て，リンパ球以外の白血球〔好中球（neutrophils），好酸球（eosinophils），好塩基球（basophil），単球（monocytes）〕，赤血球（red blood cell），血小板（platelet）へと分化する（図参照）．

■ サイトカイン

サイトカイン（cytokine）の一部は，造血因子と呼ばれ，造血を支持ないし制御している．多くの種類が知られているが，例えばエリスロポエチン（erythropoietin）は，定常状態の赤血球造血に必須であり，これがなければ赤血球が産生されず，個体は生存できない．顆粒球コロニー刺激因子（granulocyte colony-stimulating factor：G-CSF）は著明な好中球造血支持作用を有するが，生体では主に炎症時の好中球増加に寄与する．この両者は，遺伝子組換え体が薬剤として臨床的に用いられている．

■ 転写因子

造血が正常に行われるためには，各分化段階や系統特異的な多くの転写因子の発現が重要である．このような転写因子は，細胞に内在されたプログラムとして発現のタイミングが決定されており，またこれらが，造血微小環境やサイトカインに対する応答性を決定している．

■ 文献

1) 須田年生：造血・造骨・血管新生の連関．実験医学，**19**：1972-1976，2001．
2) 梅沢明弘：骨髄間質細胞．分子細胞治療，**12**：17-24，2001．
3) Dzierzak E：Embryonic beginnings of definitive hematopoietic stem cells. *Ann NY Acad Sci*, **872**：256-262；discussion 262-264, 1999.
4) 依馬秀夫，須藤和寛，中内啓光：造血幹細胞の純化とクローナルな解析．実験医学，**19**：1977-1981，2001．
5) 赤司浩一：造血幹細胞のいまと医療への展開（中内啓光編），pp39-55，羊土社，東京，2001．

系統発生骨髄が形成されたのは，3〜5億年前，*Ichthyostegalians*（爬虫類と両生類の祖先）に遡るとされている．現存する脊椎動物の中で，骨髄で造血を始めるのは両生類で，しかも，陸生になってからである．硬骨魚類は腎臓で造血している．軟骨魚類は性腺で，またチョウザメは心臓で造血しているという．イモリやある種の爬虫類の骨髄は，リンパ球と顆粒球をつくり，赤血球はつくらないという点で，高等脊椎動物の骨髄とは異なる．

カエルでは，オタマジャクシのときは，骨髄はみられず，卵黄嚢，肝臓，腎臓，脾臓で造血する．陸にあがってからは，骨髄，脾臓で血液はつくられる．この変化を，Cooperらは，水生の場合，水が放射線照射からのシールドになって血液細胞を保護し，陸生になると骨がその代わりをすると説明している．水生から陸生になって大きく違うのは，以下の2点である．第一は，重力に抗して運動するために体重を減らすことである．そのためには，中空のある骨の方が，強度も強く，重さも節約できる．第二は，浸透圧調節であり，それに伴い，尿の濃縮，カルシウム代謝調節系の発達がみられる．その結果，腎臓の尿分泌の機能が亢進し，カルシウムの供給源として，骨で活発なカルシウムの吸収沈着が起きる．骨のリモデリングには，骨芽細胞と破骨細胞の相互作用がある．破骨細胞が，カルシウムを供給するために，骨に中空をつくる．骨髄造血は，このような骨の変化に対応して，二次的に始まったものと思われる．

系統発生に伴う造血の場の移動は，ヒトの造血でもみることができる．大理石病など，骨髄造血が制限されたとき，肝臓，脾臓，腎臓周囲などは髄外造血の場としてよみがえる．赤血球産生を調節するエリスロポエチンが腎臓でつくられている（白血球は，間質細胞や白血球自体から増殖刺激を受け取る）．腎臓の動脈系毛細管システムは，酸素分圧をモニターして，赤血球数を制御するのに極めて好都合であるが，これは，赤血球産生が腎臓で行われていた系統発生上の名残りかもしれない．マウスでは，脾臓において赤血球産生が優勢で，骨髄で顆粒球産生が盛んであるというのも，イモリ（*Plethodontid*；爬虫類有尾目）の骨髄が，赤血球産生器官というよりリンパ顆粒球産生器官であったことと関係する．

■ 個体発生

個体発生において造血の場は変遷する（図参照）．哺乳類のエンブリオでは，卵黄嚢で造血が始まる．この造血は赤血球を主体とするもので一過性とされ，一次造血と呼ばれる．卵黄嚢で産生される赤血球は原始赤血球といわれ，ヘモグロビン（グロビン鎖）も ε_4, $\alpha_2\varepsilon_2$ で，肝臓および骨髄でつくられる二次赤血球ヘモグロビン（グロビン鎖）$\alpha_2\gamma_2$, $\alpha_2\beta_2$ とは異なる．この原始赤血球は，限られた寿命をもって，二次赤血球と交替すると考えられている．鳥類や両生類でも，卵黄嚢は初期の造血を一過性に維持するだけである．

魚類，両生類の造血はventral marginal zoneと呼ばれる腹側で始まる．突然変異ゼブラフィッシュを用いた造血の研究では，GATA-1欠損で造血異常，GATA-2欠損で筋と造血の異常，またclocheと呼ばれるミュータントでは，心内膜と血液細胞の欠損が認められている．このミュータントでは，造血・血管の共通前駆細胞（ヘマンジオブラスト）に発現するFLK-1受容体が体下部あるいは尾部の血管内皮細胞のみに認められることから，clocheはFLK-1上流に働く分子であると考えられる．転写因子SCLノックアウトマウスでは，一次造血が欠損する．さらにSCLは，造血だけでなく，血管新生にも不可欠である．このcloche変異にSCLを強制発現すると，造血，血管形成が回復することから，SCLはclocheの下流にあると推定される．

鳥類，哺乳類では，成体まで続く造血幹細胞は，背側大動脈周辺の中胚葉領域から

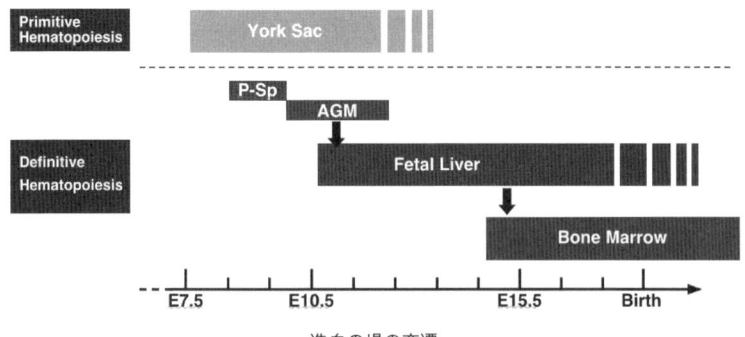

造血の場の変遷

卵黄嚢（yolk sac）で一次造血が始まり，幹細胞を含む二次造血は，傍大動脈側板（para-aortic splanchnopleura：P-Sp），およびそこに派生するAGM領域で始まる．幹細胞は肝臓（fetal liver）で増幅され，胎生後期，造血の場は骨髄（bone marrow）に移動する．

生まれる．大動脈・性腺・中腎（aorta-gonad-mesonephros：AGM）領域が，卵黄嚢より多くの幹細胞を含んでいること，さらに in vitro 器官培養することにより，幹細胞が数倍増大することが明らかにされている．大動脈の内皮細胞からあたかも発芽するように造血幹細胞が出現する像がとらえられている．TFG-β ファミリーの一つである BMP-4 は，臓性中胚葉の誘導に重要な働きをすることが報告されている．しかし，RUNX1，EVI-1 などの転写制御因子の関与が考えられるものの，ヘマンジオブラストから造血細胞の分化決定の機構は，未だ明らかでない．AGM 領域が二次造血の始まりの場であることは，性腺や腎臓で造血する生物が存在することを考え合わせると興味深い．胎生期肝臓は造血器官でもあり，ここで，造血幹細胞は数百倍に増幅される．胎生後期になると，肝細胞構築の発達に伴い，造血の場は骨髄へと移行し，一生にわたって骨髄造血が維持される．このような幹細胞の移動・定着の機構は未だ十分に解明されてはいないが，β インテグリンなどの細胞接着分子が関与することは確認されている．

18
骨髄の構造と機能

張ヶ谷健一

健康成人では末梢血中に造血幹細胞が流れているにもかかわらず，造血は骨髄のみにおいて行われる．この造血幹細胞の維持（自己複製），増殖分化は骨髄造血域で行われ，成熟血球が静脈洞へ流出する．ヒトでは胎齢16週以降に骨髄腔が形成され，まもなく顆粒球，巨核球造血があらわれ，骨髄がこれら血球の主要造血巣となる．さらに，胎齢28週（7カ月）以降生まれる直前までに，骨髄が赤芽球造血を含めすべての血球の主要な造血臓器となる．骨髄は，生まれてより幼児期半ばまではほぼ全域が造血の場であり，生後4歳頃より脂肪化が長管骨骨幹部に起こる．この脂肪化は年齢とともに骨端方向に広がっていき，10〜14歳頃になると，長管骨中央はほぼ脂肪細胞によって置き換えられる．成人では骨髄は1,600〜3,700 g の容量に達するが，造血はこの容量の1/2に存在し，骨盤骨，胸骨，椎骨，肋骨，頭蓋骨，および大腿骨や上腕骨の近位端などに限局してくる．70 kg の成人では，この造血域で1日に 3.7×10^{11} 個の血球が産生され，毎分1.5億個の赤血球と1.2億個の顆粒球が形成される．肉眼的に，造血骨髄は赤血球の色調を反映して赤色となり赤色髄と呼ばれ，造血が止まり脂肪細胞化が進むと黄色髄となる．中年以降の成人長管骨では上部1/3にわずかに造血が認められるのみである．成人造血は主として椎体骨，骨盤骨，肋骨および胸骨のような扁平骨で営まれている．脂肪細胞は静脈洞壁近傍に発生し，細網細胞に由来するとされている．造血域では血

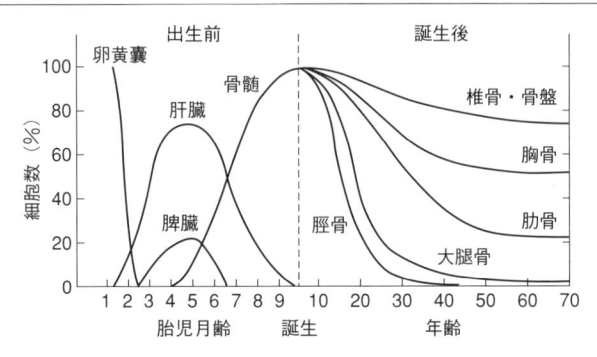

ヒト生前・生後における造血巣の変遷（文献3より改変）

液細胞と脂肪細胞の占める割合は逆相関し，造血が高まると脂肪細胞が減少し，造血が減弱すると，造血域を置き換えるように脂肪細胞が増加する．50歳を過ぎると明らかに脂肪細胞は増加（補腔性の現象）する．骨髄生検は，前腸骨稜，または後腸骨稜，胸骨で行われることが多く，成人骨髄では，造血の割合は腸骨，胸骨の順に高く，肋骨ではより少ない．

骨髄は実質である血液細胞と血管，静脈洞，その周囲に存在する洞周囲外膜細胞（adventitial reticular cell；細網細胞とも呼ばれる）の網工とからなる間質が存在する．周囲を硬い骨質で囲まれているので，間質は実質の物理的支持に役立つ膠原線維に乏しく，細胞成分が主体となっている．これからみても，骨髄間質は造血幹細胞を含めた血球の物理的支持ではなく，機能的支持を主な働きとしていることがわかる．したがって，骨髄間質は造血間質と血管間質とに分かれ，前者は造血細胞の維持と増殖分化に重要な造血微小環境の形成に，後者は栄養血管としての機能のほかに，実質細胞である血球の血流内への選択的流出，いわゆる血液-骨髄関門の形成にあずかる．

■ **造血間質の機能**

造血幹細胞の維持（自己複製），増殖分化は静脈洞外側の骨髄細網組織間質（造血域）で行われ，成熟血球が静脈洞へ流出する．この細網組織の間質は造血微小環境の重要な構成要素で，定常状態の造血においては（構成的造血），多能性造血幹細胞の維持や増殖分化の制御に重要な役割を演じる．特に多能性造血幹細胞の自己複製・維持は個体の生涯にわたる長期造血に重要であるが，この機構についての知見は断片的で，現在でも解明されていない．一方，出血，感染などの緊急事態における造血は誘導的造血といわれ，骨髄の造血能力は5〜10倍に増強され，脂肪細胞領域の減少と細胞数の著明な増加をみる．炎症局所ではリンパ球，マクロファージ，その他の炎症細胞や線維芽細胞により産生されるサイトカインが血流を介して骨髄に達し，造血域で血管内皮や細網細胞などの骨髄間質細胞群により，さらにこのシグナルが増幅され，分化の進んだ幹（前駆）細胞プールからの緊急動員が起こり著明な造血が誘導される．造血幹細胞は骨稜や小動脈周囲に存在し，成熟に従って，静脈洞近傍に移動していく．

■ **血管間質の機能**

栄養血管は骨皮質を貫いて骨髄腔に達し，その中心で長軸方向に走って中心動脈となる．中心動脈から出た放射状の分枝は毛細血管となって静脈洞にそそぐ．静脈洞は骨髄腔中央部に向かって集合し，中心静脈となって動脈に沿って骨外へ出ていく．

19
造血幹細胞

辻浩一郎

巨核球は洞外膜に接して局在し，内皮有窓部からその細胞質突起が洞内に突出し，血小板を血中に放出する．赤芽球系細胞は時折，赤芽球島（erythroblastic island）を形成し，洞壁近くに位置する．この構造物は中心にマクロファージがあり，このマクロファージをcentral macrophageと呼んでいる．赤血球系細胞は洞壁通過時に脱核する．

■文献
1) 張ヶ谷健一：骨髄環境と造血. 現代病理学大系, 補遺2, 循環器 消化器 乳腺 血液・造血器, pp145-153, 中山書店, 東京, 1995.
2) Weiss L : Bone marrow. In : Histology (Weiss L and Greep RO eds), 4th ed, pp487-502, McGraw-Hill, New York, 1977.
3) Jandl JH ed : Blood : Pathophysiology, Blackwell Sci Pub, Boston, 1991.

血液中には形態と機能を異にする種々の血球が存在するが，それらはいずれも固有の寿命で崩壊している．この膨大な数の血球を一生の間供給し続けるためには，血球の源となる未分化な細胞のプールが必要であり，これらの細胞を造血幹細胞と呼ぶ．造血幹細胞は，細胞分裂により自己と同じ能力を有する細胞を複製する能力（自己複製能）と，すべての成熟血球を産生する能力（多分化能）という二つの能力をあわせもつことにより，われわれの一生にわたる造血を枯渇させることなく維持しており，造血幹細胞移植においては，レシピエントの体内，主には骨髄において新たな造血を再構築し，長期にわたり維持することを可能としている．こうした造血幹細胞の能力は「長期造血再構築能」と呼ばれる．

■造血幹細胞の動態

図は，造血幹細胞から成熟血球が産生される過程を示している．恒常状態では多くの造血幹細胞は静止期にあり，必要に応じて細胞周期に入り細胞分裂する[1]．造血幹細胞は細胞分裂すると，その娘細胞は自己複製して再び造血幹細胞となるか，あるいは分化して多能性造血前駆細胞となる．多能性造血前駆細胞はすでに分化することが運命づけられた細胞で，多分化能は有しているが自己複製能はもたないことより，造血幹細胞とは区別される．

造血幹細胞由来の多能性造血前駆細胞は，細胞分裂を繰り返しながら次第にその多分化能を失い，数種類の血球系への分化能のみを有する寡能性造血前駆細胞を経

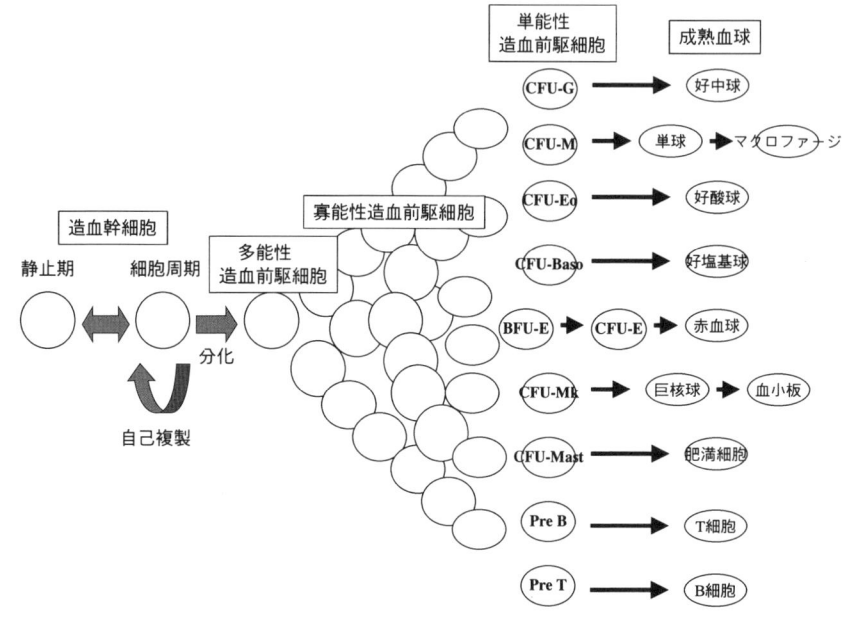

造血幹細胞の自己複製と分化
CFU-G：granulocyte-colony forming unit, CFU-M：macrophage-CFU, CFU-Eo：eosinophil-CFU, CFU-Baso：basophil-CFU, BFU-E：erythroid-burst forming unit, CFU-E：erythroid-CFU, CFU-Mk：megakaryocyte-CFU, CFU-Mast：mast cell-CFU, Pre-B：B cell precursor, Pre-T：T cell precursor.

て，単一の血球系への分化を運命づけられた単能性造血前駆細胞となり，最終的にはリンパ球を含むすべての成熟血球を産生する[2]．

■ 造血幹細胞の評価法

従来造血幹細胞の評価法としては，コロニー形成法，LTC-IC（long-term culture-initiating cell）測定法などが多く用いられてきたが，こうした in vitro での評価法はあくまで造血前駆細胞の評価法であって，長期造血再構築能を正しく評価しているわけではなく，その意味では造血幹細胞の評価法の代替法にすぎない．少なくとも現時点で信頼できる長期造血再構築能の評価法としては移植系以外にはなく，ヒトの場合はNOD/SCID（nonobese diabetic/severe combined immunodeficiency）マウスをレシピエントとする移植系がよく用いられる．NOD/SCIDマウスは，成熟リンパ球の欠損，マクロファージ活性の低下，補体活性の低下，NK細胞活性の低下などの特徴を有し，ヒトサイトカインの投与などの処置を必要とせず，ヒト造血幹細胞が安定して生着する．NOD/SCIDマウス，あるいはSCIDマウスの骨髄に生着可能なヒト細胞は，SRC（SCID mouse-repopulating cell）と呼ばれ，造血幹細胞に相当する細胞と考えられている．

■ 造血幹細胞の細胞表面形質

1）マウス造血幹細胞の細胞表面形質
成体マウス造血幹細胞には，単球/マクロファージ，顆粒球，B細胞，T細胞，赤芽球の分化抗原であるMac-1, Gr-1, B220, CD4, CD8, TER119などは発現されておら

ず，これらの分化抗原は成体マウス造血幹細胞のネガティブマーカーとして用いられる．これに対し，T細胞関連抗原であるThy-1は成体マウス造血幹細胞にも弱く発現されており，Thy-1弱陽性分画は成体マウス造血幹細胞分画として用いられる[3]．このほか，成体マウス造血幹細胞のポジティブマーカーとしては，Sca（stem cell antigen)-1, SCF（stem cell factor）の受容体であるc-Kitなどが用いられるが，最近成体マウス骨髄中には，c-Kitを発現しない造血幹細胞も存在することが報告された．また，ミトコンドリアを染色するとされるrhodamin 123はday12-CFU-Sでは強く染色されるが，造血幹細胞は弱陽性とされている．

胎仔マウス造血幹細胞の細胞表面マーカーの発現は，成体マウスのそれとはやや異なっている．最近，成体マウス造血幹細胞はCD34を発現していないか，あるいは発現しているとしても極めて弱いことが明らかとなったが[4]，胎仔あるいは新生仔マウス造血幹細胞はCD34を発現している．また，胎仔マウス造血幹細胞は，成体マウス造血幹細胞には発現されていないMac-1を発現していることなども報告されている．

2）ヒト造血幹細胞の細胞表面形質　前述のように，成体マウスの造血幹細胞はCD34をほとんど発現していないが，CD34は従来よりヒト造血幹細胞のポジティブマーカーとしては臨床的にはよく用いられてきた．これまでのところ，異種移植によるアッセイ法で検討する限り，CD34を発現するヒト造血幹細胞が存在することは間違いないが，CD34陰性細胞中にはより未分化な造血幹細胞が存在する可能性が示唆されている．このほか，ヒト造血幹細胞のポジティブマーカーとしてはThy-1, c-Kit, Flk-2/Flt-3などが報告されている．

■文献
1) Lemischka IR, Raulet DH and Mulligan RC : Developmental potential and dynamic behavior of hematopoietic stem cells. Cell, **45** : 917, 1986.
2) Ogawa M : Differentiation and proliferation of hematopoietic stem cells. Blood, **81** : 2844, 1993.
3) Spangrude GJ, Heimfeld S and Weissman IL : Purification and characterization of mouse hematopoietic stem cells. Science, **241** : 58, 1988.
4) Osawa M et al : Long-term lymphohematopoietic reconstitution by a single CD34-low/negative hematopoietic stem cell. Sience, **273** : 242, 1996.

20
造血因子とサイトカイン

別所正美

免疫反応の過程で感作リンパ球あるいは単球から産生される生理活性物質は，当初リンホカイン（lymphokine）あるいはモノカイン（monokine）と呼ばれていた．しかし，同様の生理活性をもった糖蛋白は，リンパ球や単球に限らず，線維芽細胞や上皮細胞からも産生されることが判明した．このため，造血，免疫，炎症などの生体反応において，細胞間の情報伝達を担う生理活性糖蛋白をサイトカイン（cytokine）と総称するようになった．サイトカインのうち，造血に関与するものは造血因子とも呼ばれ，顆粒球コロニー刺激因子（granulocyte-colony stimulating factor：G-CSF）をはじめとするコロニー刺激因子類，インターロイキン 3（interleukin-3：IL-3）をはじめとするインターロイキン類，その他エリスロポエチン（erythropoietin：EPO），トロンボポエチン（thrombopoietin：TPO）など，現在，約30種類あまりが知られている．

造血因子の主な産生細胞は，骨髄ストローマ細胞，単球/マクロファージ，Tリンパ球，血管内皮細胞，線維芽細胞などである．このうち，G-CSFをはじめとする骨髄ストローマ細胞から産生される造血因子は定常状態における造血（構成的造血）に，また活性化Tリンパ球から産生されるIL-3や，マクロファージから産生されるIL-1などは，炎症や感染などの刺激によって引き起こされる誘導的造血に関与している．その他の造血因子産生細胞として，EPOを産生する腎臓の傍尿細管間質細胞，TPOを産生する肝細胞などが知られている．

造血因子には，①一つの造血因子が複数の生物活性を示す（多面性，pleiotropy），②異なる造血因子が同一の生物活性を有する（重複性，redundancy），③一つの造血因子が複数の種類の細胞から産生される，④異なる造血因子が相互作用を示す（クロストーク），⑤造血因子相互がネットワークを形成して作用を発揮する，⑥異なる造血因子が相乗的・相加的・拮抗的に作用する，⑦抑制因子（インヒビター）が存在するなど，サイトカイン一般に共通する特徴がみられる．

サイトカインがその機能を発揮するためには，標的細胞上にある特異的な受容体（レセプター）に結合することが最初のステップとなる．サイトカインレセプターは構造モチーフおよび共通するサブユニットの特徴から，サイトカインレセプタースーパーファミリー型，TGF（transforming growth factor)-β型，インターフェロン型，チロシンキナーゼ型，免疫グロブリン型，ケモカイン型，TNF（tumor necrosis factor）型などに分類される．また，造血因子レセプターは構造上の類似性から，ホモダイマーを形成するもの（EPO, G-CSF, TPO），β鎖を共有するもの〔GM-CSF（granulocyte-macrophage colony stimulating factor），IL-3, IL-5〕，γ鎖を共有するもの（IL-2, IL-7, IL-4, IL-9, IL-15），gp130を共有するもの〔IL-6, IL-11, LIF（leukemia inhibitory factor），OSM（oncostatin M）〕に分けることもできる．

造血因子がレセプターに結合すると，そのシグナルは最終的に核内のDNAに伝達され，細胞増殖，生存維持など多彩な細胞応答が惹起される．この細胞内シグナル伝達の経路には，JAK（Janus kinase）などのチロシンキナーゼの活性化によりSTAT（signal transducer and activator of transcription）と呼ばれる特異的な転写因子が

20 造血因子とサイトカイン

単能性幹細胞　　　　成熟血球

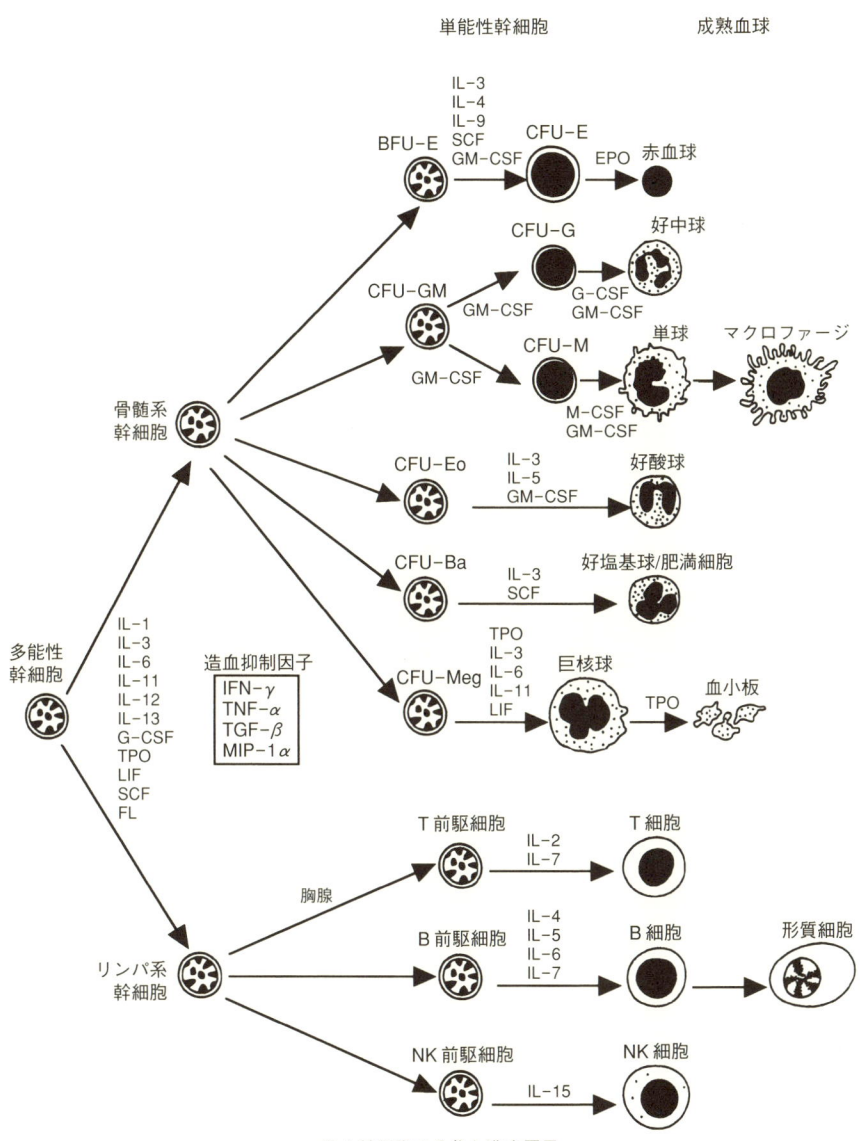

```
                                IL-3
                                IL-4
                                IL-9
                                SCF
                    BFU-E       GM-CSF    CFU-E    EPO    赤血球

                                          CFU-G           好中球
                    CFU-GM                         G-CSF
                              GM-CSF               GM-CSF

                                          CFU-M           単球    マクロファージ
                              GM-CSF               M-CSF
         骨髄系                                      GM-CSF
         幹細胞
                    CFU-Eo    IL-3                        好酸球
                              IL-5
                              GM-CSF

                    CFU-Ba    IL-3                        好塩基球/肥満細胞
                              SCF

    IL-1            造血抑制因子              TPO
    IL-3            ┌─────────┐              IL-3
    IL-6            │ IFN-γ   │              IL-6
    IL-11           │ TNF-α   │   CFU-Meg   IL-11  巨核球
    IL-12           │ TGF-β   │              LIF           TPO  血小板
    IL-13           │ MIP-1α  │
    G-CSF           └─────────┘
    TPO
多能性  LIF
幹細胞  SCF
       FL
                    T 前駆細胞            T 細胞
                              IL-2
                              IL-7

              胸腺
                                         IL-4
                    B 前駆細胞            IL-5   B 細胞   形質細胞
        リンパ系                         IL-6
        幹細胞                           IL-7

                    NK 前駆細胞   IL-15   NK 細胞
```

造血幹細胞の分化と造血因子

21
サイトカイン療法

元吉和夫

活性化される経路，rasの活性化を介してMAP（mitogen-activated protein）キナーゼの活性化が引き起こされる経路，PI3K（phosphatidylinositol-3-kinase）やPLC（phospholipase C）-γを介してシグナルが伝達される経路などが知られている．造血因子の生物活性にみられる多面性，重複性，クロストークなどの生物学的共通性は，このようなレセプターや細胞内シグナル伝達経路の類似性から説明されている．

造血因子の作用には，造血幹細胞の増殖と分化の調節，生存の維持，機能の発現などがある．造血細胞には，分化の進行とともに，未分化な造血幹細胞→中間段階の前駆細胞→成熟血球という階層性がみられるが，造血因子もこれに対応して，SCF（stem cell factor），FL（flt-3 ligand），LIFなどの主として未分化な造血幹細胞/前駆細胞に作用するものと，G-CSF，EPO，TPOなどの成熟段階の前駆細胞/成熟血球に作用するものに分けることができる（図参照）．造血因子は，このような血球の分化において，対応するレセプターをもった細胞の生存を支持し，その増殖と成熟および機能発現を促すことが主な役割であると考えられている．造血幹細胞に対する造血因子の作用に関しては，造血因子は造血幹細胞の増殖と生存の維持に必要ではあるが，造血幹細胞が細胞分裂の過程で自己複製するか，あるいは分化をするかの選択は，細胞に内在する仕組みによって確率的に決定されるものであり，造血因子によって誘導されるものではないとする考え方（stochastic theory）が有力である．

血液疾患に対するサイトカイン療法としては，正常造血（図参照）の促進を目指して造血因子EPO（erythropoietin），GM-CSF（granulocyte-macrophage colony stimulating factor），G-CSF（granulocyte CSF），M-CSF（macrophage CSF），IL-11（interleukin-11），TPO（thrombopoietin），SCF（stem cell factor）を用いる場合と，造血器悪性腫瘍に対してIFN（interferon）を用いる場合があるが，IFNについては61項で解説されるので，本項では造血因子療法について解説する．

■貧血に対するEPO療法

腎性貧血は，慢性腎不全により腎臓からのEPO産生が低下することにより引き起こされる貧血であり，EPO投与が極めて有効である．透析施行前および施行中の腎性貧血患者，CAPD施行中の腎性貧血患者に投与されている．また自己血貯血や未熟児貧血に対してもEPOが投与されている．再生不良性貧血や骨髄異形成症候群などの難治性貧血においては，血中EPO濃度は高く，通常量のEPOを投与しても無効なことが多い．しかし大量のEPOを連日投与することにより，20～30％の患者に貧血の改善が認められることが明らかとなり，EPOの難治性貧血への適応拡大が期待されている．

■好中球減少症に対するGM-CSF療法

GM-CSFは，癌化学療法や骨髄移植後に起こる好中球減少期間を短縮する効果が証明され，欧米では盛んに使用されているが，わが国では健康保険の適用が得られて

■好中球減少症に対するG-CSF療法

G-CSFは，骨髄移植後や癌化学療法後の好中球減少症，再生不良性貧血や骨髄異形成症候群に伴う好中球減少症，先天性・特発性好中球減少症，HIV感染症に伴う好中球減少症，腎臓移植後の免疫抑制療法に伴う好中球減少症に対して臨床投与されている．好中球増加効果が強い反面，骨髄性白血病芽球を増加させる場合があるので，骨髄中の芽球が十分に減少していない患者や，末梢血中に骨髄芽球が認められる患者には禁忌となっているので注意が必要である．G-CSFには好中球増加効果だけでなく，造血幹細胞動員効果もあり，自家および同種末梢血幹細胞移植時の幹細胞採取効率を上げるための臨床使用が健康保険適用となった．

■顆粒球減少症に対するM-CSF療法

M-CSFは，①単球の産生促進と殺菌能の亢進，②好中球の産生促進と殺菌能の亢進，それに③血小板産生促進などの生物活性をもっている．筆者らが実施した地固め療法後の急性骨髄性白血病患者での大規模二重盲検試験では，好中球数回復促進，感染症発症頻度の減少と期間の短縮だけでなく，血小板回復促進と血小板輸血必要量の減少などの目覚ましい臨床効果が証明された[1]．現在M-CSFは，骨髄移植後および急性骨髄性白血病や卵巣癌の化学療法後の顆粒球減少症に対して臨床適応となっている．M-CSFは，骨髄移植後120日目までの生着生存率を上昇させるほか，慢性骨髄性白血病患者において骨髄移植後にM-CSFを投与すると5年無病生存率を上昇させる，などの臨床効果も明らかとなっている．

■血小板減少症に対するIL-11やTPOの投与

IL-11は，化学療法後や骨髄移植後の血

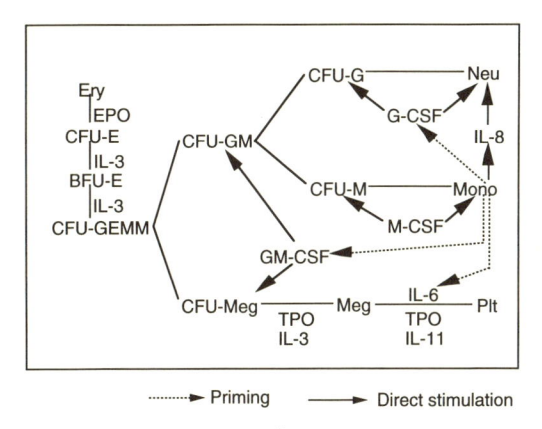

造血の仕組み

CFU-GEMM：colony forming unit-granulocyte, erythroid, megakaryocyte, macrophage, BFU-E：burst forming unit-erythroid, CFU-E：CFU erythroid, Ery：erythroblast, CFU-G：CFU granulocyte, CFU-GM：CFU granulocyte, macrophage, Neu：neutrophil, CFU-M：CFU macrophage, Mono：monocyte, CFU-Meg：CFU megakaryocyte, Meg：megakaryocyte, Plt：platelet, IL-3, -6, -8, -11：interleukin-3, 6, 8, 11, EPO：erythropoietin, GM-CSF：granulocyte-macrophage colony stimulating factor, G-CSF：granulocyte CSF, M-CSF：macrophage CSF, TPO：thrombopoietin.

小板減少の回復促進薬として米国では臨床で用いられている．化学療法後の血小板減少に対するIL-11の有効性を証明するための臨床試験において，93人の癌患者に対して無作為に50μg/kgないし25μg/kgのIL-11，あるいはプラセボの皮下投与を化学療法終了翌日から開始し，14〜21日間継続投与した．その結果，化学療法後に血小板輸血を要しなかった症例は，50μg/kgのIL-11投与群，25μg/kgのIL-11投与群，プラセボ群でそれぞれ30％（27例中8例），18％（28例中5例），4％（27例中1例）であり，50μg/kgのIL-11投与群はプラセボ群に比べて，有意に血小板輸血不要症例が多く認められた．わが国でも臨床試験が進行中である．

化学療法後の血小板減少に対するTPOの効果についての臨床試験が実施された．非小細胞性肺癌患者53人が，化学療法後にTPOまたはプラセボの投与を受けた．その結果，化学療法後の血小板数の最低値はTPO群では中央値18.8万（6.8万〜37.3万），プラセボ群では中央値11.1万（2.1万〜30.7万）であった．また血小板数が前値に戻るまでの期間はTPO群では14日，プラセボ群では21日以上であった．このようにTPOは化学療法後の血小板減少症に有効である．さらにG-CSFとTPOを併用投与することによって，自己末梢血幹細胞採取効率をG-CSF単独投与に比べて約5倍高めることができる．しかし臨床試験が進むにつれて，予想されなかった重大な副作用が明らかとなった．それはTPO投与によりその中和抗体が形成され，血小板減少が起こる場合があるというものであり，そのため現在開発が中止されたり，あるいは大幅に遅れているのが現状である．

■ 再生不良性貧血に対するG-CSF，SCF併用療法

ATG，またはALG不応の中等症または重症の再生不良性貧血患者に対して，SCF単独およびSCFとG-CSFの併用療法の臨床試験が進行中である．中間報告によれば，SCF 25μg/kg以上とG-CSF 10μg/kgが併用された17例中7例（41.2％）で3系統の血液学的改善効果が認められた．有効例のうち，輸血依存であった6例全例は赤血球輸血および血小板輸血から離脱できた．この臨床試験の最終報告が期待されている．

■文献

1) Ohno R et al：Macrophage-colony stimulating factor reduces the incidence and duration of febrile neutropenia and shortens the period required to finish three courses of intensive consolidation therapy in acute myeloid leukemia：A double blind controlled study. *J Clin Oncol*, **15**：2954-2965, 1997.

22
赤 血 球

木村昭郎

■赤血球の構造

ヒトの正常赤血球は赤血球膜に包まれ，両面中央部が陥没した円盤状無核の細胞で，直径は平均7.2μmで，その大部分はヘモグロビンで占められている．赤血球の主要な機能は，全身を循環する過程で肺から末梢の組織に酸素を運搬し，組織から肺に二酸化炭素を運搬することである．これらの重要な機能は，赤血球中に含まれているヘモグロビンがこれらのガスと可逆的に結合しうることで可能になっている．赤血球は核，ミトコンドリア，リボソームおよびその他の細胞小器官を欠き，細胞分裂や核酸，蛋白，脂質の合成はしていない．赤血球は血流が緩やかなところでは，楕円形，半円形など多彩な形態を呈するが，毛細血管内を流れるところではその十分な変形能により狭い隙間を容易に通り抜け，再び本来の形に戻る．個々の赤血球は，その生涯に50万回以上もこの変形と復元を繰り返す．赤血球の膜骨格や膜脂質はこれらの機能の維持に重要な役割を担っている．

赤血球における細胞膜は脂質二重層を基本層構造とし，膜蛋白はその存在様式から，膜を貫く膜貫通蛋白と膜の内側を覆う表在型蛋白からなる．膜貫通蛋白は膜に埋め込まれており，キャリアー，レセプターなどの機能を有している．この中でバンド3は組織において，二酸化炭素が重炭酸イオンに変えられ赤血球内に取り込まれる際に，陰イオンの輸送を担っている．またグリコホリンは血液型物質を発現している．一方，表在型蛋白は網目状の膜骨格を形成し，赤血球膜を細胞質側から裏打ちしている．すなわち，細胞膜内側にスペクトリン四量体からなる線維状のフィラメントが六角形の網目状構造を形成し，この中央近くに球状の蛋白であるアンキリンが，両端にはアクチン，4.1蛋白などが付着している．

■赤血球の代謝

赤血球は，細胞膜を通しての能動輸送，特有の円盤状形態の維持，ヘモグロビンや酵素蛋白の酸化からの保護などにエネルギーを必要とする．このエネルギーは主としてATPとして蓄えられ利用される．成熟赤血球はTCA回路や電子伝達系を欠いているので，エネルギー産生はもっぱら嫌気性解糖系に依存している．一方，細胞を酸素による傷害から保護するための系は十分な活性を保っている．すなわち，五単糖リン酸回路は解糖系と並ぶグルコース代謝系であり，NADPH（還元型NADP）を産生している．NADPHはグルタチオン代謝系と関連しており，グルタチオンは強力なSH化合物として赤血球膜やヘモグロビン，酵素蛋白のSH基を保護する作用，グルタチオンペルオキシダーゼを介する過酸化水素の処理，有害物質の解毒などの機能を担っている．ヘモグロビンは赤血球内に生じるスーパーオキシドラジカルや過酸化水素によって，容易に三価のヘム鉄をもつメトヘモグロビンに酸化されるが，赤血球にはメトヘモグロビンを還元する系が備わっており，還元を触媒する酵素は，メトヘモグロビン還元酵素と総称される．

赤血球には，ヘモグロビンの酸素親和性の調節に重要な，2,3-ジホスホグリセリン酸（2,3-DPG）産生のための解糖系の側路が存在する．本回路で産生される2,3-DPGは，ヘモグロビンに結合してその酸素親和性を下げ，末梢組織への酸素供給を増大させるという重要な機能を担っている．また成熟赤血球は増殖能をもたず，蛋白合成能も失っているため，DNA, RNAの合成系は

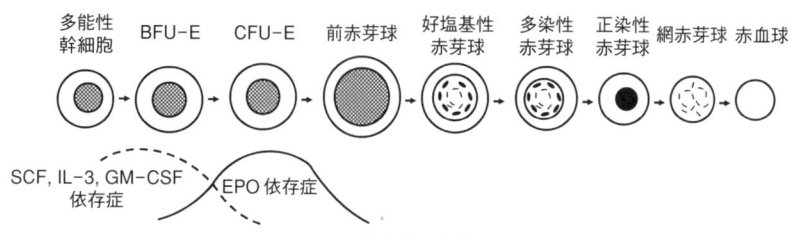

多能性幹細胞 → BFU-E → CFU-E → 前赤芽球 → 好塩基性赤芽球 → 多染性赤芽球 → 正染性赤芽球 → 網赤血球 → 赤血球

SCF, IL-3, GM-CSF 依存症
EPO 依存症

赤血球の生成

存在しない．しかし，成熟に伴い不要になった核酸の分解は活発に行われており，RNAの分解産物を処理するためのピリミジン-5′-ヌクレオチダーゼは，赤血球に特有と考えられる反応系である．

■ 赤血球の生成と破壊

赤血球総数の約1/120が日々正常人では死滅・破壊され，それに相当する数の赤血球が新しく骨髄で生成されることによって赤血球数の恒常性が維持されている．赤血球系幹細胞の中で現在検出可能な最も未熟な細胞は，赤芽球バースト形成細胞（BFU-E）である．BFU-Eのエリスロポエチン（EPO）に対する依存性は比較的少なく，主としてSCF（stem cell factor），IL-3，GM-CSFなどの造血因子によりその分化・増殖が促進する．次の分化段階の細胞は，赤芽球コロニー形成細胞（CFU-E）と呼ばれる．細胞の増殖能力は低下し，EPOへの依存性がピークに達する．CFU-Eは，EPOの存在下でアポトーシスを免れながら，前赤芽球への分化を達成する．赤芽球の分化には骨髄のストローマを構成する成分であるフィブロネクチンが重要である．前赤芽球は形態学的に赤芽球系の細胞として識別できる最初の細胞であり，約5回の分裂を行い32個の正染性赤芽球となり，この段階で分裂能を失う．分裂・成熟に伴い細胞は次第に小さくなり，核のクロマチンは凝集し，細胞質にはヘモグロビンが増加してくる．赤芽球は細胞膜上のトランスフェリンレセプターを介して鉄を取り込み，ミトコンドリアでヘム合成を行う．正染性赤芽球から核が失われる現象を脱核といい，脱核を終えた網赤血球は約2日間骨髄内にとどまり，末梢血に出て1～2日後に赤血球に成熟する．

赤芽球の平均寿命は約120日で，最終的には主として脾臓，一部は肝臓，骨髄，リンパ節などにある網内系細胞，マクロファージに認知されて貪食・処理される．赤芽球が老化すると，解糖能は低下し，エネルギー産生は低下する．ATPが低下すると，赤血球内のNa^+，Ca^{2+}濃度は増加，K^+濃度は減少することにより，変形能は低下する．また免疫グロブリンの付着などにより，細胞表面の性質も変化する．このような赤血球の変化は，脾臓での単球-マクロファージ系による認知につながる．

23
リンパ球

安川正貴

免疫系は，自己と非自己を識別し，非自己を排除する生体防御機構である．免疫系は様々な免疫担当細胞の相互作用によって構成されているが，その中心的役割を担っているのがリンパ球である．系統発生学的にも，リンパ球の発生と拒絶反応の成立とがほぼ一致することが知られている．リンパ球にはいくつかの細胞系列があり，機能的にも多様性を有する細胞集団である．

■T細胞

T細胞は，主に胸腺内で分化する細胞集団である．$CD4^-CD8^-$（ダブルネガティブ）から$CD4^+CD8^+$（ダブルポジティブ）を経て，$CD4^+CD8^-$または$CD4^-CD8^+$（シングルポジティブ）T細胞へと分化する．T細胞は，T細胞レセプター（TCR）の種類によって，TCR-$\alpha\beta^+$T細胞とTCR-$\gamma\delta^+$T細胞に分けられる．

$CD4^+\alpha\beta^+$T細胞は主要組織適合遺伝子複合体（MHC）（ヒトではHLA）クラスII拘束性であり，主としてヘルパーT細胞として機能する．ヘルパーT細胞はさらに，産生するサイトカインの種類によって，Th0, Th1, Th2などに分類される．また，一部の$CD4^+$T細胞は，細胞傷害活性を有している．$CD4^+CD25^+$T細胞は，免疫応答を抑制的に制御するT細胞として注目されている[1]．$CD4^+CD25^+$T細胞を体内から排除することによって様々な自己免疫疾患が発症し，このT細胞亜集団を移入することによって，発症が抑制される．他方，$CD8^+\alpha\beta^+$T細胞はMHCクラスI拘束性であり，主としてキラーT細胞として働き，主にパーフォリン/グランザイム系を介して細胞傷害活性を発揮する．

$\gamma\delta^+$T細胞は，形態学的にLGL（large granular lymphocyte）であり，細菌やウイルス感染に対する防御機構において重要な働きを有していることが知られている．$\gamma\delta^+$T細胞は，皮膚や腸管などに多く分布しており，病原体侵入を早期に排除する役割を演じていると考えられている．

■B細胞

B細胞は，免疫グロブリンを産生する細

リンパ球の種類と性状

名称		表面分子	性状
T細胞	TCR-$\alpha\beta^+$	$CD4^+$	MHCクラスII拘束性，主としてヘルパーT細胞，一部キラーT細胞 $CD4^+CD25^+$T細胞は抑制的免疫制御機能を有する
		$CD8^+$	MHCクラスI拘束性，主としてキラーT細胞
	TCR-$\gamma\delta^+$	$CD4^-CD8^-$または$CD8^+$	形態学的にLGL，細胞傷害活性を有する
B細胞		Ig, CD19, CD20, CD21 一部CD5陽性	免疫グロブリン産生，$CD5^+$B細胞（B-1a細胞）は粘膜免疫に関与，自己抗体産生
NK細胞		CD16, CD56 NK抑制性レセプター，NK活性化レセプター	形態学的にLGL，HLAクラスI発現低下細胞を傷害
NKT細胞		ヒト：TCRVα24Jα18（JαQ） マウス：TCRVα14Jα281	自己免疫発症抑制，感染防御，抗腫瘍効果など

胞集団である．骨髄前駆細胞から抗体H鎖遺伝子のVDJ組換えが生じるプロB細胞，μH鎖と代替L鎖を産生しL鎖遺伝子のVJ組換えが起こるプレB細胞を経て，細胞表面にIgMを発現する未熟B細胞へと分化する．さらに，IgMとIgDをともに発現する成熟B細胞となり，末梢リンパ組織に分布するようになる．成熟B細胞が外来抗原と遭遇すると，T細胞からの補助によって二次濾胞を形成し，胚中心で抗体産生細胞へと分化する．胚中心でのこの過程で，免疫グロブリン遺伝子のクラススイッチや，免疫グロブリン可変部をコードする遺伝子に極めて高頻度で塩基置換（体細胞超変異）が生じる．B細胞にはCD5を発現する亜集団（B-1a細胞）が存在する[2]．B-1a細胞は主として腹腔，胸腔，腸管などに分布しており，粘膜免疫に関与していると考えられている．また，自己抗体を産生するとされている．

■NK細胞

NK（ナチュラルキラー）細胞は，形態学的にLGLであり，ウイルス感染細胞や癌細胞などに対して細胞傷害活性を発揮する．細胞表面TCRは陰性で，CD16やCD56を発現している．NK細胞の機能発現には二つのレセプターが関与している[3]．

一つは，NK機能を活性化させるレセプターである．活性化レセプターには多くの種類が存在し，MHCクラスIを認識するレセプターと，それ以外を認識するレセプターに分類できる．前者はさらに，免疫グロブリンスーパーファミリー（KIR）とC型レクチンファミリーに分かれる．

もう一つのNKレセプターは抑制性レセプターであり，通常抑制性レセプターからのシグナルが活性化レセプターより優位に作用するために，細胞傷害活性は抑制されている．抑制性レセプターも，大きく免疫グロブリンスーパーファミリーとC型レクチンファミリーに分類でき，ともにHLAクラスIがリガンドである．

NKレセプターには特定のHLAアロタイプ，特にHLA-Cアロタイプを認識するものが存在するために，HLA不一致間造血幹細胞移植における再発と抗腫瘍効果との関連が推察される．事実，HLAクラスI組合せとNKレセプターに焦点を当てた移植成績の解析結果も報告されている．

■NKT細胞

NKT細胞は，NK細胞とT細胞の性質をあわせもつユニークなリンパ球である[4]．最も特徴的な性状は，マウスでTCRVα14Jα281，ヒトでTCRVα24Jα18（JαQ）という単一のTCRα鎖を発現していることである．また，TCRβ鎖もいくつかの種類に限定されている．T細胞がMHCとペプチドとの複合体を認識するのに対して，NKT細胞はCD1dに結合したαガラクトシルセラミド（α-galactosylceramide）などの糖脂質を認識する．ただし，CD1dのnatural ligandは未だ不明である．

機能的には，Th1とTh2両者のサイトカインを短時間で大量に産生でき，パーフォリン／グランザイム系を介した細胞傷害活性も有する極めてユニークなリンパ球集団である．

臨床的には，自己免疫疾患の発症抑制や，病原体に対する抵抗性にも関与していることが示唆されている．さらには，抗腫瘍効果も注目されており，αガラクトシルセラミドの臨床試験も開始されている．

■文献

1) Sakaguchi S et al：Immunologic tolerance maintained by CD25$^+$ CD4$^+$ regulatory T cells：their common role in controlling autoimmunity, tumor immunity, and transplantation tolerance. *Immunol Rev*, **182**：18-32, 2001.
2) Berland R and Wortis HH：Origins and functions of B-1 cells with notes on the role of CD5. *Annu Rev Immunol*, **20**：253-300, 2002.
3) Natarajan K et al：Structure and function of

natural killer cell receptors : multiple molecular solutions to self, nonself discrimination. *Annu Rev Immunol*, **20** : 853-885, 2002.
4) Taniguchi M and Nakayama T : Recognition and function of Valpha14 NKT cells. *Sem Immunol*, **12** : 543-550, 2000.

24
Tリンパ球

中尾眞二

　リンパ球のうちCD3やT細胞レセプターを発現している細胞を指す．T細胞ともいう．本来はヒツジ赤血球に対するレセプター（CD2抗原，LFA-2）を有する細胞として定義された．健常者では末梢血中のリンパ球の70～80%を占めている．脾臓，リンパ節，消化管，皮下組織などの末梢リンパ性組織に分布している．脾臓では脾臓中心小動脈周囲，リンパ節では傍皮質にあたる胸腺依存領域に存在する．

■T細胞の分類

　T細胞はその機能に応じて，サイトカイン産生を主な機能とするヘルパーT細胞と，標的細胞に接着して死滅させる細胞傷害性T細胞，に大別される．ヘルパーT細胞は通常CD4抗原を発現し，細胞傷害性T細胞のほとんどはCD8抗原を発現している．健常者の末梢血中では，$CD4^+$と$CD8^+$のT細胞がおおよそ5：3の割合で存在する．ヘルパーT細胞は，マクロファージが中心的な役割を担う遅延型アレルギー反応などの免疫反応に必要なインターフェロンγや，顆粒球マクロファージコロニー刺激因子（GM-CSF）などを産生するTh1細胞と，B細胞の増殖・分化を促して抗体産生を誘導するインターフェロン4，インターフェロン5などを産生するTh2細胞に分けられる．

■T細胞の分化

　骨髄由来のT前駆細胞は，$CD4^-CD8^-$で胸腺に移動し$CD4^+CD8^+$の未熟型胸腺細胞となる．これらのうち，胸腺上皮細胞上の主要組織適合遺伝子複合体（major histocompatibility antigen：MHC）および自己抗原に対して親和性が強いT細胞レセプター陽性細胞は，アポトーシスによって死滅する（negative selection）．逆に，これらに対して適度の結合能をもつT細胞レセプター陽性細胞はpositive selectionを受けて成熟し，$CD4^+CD8^-$または$CD4^-CD8^+$の成熟型T細胞となって末梢血に流出する．一部のT細胞は肝臓，小腸などの胸腺外組織で分化する．

■ **T細胞による抗原認識のメカニズム**

T細胞は，抗原提示細胞上のMHCと，MHCに結合した抗原ペプチドの両者をT細胞レセプターが認識することによって活性化される．ほとんどのT細胞はT細胞レセプターのα，β鎖からなる$\alpha\beta$ヘテロダイマーを発現している．一方，消化管，皮膚，生殖器などに局在する一部の$CD4^-CD8^-$T細胞は，γ，δ鎖よりなるヘテロダイマーを発現している．α，β鎖のV（variable）領域にはそれぞれ約70種類，52種類，J（joining）領域にはそれぞれ61種類，13種類のファミリーが存在する．分化の過程で，α鎖遺伝子ではV，J，β鎖遺伝子ではV，D（diversity），J領域に再構成が起こり，さらにN領域に塩基が挿入されることによって約10^{18}の多様性に富むCDR（complimentarity-determining region）3領域を形成している．このCDR3領域の多様性によって，T細胞は種々の抗原に対応することができる．一方，$\gamma\delta$型T細胞レセプターはごく限られた多様性しか示さない．T細胞上のCD4は，抗原提示細胞のMHCクラスⅡ分子と結合し，CD8はMHCクラスⅠ分子と結合する（図参照）．CD4とCD8は，多型性を示さないMHCの側面に結合することにより，T細胞レセプターと抗原ペプチドとの結合を補助している．さらに細胞内ドメインにチロシンキナーゼのlck分子を結合させることにより，T細胞の活性化を引き起こしている．

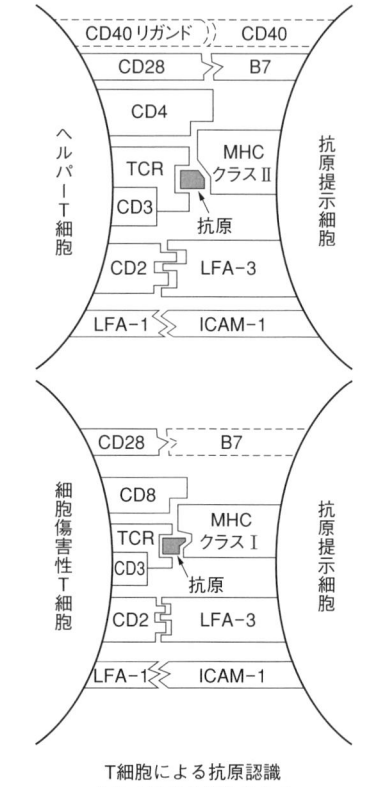

T細胞による抗原認識
点線は活性化後出現する

また，T細胞レセプターダイマーは細胞内領域が短いため，細胞内のシグナル伝達を補うように，細胞内領域の長いCD3複合体がT細胞レセプターに結合している．

■ **エフェクターT細胞の誘導**

抗原に遭遇していないナイーブT細胞は，リンパ節の皮質部分で樹状細胞，マクロファージなどの抗原提示細胞と一過性に結合する．この結合には，抗原提示細胞上のICAM-1,-2，LFA-1,-3（CD58）と，T細胞上のLFA-1，ICAM-3，CD2が関与している．ナイーブT細胞が特異抗原と出会った場合には，T細胞と抗原提示細胞の結合は安定化する．ナイーブT細胞が活性化

25
B リ ン パ 球

横田昇平

されるためには，抗原提示細胞上のB7分子がT細胞上のCD28と結合することによって補助刺激シグナルを受ける必要がある．この補助刺激シグナルがないとT細胞は不応（アネルギー状態）になる．活性化されたT細胞は，CTLA-4というもう一つのB7レセプターを発現するようになる．CTLA-4はCD28の20倍のB7結合力をもち，活性化T細胞に負のシグナルを伝える．活性化されたT細胞には，インターロイキン2の産生とそのレセプターの発現が誘導され，その結果T細胞は急速に増殖してエフェクター細胞となる．活性化されたT細胞表面にはCD40リガンドが発現される．CD40リガンドは，補助刺激活性の弱い抗原提示細胞のCD40と結合することにより，この抗原提示細胞を活性化させ，B7分子の発現を誘導する．その結果，T細胞の応答がさらに促進される．

■エフェクターT細胞の機能

CD4$^+$T細胞はTh1，Th2に分化し，それぞれがマクロファージ，B細胞の活性化に働くサイトカインを産生する．CD8$^+$細胞は膜結合性のFasリガンドの発現およびパーフォリン，グランザイムの分泌を介して標的細胞を死滅させる．

■文献

1) Janeway C et al : Immunobiology 5, Garland Publishing, New York, 2001.

Bリンパ球は，血液中のリンパ球の5～15%を占め，多様な抗原に対する抗体を産生し，Tリンパ球とともに免疫機構の重要な役割を果たしている．その名は，鳥類でファブリキウス嚢（bursa of Fabricius）という腸壁にあるリンパ器官で前駆Bリンパ球が成熟することに由来したものであるが，現在，ヒトリンパ球では骨髄（bone marrow）由来の意味で用いることが多い．

Bリンパ球を特徴づけているのは，免疫グロブリン重鎖（immunoglobulin heavy chain：IgH），軽鎖（Ig light chain：IgL）遺伝子の再構成と，それらの蛋白産物の細胞内や表面への発現と，細胞外分泌である．免疫グロブリン分子は，$\mu, \gamma, \delta, \alpha, \varepsilon$ の重鎖のうちの1種類とκ, λの軽鎖のうち1種類がジスルフィド結合で結び付いた二量体構造をしている．

■Bリンパ球の分化と増殖

Bリンパ球の増殖は，①抗原への曝露を受ける以前の胎児肝臓や骨髄における段階，②主に脾臓やリンパ節で抗原刺激を受けて反応性に起こる段階に大別される．

胎生初期におけるBリンパ球増殖の場は肝臓と大網であり，その後，成熟しながら骨髄，肺，腎臓に拡大するが，胎生後期には骨髄に移り，生涯を通じ唯一の増殖の場となる．Bリンパ球の寿命は，2～3日の短いものから，5～7週間程度のやや長いものまであるが，平均するとTリンパ球より短い．

■Bリンパ系前駆細胞の増殖調節

骨髄におけるBリンパ球は，ストローマ

（stroma）細胞やフィブロネクチンやIV型コラーゲンなどの細胞外成分を含む，いわゆる微小造血環境の中で増殖調節を受けている．ストローマ細胞とリンパ系前駆細胞との接着にはインテグリンが介在している．また，これらの接着分子の発現制御には，IL-1β，IL-4，TGF-βなどのサイトカインが関与している．骨髄のBリンパ系前駆細胞は，IL-7をはじめ複数のサイトカインが関与したストローマ細胞依存性の増殖調節を受けている．

■ 免疫グロブリン遺伝子の再構成

骨髄でのBリンパ球分化を特徴づけているのは，IgH遺伝子の秩序ある再構成である．この遺伝子にはおよそ130個のV（variable）因子，27個のD（diversity）因子，6個のJ（joining）因子があり，Bリンパ球の分化に伴って，まずD因子とJ因子の一つずつが，リコンビナーゼの作用で再構成する．これがさらに上流のV因子の一つと再構成し，VDJ結合が完成する．このとき，V, D, J各因子の間に数個～十数個程度のランダムな塩基の挿入が起こる．結果として，この部分は，V, D, Jの組合せ以上に多様な塩基配列をもつこととなり，多様な抗原に対応する抗体産生が可能となる[1]．

しかし，再構成により生じた塩基配列が，アミノ酸への翻訳が不能であれば，もう一方のアリルのIg遺伝子で再構成が始まる．もしこちらでも失敗すれば，そのリンパ球はアポトーシスを起こす．

IgH遺伝子再構成がうまくいくと，次はIgLの再構成が同様の形で始まる．IgLであるκ，λ鎖遺伝子にはD因子はなく，V, J因子の再構成だけである．まず，κ鎖遺伝子の一つのアリルでV-J再構成が始まり，失敗すればもう一方のアリルでも再構成が起こる．これにも失敗した場合，次はλ鎖遺伝子で同様の再構成が起こる．

このようにして，IgHとIgLの両者で機能的な遺伝子再構成に成功した細胞だけが生き残り，Bリンパ球として機能するわけである[2]．

■ Bリンパ球分化と表面抗原

Bリンパ球は一連のプログラム化されたステップを踏んで分化するので，Ig遺伝子再構成やIg分子や表面抗原の発現のパターンにより細胞の分化段階を判断することができる（図参照）．

リンパ球分化の早期，D-J再構成が起こった段階で細胞表面にはすでにCD10とCD34が発現し，核内TdTも陽性となっている．

やや成熟してpro-Bリンパ球の段階になると，Bリンパ球に特異性の高いCD19が発現するが，細胞内のμ鎖や細胞表面にIg分子（sIgG）は発現していない．

次のpre-Bリンパ球になると，CD19陽性のままCD34とTdTの発現はなくなり，細胞内にμ重鎖が出現する．さらに，このμ重鎖は細胞表面に出現し，仮のIgLともいうべきsurrogate L鎖（SLC）と二量体

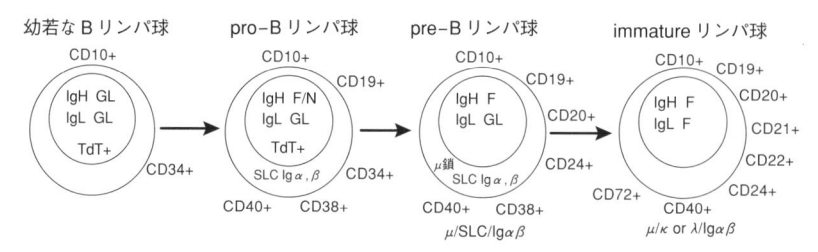

幼若なBリンパ球	pro-Bリンパ球	pre-Bリンパ球	immatureリンパ球
CD10+ IgH GL IgL GL TdT+ CD34+	CD10+ IgH F/N IgL GL TdT+ SLC Igα,β CD34+ CD40+ CD38+	CD10+ CD19+ IgH F IgL GL CD20+ μ鎖 SLC Igα,β CD24+ CD40+ CD38+ μ/SLC/Igαβ	CD10+ CD19+ IgH F CD20+ IgL F CD21+ CD22+ CD72+ CD24+ CD40+ μ/κ or λ/Igαβ

Bリンパ球の分布

26
血 漿 蛋 白

河野道生

血漿中には多くの蛋白が存在しており，物質運搬，生体防御，血液凝固などに関わっている．通常は，血清の蛋白電気泳動で分けられる分画により，大きくアルブミン（albumin），$α_1$グロブリン（$α_1$-globulin），$α_2$グロブリン（$α_2$-globulin），γグロブリン（γ-globulin）に分けている．血清総蛋白量は，通常6.5～8.0g/dlであり，その中でアルブミンは約4g/dl，γグロブリン分画中の免疫グロブリン（immunoglobulin：Ig）のIgGは約1.5g/dlを占める．ほかには主要な蛋白として，$α_1$アンチトリプシン（$α_1$-antitrypsin）300mg/dl，$α_2$マクログロブリン（$α_2$-macroglobulin）300mg/dl，トランスフェリン（transferrin）300mg/dl，フィブリノゲン（fibrinogen）200mg/dlがあげられる．したがって，血清総蛋白が量的に異常を示す場合（通常は総蛋白値が上昇している）は，これらの主要な蛋白の増加による．なかでもIgの増加による場合が最も多い．血清（血漿）中の蛋白の量的あるいは質的異常を含めて「異常蛋白血症（paraproteinemia）」と呼んでいる．

異常蛋白血症の多くは，免疫グロブリン（Ig）の増加によることが多い．Igは液性免疫の主体をなすものであり，主に形質細胞と一部B細胞から産生される．Igは，重鎖（heavy chain, H鎖）と軽鎖（light chain, L鎖）と呼ばれるポリペプチド鎖が2本ずつの，計4本からなる分子である．H鎖は440アミノ酸からなり，可変領域（variable region；V領域，VH）と定常領域

(pre-B cell receptor, pre-BCR) を形成する．

さらにIg κ もしくは λ 鎖遺伝子再構成が成功すると，先の μ 重鎖は κ もしくは λ 鎖と二量体を形成し，細胞表面にIgM（B cell receptor：BCR）が発現し，immature Bリンパ球となり，CD20, 21, 22, 40を発現する．さらに，IgDが加わるとmature Bリンパ球となる．なお，これらのBCRには，Ig α（CD79a）とIg β（CD79b）が共発現する．BCRが抗原と結合すると，Ig α, Ig β の細胞内末端がリン酸化し，細胞内にシグナル伝達を行う．

mature Bリンパ球は骨髄を離れ，末梢のリンパ器官へと移動する．そこでsIgGと異物抗原との間の相互作用により，リンパ芽球に変化する．最終的にこれらのBリンパ球は，一つのクラスのIgを分泌する形質細胞に分化する．

■文献
1) Matsuda F et al：The complete nucleotide sequence of the human immunoglobulin heavy chain variable region locus. *J Exp Med*, **188**(11)：2151-2162, 1999.
2) LeBien TW：Fates of human B-cell precursors. *Blood*, **96**(1)：9-23, 2000.

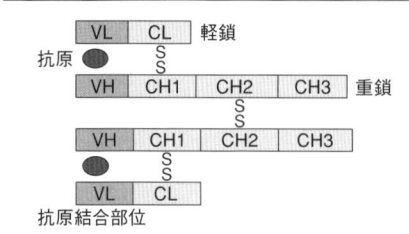

```
    VL    CL    軽鎖
抗原 ●    S
          S
    VH   CH1  CH2  CH3   重鎖
                S
                S
    VH   CH1  CH2  CH3
          S
          S
    VL   CL
抗原結合部位
         分子量：約15万
       抗体（IgG）の構造
```

（C領域，CH1〜CH3）がある．L鎖は220アミノ酸よりなり，同様にV領域（VL）とC領域（CL）からなる．110アミノ酸を一つのドメインとして，S-S結合を含んだ高次構造をしている（図参照）．H鎖はその構造の違いから，$\mu, \gamma, \alpha, \delta$鎖，あるいは$\varepsilon$鎖がある．L鎖には$\kappa$鎖と$\lambda$鎖がある．したがって，Igにはクラスとして，IgM, IgG, IgA, IgD，およびIgEがある．さらにIgGとIgAには，それぞれIgG1, IgG2, IgG3, IgG4とIgA1, IgA2のサブクラスが存在する．Igに各クラスおよびサブクラスの存在する意義は，表からわかるように，それらの特性が異なることから類推される．通常五量体を形成するIgM，二量体を形成するIgAには，J鎖（joining chain）あるいはsecretory component（IgAの場合）が結合している．特性の中で，補体結合能，胎盤通過性，マクロファージあるいは好中球への結合能などの相違は大切である．

異常蛋白血症の診断には，血清蛋白電気泳動検査において泳動図上で各分画の異常の有無を検討して，γグロブリン分画に異常なピーク（Mスパイクなど）があれば免疫電気泳動検査を行う．増加しているIgのクラスやL鎖の型を同定する．血清中のIg（IgG, IgM, IgAなど）も直接定量する（ネフェロメトリー，ラテックス凝集免疫法）．異常蛋白血症，なかでもM蛋白血症では，異常蛋白を産生している細胞を同

免疫グロブリン（**Ig**）のクラスの特徴

	IgG	IgA	IgM	IgD	IgE
超遠心沈降	7S	7S,9S,11S	19S	7S	8S
分子量	150,000	160,000 および二量体	900,000	185,000	200,000
量体数	1	1,2	5	1	1
H 鎖	γ	α	μ	δ	ε
分子形態	$\gamma_2\kappa_2$	$(\alpha_2\kappa_2)_{1-2}$	$(\mu_2\kappa_2)_5$	$\delta_2\kappa_2$	$\varepsilon_2\kappa_2$
	$\gamma_2\lambda_2$	$(\alpha_2\lambda_2)_{1-2}$	$(\mu_2\lambda_2)_5$	$\delta_2\lambda_2$	$\varepsilon_2\lambda_2$
		$(\alpha_2\kappa_2)_2 S$			
		$(\alpha_2\lambda_2)_2 S$			
抗原結合価	2	2,4	5(10)	2	2
正常血清濃度	800〜1,600 (mg/dl)	140〜400 (mg/dl)	50〜200 (mg/dl)	0〜40 (mg/dl)	1.7〜45 (μg/dl)
半減期（日）	12〜23	6	4〜5	3	<1
全Ig中の%	80	13	6	0〜1	0.002
糖質含量（%）	3	8	12	13	12
補体結合能					
classical	++	—	+++	—	—
alternative	—	+	—	—	—
胎盤通過性	++	—	—	—	—
マスト細胞・好塩基球結合	—	—	—	—	+++
マクロファージ・好中球結合	+++	+	—	—	+

27 γグロブリンの異常

代田常道

定することが極めて重要である．Igを産生している細胞を同定するためには，骨髄穿刺検査あるいはリンパ節生検からの細胞の表面抗原解析および遺伝子診断などが必須の検査となる．

量的には少ない蛋白でも，生体機能の上から注目されるものには，補体がある．補体はIgよりも系統発生上古い生体防御に働く蛋白群であり，約20種の蛋白が同定されている．補体は，一連の蛋白の連鎖反応により最終的に活性化されて細胞壁あるいは細胞膜を障害し，細菌感染に対する強力な防御反応として重要である．この中で血漿中に最も多く認められ中心的役割を演ずるのがC3である（1.2mg/ml）．C3は自然に血漿中のプロテアーゼによりゆっくりとC3bに分解され，別の補体因子factorBと結合し分解を受けて，C3bBb複合体となる．このC3bBb複合体はC3 convertase活性（C3を急速にC3aとC3bに分解する）をもち，補体反応を加速する．多くの細菌〔主にグラム陰性細菌の細胞壁のLPS（lipopolysaccharide）〕はこのC3bBb複合体を活性化し，C5aさらにC5b-9 MAC（membrane attack complex）を形成して，細菌の細胞壁に疎水性の穴をつくり障害する（これが補体活性化のalternative pathwayと呼ばれている）．classical pathwayは，細菌の細胞壁あるいは真核細胞の細胞膜に抗体（Ig）が結合することにより引き金が引かれる．以上，補体は高等生物が原核生物の寄生から生体を防衛するべく配備した強力な防衛手段である．

Tiseliusは1937年に血清の電気泳動法によって最も陰極寄りに移動する蛋白群を見つけ，その一群をγグロブリンと名付けた．さらにその翌年，血清中の抗体はγグロブリン分画に属する蛋白であることが，同じく彼らによって示された．それ以来この蛋白群は一般にγグロブリンと呼ばれているが，その後抗体としての活性をもつ蛋白群は免疫グロブリン（immunoglobulin：Ig）と総称されるようになった．したがって，γグロブリンと免疫グロブリンは同義語として扱われている．

γグロブリンの異常は，産生の異常，構造の異常，性状の異常，機能の異常などに分けられるが，構造，性状，機能の異常は単クローン性免疫グロブリン血症（monoclonal gammopathy）に付随することが多く，本項では主に産生の異常について述べる（表参照）．

■ 免疫グロブリン減少症（低免疫グロブリン血症，hypogammaglobulinemia）

低免疫グロブリン血症はすべてのクラスのIgが減少する場合と，一部のIgが選択的に欠損する場合とがあり，機序の面からは原発性免疫不全症と続発性低免疫グロブリン血症とに分けられる．

1）原発性免疫不全症　欠陥を有するリンパ球がB細胞か，T細胞か，あるいはその両者か，またどのような遺伝形式によるか，さらに臨床症状などにより，WHO専門委員会によって分類されている[1]．大きくは，抗体欠乏を主とする免疫不全症，複合型免疫不全症，その他の免疫不全症に

免疫グロブリン異常症

【減少症（低免疫グロブリン血症）】
(1) 原発性免疫不全症
　X染色体性無γグロブリン血症，非X染色体性高IgM血症，IgH鎖遺伝子欠失症，κ鎖欠損症，選択的IgGサブクラス欠損症，一般変異型免疫不全症，IgA欠損症，乳児一過性低γグロブリン血症，常染色体劣性無γグロブリン血症，重症複合免疫不全症など
(2) 続発性低免疫グロブリン血症
　① 産生の低下：悪性リンパ腫，慢性リンパ性白血病，多発性骨髄腫における正常免疫グロブリン成分など
　② 蛋白漏出性疾患：蛋白漏出性胃腸症，ネフローゼ症候群など
　③ 異化亢進：甲状腺機能亢進症など
　④ 医原性：抗腫瘍剤，免疫抑制剤，放射線照射など

【増加症（高免疫グロブリン血症）】
(1) 多クローン性
　① 肝臓疾患：慢性肝炎，自己免疫性肝炎，肝硬変など
　② 感染症：結核，HIV，サイトメガロウイルスなどのウイルス感染症，深在性真菌症など
　③ 自己免疫疾患：慢性関節リウマチ，全身性エリテマトーデス，Sjögren症候群，強皮症など
　④ リンパ網内系疾患：悪性リンパ腫，慢性リンパ性白血病，Castlemanリンパ腫など
　⑤ その他：サルコイドーシス，アジュバント病など
(2) 単クローン性
　① MGUS（monoclonal gammopathy of undetermined significance）：
　　良性
　　M蛋白を産生することが知られていない細胞の悪性腫瘍
　　混合型M蛋白血症
　② 悪性M蛋白血症
　　多発性骨髄腫（IgG, IgA, IgD, IgE, L鎖）：顕性多発性骨髄腫，くすぶり型多発性骨髄腫，形質細胞性白血病，非分泌型骨髄腫
　　形質細胞腫
　　悪性リンパ増殖性疾患：Waldenströmマクログロブリン血症（原発性マクログロブリン血症），悪性リンパ腫
　　H鎖病：γH鎖病，αH鎖病，μH鎖病
　　アミロイドーシス：
　　　原発性
　　　骨髄腫に伴うもの

分けられ，Igが低下するのは主として抗体欠乏を主とする免疫不全症であるが，それ以外の免疫不全症でも，様々な程度ですべてのクラスあるいはサブクラスのどれかのIgが低下することが多い．

2）続発性低免疫グロブリン血症　Ig減少が原発性免疫不全症以外の病態によるもので，表に示すとおり，その原因は様々である．

■**免疫グロブリン増加症**（高免疫グロブリン血症，hypergammaglobulinemia）

1）多クローン性高免疫グロブリン血症（polyclonal hypergammaglobulinemia, polyclonal gammopathy）　血清の電気泳動でβ-γ分画に各クラスIgが分布し，幅の広い分画を形成する．このような病態を呈する疾患は，表に示すごとく，極めて多岐にわたる．

2）単クローン性（高）免疫グロブリン血症（monoclonal hypergammaglobulinemia, monoclonal gammopathy）均一な単クローン性Ig（M蛋白，またはM成分という）を産生する形質細胞の単クローン性増殖を特徴とする病態の総称である．M蛋白は血清，尿中に電気泳動上均一成分として認められ，症例により，IgG, IgA, IgM, IgD, IgE, L鎖（軽鎖，Bence Jones protein：BJP），H鎖（重鎖）のいずれかであり，まれに2種のM蛋白が同一症例でみられることもある．M蛋白はH鎖もL鎖も同一の分子群である．この均一な蛋白を産生する形質細胞は起源が同一，すなわち単クローン性であることからこのように呼ばれる．

単クローン性（高）免疫グロブリン血症の病態は非常に多様であり，その分類も様々であるが，ここでは表にKyleらの分類を示す．多発性骨髄腫，原発性マクログロブリン血症などは，免疫グロブリン産生細胞が腫瘍性に増殖する疾患であるが，このような腫瘍性疾患以外でもM蛋白が出現することは以前から知られており，良性単クローン性免疫グロブリン血症（benign monoclonal gammopathy：BMG）などの名称で呼ばれてきた．1978年Kyleは，そのような症例ではM蛋白の意義や予後が不明であることなどから，MGUS（monoclonal gammopathy of undetermined significance）という呼称を提唱し[2]，最近はこの呼び方が一般的になっている．

MGUSでみられる形質細胞と骨髄腫細胞とはどのような相違があるのか，近年細胞表面マーカーや遺伝子発現の検討などが行われており，まだ明確な結論は出ていないが，両者は細胞の増殖状態の違いを反映しているにすぎず，MGUSは骨髄腫の前癌状態であるとの説がある．MGUSが認められる病態は多岐にわたり，また臨床上骨髄腫との鑑別が問題になることもしばしば経験するが，詳細については紙面の都合上割愛する．多発性骨髄腫と類縁疾患，マクログロブリン血症については，92, 93項をそれぞれ参照されたい．

■文献
1) WHO Scientific Group：Primary immunodeficiency diseases. *Clin Exp Immunol*, **109**（Suppl）：1-28, 1997.
2) Kyle RA：Monoclonal gammopathy of undetermined significance. Natural history in 241 cases. *Am J Med*, **64**：814-826, 1978.

28
免疫機構

東みゆき

　免疫機構は，生体防御システムとして細胞および分子レベルにおいて組織化された生体機能である．免疫系は，外来からの侵入物を常に監視し，自己と非自己を識別し，非自己に対してのみ生体防御機能を発揮する．無限にあると考えられる未来において遭遇する多様な抗原に対応するために，遺伝子再構成という他の生体機能系ではみられない特殊な機構を獲得してきた．免疫系は，外来刺激に対して自然免疫（innate/natural immunity）と，獲得/適応免疫（acquired/adaptive immunity）という，二つの異なる生体反応によって対応する．自然免疫が，病原体に対して何度も同じ反応を繰り返すのに対して，獲得免疫は反復される病原体曝露に対して，免疫学的記憶により反応が亢進される．

　自然免疫は，病原体の除去に関わるマクロファージ/単球/好中球/樹状細胞などの食細胞，炎症性生理活性物質を放出する好酸球，好塩基球，肥満細胞などの細胞内顆粒をもつ細胞，そして感染細胞を直接傷害することのできるNK（ナチュラルキラー）細胞あるいはNKT細胞などのキラー細胞などの細胞群と，補体と上記細胞群から産生されるサイトカイン，ケモカインなどの可溶性因子によって営まれている．自然免疫反応は，病原体をはじめとする外来抗原に対する速やかな非特異的な免疫反応と位置づけられてきた．しかしながら，実際には数々の食細胞やNK細胞の標的認識は，その病原体特有の分子パターン（pathogen associated molecular patterns：PAMPs）と種を越えてよく保存されているパターン認識受容体（pattern recognition receptor）間の特異性をもった結合であり，その結合により細胞内シグナル伝達が行われている．代表的なパターン認識受容体としてTLR（Toll-like receptor）があり，TLR2はグラム陽性細菌のプロテオグリカンやリポ蛋白，TLR4はグラム陰性細菌のリポ多糖というように，特有のレセプターが存在することによって病原体の種類の識別とレセプターを発現する細胞の種類により，病原体認識後の反応様式が決定されている．

　獲得免疫は，あらゆる抗原にそれぞれ多様性をもって対応できる抗原受容体を保持しているT細胞やB細胞と抗体によって営まれている．T細胞への抗原提示は，抗原提示細胞（APC）と呼ばれる内在性あるいは外来抗原を消化し，効率よくMHC（主要組織適合遺伝子複合体）にペプチドを結合させ，MHC-ペプチド複合体を細胞表面へ提示できる特別な細胞によって行われる．APCにはマクロファージや樹状細胞およびB細胞が存在するが，ナイーブT細胞に抗原情報を効率よく伝えることができるのは樹状細胞である．これに対してB細胞は，B細胞抗原受容体である膜型免疫グロブリンを介して抗原である蛋白分子などとそのままの状態で結合できる．T細胞およびB細胞がともに抗原認識後に効率よく活性化され機能発現に至るためには，抗原受容体を介する第1シグナルとともに，補助/共刺激（costimulatory）分子による第2シグナルが必要とされる．これら二つのシグナルにより，T細胞およびB細胞の活性化・増殖・分化・機能発現，あるいは不活化・アナージー・アポトーシスが制御されている．エフェクターCD4$^+$T細胞は，サイトカインの発現パターンから，IFN-γを産生するTh1細胞と，IL-4, IL-5, IL-10, IL-13を産生するTh2細胞に分けることができる．Th1優位の免疫反応はマクロファ

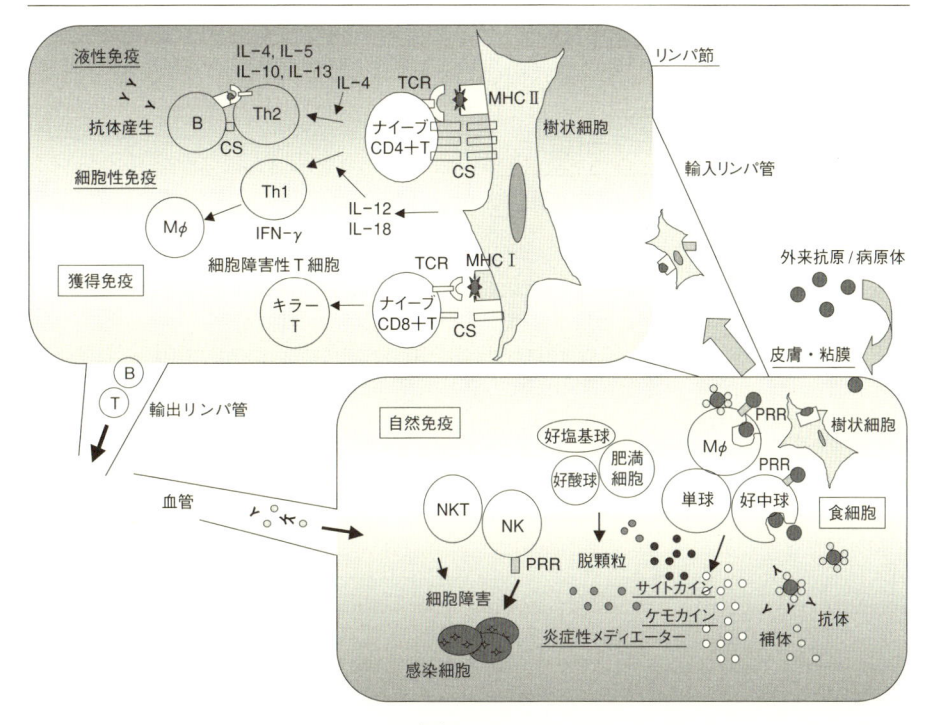

免疫システム
PRR：パターン認識レセプター分子，CS：補助シグナル分子．

ージ活性化による細胞性免疫が，Th2優位の免疫反応はB細胞活性化や抗体産生による液性免疫が主体となるが，過剰なTh細胞反応は，前者では移植片拒絶や臓器特異的自己免疫疾患などと関連し，後者ではアレルギーや全身性自己免疫疾患などの疾患を引き起こす．

　生体におけるホメオスタシス維持のためには，外来抗原や自己抗原に対して適切に反応する中枢および末梢における免疫（自己）寛容の仕組みが存在する．骨髄中の造血幹細胞より分化したT細胞は，胸腺内での成熟過程において，自己と強く反応する細胞はネガティブセレクションにより除かれ，自己と弱く反応する細胞のみがポジティブセレクションを経て末梢組織へT細胞として移行できる．この仕組みが中枢免疫寛容（central tolerance）であるが，これのみでは，自己反応性T細胞を完全に防ぐことはできず，末梢においてもいくつかの寛容維持機構が存在する．末梢免疫寛容（peripheral tolerance）の仕組みとしては，補助シグナル欠如によるアナージー誘導，活性化起因性細胞死（AICD）などによるアポトーシス誘導による細胞除去，制御性T細胞や抑制性サイトカインによる抑制などがあげられる．この免疫寛容の仕組みを人為的に強化することで，自己免疫疾患やアレルギーなどの治療が可能であり，生体にとって過剰反応である移植片拒絶やGVHDなどを抑制することが可能となる．また，逆に人為的に寛容を破綻させると，腫瘍免疫やワクチン強化として臨床的に応用可能となる．

29
リンパ器官

高橋強志

　リンパ器官は免疫反応に関与する組織であり，第一次リンパ器官と第二次リンパ器官とに分けられる．第一次リンパ器官はリンパ球が分化・成熟する場であり，骨髄と胸腺がこれに相当する．第二次リンパ器官は成熟したリンパ球が抗原と接着する場であり，リンパ節，脾臓，粘膜付属リンパ組織（mucosal-associated lymphoid tissue：MALT）などがこれに相当する．以下，これらの組織について概説する．

■第一次リンパ器官

　1）骨髄　　鳥類はファブリキウス嚢というリンパ器官をもち，ここでBリンパ球が発生・成熟する．しかし，哺乳類ではこのようなBリンパ球発生のための独立した器官はなく，初期には胎児肝臓でその後は骨髄が代わってこの機能を担う．造血幹細胞から分化したBリンパ球は，骨髄において免疫グロブリン遺伝子の再構成を進め，IgM^+の未熟リンパ球の段階で血流を介して脾臓などに移動する．

　2）胸腺　　胸腺は縦隔に位置し，Tリンパ球が分化・成熟する器官である．構造上，外側に皮質（cortex）が，内側に髄質（medulla）が存在する．Tリンパ球前駆細胞が胸腺に移動すると，まず皮質内で活発に分裂し，その多くが細胞死する．一部は成熟して髄質へ移動し，そこでさらに成熟し，その後，後毛細管静脈を通って末梢へ出る．

　胸腺では，Tリンパ球は一連の遺伝子再構成を行い，多様な抗原特異性をもつT細胞レセプターを作り出す．このT細胞レセプターを発現したTリンパ球のうち自己HLA分子を認識できないものや，自己抗原＋自己HLAに強く反応してしまうTリンパ球は，アポトーシスによる細胞死にて排除される．こうして95〜99％の胸腺中のTリンパ球が細胞死を迎える．生き残ったTリンパ球はさらに分化し，$CD4^+$あるいは$CD8^+$Tリンパ球となり末梢へ出ていく．

■第二次リンパ器官

　1）リンパ節　　リンパ節は，リンパ管の中に細胞が網目状に増殖した篩のような構造をもち，流れてくる異物や細菌を捕らえ，免疫反応を惹起する場となる（図参照）．リンパ球と抗原はいくつかの輸入リンパ管（afferent lympatic vessel）からリンパ節に入り込み，門にある1本の輸出リンパ管（efferent lympatic vessel）から流出する．リンパ節の実質は大きく皮質と髄質に分けられる．皮質はリンパ節の皮膜に近い部分，髄質はその内側に位置する．皮質ではリンパ球（主にBリンパ球），マクロファージ，濾胞樹状細胞が一次濾胞に集まっており，抗原刺激により濾胞は大きくなり，中心に胚中心をもつ二次濾胞となる．皮質の内側に傍皮質があり，Tリンパ球や樹状細胞が集まり，抗原提示細胞からTリンパ球への抗原提示が行われている．また最初のBリンパ球の活性化もこの領域で行われると考えられ，Tリンパ球との相互作用により分化し形質細胞へとなっていく．髄質にはリンパ球系の細胞が集まっているが，その多くは抗体を産生している形質細胞である．髄質のリンパ組織は髄洞で隔てられており，髄洞は輸出リンパ管の出発点である終末洞へ合流する．

　2）脾臓　　脾臓は，左季肋部に位置する卵形の大きな器官である．血液を濾過し抗原を捕捉する役目をする．また古くなった赤血球を破壊するという重要な役割も果たしている．脾臓は被膜で包まれており，

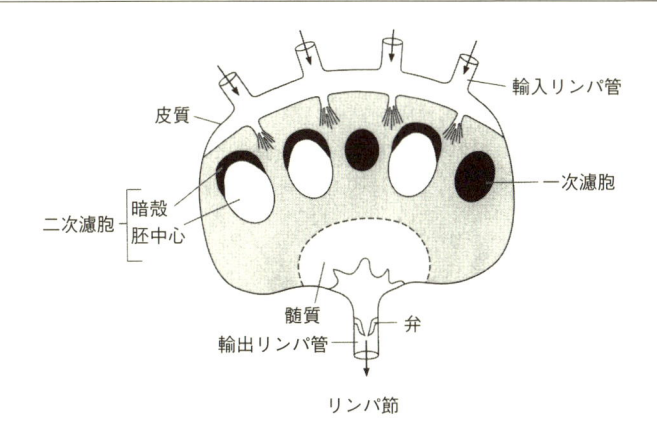

図中ラベル: 皮質／輸入リンパ管／二次濾胞（暗殻・胚中心）／一次濾胞／髄質／輸出リンパ管／弁／リンパ節

被膜は実質内部に脾柱として枝状の突起を伸ばし仕切り構造をつくっている．この仕切られた実質が脾髄であり，赤脾髄（red pulp）と白脾髄（white pulp）で構成されている．赤脾髄では，脾洞（splenic sinus）と呼ばれる特殊な壁構造を有する毛細血管が網目のように広がり，マクロファージや多くの赤血球が集まっている．ここで古くなったあるいは欠陥のある赤血球は壊され除かれる．白脾髄は，脾動脈の枝を取り囲む傍動脈リンパ鞘（periarteriolar lymphoid sheath：PALS）と呼ばれる主にリンパ球からなる細胞集団で形成される．PALSの辺縁に辺縁帯（marginal zone）があり，Bリンパ球に富む一次濾胞が認められる．リンパ球や抗原は，脾動脈を介して脾臓に入り，辺縁帯に移る．ここで抗原は樹状細胞に捕捉され，PALSへと移動する．そしてPALSにおいて樹状細胞により抗原特異的Tリンパ球が活性化され，またこのTリンパ球依存性にBリンパ球が活性化される．活性化したBリンパ球は一次濾胞へと移動し，さらなる刺激で二次濾胞を形成する．

　3）粘膜付属リンパ組織　消化管，気道などの粘膜および粘膜下には，リンパ組織がみられ粘膜付属リンパ組織と呼ばれる．扁桃，虫垂，パイエル板などがこれにあたり，外界からの異物，病原菌などの侵入を防御する役割を果たしている．

■文献
1) Goldsby RA, Kindt TJ and Osborne BA：KUBY Immunology, 4th ed, Freeman, 2000.
2) Roitt I, Brostoff J and Male D：Immunology, 5th ed, Mosby-Year Book, 1998.
3) Stites DP, Terr AI and Parslow TG：Medical Immunology, 9th ed, Appleton and Lange, 1997.

30 貧血

檀 和夫

「貧血」とは"体内の赤血球が足りない状態"を指す言葉であり、赤血球の量を表す指標には赤血球数、ヘモグロビン濃度(Hb)、およびヘマトクリット値(Hct)があることから、これらのどの数値が基準値より低くても貧血といって間違いではない。しかし、肺での呼吸により取り入れた酸素をヘモグロビンに結合して各組織に運搬することが赤血球の本来の働きであることを考えると、Hbが基準値より低いことをもって貧血症と定義するのが理にかなっている。実際、鉄欠乏性貧血という小球性低色素性貧血の場合を例にとって考えてみると、赤血球数400万、Hb 8.5 g/dl、Hct 30%という場合、Hbでみれば中等度の貧血症であるにもかかわらず、赤血球数でみると正常と判定されてしまうことになる。Hbの基準値は年齢によって異なるが、およそ男性で14 g/dl未満、女性で12 g/dl未満を貧血症とするのが妥当であろう。後述のごとく、貧血を起こす原因は多岐にわたっており、その一つ一つが疾患名であり、貧血症とはその総称である。

■ 貧血の症状

前述のごとく、貧血とは体内各組織に酸素を運ぶ赤血球が不足することであり、したがって貧血の第一義的な症状は組織の酸素不足による症状ということになる。すなわち、中枢神経系の酸素欠乏はめまい、立ちくらみ、頭重感、失神を来し、心臓では狭心痛、消化管では食欲不振、下痢、便秘、骨格筋では易疲労感、全身倦怠感をそれぞれ呈する。貧血の症状にはもう一つ、体の酸素不足に対する代償作用によるものがある。すなわち、心臓からより多くの血液を送り出すための頻拍、動悸、より多くの酸素を吸収するための頻呼吸、息切れなどがそれである。皮膚・粘膜の蒼白も重要臓器への血液配分を増やすための相対的血流低下のためである。これらの貧血症状の程度は貧血の強さ(ヘモグロビン値)のみでなく、貧血の進行速度や年齢、臓器障害の有無など患者の状態にも左右される。

以上の症状は貧血症全体に共通したものであり、これ以外に各貧血症ごとに特有な症状がある。例えば、再生不良性貧血にみられる出血症状や発熱、溶血性貧血にみられる黄疸、悪性貧血にみられる消化器症状や神経症状などである。

■ 貧血の分類

貧血の発症機序は、赤血球産生量の減少か赤血球の過剰崩壊(寿命短縮)、あるいは血管外喪失のいずれかであり、この発症機序から貧血を分類することができる。

産生量の減少としては、造血幹細胞の障害(再生不良性貧血など)、ヘム合成障害(鉄欠乏性貧血など)あるいはグロビン合成障害(サラセミア)による赤芽球の成熟障害、赤芽球の増殖障害(悪性貧血など)、および腎性貧血など、その他の原因によるものなどがある。

赤血球の過剰崩壊としては、赤血球自体の異常によるもの(遺伝性球状赤血球症、発作性夜間血色素尿症など)と、赤血球外の異常によるもの(自己免疫性溶血性貧血、赤血球破砕症候群など)がある。

赤血球の血管外喪失は急性の出血によるものである。

貧血の分類にはもう一つ、赤血球指数による方法(表参照)がある。これは平均赤血球容積(MCV)と平均赤血球ヘモグロビン濃度(MCHC)をもとに分類したもので、MCV<80 fl、MCHC<30%を小球性低色素性、MCV>101 flを大球性、それ

赤血球指数による貧血の分類

貧血のタイプ	貧血症
小球性低色素性	鉄欠乏性貧血，サラセミア，鉄芽球性貧血など
正球性正色素性	溶血性貧血，再生不良性貧血，二次性貧血，失血性貧血，骨髄癆性貧血など
大球性	悪性貧血，葉酸欠乏症，骨髄異形成症候群など

以外を正球性正色素性とする．これは次に述べる貧血の鑑別診断に極めて有用である．

■ **貧血の鑑別診断**

小球性低色素性貧血のほとんどは鉄欠乏性貧血である．血清鉄低値，総（不飽和）鉄結合能高値，フェリチン低値により診断される．血清鉄が正常あるいは高値であり，逆に総鉄結合能が低値，フェリチン高値を示せば骨髄検査を行い，環状鉄芽球が多数認められれば鉄芽球性貧血，環状鉄芽球がなければサラセミアを考えてヘモグロビン分析を行う．

正球性正色素性貧血の鑑別で重要なのは網赤血球数である．網赤血球が増加する場合は骨髄の赤血球産生が貧血に反応して正常に働いていることを示しており，この場合の貧血の原因は，赤血球崩壊の亢進（溶血性貧血），あるいは赤血球喪失（失血性貧血）のどちらかである．一方，貧血があるにもかかわらず網赤血球が増加していない場合は，骨髄に重大な異常があるか，または造血に必要な材料が不足していることが原因として考えられる．この場合には骨髄検査を行い，骨髄が低形成で特に巨核球の著減があり汎血球減少症を伴っていれば再生不良性貧血が疑われ，骨髄に異常がなければ二次性貧血を考える．骨髄に芽球の増殖が認められれば急性白血病，腫瘍細胞の浸潤があれば骨髄癆性貧血と診断される．

大球性貧血の主なものは，ビタミンB_{12}欠乏症または葉酸欠乏症である．骨髄検査で巨赤芽球性変化がみられたら，ビタミンB_{12}および葉酸を測定する．ビタミンB_{12}が低値の場合は，悪性貧血か，胃あるいは小腸の疾患である．骨髄が過形成で多血球系統に形態異常が認められた場合は，骨髄異形成症候群が強く疑われる．この場合はビタミンB_{12}は正常ないし高値を示す．骨髄染色体分析で異常核型が認められれば診断はより確実となる．

このように貧血症には多くの疾患があり，それぞれ治療法が異なるため，確定診断をせずに鉄剤やビタミン剤の投与あるいは輸血を行ってはならない．

31 鉄欠乏性貧血

澤田賢一

　ヘムの構成成分である鉄イオンが体内で不足することにより，ヘモグロビン（Hb）の合成が低下した状態を鉄欠乏性貧血（iron deficiency anemia：IDA）と呼ぶ．明らかな貧血（Hb合成低下）がみられないような状態を潜在性鉄欠乏状態という．通常1mg/日の鉄が腸管から吸収され，それに見合った鉄が便，尿，汗，皮膚から排泄される．体内に存在する鉄量（約3.4g）からみるとこれは極めて微量であることから，鉄の代謝は半閉鎖系とされている．慢性の鉄喪失や摂取不足によってこの閉鎖系が破綻すると，貯蔵鉄がまず減少し，次いで血清鉄，さらにミオグロビン鉄，最後にヘム酵素鉄が減る．潜在性鉄欠乏状態の頻度は高く，女性に限っていえば20～30%に及んでいる．また，すべての貧血性疾患の50%をIDAが占める．IDAの診断と治療は比較的容易であるが，その80%に明らかな基礎疾患があり（表参照），注意深い原因検索が必要である．なお，大量出血による急激な貧血は，IDAの範疇に入れない[1~3]．

■鉄欠乏性貧血の病因

　表にIDAの原因疾患とその頻度を示した[4]．鉄吸収の部位は十二指腸，空腸上部であるので，これらの部位をバイパスするような手術を受けた患者では，しばしばIDAとなる．また，胃切除を受けた患者や低（無）酸症の患者では鉄吸収が抑制され貧血を呈するようになる．鉄喪失の原因の多くは慢性の出血である．血液1ml中には約0.5mgの鉄が含まれ，仮に毎日2mlの出血があるとすると，1日吸収分の鉄量が失われる．痔疾は人類に共通してみられる最も頻度の高い疾患であり，4人に1人の頻度である．そのため，より重要な他の原因が並存している可能性も高く，注意を要

鉄欠乏性貧血の原因と頻度（文献4より）

病因	頻度(%)
鉄供給の不足	
鉄摂取量の不足	19
吸収障害	
1. 無酸症	41
2. 胃切除	10
3. セアリック病	6
4. 異食症	—
鉄喪失の増加	
消化管出血	56
1. 部位不明	16
2. 痔疾	10
3. 鎮痛・消炎剤	8
4. 消化性潰瘍	7
5. 裂口ヘルニア	7
6. 憩室症	4
7. 腫瘍	2
8. 潰瘍性大腸炎	1
9. 鉤虫症	(33)
10. 乳児の牛乳アレルギー	—
11. メッケル憩室	—
12. 住血吸虫症	—
13. 鞭虫症	—
月経過多	
献血	29
ヘモグロビン尿症	—
人為的瀉血	—
特発性肺ヘモジデローシス	—
Goodpasture症候群	
遺伝性出血性血管拡張症（Osler病）	—
出血性素因	1
血液解析	—
runner's anemia	
原因不明	17
鉄需要の増大	
乳児期	—
妊娠	6
授乳	—

（　）内は流行地域での頻度．

する[4]．経血量の多寡を測る一つの目安は，①昼でも夜用ナプキンが必要という日が2日以上，あるいは②周期が3週間以内である[2,3]．

■ 鉄欠乏性貧血の病態，診断と治療

皮膚・粘膜の蒼白感，全身倦怠感，動悸，息切れ，微熱，集中力低下などがみられる．鉄欠乏に特有な症状は，①匙状爪（spoon nail），②食物がしみる，軽い痛み，赤味が増し舌乳頭が萎縮する，嚥下困難・異物感（Plummer-Vinson症候群），③胃炎・低酸性胃炎，④異食症，⑤月経周期間隔延長，⑥軽度の脾腫などである．

診断は小球性（低色素性）貧血で，血清鉄低下，血清フェリチリン低下を認めれば確実である．鑑別で最も注意を要する疾患は慢性炎症に伴う小球性貧血で，血清鉄の低下はみられるが，血清フェリチンは増加する．ただし，血清フェリチン値は肝炎，膵炎，癌や肉腫で増加し，鑑別が困難なことがある．

IDAを食事中の鉄分のみによって治療すると，カロリーは過多となるにもかかわらず，鉄量は不十分となるため，IDAの治療は鉄剤で行う．投与ルートとして経口と静注があり，安全性と経済性の面から経口剤を第一選択とする．軽症あるいは中等度のIDA患者への経口鉄剤投与は少量（50 mg/日）から始め，最大200 mg/日を原則とするが，一般的投与量は100 mg/日である．お茶やコーヒーは普通の量であれば制限しない．クエン酸第一鉄は胃酸の影響を受けずに溶解するので，胃切除患者や低酸・無酸症の患者への治療にも用いることができる．鉄剤の服用にあたっては，以下のことを説明する．①服用後消化器症状が起こることがあるが，鉄剤の服用開始後1～2週間ほどで消失あるいは軽減する，②鉄の色で便が黒くなる，③持続的な出血がない場合には，およそ3週間でHb値が半分よくなり，約2カ月でHb値がほぼ正常化する，④Hb値の正常化後は3～6カ月さらに鉄剤を服用する（あるいは血清フェリチンが20 ng/ml以上になるまで），⑤子供の手に届くところに鉄剤をおかない，⑥再発は，鉄剤の投与期間が不十分なためと，原疾患の再発のため，約1/3の患者に起こる，などである．鉄剤に対する反応が悪い場合は，以下のことを見直す．①診断が適切か，②原疾患の診断が適切か，③投与量が適切か，④処方されたとおりに服用しているか，⑤腸溶錠や徐放錠でなかったかなどである．

静注鉄剤は，①胃腸症状が強く，内服が耐えられない，②大量出血などで急速に鉄剤を補いたい，③鉄喪失量が多く，経口投与では不十分である，④消化管に病変があり，効果的鉄吸収が望めないときが適応である．悪心，嘔吐，発疹やアナフィラキシーショックなどの副作用があり，静注は可及的ゆっくりと行う．また，鉄過剰状態を避けるために，静注投与は決して漫然と続けてはならず，投与総鉄量を以下の式であらかじめ計算してから期限付きで投与を開始する[1]．

投与量 = (15 − 患者Hb値) × 体重(kg) × 3

一般には，40 mgを毎日または隔日に投与する．慢性に経過した貧血患者はかなりの貧血に耐えられるので，輸血は命に危険があると判断した場合に限られる．

■ 文献

1) 三輪史朗，青木延雄，柴田 昭編：血液病学，第2版，文光堂，東京，1995．
2) 山田英雄：貧血：診断と治療の進歩，II. 各種貧血の診断と治療．I. 鉄欠乏性貧血と鉄剤の与えかた．日内会誌，**79**：27-33，1990．
3) 和田 攻他編：内科治療ガイド'94, pp870-874, 文光堂，東京，1994．
4) Greer JP *et al* eds：Wintrobe's Clinical Hematology, 11th ed, Lippincott Williams & Wilkins, Baltimore, 2004.

32
ヘモグロビン

原野昭雄

　ヘモグロビン（hemoglobin：Hb）は，正常成人では血液のおよそ45%を占める赤血球中に，およそ34%の高濃度で存在する赤色の複合蛋白である．構造は，141個のアミノ酸の連なったα様グロビン鎖（ζとα鎖）と，146個のアミノ酸の連なったβ様グロビン鎖（$\varepsilon, \gamma, \delta$と$\beta$鎖）が，それぞれ$\alpha$ヘリックス構造と非$\alpha$ヘリックス構造を繰り返し特異な三次元構造のサブユニットをつくり，プロトポルフィリンIXの中心に鉄（通常はFe^{2+}）をもつヘムを中央陥没部（ヘムポケット）に保持している．さらに各サブユニットが対をつくり，会合して四量体を形成している．成人のHb Aは$\alpha_2\beta_2$で示される．

　グロビンの構造を決定する遺伝子は，常染色体16番短腕上（16p13.3）にα様グロビン鎖遺伝子群が配列され，常染色体11番短腕上（11p15.5）にβ様グロビン鎖遺伝子群が配列している（図参照）．胎生初期には，卵黄囊（yolk sac）や胎児肝臓（fetal liver）でζ鎖やε鎖を発現するが，胎児期の大半ではα鎖とγ鎖を発現しHb F（$\alpha_2\gamma_2$）を産生する．出生近くになると，グロビン発現は骨髄で行われるようになり，α鎖の発現は出生後もそのまま維持されるが，γ鎖はβ鎖にスイッチされる．Hb Fの含量はおよそ80%で，$^G\gamma:^A\gamma=7:3$であったが，出生後は2：3になり，2～3カ月後には全Hbの1.5%以下になる．γ鎖に代わってβ鎖が優勢となるとともにδ鎖が徐々に発現し，Hb A_2（$\alpha_2\delta_2$）含量は2～3%に達する．正常成人にみられるHbの主成分はHb Aで，微量Hb成分としてHb FやHb A_2が存在する．その割合は，Hb A：Hb F：Hb A_2 = 96%：＜1.5%：2～3.5%である．

　Hbの生理的機能は，肺で酸素（O_2）と

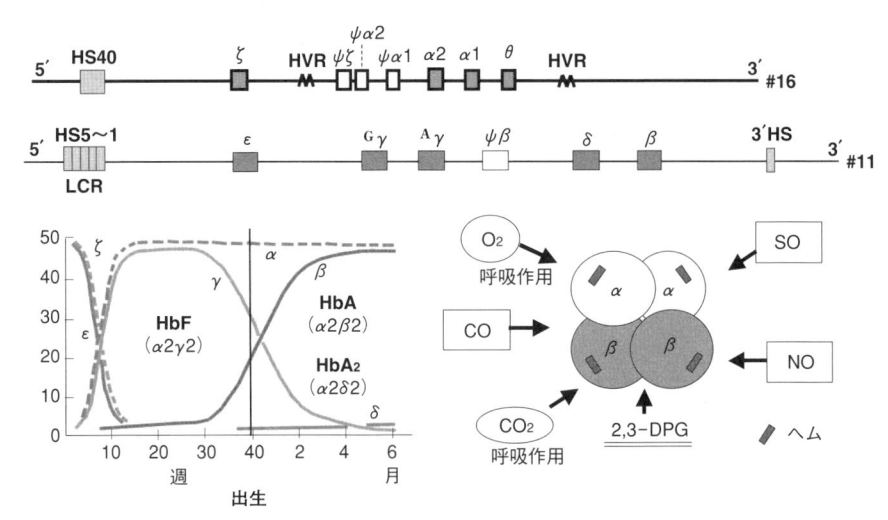

染色体上のα様およびβ様グロビン遺伝子の配列（上図），胎生期と成人期の遺伝子発現（下図左）およびヘモグロビンの生理的機能（下図右）

結合し，末梢組織に運ぶという代謝に必要なO_2の供給である．また，組織の代謝によって生じた二酸化炭素（CO_2）の排出であるが，この機能を十分果たすためには，Hbのサブユニット間の相互作用，H^+との結合（Bohr効果），CO_2や2,3-ジホスホグリセリン酸（2,3-DPG）との結合の際のHb分子のアロステリック効果が大きく作用している．

HbとO_2との結合・解離には，疎水性アミノ酸でできたヘムポケットに保持されているヘムの中心鉄は二価Fe^{2+}となっていなければならない．ヘム鉄の6個の配位座の4個はポルフィリンのピロール環の窒素原子に結合し，残りの2個のうち第5配位座はF8 His（ヒスチジン；$\alpha 87$，$\beta 92$）のイミダゾール環のN原子に結合し，残りの第6配位座とE7 His（$\alpha 58$，$\beta 63$）の間にO_2は可逆的に結合する．ヘム鉄が酸化剤によって酸化されてFe^{3+}の状態（メトHb）になると，酸素の結合能を失う．HbのO_2の結合・解離の状態は，指標P_{50}（酸素親和性，O_2の飽和度が50%に達したときの酸素分圧）で表される．生理的条件（37℃，pH7.4，2,3-DPG = 5 mM，P_{CO_2} = 40 mmHg）での正常人のP_{50}は26 mmHgである．動脈血（P_{O_2} = 100 mmHg）の酸素飽和度は97%であり，静脈血（P_{O_2} = 40 mmHg）での飽和度は75%である．この差の22%が末梢組織にO_2を供給したことになる．

アロステリック分子のHbは，α鎖サブユニットに1番目のO_2が結合すると，α鎖の高次構造が変化し，接触したβ鎖サブユニットの高次構造の変化を引き起こし，O_2への親和性を増加させO_2と結合する．残るα鎖とβ鎖サブユニットも同様に高次構造の変化を伴い，最終的には完全に酸素化される（ヘム－ヘム協同作用）．しかし，この協同作用はHb H（$\beta 4$）やHb Bart's（$\gamma 4$）のような均一四量体では起こらない．

Hb分子の酸素親和性はP_{CO_2}増加（pH低下，H^+イオン濃度の増加）によって低下する（Bohr効果）．これは$\alpha 1$位のVal同士間，$\beta 146$ Hisのイミダゾール基と$\beta 94$ Aspのカルボキシル基との塩橋，$\alpha 122$ His-Cl^-と$\alpha 1$ Valなどが関与する．すなわち，末梢組織ではCO_2の発生によってpHが低下し，Hbの酸素親和性を低下させ，O_2の遊離・供給を促進させる．またHbは，β鎖のN末端アミノ基，$\beta 143$ Hisイミダゾールや$\beta 82$ Lysのつくる凹みにグルコースの代謝中間体である2,3-DPGと1：1で結合し，酸素親和性を低下させる．すなわち，末梢組織の代謝によって発生するCO_2や2,3-DPGは，HbからO_2の解離を促進するように働いている．末梢組織で発生したCO_2の大部分は，赤血球中の炭酸脱水酵素によって炭酸水素イオン（HCO_3^-）に変えられ，血漿中に溶解した状態で肺に運ばれて排出され，残りのおよそ10%程度がα鎖とβ鎖のアミノ基と結合してカルバミノ化合物を形成して肺に運ばれCO_2を放出する．このCO_2の排出によってpHは高まり，酸素親和性を増大し，O_2の再結合を促す．

一方，喫煙などによって吸い込まれる一酸化炭素（CO）はO_2の約200倍のHb分子への親和性を示し，CO中毒の難治性もこれが原因となっていると考えられる．シアンイオン（CN^-）もヘムにリガンドとして強く結合し，酸素親和性を失わせる．また，一酸化窒素との結合能は非常に高く，血管内に生じたそれの排除効果にも注目されている．

■文献
1) 三輪史朗，青木延雄，柴田 昭編：血液病学，第2版，文光堂，東京，1995.
2) Steinberg MH et al：Disorders of Hemoglobin, Genetics, Pathology, and Clinical Management, Cambridge University Press, UK, 2001.

33
異常ヘモグロビン症

原野昭雄

　ヘモグロビン (Hb) 分子は，141個のアミノ酸からなる α 様グロビン鎖（ζ と α 鎖）と，146個のアミノ酸からなる β 様グロビン鎖（ε, γ, δ と β 鎖）のそれぞれがヘムと結合し，対となり，四量体を形成している．グロビンのアミノ酸配列（一次構造）が正常のアミノ酸配列と異なっているHbを異常Hbという．また，一次構造は正常でも，同種のグロビンのみの四量体のHb H (β_4) や，Hb Bart's (γ_4) も異常Hbである．ヒトのHb組成は，胎児期ではHb Fが主成分（約80％，残りはHb A）であるが，成人ではHb A ($\alpha_2\beta_2$) : Hb F ($\alpha_2\gamma_2$) : Hb A_2 ($\alpha_2\delta_2$) = 96％：＜1.5％：2〜3.5％である．臨床上重要な異常Hbは成人のHb Aである．α 鎖や β 鎖のアミノ酸配列異常は，置換アミノ酸の種類と位置，アミノ酸の脱離や挿入の位置，グロビン鎖の延長などをもつ異常Hbである．Hbの性質（酸素親和性，安定性，ヘムの易酸化性）が正常と異なり，特異な臨床症状を表すような異常Hbは，およそ全体の3/1である．異常Hb症は，1) 溶解度の低下による血流障害，2) 不安定性による溶血性貧血，3) Hb M症や酸素親和性低下によるチアノーゼ，4) 酸素親和性亢進による多血症，5) 合成障害によるサラセミアなどに分類される．異常Hbの多くは，溶血液の電気泳動法による異常Hbバンドの存在や，クロマトグラフィ（例えば，Hb A_{1c} 定量HPLC）の異常溶出パターンによって検出される．

　1) 代表的なHbはHb Sである．β 鎖グロビンのN末端から6番目アミノ酸のグルタミン酸のコドン（Glu=GAG）の1個の塩基AがTに置き変わり，バリン（Val=GTG）に置き変わった異常HbがHb S症（構造はHb S [β6Glu→Val] と表記される）で，鎌状赤血球性貧血の原因分子である．Hb Sは，赤血球内で低酸素状態になると鎌状赤血球を形成して，溶血性や血流障害を惹起する．特にホモ接合体（HbSS）で顕著である．マラリアの蔓延しているアフリカの熱帯地方でHb S保因者にマラリア原虫が寄生すると，赤血球は鎌状化し，血流から除去される．マラリアへの抵抗性のためHb S遺伝子が残り広がったものと考えられている．Hb C [β6Glu→Lys] もこの地方でみられ，中等度の溶血性貧血を示すが，Hb Machida [β6Glu→Gln] の機能は正常である．

　2) Hb分子が，ヘム辺縁の接触部やサブユニット間の接触部でのアミノ酸置換や，鎖長の変化，あるいはヘリックス構造の破綻〔疎水結合の減弱，アミノ酸の欠損，Pro（プロリン）の導入〕を起こすような変異を受け，酸化や構造破壊が生じやすくなり，変性・沈殿を生じて赤血球崩壊させる不安定Hbによる溶血性貧血がある．代表的HbとしてHb Köln [β98Val→Met] があり，保因者は幼児期から蒼白，貧血，黄疸，脾腫があり，全身倦怠感，悪心，黒褐色尿など多彩な症状がみられる．血液検査では，奇形赤血球を伴う貧血，Heinz小体の出現，網状赤血球の増加，Hb不安定性試験陽性，赤血球寿命の短縮などが特徴的である．慢性的に溶血性貧血を起こすときは摘脾も行われるが，高度の溶血発作時には輸血を行う．

　3) チアノーゼを発症する異常Hbは，Hb M症と低酸素親和性のHb症である．Hb M症は，ヘムを保持しているHb分子の4個のヒスチジン（His；α58と α87，β63と β92）がチロシン（Tyr）に置換したため，ヘム鉄とTyrのフェノールのOH

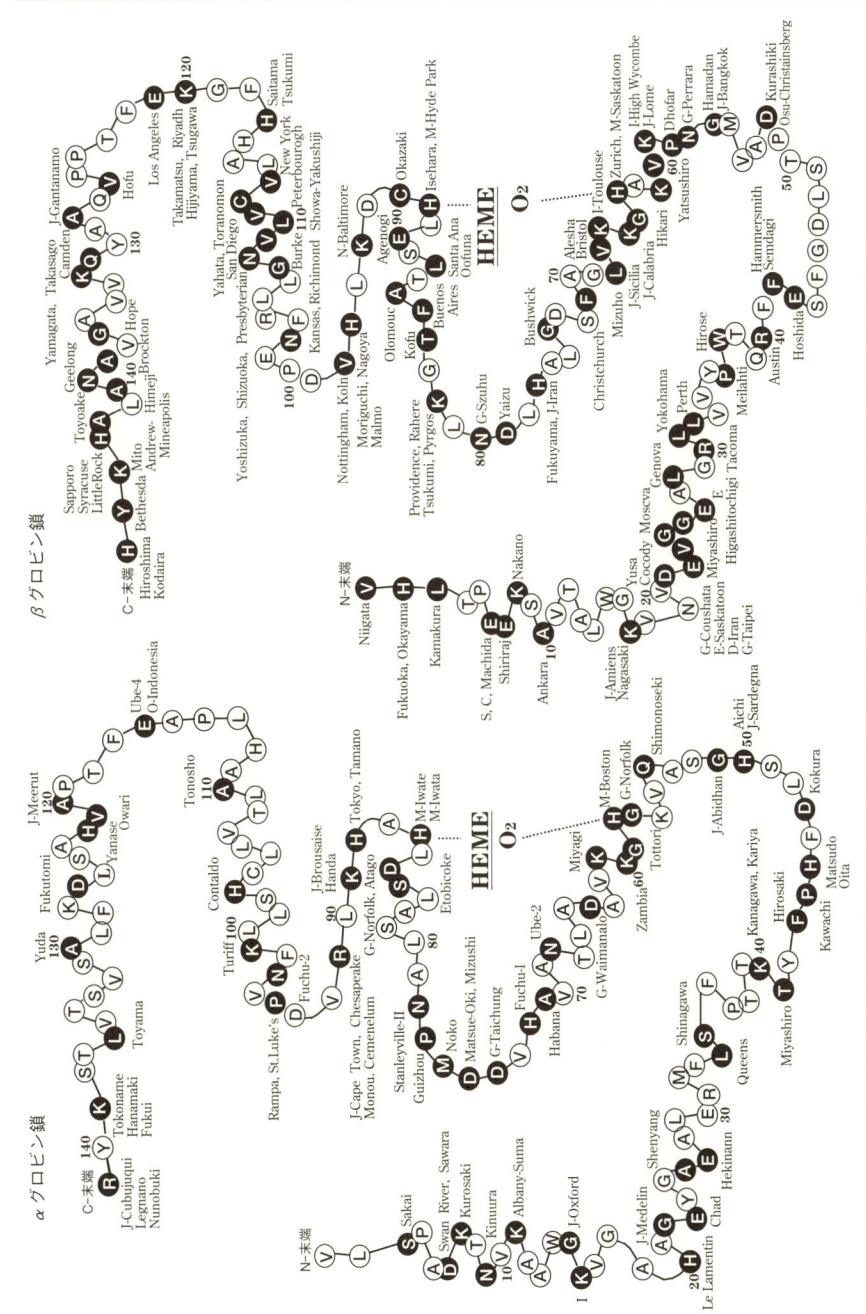

33 異常ヘモグロビン症　71

日本で検出されているαおよびβグロビン鎖のアミノ酸変異の位置（黒印）と異常ヘモグロビンの名称

基部分が特異な不可逆性の黒褐色のメトHb（Hb中のヘム鉄がFe^{3+}）を生じることによる疾患である．Hb M-Iwate [α87His→Tyr]，Hb M-Hyde Park [β92His→Tyr] などがあり，低酸素親和性を示す．Hb M-Hyde Parkは脱ヘム化がみられチアノーゼは低減するが，不安定性を増し溶血性貧血を呈する傾向がある以外，Hb M症は臨床的異常所見はみられず特別の治療はされない．

Hb Kansas [β102Asn→Thr] は，P_{50} 70mmHg（正常26mmHg）と顕著な低酸素親和性を示し，還元型Hbの生成によるチアノーゼを有する．

4）アミノ酸置換が起こることによってHbの四次構造が変化し酸素親和性が増大した結果，多血症（赤血球増加症）を生じるHbで，サブユニット接触部，2,3-DPG結合部，βグロビン鎖のC末端接触部，分子内表面やヘム結合部位での置換がみられる．Hb Hiroshima [β146His→Asp]，Hb Chesapeake [α92Arg→Leu] などがあり，臨床的には幼児期より軽度の赤血球増加，赤味がかった顔色が認められるが，血液学的異常はない．

5）サラセミア様症状を呈する異常Hbは，①変異によってグロビン鎖の合成が低減される（Hb E [β26 Glu→Lys]），②アミノ酸の欠損・挿入によって不安定Hbとなり，結果的に合成異常を伴う（Hb Gunma [β127-128 GlnAla→Pro]），③アミノ酸置換で超不安定性を生じるProに変換（Hb Showa-Yakushiji [β112Leu→Pro]），④グロビン遺伝子の終止コドンの変換による鎖の延長（Hb Constant Spring（α鎖のC末端側に31アミノ酸付加）），⑤δ鎖とβ鎖遺伝子の融合（Hb LeporeおよびHb Anti-Lepore = Hb Miyada）など，多種多様である．

■文献
1) 原野昭雄：日本人の異常ヘモグロビン症，自然科学社，東京，2000．
2) Huisman THJ, Carver MEH and Efremov GD：A Syllabus of Human Hemoglobin Variants, 2nd ed, the Sickle Cell Anemia Foundation, Augusta, GA, 1998 (http://globin.cse.psu.edu)．

34
サラセミア

服巻保幸

サラセミア（thalassemia）は，マラリア感染地域である地中海沿岸地域，アフリカ，インド，中国そして東南アジアに広くみられる遺伝性貧血症である．多発地域においては保因者の率が10～30％にも及び，これはマラリア感染に対する抵抗性のためと考えられている．その病因は，ヘモグロビンを構成するα様グロビン鎖（ζ，α鎖）あるいはβ様グロビン鎖（ε，γ，δ，β鎖）のうち，特定のグロビン鎖の合成障害であり，障害を来すグロビン鎖ごとに，α，β，δ，γ，$\delta\beta$サラセミアが知られている．

■ サラセミアの病態・症状・診断[1,2]

サラセミアの病態の基本は，ヘモグロビンを構成するα様グロビン鎖とβ様グロビン鎖の合成比の不均衡である．αサラセミアでは，過剰のβやγグロビン鎖はホモテトラマーを形成し，それぞれ Hb H，Hb Bart's となるが，酸素親和性が高く，不安定である．βサラセミアでは，相対的に過剰になったαグロビン鎖が骨髄内の幼若な赤芽球内に凝集して沈着する．このことにより細胞内代謝の変化や細胞膜の損傷を来し，赤芽球の成熟阻害や，網内系による血球の破壊を起こす．小球性低色素性貧血を来し，末梢血赤血球は大小不同が著明で，異型赤血球もみられる．さらに慢性の貧血により造血が亢進し，髄外造血による肝脾腫や，骨髄増殖による特に扁平骨を中心とした骨変化が起こり，重症例ではサラセミア顔貌と呼ばれる特有の変化を来す．また鉄の吸収亢進や輸血により鉄過剰の状態になり，肝障害，心臓障害や感染症を来し，重症のβサラセミアでは若年で死亡する．診断は上記の血液所見および家族歴による．最終診断は PCR 法に基づく遺伝子診断である．

■ サラセミアの分子病理[3]

いずれのサラセミアにも，欠失型と塩基レベルの変化である非欠失型がある．αサラセミアでは欠失型が，一方βサラセミアは非欠失型が主体である．表にこれまでに報告された非欠失型βサラセミアの変異についてまとめた．なお，δβサラセミアは欠失型であり，δおよびβグロビン遺伝子の欠失による $^{G}\gamma^{A}\gamma(\delta\beta)^{0}$ サラセミア，$^{A}\gamma$，δおよびβグロビン遺伝子欠失による $^{G}\gamma(^{A}\gamma\delta\beta)^{0}$，$\varepsilon$，$^{G}\gamma$，$^{A}\gamma$，δおよびβグロビン遺伝子欠失による $(\varepsilon^{G}\gamma^{A}\gamma\delta\beta)^{0}$ サラセミアが知られている．

α^{+}サラセミア（α-thal 2）とは，ハプロイドあたり本来2個存在するαグロビン遺伝子（α_{2}，α_{1}）が欠失や発現障害を来す変異のため，1個しか機能していない場合である．これに対し α^{0} サラセミア（α-thal 1）では，両αグロビン遺伝子の欠失のためαグロビン鎖が全く合成されない．α^{0} サラセミアのホモ接合体は胎児水腫と呼ばれ流産を来す．α^{0} サラセミアと α^{+} サラセミアの複合ヘテロ接合体では Hb H 病が起こり，Hb H が 8～10g/dl みられるが，症例により症状に開きがある．α^{0} サラセミアや α^{+} サラセミアのヘテロ接合体では症状はみられない．

一方βサラセミアでは，正常のβグロビン鎖の合成が全くみられない場合を β^{0} サラセミア，低値ながらみられるものを β^{+} サラセミアと呼んでいる．病型としては，重症例（サラセミアメジャー）は定期的な輸血を必要とする．多くは β^{0} サラセミアのホモ接合体であるが，極めて β^{0} サラセミアに近い β^{+} サラセミアのホモ接合体の場合もある．中間型（サラセミアインター

βサラセミア変異

変異の種類	表現型	分布
【転写の異常を来す変異】		
(1) プロモーターにおける変異		
-101 C-T	β^+	地中海地域
-92 C-T	β^+	地中海地域
-90 C-T	β^+	ポルトガル
-88 C-T	β^+	アフリカ、インド
-88 C-A	β^+	クルド
-87 C-G	β^+	地中海地域
-87 C-T	β^+	ドイツ
-87 C-A	β^+	アフリカ、ユーゴスラビア
-86 C-G	β^+	タイ、レバノン
-86 C-A	β^+	イタリア
-32 C-A	β^+	台湾
-31 A-G	β^+	日本
-31 A-C	β^+	イタリア
-30 T-A	β^+	地中海地域、ブルガリア
-30 T-C	β^+	中国
-29 A-G	β^+	アフリカ、中国
-28 A-C	β^+	クルド
-28 A-G	β^+	アフリカ、東南アジア
(2) 5'非翻訳領域の変異		
+1 A-C	β^+	インド
+10 T欠失	β^+	ギリシャ
+20 C-G	?	ブルガリア
+22 G-A	β^+	地中海地域、ブルガリア
+33 C-G	β^+	ギリシャ
+40〜+43 AAAC欠失	β^+	中国
【スプライシング部位周辺の変異】		
(1) スプライス部位の変異		
IVS I:1位 G-A	β^0	地中海地域
IVS I:1位 G-T	β^0	インド、東南アジア、中国
IVS I:1位 G-C	β^0	UAE
コドン30 AGG-ACG (Arg-Thr)	β^+	地中海地域、アフリカ
IVS I:129位 A-G	β^+	ドイツ
IVS II:5位 G-C	β^+	中国
IVS II:843位 T-G	β^+	アルジェリア
IVS II:844位 C-G	β^+	イタリア
IVS II:848位 C-A	β^+	アフリカ、エジプト、イラン
IVS II:848位 C-G	β^+	日本
(3) イントロンにおける潜在スプライスサイトの活性化を来す変異		
IVS I:110位 G-A	β^+	地中海地域
IVS I:116位 T-G	β^0	地中海地域
IVS II:654位 C-T	β^0/β^+	中国、東南アジア、日本
IVS II:705位 T-G	β^+	地中海地域
IVS II:745位 C-G	β^+	地中海地域
IVS I:837位 T-G	β^+	インド
(4) エクソンにおける潜在スプライスサイトの活性化を来す変異		
コドン10 GCC-GCA	β^+	地中海地域
コドン19 AAC-AGC Hb Malay (Asn-Ser)	β^+	東南アジア
コドン24 GGT-GGA	β^+	アフリカ、日本
コドン26 GAG-AAG (Glu-Lys, HbE)	β^+	東南アジア、ヨーロッパ
コドン27 GCC-TCC (Ala-Ser, Knossos)	β^+	地中海地域
(5) 3'非翻訳領域の変異		
① RNA切断シグナルの変異		
AATAAA-AACAAA	β^+	アフリカ
AATAAA-AATGAA	β^+	地中海地域
AATAAA-AATAGA	β^+	マレーシア
AATAAA-AATAAG	β^+	クルド
AATAAA-AA-AA	β^+	フランス、アフリカ
AATAAA-A—	β^+	クルド
② mRNAの不安定性を来す変異		
終止コドン6bp下流 C-G		ギリシャ
コドン8 AA欠失	β^0	地中海沿岸、英国
コドン8-9 G付加	β^0	インド、日本
コドン9-10 C付加	β^0	UAE
コドン9-10 T付加	β^0	メキシコ
コドン11 T欠失	β^0	アーセルバイジャン
コドン14 T付加	β^0	中国
コドン14-15 G付加	β^0	インド
コドン15 T欠失	β^0	ドイツ
コドン15-16 G欠失	β^0	インド
コドン16 C欠失	β^0	トルコ
コドン22-24 AAGTTGG欠失	β^0	
コドン24 G欠失、CAC付加	β^0	エジプト
コドン25-26 T付加	β^0	チュニジア
コドン26 T付加	β^0	中国、タイ
コドン27-28 C付加	β^0	エジプト
コドン28 C欠失	β^0	日本、エジプト
コドン28-29 G欠失	β^0	中国
コドン31 C欠失	β^0	マレーシア
コドン35 C欠失	β^0	マレーシア
コドン36-37 T欠失	β^0	クルド、イラン
コドン37 G欠失	β^0	クルド
コドン37-39 GACCCAG欠失	β^0	クルド
コドン38-39 C欠失	β^0	トルコ
コドン38-39 CC欠失	β^0	チェコスロバキア
コドン40 G欠失	β^0	ベルギー
コドン40-41 T付加	β^0	中国
コドン41 C欠失	β^0	タイ
コドン42 T欠失	β^0	日本
コドン41-42 TTCT欠失	β^0	日本
コドン42-43 T付加	β^0	中国、東南アジア、インド
コドン42-43 G付加	β^0	日本

34 サラセミア

変異の部位	β型	地域
IVS I:2位 T-G	β^0	チュニジア
IVS I:2位 T-C	β^0	アフリカ
IVS I:2位 T-A	β^0	アルジェリア, イタリア
IVS II:1位 G-A	β^0	地中海地域, アフリカ
IVS II:1位 G-C	β^0	イラン
IVS I:3'末端17bp欠失	β^0	クウェート
IVS I:3'末端25bp欠失	β^0	インド, UAE
IVS I:3'末端44bp欠失	β^0	
IVS II:130位G-C	β^0	地中海地域, 日本
IVS II:130位G-A	β^0	エジプト
コドン30 AGG-AGC (Arg-Ser)		中東
IVS II:849位A-G	β^0	アフリカ
IVS II:849位A-C	β^0	アフリカ
IVS II:850位G-C	β^0	ユーゴスラビア
IVS II:850位G-A	β^0	地中海地域, アルジェリア
IVS II:850位G-T	β^0	北ヨーロッパ
IVS II:850位G欠失	β^0	日本

(2) スプライス部位の変異

IVS I:5位G-C		イタリア
IVS I:5位G-C	β^+	インド, 東南アジア, メラネシア
IVS I:5位G-C	β^+	地中海地域, 北ヨーロッパ
IVS I:5位G-A	β^+	地中海地域, アルジェリア
IVS I:6位T-C	β^+	地中海地域
IVS I-3'コドン29 GGC-GGT	β^+	レバノン
IVS I:128位T-G	β^+	サウジアラビア
終止コドン90bp下流における13bp欠失	β^0	トルコ
終止コドン47bp下流 C-G	β^+	アルメニア

【翻訳の異常を来す変異】

(1) 開始コドンの変異

ATG-GTG	β^0	日本
ATG-ACG	β^0	ユーゴスラビア
ATG-AGG	β^0	中国
ATG-ATC	β^0	日本
ATG-ATA	β^0	イタリア, スウェーデン

(2) ナンセンス変異

コドン6 GAG-TAG	β^0	イタリア
コドン7 GAG-TAG	β^0	
コドン15 TGG-TAG	β^0	英国
コドン15 TGG-TGA	β^0	インド, 日本
コドン17 AAG-TAG	β^0	ポルトガル, 日本
コドン22 GAA-TAA	β^0	中国, 日本
コドン26 GAG-TAG	β^0	レーニオン島
コドン35 TAC-TAA	β^0	タイ
コドン37 TGG-TGA	β^0	サウジアラビア
コドン39 CAG-TAG	β^0	地中海沿岸
コドン43 AAG-TAG	β^0	中国, タイ
コドン61 AAG-TAG	β^0	アフリカ
コドン90 GAG-TAG	β^0	日本
コドン112 TGT-TGA	β^0	スロベニア
コドン121 GAA-TAA	β^0	チェコスロバキア

(3) フレームシフト変異

コドン1-G	β^0	
コドン2-4 (9bp欠失, 31 bp付加)	β^0	地中海沿岸
コドン5 CT欠失	β^0	地中海沿岸
コドン6 A欠失	β^0	地中海沿岸, アフリカ
コドン44 C欠失	β^0	クルド
コドン45 T欠失	β^0	パキスタン
コドン47 A付加	β^0	スリナム共和国
コドン47-48 ATCT付加	β^+	インド
コドン51 C欠失	β^0	ハンガリー
コドン53-54 G付加	β^0	日本
コドン54 T欠失	β^0	アルジェリア
コドン54-55 A欠失	β^0	インド
コドン56-60 14 bp付加	β^0	イラン
コドン57-58 C付加	β^0	イタリア
コドン59 A欠失	β^0	イタリア
コドン61-63 GGCTCAT欠失	β^0	イタリア
コドン64 G欠失	β^0	スイス
コドン67 TG欠失	β^0	フィリピン
コドン71-72 T付加	β^0	中国
コドン71-72 A付加	β^0	中国
コドン72-73 AGTGA欠失	β^0	英国
コドン74-75 C欠失	β^0	トルコ
コドン76 C欠失	β^0	イタリア
コドン82-83 G欠失	β^0	チェコスロバキア, アゼルバイジャン
コドン84-85 C付加	β^0	日本
コドン84-86 T欠失	β^0	日本
コドン88 T付加	β^0	インド
コドン89-90 GT欠失	β^0	東南アジア
コドン95 A付加	β^0	アフリカ, エジプト
コドン106-107 G付加	β^0	フィリピン
コドン120-121 A付加	β^0	

変異の部位の表記法： +1は転写開始点を示し、これより上流は塩基数の前に−を、下流は+をつけて示している。なお、IVS Iは第1イントロン、IVS IIは第2イントロンであり、イントロン内の部位はスプライス供与部位のGを1位として示している。以上の変異のほかにも、ミスセンス変異や、欠失などゲロビン鎖の質的異常を来し、異常ヘモグロビン症でありながらサラセミア症を来すものがある。

メディア）では不定期に輸血を要する．β^+サラセミアのホモ接合体や，β^0サラセミアおよびβ^+サラセミアの複合ヘテロ接合体である．β^0サラセミアもしくはβ^+サラセミアのヘテロ接合体（サラセミアトレイト）では臨床症状はみられないが，軽度の小球性赤血球やHb A_2の増加がみられる．

■サラセミアの修飾因子[4]

βサラセミアの症例によっては，βグロビン遺伝子に全く同一の変異をもちながら，異なる臨床像を示すことがある．このような症状を修飾する遺伝因子（modifier）として，αサラセミアの合併や，胎児ヘモグロビン（HbF）産生の亢進を来す$^G\gamma$グロビン遺伝子の多型などが知られている．いずれの場合もαおよびβグロビン鎖の合成比が是正されるために症状が軽減する．またビリルビン代謝，鉄代謝，骨病変に関わる遺伝子の多型の効果も明らかになりつつある．今後研究がさらに発展する領域であり，サラセミア治療に有用な知見が得られる可能性がある．

■サラセミアの治療

対象になるのは主にサラセミアメジャーである．輸血およびキレート剤の投与が基本的な治療法である．輸血に代わる治療法として，ヒドロキシウレアなどHb Fの産生を亢進させる薬剤を用いた治療も試みられているが，まだ効果については議論のあるところである．骨髄移植は治癒を望める手段であり，肝障害の少ない17歳以下の患児では95％の治癒率である．遺伝子治療に関してはレンチウイルスベクターを含めたレトロウイルスベクターを用いた治療法が検討されているが，まだ導入効率や発現量，発現の安定性などの点から臨床応用のレベルまでには達していない．

■コントロール

出生前診断により罹患胎児を診断し人工流産を行うことにより，重症サラセミアの出産率を減らしたり，胎児水腫の母体を救うことがサラセミア多発地域で実施され，効果が得られている．最近では着床前診断も行われている．

■文献

1) Higgs DR et al : The α-thalassemias. *Ann NY Acad Sci*, **612** : 15-22, 1990.
2) Huisman THJ, Carver MFH and Baysal E : A Syllabus of Thalassemia Mutations, The Sickle Cell Anemia Foundation, Augusta, GA, 1997.
3) Olivieri NF : The β-thalassemias. *N Engl J Med*, **341** : 99-109, 1999.
4) Weatherall DJ : Phenotype-genotype relationships in monogenic disease : lessons from the thalassaemias. *Nat Rev Genet*, **2** : 245-255, 2001.

35
巨赤芽球性貧血（悪性貧血）

金丸昭久

巨赤芽球性貧血（megaloblastic anemia）は，特有な形態の巨赤芽球（megaloblast）を認める疾患群で，DNAの合成障害に起因するが，RNAや蛋白合成には障害を認めないので，核は未熟なまま細胞質は成熟する結果，巨赤芽球という形態学的変化を呈するようになる．これは赤芽球系に限られるものではなく，顆粒球や巨核球にもみられるほか，増殖の活発な粘膜，表皮，精子などの血液細胞以外にも観察される変化である．このDNA合成障害をもたらす原因の多くは，ビタミンB_{12}あるいは葉酸の欠乏によるものである．ビタミンB_{12}と葉酸は増殖している細胞のDNA合成に関係しているので，それらの欠乏がDNAの合成障害を招く．

巨赤芽球性貧血の原因病態の分類は①ビタミンB_{12}欠乏によるもの，②葉酸欠乏によるもの，③薬剤によるもの，④先天異常によるもの，⑤その他に大別できる（表参照）．B_{12}欠乏症はいくつかの原因に基づくが，慢性萎縮性胃炎に関連して生じるものを悪性貧血（pernicious anemia）という．その基本病変は，胃底部，胃体部上部の粘膜の高度萎縮とそれに伴う内因子の分泌低下によるB_{12}吸収不良である．抗内因子抗体や抗胃壁細胞抗体が検出されるので，自己免疫的機序が考えられている．B_{12}欠乏状態では，5-メチルテトラヒドロ葉酸からテトラヒドロ葉酸への変換が障害され，5,10-メチレンテトラヒドロ葉酸の生成が減少し，さらに，dTMP生成障害からDNA合成障害の結果を招く．葉酸欠乏による

巨赤芽球性貧血の病因分類

【ビタミンB_{12}欠乏による巨赤芽球性貧血】
(1) 摂取不足：菜食主義者，アルコール中毒
(2) 吸収障害：
　① 内因子欠乏
　　a. 悪性貧血
　　b. 胃全摘出，胃部分切除
　　c. 先天性内因子単独欠損症
　② 小腸疾患
　　a. 限局性小腸炎（Crohn病），腸結核，回腸切除
　　b. 吸収不良症候群（熱帯性スプルー，特発性脂肪便症，セリアック病）
　　c. 寄生虫，細菌との競合（盲係蹄症候群，憩室炎，広節裂頭条虫症）
　　d. 家族性選択的B_{12}吸収障害（Imerslund-Gräsbeck症候群）
　③ 膵疾患
　　慢性膵炎，Zollinger-Ellison症候群
(3) B_{12}の先天代謝異常：
　① 先天性トランスコバラミンⅡ欠損症
　② メチルマロン酸尿症
　③ ホモシスチン尿症
(4) 笑気ガスによる巨赤芽球性貧血

【葉酸欠乏による巨赤芽球性貧血】
(1) 摂取不足：アルコール中毒，ヤギ乳哺乳，偏食，経中心静脈高カロリー輸液，経管栄養
(2) 吸収障害：
　① 吸収不良症候群（熱帯性スプルー，特発性脂肪便症，セリアック病，十二指腸・空腸の切除）
　② 腸内細菌との競合（盲係蹄症候群，憩室炎）
　③ 薬剤による吸収障害（抗痙攣薬，避妊薬，アルコール）
(3) 需要増大：
　① 妊娠，溶血性貧血，白血病，悪性腫瘍
　② 血液透析
(4) 利用障害：
　① 薬剤による利用障害
　　a. 葉酸拮抗薬
　　b. ビタミンC欠乏症
　② 肝障害（肝硬変，慢性アルコール中毒）
　③ 先天性酵素欠損症

【その他の原因による巨赤芽球性貧血】
(1) 代謝拮抗薬：
　① プリン代謝拮抗薬
　② ピリミジン代謝拮抗薬
　③ その他
(2) 先天異常症（先天性オロト酸尿症，Lesch-Nyhan症候群）

DNA合成障害はこのdTMPの生成障害に基づく．B_{12}の吸収には胃酸，内因子，R蛋白など多くの要因が関係している．胃酸のもとにR蛋白と複合体を形成したB_{12}は，胃壁細胞で産生された内因子を伴って十二指腸に進むと，膵液酵素によってR蛋白が分解されて，内因子と速やかに結合する．B_{12}-内因子複合体が形成され，回腸に達すると，腸管上皮絨毛表面にある特異的な内因子受容体に結合してB_{12}が吸収される．なお，葉酸の方は十二指腸，空腸上部で速やかに吸収される．

悪性貧血でみられる胃炎には，胃壁細胞や内因子に対する自己抗体が検出されることや，無酸症，血清ガストリン高値などの特徴を伴う．病理組織像では，粘膜下から固有層にリンパ球や形質細胞を含む細胞浸潤がみられ，粘膜は萎縮して小腸化生がみられる．自己免疫性胃炎の病態像である．貧血は徐々に進行し，動悸，息切れ，易疲労感などがみられるが，高度になれば浮腫，狭心症，心不全を来す．皮膚蒼白に加えて，ごく軽度の黄疸を伴うことがある．食欲不振，心窩部不快感，嘔気，便秘あるいは下痢を訴える．舌は平滑で発赤し，牛肉様の概観を呈する．舌乳頭の萎縮がみられる．食べ物がしみて痛く，摂取困難な場合があり，これをHunter舌炎という．四肢末端のしびれや知覚異常も認められる．神経症状は，進行すれば脊髄の後索および側索の脱髄性病変が生じて，振動覚や位置覚の異常，歩行障害や運動失調がみられるようになる．これを亜急性連合脊髄変性症という．さらに人格障害，記憶喪失，精神障害を引き起こすこともある．この神経症状はB_{12}欠乏症に限られ，葉酸欠乏症ではみられない．

検査値異常として，末梢血液像は大球性貧血，好中球過分葉，汎血球減少症などの特徴を示す．塗抹標本では楕円形の大赤血球が観察される．白血球は減少傾向を示し，好中球の過分葉が発症の比較的早期に出現してくる．骨髄では赤芽球系の過形成像で，特徴的な巨赤芽球が認められる．この核のクロマチンは点状繊細の未熟のままで，細胞質の方は好塩基性から多染性，さらに正染性を呈し成熟傾向をみせる．これを核-細胞質解離という．顆粒球系でも巨大後骨髄球がみられる．このような変化の著しい血球は骨髄内で壊れやすく，骨髄内溶血あるいは無効造血を引き起こす．骨髄の無効造血を反映して血清LDHの増加が認められる．間接ビリルビン値の軽度上昇がみられる．血清ムラミダーゼ（リゾチーム）値の上昇もみられるが，これは顆粒球系細胞の崩壊に基づく．胃内視鏡検査では胃粘膜の萎縮性変化が認められる．胃癌合併頻度は高いので，内視鏡検査は欠かせない．

診断は，高齢者で，貧血症状に加えて，舌の痛み，消化器症状，下肢のしびれなどの神経症状を訴える場合，悪性貧血を疑う．貧血所見のほか，白髪，亜黄疸，舌の発赤と乳頭萎縮，腱反射異常などの診察所見が参考になる．検査所見では大球性貧血，好中球減少，血小板減少がみられ，末梢血塗抹標本で楕円形の大赤血球，好中球の過分葉が認められる．骨髄像では巨赤芽球，巨大後骨髄球が認められるなら，ほとんど診断は可能である．血清B_{12}値の低下，胃内視鏡検査で萎縮性胃炎の存在を確認し，血清中に抗内因子抗体が検出できれば診断は確定できる．悪性貧血の治療はビタミンB_{12}製剤の非経口投与が原則で，まず枯渇したB_{12}貯蔵を補充し，その後は定期的に維持投与を続ける．

葉酸欠乏によって発症する場合は，B_{12}欠乏による場合と基本的には同様の巨赤芽球性貧血の病像を示す．診断には血清および赤血球葉酸値を測定する．治療は，葉酸欠乏の成因をよく考えて対応する．

36
溶血性貧血

小峰光博

　赤血球寿命が異常に短縮する状態を溶血と呼び，溶血によってもたらされる貧血を中心した病態群を溶血性貧血（hemolytic anemia）という．溶血の様式が，主として網内系細胞による捕捉貪食による場合を血管外溶血（extravascular hemolysis）と呼び，流血中あるいは組織内で赤血球が崩壊しヘモグロビンが放出される場合を血管内溶血（intravascular hemolysis）として理念的に区分する．また，溶血の原因となる異常の所在によって，赤血球自体に異常がある場合（intracorpuscular）と，赤血球を取り巻く環境に異常が存在する場合（extracorpuscular）とに分類することもできる．先天性（遺伝性）と後天性（獲得性）に区分する方法も有用である．
　溶血性貧血では，一部の例外を除いて，赤血球産生能に異常はみられない．したがって，赤血球寿命の短縮による赤血球数の低下を代償するため造血機能は亢進する．そのため貧血が明らかとならない場合もある（代償された溶血性貧血）．臨床的には，貧血とそれによる症状のほかに，黄疸がみられる．黄疸はヘモグロビン異化量の増大を反映するもので，間接（非抱合型）ビリルビンが優位となる．血管外溶血が主となる場合にはさまざまな程度に脾臓が腫大し，ときに巨大となる．先天性病型では，若年で胆道にビリルビン結石を生じやすい．血管内溶血ではヘモグロビン血症，ヘモグロビン尿やヘモジデリン尿をみる．
　検査所見では，ヘムの異化を反映して，尿中および便中へのウロビリン体の排泄量が増加する．血清ハプトグロビンは低下ないし消失する．ポルフィリン環の開裂に伴って一酸化炭素（CO）が生じるので，呼気中のCO排泄量が増加する．代償性の赤血球産生亢進を反映して網赤血球が増加する．産生刺激によって生じる網赤血球の骨髄からの早期放出を補正した網赤血球実数を正常状態と比較して指数で表現した網赤血球産生指数（HillmanとFinch）は，溶血性貧血では通常3.0以上となる．骨髄は細胞成分が増加し，赤芽球比率が高まり，E/M比は上昇する．骨髄腔が拡大したり，ときに髄外造血巣を形成することもある．鉄回転（ferrokinetics）は，赤血球産生の亢進を反映し，血漿鉄消失時間（plasma iron disappearance time：PIDT 1/2）の短縮と，赤血球鉄利用率（red cell iron turn-over rate：RCIT）の上昇を示す．一般に無効造血の亢進はない．
　溶血性貧血は多くの場合，病歴，症候と一般的な検査成績から診断することができる．先天性では家族歴，遺伝歴，出生時や幼児期の発育歴，家族内の摘脾歴，近親婚の状況などの聴取が重要な情報となる．国際的には人種や出身地，溶血の誘発因子などの情報が有用である．溶血性貧血であるか否かの判断に窮するときには赤血球寿命の測定が必要となるが，現在では行われなくなってきている．溶血性貧血であることが確認されたなら，次に病型の特定のための特異的な検査が必要であり，確定診断に至る．先天性溶血性貧血はすべて赤血球自体に異常があり，何らかの遺伝子変異が原因となっている．赤血球の構成に従って，膜異常によるもの，ヘモグロビン異常によるもの，赤血球酵素異常によるものに大別される．後天性溶血性貧血は，免疫機序による免疫性溶血性貧血，機械的外力による赤血球破砕症候群，生物・化学・物理的要因によるもの，などに区分される．免疫機序によるものには，母児血液型不適合によ

37
自己免疫性溶血性貧血

小峰光博

自己赤血球の膜抗原と反応する抗体（自己抗体）の出現によって起こる溶血性貧血をいう．抗体の性状によって異なる病型が成立する．体温で反応する温式抗体によるものと，体温以下で反応する冷式抗体によるものがある．温式抗体によるものは単にAIHA（autoimmune hemolytic anemia）と呼ばれることが多く，通常IgG抗体であり，溶血は網内系貪食細胞による血管外溶血の様式をとる．冷式IgM寒冷凝集素によるものが寒冷凝集素症（cold agglutinin disease：CAD）であり，冷式IgG抗体（二相性溶血素またはDonath-Landsteiner抗体）によるものが発作性寒冷血色素尿症（paroxysmal cold hemoglobinuria：PCH）である．冷式AIHAの溶血は補体の活性化による血管内溶血が主体である．各病型それぞれに病因・病態発生は一様でなく，臨床像や自然歴にも特徴と同時に多様性がある．基礎疾患のないものを特発性，あるものを続発性とする．急性型は6カ月までに消退し小児に多く，慢性型は年単位あるいは無期限の経過をもち，成人・高齢者に多い．

溶血性貧血に共通する症候として，貧血，黄疸，脾腫がみられ，急激発症では発熱やヘモグロビン尿をみる．特発性温式AIHAに特発性血小板減少性紫斑病（ITP）が合併するものをEvans症候群と呼び，20％程度を占める．冷式病型では末端チアノーゼ，網状皮斑などの寒冷過敏症状をみる．検査診断には患者赤血球の直接Coombs試験陽性が重要である．温式AIHAではIgG

る新生児溶血性疾患も含まれる．特異な後天性病型として，遺伝子変異の獲得による膜異常症としての発作性夜間血色素尿症（paroxysmal nocturnal hemoglobinuria：PNH）がある．溶血性貧血の病型診断に果たす赤血球形態の観察の重要性は極めて大きい．必ずしも病型特異的とはいえなくても病型や病因を推定したりすることができ，経過観察にも利用できる．遺伝性球状赤血球症や赤血球破砕症候群などではほぼ診断特異的とさえいえる．

治療について，膜異常による先天性病型の多くは摘脾術が著効を示すので，4歳以降に待期的手術を行うが，ヘモグロビン異常や酵素異常によるものでは感染・薬物などの悪化要因の予防的回避が主であり，必要により赤血球輸血を行う．骨髄移植が試みられ，遺伝子治療は有効だが開発途上である．後天性病型で免疫機序のものには副腎皮質ステロイド薬を中心とした免疫抑制療法が主であり，摘脾も行われる．赤血球破砕症候群のうち，血栓性血小板減少性紫斑病（TTP）には新鮮凍結血漿を用いた血漿交換が有効であり，救命率が著しく改善した．von Willebrand因子の巨大マルチマーを分解するメタロプロテアーゼの活性低下が原因とされている．

溶血性貧血患者のわが国の疫学推計値（1975年）は，溶血性貧血全体の有病者数は約1,400～4,800人，先天性と後天性とがほぼ半数で，それぞれ遺伝性球状赤血球症とAIHA（37項参照）が多数を占めた．一方，1998年調査での推計受療患者数は2,600人で，病型比率は温式AIHA 47％，CAD 4％，PCH 1％，PNH 25％，先天性17％であった．

抗体の結合がみられ，過半数で補体成分も検出される．冷式AIHAでは一般に補体成分（C3）が検出され，CADでは血中寒冷凝集素価の著増，PCHではDonath-Landsteiner試験が陽性である．基礎疾患として多いのは，温式ではSLE，リウマチなどの膠原病，慢性リンパ性白血病や悪性リンパ腫，免疫芽球性リンパ節症などのリンパ系疾患であり，CADではマイコプラズマ肺炎や伝染性単核球症，リンパ腫が代表的で，PCHはかつて3期梅毒によるものがほとんどであったが，現在は幼小児でウイルス感染後にまれにみるのみである．

治療方針について，急性型は発症が急激で臨床像も重症だが一過性なので，溶血の抑制と支持療法を中心に病勢を監視するのが主である．慢性型は長期経過を見込み，溶血を許容範囲にコントロールし，QOLを正常に保つことに重点をおく．続発性では基礎疾患の治療が重要だが，溶血自体の治療は特発性に準じて行う．温式AIHAの溶血抑制には副腎皮質ステロイド薬が最も有効性が高く，90%以上はステロイド薬単独でコントロールできると考えられる．第二，第三選択として，摘脾術と免疫抑制剤がある．温式AIHAは年齢によらずみられるので，患者背景を考慮しステロイドを上手に使うことが最も重要である．冷式の急性型では徹底した保温と全身管理が重要であり，溶血抑制にステロイド薬も用いるが，効果は温式より劣る．高齢男性にみられる慢性CADはまれなBリンパ球のクローン性疾患で，血中に単クローン性IgM寒冷凝集素が検出される．ステロイド剤のほか，アルキル化剤投与や血漿交換を行うことがある．温暖地への転地を余儀なくされることもある．最近，抗CD20単クローン抗体が試用される．例外的な不応例には，造血幹細胞移植も考慮される．

薬物によって誘発される免疫性溶血性貧血でも，溶血時には直接Coombs試験が陽性となるので，AIHAの診断に際して常に考慮する必要がある．免疫病態から①ハプテン型（ペニシリン型），②薬物依存性抗体型（免疫複合体型）（キニジン，スチボフェン型），③自己免疫型（αメチルドーパ型）に区分される．原因薬物の中止が基本であるが，①，③ではステロイド剤が有効である．②はまれだが，発症が急激でしばしば腎不全を合併するので，原因薬物の誤った再投与は厳しく避けねばならない．

38 赤血球膜異常症

八幡義人

■赤血球膜異常症の特徴

ヒト赤血球膜は膜脂質二重層（主として遊離コレステロールとリン脂質）を基本構造として，これに種々の形で膜蛋白質が関与している．膜蛋白質としては，①膜裏打ち蛋白質網を形成するスペクトリンを主体にprotein 4.1，アクチンなど，②膜脂質二重層に存在する構造蛋白質群（band 3，グリコホリンなど），さらに③上記二者を連結するアンカー蛋白質群（アンキリン，protein 4.2など）が知られている[1,2]．

これらの膜組成成分の異常（赤血球膜異常症）は，赤血球寿命の短縮をもたらし，溶血性貧血として発症することになる．これらの赤血球膜異常症の病因は，分子遺伝学的解析によってその多くが明らかにされており，民族遺伝学的背景を反映して，各民族それぞれに特有な病態を呈している．わが国では，自験検索605家系1,014症例では，その約81.4％が膜蛋白質異常症，約4.0％が膜脂質異常症，病因不明が14.6％である[2〜4]．

■赤血球膜異常症の種類

赤血球膜異常症[1,2]は，多くの場合，各疾患に特有な赤血球形態異常を示す．膜蛋白質異常症としては，遺伝性球状赤血球症（57.3％），遺伝性楕円赤血球症（13.5％），遺伝性有口赤血球症（10.2％）などが知られている．膜脂質異常症としては，遺伝性疾患はまれ（4.0％）で，その多くは後天性疾患である．標的赤血球症を代表として特に肝胆道疾患で顕著であり，重症例ではspur cell anemiaを呈し，予後不良である．

1）遺伝性球状赤血球症（hereditary spherocytosis：HS）　わが国の先天性赤血球膜異常症のうち最も頻度が高く，小型球状赤血球症とそれに随伴する赤血球浸透圧抵抗減弱を特徴とし，臨床症状としては溶血性黄疸，非代償例では貧血が認められる．これらの病的赤血球の処理が行われる場としての脾臓の腫大を伴うが，治療としての脾臓の摘出によって病像の著しい改善が認められることが多い．遺伝形式は，典型例では常染色体優性遺伝を示すが，常染色体劣性遺伝，分子生物学的に遺伝歴の認められない孤発例（少なくとも1/3以上）も存在する．

本症の特徴は小型球状赤血球症にあり，その病態の主体として赤血球膜の喪失による膜表面積/赤血球容積比の低下が重要である．この膜表面積の減少に関しては，膜蛋白質 band 3(B3)-ankyrin(Ank)-protein 4.2 (P4.2) 系の異常にあるとされている．実際に，わが国の本症赤血球蛋白質について検索すると[2〜5]，B3減少例20％，Ank減少例7％，P4.2減少例45％であり，それぞれについて遺伝子解析を行うと，B3変異14種（世界報告58種），Ank 21種（62種），P4.2 5種（8種）が報告されている．このうち，P4.2異常症は，ほぼわが国に特有な疾患として注目される．以上のほか，βスペクトリン異常症（世界報告20種）も報告されている．

2）遺伝性楕円赤血球症（hereditary elliptocytosis：HE）　特色は，末梢血における楕円赤血球症の存在にあるが，本症のごく一部症例が溶血性貧血としての病態を示すのみで，大半は無症候性である．

本症赤血球は，骨髄における生成直後には正常形態を示すにもかかわらず，末梢循環系に入ることによる物性学的負荷によって楕円赤血球を呈するに至ること，また，その異常は細胞骨格蛋白質である膜裏打ち蛋白質群としてのスペクトリン-protein

4.1-アクチン網の病態によるものと推定される．わが国のHE症例のほとんどはprotein 4.1異常症，そのほかはβスペクトリン異常症であるが，欧米諸国ではαスペクトリン異常症が約2/3，protein 4.1異常症が約1/3とされている．遺伝子解析によって，現在αスペクトリン変異29種，βスペクトリン変異20種，protein 4.1変異8種などが報告されている[2~5]．

3）遺伝性有口赤血球症（hereditary stomatocytosis：HSt） 有口赤血球症の存在を，その特徴とする．本症は当初，cell hydrationの点から理解されていたが，その著しい亢進疾患（hydrocytosis）のほか，その著しい低下症例（dehydrocytosis, あるいはxerocytosis）も存在し，またcell hydration正常症例すら存在し，臨床的にはそれぞれ1/3ずつの分布を示す[2~5]．本症では，膜輸送能異常の存在しない群では，その有口赤血球としての赤血球形態異常の成因の詳細は不明である．本症の一部症例に膜蛋白質protein 7.2bの部分欠失が報告されているが，本症の病因とは無縁と判明している．

4）赤血球膜脂質異常症 ヒト成熟赤血球は，膜脂質の生合成系を欠くため，その膜脂質の更新に際しては，血漿脂質のそれに依存している．したがって，血漿脂質の異常は赤血球膜脂質組成に重大な影響を与えることになる．その代表例が血漿酵素LCAT（lecithin-cholesterol acyltransferase）の欠損症である．本症では，この酵素の欠失による血漿脂質〔遊離コレステロール（FC）およびリン脂質（PL）〕の著増を介して，赤血球膜FCおよびPLの著増を来し，その結果，著明な赤血球の大型化，標的赤血球生成をみることになる．

同様な機序は，MTP（microsomal triglyceride transfer protein）の先天欠失によるLDL（low density lipoprotein）欠損に伴うβリポ蛋白欠損症（acanthocytosis）や，HPL（high density lipoprotein）欠損によるαリポ蛋白欠損症（タンジール病）でも同様である．

これに対して，血漿脂質組成に全く異常が存在しないにもかかわらず，赤血球膜リン脂質（ホスファチジルコリンと，これに伴うFC）の著増を来す特異な病態を呈する疾患がHPCHA（hereditary high red cell membrane phosphatidylcholine hemolytic anemia）であり，自験例は19家系31症例に及ぶ[1,2]．

■文献

1) Walensky LD, Narla M and Lux SE IV：Disorders of the red blood cell membrane. In：Blood. Principles and Practice of Hematology (Handin RI, Lux SE IV and Stossel TP eds), 2nd ed, pp1709-1853, Lippincott Williams & Wilkins, Philadeplhia, 2003.
2) Yawata Y：Cell Membrane：The Red Blood Cell as a Model, pp1-439, Wiley-VCH, Weinhein, 2003.
3) 八幡義人：遺伝性溶血性貧血．日本内科学会雑誌，**91**：2032-2043, 2002.
4) Yawata Y et al：Hereditary red cell membrane disorders in Japan：their genotypic and phenotypic features in 1014 cases studied. Hematology, **6**：399-422, 2001.
5) 八幡義人：赤血球膜異常症の解明—その黎明から光輝まで（Ⅰ），（Ⅱ）．臨床血液，**40**：1133-1143, 1223-1235, 2001.

39 赤血球酵素異常症

三輪史朗

■赤血球酵素異常症の歴史

プリマキンなどマラリア治療薬服用でヘモグロビン尿を伴う急性溶血発作を起こす黒人に多い病態は，1956年Carsonらにより，五炭糖リン酸回路のグルコース-6-リン酸脱水素酵素（G6PD）の欠乏によることが報告された．一方で，従来から赤血球形態に目立った異常のない先天性（遺伝性）の慢性溶血性貧血と呼ばれる一群があり，SelwynとDacieは自己溶血試験（autohemolysis）を考案して調べ，グルコース添加でも溶血改善をみない症例群があることを見出し，赤血球の解糖過程に障害があるのではないかと推測した．赤血球解糖系の諸酵素活性測定がなされた結果，1961年Valentine, Tanaka, Miwaによりピルビン酸キナーゼ（PK）欠乏（異常）症が発見されるに至った．その後，この分野は目覚ましい発展を遂げ，現在では解糖系，五炭糖リン酸回路，グルタチオン代謝・合成系およびヌクレオチド代謝に関連した，少なくも15種類の酵素の異常による遺伝性溶血性貧血が見出されている．なお，G6PD異常症の重症例で慢性溶血症状を呈するものも知られるようになった．その酵素名，遺伝形式を表に示した．解糖系ではヘキソキナーゼ（Hx），グルコースリン酸イソメラーゼ（GPI），ホスホフルクトキナーゼ（PFK），アルドラーゼ（ALD），三炭糖リン酸イソメラーゼ（TPI），ホスホグリセリン酸キナーゼ（PGK），ピルビン酸キナーゼ（PK），五炭糖リン酸回路ではグルタチオン還元酵素（GR），グルタチオンペルオキシダーゼ（GSH-PX），グルタミルシステイン合成酵素（GC-S），グルタチオン合成酵素（GSH-S），ヌクレオチド代謝ではアデニル酸キナーゼ（AK），ピリミジン-5′-ヌクレオチダーゼ（P5N），アデノシンデアミナーゼ（ADA）（過剰産生）の異常が報告されている．なお，ADAの欠乏は重症複合免疫不全を生ずる．また，Rapoport-Luebering回路の異常であるジホスホグリセリン酸ムターゼ（DPGM）異常症は，溶血を呈さず多血症を来す．

赤血球酵素異常による遺伝性溶血性貧血を生じる酵素名と遺伝形式

酵素名	遺伝形式
【Embden-Meyerhof解糖系】	
ヘキソキナーゼ	常染色体劣性
グルコースリン酸イソメラーゼ	常染色体劣性
ホスホフルクトキナーゼ	常染色体劣性
アルドラーゼ	常染色体劣性
三炭糖リン酸イソメラーゼ	常染色体劣性
ホスホグリセリン酸キナーゼ	X連鎖劣性
ピルビン酸キナーゼ	常染色体劣性
【五炭糖リン酸回路】	
グルコース-6-リン酸脱水素酵素	X連鎖劣性
グルタチオン還元酵素	常染色体劣性
グルタチオンペルオキシダーゼ	常染色体劣性
グルタミルシステイン合成酵素	常染色体劣性
グルタチオン合成酵素	常染色体劣性
【ヌクレオチド代謝】	
アデニル酸キナーゼ	?
ピリミジン-5′-ヌクレオチダーゼ	常染色体劣性
アデノシンデアミナーゼ（過剰産生）	常染色体劣性

■赤血球酵素異常症の病因と病態

発見当初は，一般に赤血球酵素欠乏症（red blood cell enzyme defects）と呼ばれたが，段々に異常な性質をもつ酵素の産生によることがわかり，1970年代になると単一アミノ酸置換による例がG6PD，PGKで証明され，1980年代からは分子遺伝学的手法の進歩により，多くの変異酵素での分子異常が明らかにされ，赤血球酵素異常症と呼ばれるようになった．

溶血機序は，解糖系酵素では一般に酵素機能が低下するとATP産生が障害され，エネルギー代謝に破綻を来し，慢性溶血状を呈する．さらに，多くの変異酵素は不安定で失活しやすい性質を示す．成熟赤血球はリボソームを欠くので新たな酵素蛋白をもはや合成できず，不安定な酵素の失活はそのまま赤血球寿命短縮，すなわち溶血性貧血症状をもたらすことになる．臨床症状（溶血ないし他臓器症状）は変異酵素の性質により様々である．五炭糖リン酸回路およびグルタチオン代謝・合成系の酵素異常症ではGSHの低下を来す．GSHが低下すると，赤血球に酸化的ストレスが加わった場合，赤血球膜のSH基はグルタチオン，赤血球膜蛋白（特にスペクトリン），および細胞質内蛋白（特にヘモグロビン）とS-S結合を形成する．スペクトリンのクロスリンキングが起こり，変性したヘモグロビンと膜のSH基とのS-S結合により，Heinz小体を形成し，膜の変形能は低下する．この赤血球は脾臓で循環を妨げられ，マクロファージに貪食されるか，血管内溶血を起こして壊れる．ヌクレオチド代謝に関連した酵素異常では，それぞれ異なった溶血機序があるが，終局的には解糖障害ないしATP産生低下により溶血する．

■ 赤血球酵素異常症の臨床症状

常染色体劣性遺伝形式をとる疾患が多いので，通常症状を呈するのはホモ接合体に限られる．X連鎖性遺伝形式をとるPGK異常症とG6PD異常症は，臨床症状を呈するのは通常ヘミ接合の男性に限られる．臨床症状は，貧血，黄疸，脾腫，胆石症などの慢性溶血性貧血の一般症状を呈する．男性でサルファ剤，解熱剤，抗マラリア剤の服用や感染を契機に急性溶血発作を起こした場合は，G6PD異常症に代表される五炭糖リン酸回路とグルタチオン代謝・合成系酵素の異常が疑われる．溶血性貧血以外に，筋症状，神経症状，易感染性などのほか，臓器症状を伴う場合がある．GPI異常症，PFK異常症やPGK異常症は筋症状を，GPI異常症，ALD異常症，TPI異常症やPGK異常症は知能障害を，TPI異常症やPGK異常症は神経症状を，G6PD異常症は顆粒球機能異常や白内障を伴う場合がある．これら溶血以外の臓器障害は，症状を呈する組織が赤血球と同じ遺伝子支配で，変異酵素の機能異常が著しい場合に認められる．しかし遺伝子支配が赤血球と同じであっても，他臓器症状を呈さない場合が多い．他臓器障害を欠く理由は，赤血球と同じ遺伝子支配である場合には他臓器の細胞でも当然変異酵素が産生されるが，有核細胞はリボゾームを有するので不安定で，酵素の働きの悪い変異酵素でも，エネルギー代謝を補うだけの酵素蛋白を合成できれば症状は出現しないものと考えられる．

■ 赤血球酵素異常症の診断と治療

幼少時から赤血球に球状赤血球や他の形態異常のない慢性溶血性貧血があり，特に両親に血族結婚があれば赤血球酵素異常症を疑い，赤血球酵素活性測定を行うか，検査のできる施設に依頼する．薬剤惹起性急性溶血発作の男性をみたらG6PD欠乏症を疑う．遺伝性非球状性溶血性貧血の中には不安定ヘモグロビン症のこともあるので，イソプロパノール試験も行うとよい．

著効を期待できる治療法はまだない．貧血が高度なら輸血，ときに摘脾が考慮される．

■ 遺伝子変異について

G6PD異常症で百数十，PK異常症で100を超える変異種が見出されている．ナンセンス変異，活性部位やアロステリック部位近くの変異などは症状が重い．

■文献

1) 藤井寿一：赤血球酵素異常．赤血球（三輪史朗監修），pp195-212, 医学書院，東京，1998.

40
発作性夜間血色素尿症

七島　勉

発作性夜間血色素尿症（paroxysmal nocturnal hemoglobinuria：PNH）は補体感受性赤血球（補体により溶けやすい異常赤血球）の存在により，何らかの原因で補体が活性化した際に血管内溶血が起こり，貧血および血色素尿（ないしヘモジデリン尿）を来す後天性の慢性溶血性貧血である．

■ 発作性夜間血色素尿症の病因と病態

最近の分子生物学的ならびに遺伝子学的研究の進歩により，PNHは多能性造血幹細胞レベルにおいてPIG-A（phosphatidylinositol glycan-class A）遺伝子の体細胞突然変異が起こることに伴い，各種血液細胞のGPI（glycosylphosphatidylinositol）アンカー膜蛋白が複合欠損する後天性のクローナル疾患としてとらえられている[1]．現在まで，PNHの各種血液細胞において20種類のGPIアンカー蛋白の欠損が証明されている．PNHの全症例においてPIG-A遺伝子異常は見出される．PIG-A遺伝子異常は骨髄不全を背景とした遺伝子不安定性に起因していると考えられている．したがって，PNHは骨髄不全症候群（骨髄が低ないし無形成で，かつクローナルな造血を示す疾患群を意味し，PNHのほかに再生不良性貧血や骨髄異形成症候群がこれに含まれる）の一疾患としてもとらえられている[2]．ただ，PIG-A遺伝子異常を有するPNHクローンが骨髄中でどのような機序で拡大するかが，現時点においては不明である[3]．最も有力な仮説として，細胞傷害性T細胞によるPNHクローンのnegative selection説（細胞傷害性T細胞が何らかの機序により活性化した際に，GPIアンカー膜蛋白を発現する造血幹細胞を標的とするため，GPIアンカー膜蛋白を欠損するPNHクローンはそれを逃れ相対的に拡大する）が提唱されている．

PNHは後天性溶血性貧血と定義される

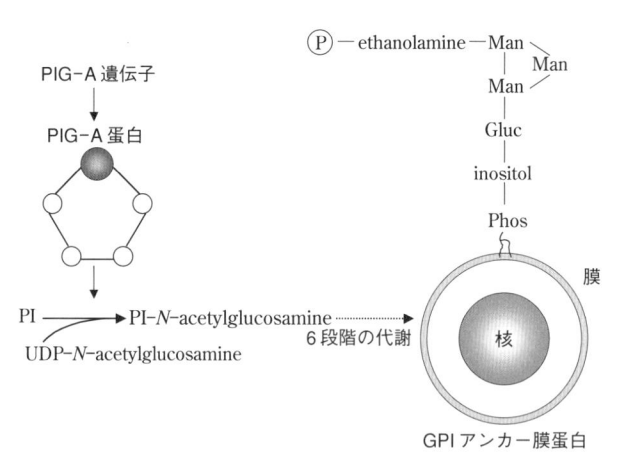

PIG-A遺伝子（蛋白）とGPIアンカー
PI：phosphatidylinositol, Gluc：glucosamine, Man：mannose, ⓟ：protein, Phos：phosphate

が，補体溶血（血管内溶血）に加え，血栓症および骨髄不全の臨床病態を呈する[4]．PNH赤血球は補体感受性の相違により，補体感受性（PNH II および III 型）赤血球と，補体非感受性（PNH I 型）赤血球とに分けられる．正常赤血球と比較して，PNH III 型赤血球は15倍以上，PNH II 型赤血球は数倍，PNH I 型赤血球はほぼ同等の補体感受性を有する．つまり，PNHの補体溶血は主に PNH II ないし III 型赤血球の溶血によりもたらされる．近年，PNH II ないし III 型赤血球の膜表面においては，GPIアンカー膜蛋白に属する補体防御蛋白（CD55, CD59）がそれぞれ部分ないし完全欠損していることが判明した．CD55はC3ないしC5変換酵素を阻害することにより，またCD59はC5b-9複合体の形成ないしC9の重合化を阻害することにより，補体活性化経路の進行を防御している．PNHにおける補体溶血の本態は，膜上のCD55とCD59が欠損することであると考えられている．PNHにおける血栓症は，活性化したGPIアンカー膜蛋白欠損血小板の顆粒内容物の放出による血小板凝集，溶血細胞（主に網状赤血球）からのトロンボプラスチン様物質の放出，顆粒球や単球のウロキナーゼ型のプラスミノゲンアクチベーター（GPIアンカー型のレセプター）の欠損に伴うウロキナーゼ細胞結合能の低下などと関連して起こるとされている．現在，再生不良性貧血の骨髄低形成は多くの場合，造血幹細胞に対する細胞傷害性T細胞の直接および間接的な作用により引き起こされるとされる．PNHの骨髄不全においても同様の自己免疫学的機序が想定されている．効果細胞として細胞傷害性T細胞（CD4$^+$, CD8$^+$）はよく認められているが，その標的物質が現時点では不明である．

■ 発作性夜間血色素尿症の臨床[5]

1) 主要兆候　溶血性貧血と血色素尿が二大兆候である．各種の誘因により溶血発作を起こすことがある．溶血性黄疸や脾腫はあっても軽度である．

2) 合併症　補体溶血と関連して鉄欠乏性貧血，骨髄低形成ないし巨赤芽球性クリーゼ，胆石症，急性ないし慢性腎不全，動静脈血栓症（主に静脈血栓症）など，また骨髄不全と関連して出血および感染症などがみられる．

3) 診断　主要兆候や合併症などからPNHを疑い，補体感受性赤血球の証明により確定診断がなされる．補体感受性赤血球の証明法には補体溶血法（ハム試験，砂糖水試験）とフローサイトメトリー法とがある．

4) 検査所見　溶血性貧血に共通した検査所見に加え，30～40％のPNH症例では汎血球減少ないし骨髄低形成の所見がみられる．

5) 治療　根治療法は造血幹細胞移植であるが，現時点では生命予後に関わる重篤な溶血発作，血栓症および骨髄低形成合併例に適応は限られている．薬物による便宜的治療が主体である．溶血を繰り返す症例では副腎皮質ホルモン，骨髄低形成が主体の症例では蛋白同化ホルモンが有用とされる．また，骨髄低形成で補体感受性赤血球の割合が少ない症例では抗胸腺細胞グロブリンが有効である．

6) 予後　比較的よい．わが国の統計では10年生存率が約75％，20年および30年生存率が約57％とされる．再生不良性貧血（約15％）や骨髄異形成症候群（約5％）への病型移行や合併が起こることがある．まれに，急性白血病への移行もある（5～10％）．自然寛解に至ることもある（1～15％）．

■ 文献

1) Takeda J et al : Deficiency of the GPI anchor caused by a somatic mutation of the PIG-A gene in paroxysmal nocturnal hemoglobinuria. Cell, **73**：703-711, 1993.

2) Young NS : The problem of clonality in aplastic anemia : Dr Dameshek's riddle, restated. *Blood*, **79** : 1385-1392, 1992.
3) Young NS and Maciejewski JP : Genetic and environmental effects in paroxysmal nocturnal hemoglobinuria : this little PIG-A goes "Why? Why? Why?". *J Clin Invest*, **106** : 637-641, 2000.
4) Luzzatto L and Bessler M : The dual pathogenesis of paroxysmal nocturnal hemoglobinuria. *Curr Opin Hematol*, **3** : 101-110, 1996.
5) 七島 勉, 丸山幸夫：発作性夜間ヘモグロビン尿症. 日内会誌, **88** : 1022-1028, 1999.

41
脾腫と脾機能亢進症

髙木省治郎

■脾　腫

　脾臓は人体で最も大きなリンパ系組織であり, 成人では約150g (50～250g) の重さがあり, 心拍出量の5%以上, すなわち1分間に約300 ml の血液が脾臓に流れ込む. 10～30%の人では副脾が認められる. 脾臓の機能は, ①白脾髄で抗体を産生, ②抗体の付着した細菌および血球を体循環から除去, ③赤脾髄で古い赤血球や痛んだ赤血球を体循環から除去 (culling), または濾過 (filtering) したり, 赤血球封入体を除去 (pitting) することである. 脾臓はまた網状赤血球, 赤血球, 血小板の貯蔵プールにもなっている. しかし, 正常の脾臓が白血球の貯蔵プールとして機能しているかどうか, 今のところ証明されていない. 正常の脾臓は体内の血小板の30%, 赤血球は3%しかプールできないのが普通であるが, 脾臓が非血液学的・血液学的原因で腫大すると, それ以上に赤血球, 血小板, ならびに白血球を脾臓内に取り込んで (sequestration) しまうこととなる. 著しい脾腫では循環する血小板プールの90%, 赤血球は60%まで脾臓内に取り込む能力がある. そのため, 血小板数減少や貧血が生ずることとなる. 成人健常人の脾臓では造血作用は認められないが, 例えば原発性骨髄線維症では, 循環している骨髄系前駆細胞を脾臓内に取り込み, 脾索 (splenic cord) に集簇させ, 増殖させることでいわゆる髄外造血を行う. 脾腫の原因として, ①遺伝性球状赤血球症やサラセミアなどの疾患により生ずる, 多数の不完全な赤血

球を脾臓内で除去するために，網内系の過形成を起こす場合，②伝染性単核球症や亜急性細菌性心内膜炎，マラリアなどの全身性の感染症や免疫性溶血性貧血，全身性エリテマトーデス（SLE），Felty症候群などの免疫疾患に反応して，脾臓が免疫学的な過形成を起こす場合，③肝硬変，うっ血性心不全などの門脈圧亢進症を引き起こす状態で脾臓からの血流が減少することで，脾臓が受動的なうっ血を起こす場合，④白血病，リンパ腫，癌の転移，アミロイドーシス，Gaucher病，髄外造血を伴う骨髄増殖性疾患などの脾臓への浸潤による場合などがあげられる（表参照）．特に季肋下8cm以上または1,000g以上のいわゆる巨脾を呈する疾患としては，慢性骨髄性白血病，悪性リンパ腫，慢性リンパ性白血病，ヘアリー細胞白血病（hairy cell leukemia），骨髄線維症，真性赤血球増多症，Gaucher病，サルコイドーシス，自己免疫性溶血性貧血，びまん性脾血管腫症があげられる．脾腫の最も一般的な症状は，疼痛と左上腹部の圧迫感である．触診上腫大した脾臓を左季肋下に触知することが主要な所見である．一般的に脾臓は触診上触知することはないが，健常人で何ら異常が認められなくても脾臓を触知することがまれにあるので注意が必要である．脾腫の存在は触診以外にも，腹部超音波検査，CT，核医学検査などを用いることによって，より正確に診断することができる．脾腫の原因疾患の検索はリンパ節腫大の有無や他の臨床所見より鑑別することとなるが，7～21％の患者では脾腫の原因が不明で脾腫以外に明らかな所見が認められない．このようなときには，診断的・治療的意味も含めて脾臓を摘出すべきかどうか苦慮する場合も少なくない．脾臓を摘出しないで確診できないまま治療を開始した場合，半数以上は誤った治療をされている．また脾臓摘出症例の40～70％は悪性リンパ腫であるといわれており，特にsplenic marginal zone lymphomaに注意する必要がある．ただし，巨脾を呈する症例では脾臓摘出術に伴う危

脾腫を呈する疾患

① 網内系の過形成
遺伝性球状赤血球症，鎌状赤血球性貧血の初期，楕円赤血球症，thalassemia major，異常ヘモグロビン症，夜間血色素尿症，栄養性貧血
② 免疫性過形成
伝染性単核球症，AIDS，ウイルス肝炎，サイトメガロウイルス感染症，亜急性細菌性心内膜炎，細菌性敗血症，先天性梅毒，脾膿瘍，結核，ヒストプラスマ症，マラリア，リーシュマニア症（カラアザール），トリパノソーマ症，慢性関節リウマチ（Felty 症候群），全身性エリテマトーデス，Collagen vascular diseases，血清病，免疫性溶血性貧血，免疫性血小板減少症，免疫性好中球減少症，薬剤性反応，サルコイドーシス，甲状腺中毒症，IL-2治療
③ 脾臓または門脈の異常血流による腫大
肝硬変，肝静脈閉塞，門脈閉塞，門脈海綿状変化，脾静脈閉塞，脾動脈動脈瘤，肝住血吸虫症，うっ血性心不全，肝エキノコッカス症，門脈亢進症（Banti症候群）
④ 脾臓への浸潤，髄外造血
アミロイドーシス，Gaucher病，Niemann-Pick病，Tangier病，Hurler症候群，ムコ多糖沈着症，高脂血症，白血病（急性，慢性），悪性リンパ腫，骨髄増殖性疾患，真性赤血球増多症，骨髄線維症，血管肉腫，腫瘍の転移（悪性黒色腫が一般的），好酸球肉芽腫，Histiocytosis X，過誤腫，血管腫，線維腫，リンパ管腫，脾囊胞，毒素，放射線，ストロンチウムによる骨髄損傷
⑤ その他
特発性脾腫，ベリリウム中毒，鉄欠乏性貧血

険性も十分考慮する必要がある．

■ 脾機能亢進症

本症は脾臓の機能が何らかの原因で過度に亢進している状態をいい，①脾腫を伴い，②骨髄の過形成（または正形成）を伴う血球減少を引き起こし，③脾臓摘出で改善されることが多いのが特徴である．腫大した脾臓は大量の赤血球，血小板，顆粒球を取り込み，脾臓内で血球は損傷され，破壊される．そして全血漿量は脾臓の腫大に伴い増加する．脾機能亢進症の原因は一次性と二次性に区別されるが，一次性は極めてまれで，脾機能亢進症を伴う脾腫の原因が不明な疾患で，primary splenic hyperplasia, primary splenic neutropenia などと呼ばれている．これらはその後リンパ腫に移行するものもあり，その本態は不明な点が多い．二次性には，結核，マラリアなどの感染症，Felty症候群，SLE，サルコイドーシスなどの炎症疾患，うっ血性脾腫，蓄積病，白血病，リンパ腫などの悪性疾患，骨髄増殖性疾患などがあげられる．最も一般的なのが門脈亢進症に伴ううっ血性脾腫であり，悪性リンパ腫や結核では脾機能亢進症は一般的ではなく，これらの血液学的変化はしばしば他の原因によることが多い．遺伝性球状赤血球症や特発性血小板減少性紫斑病が脾機能亢進症として扱われている場合も多いが，これらの疾患の本態は赤血球自体の欠陥や生体内での抗体産生の機序の異常に基づくものであり，脾臓のhyperactivityが原因ではないので脾機能亢進症というべきではないかもしれない．

■ 文献

1) Bowdler AJ：Splenomegaly and hypersplenism. *Clin Haematol*, **12**：467-488, 1983.
2) Carr JA, Shurafa M and Velanovich V：Surgical indications in idiopathic splenomegaly. *Arch Surg*, **137**：64-68, 2002.
3) Chadburn A：The spleen: anatomy and anatomical function. *Sem Hematol*, **37**：13-21, 2000.
4) Erslev A：Hypersplenism and hyposplenism. In：Williams Hematology (Beutler E *et al* eds), 6th ed, pp683-687, McGraw-Hill, New York, 2001.
5) Henry PH and Longo DL：Enlargement of the lymph nodes and spleen. In：Harrison's Principles of Internal Medicine (Braunwald E *et al* eds), 15th ed, Vol.1, pp360-365, McGraw-Hill, New York, 2001.

42
リンパ節腫脹とリンパ節生検

磯部泰司

■リンパ節腫脹

通常成人では，リンパ節の長径は1cm以下であるので，1cmを超える大きさのリンパ節があればリンパ節腫脹と考える．表在リンパ節の中で，鼠径部のリンパ節は，繰り返す感染や外傷などの刺激によって病的な意味がなくとも1cm以上になることがある．一方1cm以下のリンパ節であっても，Virchowに硬く丸く触知されるリンパ節が出現した場合，腹腔内や骨盤腔内の癌が転移している可能性があるので注意す る．リンパ節腫脹の成因について表に示す．一般に，若年者では良性疾患によるものが多く，高齢者では悪性疾患によるものが多い．実際の臨床の現場では，リンパ節腫脹の半数以上は成因の特定ができない非特異的腫脹と思われる．特定されるものの中で最も頻度が高いのは，局所の感染による所属リンパ節の腫脹である．悪性疾患では癌の転移が多く，悪性リンパ腫によるものがそれに続くと考えられる．リンパ節腫脹の成因を明らかにするためには，問診，身体所見，検査所見を十分検討し，それでも明らかにならない場合には，リンパ節生検を行って診断を確定する．

■診断の進め方

問診では，患者がリンパ節腫脹に気付いたきっかけや，そのときの大きさ，腫大の速度を聞き，発熱，体重減少，盗汗などの全身症状や，各臓器に関連する随伴症状の有無を確認する．悪性疾患，膠原病，結核やHIVなどの感染症の既往，服用中の薬剤，ペットや仕事内容などの生活歴も診断 の助けになる．診察では，皮膚の変化，表在リンパ節の腫脹する場所と数，自発痛，圧痛の有無，大きさ，硬さ，可動性の有無などを記載する．リンパ節腫脹が限局しているか，2カ所以上のリンパ節領域にわたっているかを判断し，限局している場合，その所属部位の皮膚や粘膜，臓器に問題がないか確認する．足趾の外傷から鼠径リンパ節が腫脹したり，リウマチによる手関節の炎症で腋窩リンパ節が腫脹したりすることもある．一般的に限局性腫脹は局所性疾患を示唆し，多発性腫脹は全身性疾患を示唆する．圧痛があれば急性の感染症や急速進行性の疾患を考える．弾性硬で可動性があればリンパ増殖性疾患や白血病を疑うし，硬く周囲と癒着して可動性に乏しい場合は癌の転移を考える．続いて血算，生化学，尿検査，胸部X線といった一般検査から，診断を絞り込むための特殊検査を考慮する．もちろん鑑別診断を急ぐ場合や問診と理学的所見から診断が絞り込むことができれば，同時に特殊検査も施行する．感染症を疑ったときには，各種培養，ツベルクリン検査のほか，病原体の特異抗体，抗原，遺伝子検査などを行う．自己免疫疾患を疑えば，疾患特異的な自己抗体を検索する．局所性疾患を疑えば，超音波，CT，MRIなどの画像検査で，実質臓器の異常をある程度把握することができる．このような検索をしてもなお診断が不確定で，これ以上治療開始を遅らせるべきでない場合にはリンパ節生検を行う．

■リンパ節生検

リンパ節生検を行う場合，生検部位は頸部あるいは鎖骨上窩の表在リンパ節で行うことが望ましい．鼠径部は以前の感染や外傷で病変部が修飾される可能性があり，ほかに施行可能な部位がある場合には避けた方がよい．簡便な方法として針生検がある．ただし針生検では，確実に組織が採取できない，リンパ節全体の構造を把握できない，

リンパ節腫脹の成因と分類（文献1～3より）

感染症による もの	病原体の直接感染によるもの	化膿性感染：ブドウ球菌感染など 肉芽腫形成：結核，トキソプラズマ症，梅毒，鼠径リンパ肉芽腫症，ネコひっかき病，ヒストプラズマ症など
	免疫応答による反応性腫脹	細菌感染：ブドウ球菌感染，歯周炎，扁桃炎，細菌性心内膜炎など ウイルス感染：伝染性単核球症，麻疹，風疹，ウイルス肝炎，HIV感染症，CMV感染症など その他の病原体：梅毒，トキソプラズマ症，クリプトコッカス感染症，野兎病など
感染症以外の反応性腫脹	自己免疫疾患によるもの	慢性関節リウマチ，Sjögren症候群，全身性エリテマトーデス，皮膚筋炎，橋本病など
	薬剤，環境因子	ジフェニルヒダントイン，カルバマゼピンなど，ベリリウム曝露など
	その他の疾患	皮膚病性リンパ節症，サルコイドーシス，川崎病，血清病，Castleman病，Crow-Fukase症候群，免疫芽球性リンパ節症，壊死性組織球性リンパ節炎（菊池－藤本病），木村病，Rosai-Dorfman病，甲状腺機能亢進症など
腫瘍性疾患	リンパ節原発性腫瘍	悪性リンパ腫，原発性マクログロブリン血症，γ鎖病，ランゲルハンス細胞組織球症など
	転移性腫脹	癌・肉腫のリンパ節転移，皮膚T細胞性リンパ腫，消化管原発の悪性リンパ腫，急性白血病，慢性白血病，骨髄線維症，多発性骨髄腫など
蓄積性疾患	脂質代謝異常症	Gaucher病，Niemann-Pick病など

組織にストレスを与えて形態的に変化してしまうなどの問題があり，開放生検に比べて確実に診断率は落ちる．悪性疾患が疑われる場合には，できるだけはじめから開放生検でリンパ節を摘出すべきである．特に悪性リンパ腫を疑った場合には，針生検では組織型の確定は難しく，適切な治療を決めかねる例がある．開放生検を行う場合は，細胞形態を維持するため，できるだけリンパ節にストレスを与えず摘出することが望ましい．1cm程度の腫脹では，診断がつかない可能性もあるので，できるだけ大きなものを選択して摘出する．開放生検での主な合併症は，出血，感染であり，神経損傷による感覚障害あるいは運動障害の可能性もあることから，十分なインフォームドコンセントを得た上で施行する．しかし，縦隔，後腹膜腔などの体腔内や臓器内にしか病変が存在しない場合には，最初から開放生検が難しい場合もある．生検の際の合併症のリスク，創傷治癒にかかる時間，治療開始までの猶予期間などを考慮した上で針生検を選択することもある．

■検査項目

リンパ節生検で最も重要な点は，摘出後のリンパ節の処理方法である．患者に負担をかける検査であるため，一度の検査で，できる限りの情報を得る必要がある．摘出したリンパ節を鋭利なメスですばやく分割し，以下の検査を行う．

1）捺印標本　リンパ節の断端をスライドグラスに軽く捺印し，すばやく乾燥させたのち，May-GiemsaあるいはWright-Giemsa染色を行う．個々の細胞の形態，特にアズール顆粒の有無などを検索するのに適している．

2）病理組織標本（HE染色，免疫組織化学染色）　通常ホルマリン固定で施行される検査である．ただし，免疫染色で用いる抗体によってはホルマリン固定標本で

は反応しない場合があるので，凍結保存しておいた検体から切片を作製して検査を行う場合もある．

3）培養検査　細菌感染症を疑う場合に行う．

以下の検査は，リンパ節をほぐしたのちの細胞浮遊液を用いて行う検査である．ウシ胎仔血清中でリンパ節をできるだけ細かく切り十分しごいたのち，フィルターを通し，結合組織などを取り除いて細胞浮遊液を得る．

4）表面マーカー検査　血球細胞の由来を同定するための最も有用な検査である．細胞表面抗原について，モノクローナル抗体を用いてフローサイトメーター（flow cytometer）で検索する．

5）染色体検査　腫瘍性病変か否か判断するためには必要な検査である．非ホジキンリンパ腫や白血病の場合は，疾患特異的な染色体異常により診断が可能となる．

6）遺伝子検査　非ホジキンリンパ腫か否かについて確定できない場合，ゲノムDNAを抽出し，サザンブロット法でT細胞レセプター，あるいは免疫グロブリンの遺伝子再構成を検索する．これによりT細胞性リンパ腫かB細胞性リンパ腫かの診断が可能となる．また，成熟NK細胞性腫瘍では，EBウイルスのterminal repeat部分のプローブを用いたサザンブロット法でもモノクローナリティを確定することが可能となる．特定の感染症が疑われる場合には，病原体のゲノムの一部を増幅するPCR法が有用である．

■文献
1) Lee GR *et al*：Wintrobe's Clinical Hematology, 10th ed, pp1826-1829, Williams & Wilkins, Baltimore, 1999.
2) 押味和夫：リンパ節腫脹の鑑別．診断と治療，**81**：1880-1885, 1993.
3) 須知泰山，菊池昌弘：新・悪性リンパ腫アトラス，文光堂，東京, 1998.

43 再生不良性貧血

寺村正尚

■再生不良性貧血の病態

再生不良性貧血（aplastic anemia）は，末梢血における汎血球減少症と骨髄の低形成を特徴とする血液疾患である．先天性の例はFanconi貧血である（58項参照）．後天性の症例の大多数は特発性であり，それ以外に放射線，化学物質，薬剤，ウイルスによって起こる二次性の例がある．肝炎後に本症を発症することがあり，肝炎後再生不良性貧血と呼ばれるが，その原因ウイルスは今なお不明である（表参照）．

本疾患の病態は多能性造血幹細胞の減少である．その原因は明らかではないが，造血幹細胞自体の異常，造血微小環境（骨髄内で造血幹細胞の分化増殖を支持する働きをもつストローマ細胞が造血微小環境を形成している）の異常，免疫学的機序による造血幹細胞の障害が推定されている．大半の症例は免疫学的機序が原因であり，自己のTリンパ球が造血幹細胞を攻撃する結果として汎血球減少症が起こると考えられている．実際に骨髄中のIFN-α（interferon-α），TNF-α（tumor necrosis factor-α）の

再生不良性貧血の分類

(1) 先天性
　Fanconi貧血
(2) 後天性
　①特発性
　②二次性：放射線，化学物質，薬剤，ウイルス
　③特殊型：肝炎後再生不良性貧血，再生不良性貧血-PNH症候群

増加や，自己造血細胞障害性T細胞クローンの存在が報告されている．造血幹細胞自体の異常としては，単クローン性造血を示す例，染色体異常を示す例，telomerase RNA遺伝子の変異を認める例がみられる．造血微小環境の異常としては，ストローマ細胞からの造血刺激因子の産生低下〔SCF (stem cell factor) 産生の低下など〕，造血抑制因子の増加（macrophage inflammatory protein-1 α の増加など）を認める症例がみられる．

また，本症は経過中に発作性夜間血色素尿症（paroxysmal nocturnal hemoglobinuria：PNH）を併発することがあり，再生不良性貧血-PNH症候群と呼ばれる．

■ 再生不良性貧血の診断

本症の診断は，汎血球減少症と骨髄低形成を認め，他の汎血球減少症を起こす疾患を否定することにより下される．具体的には厚生省（現厚生労働省）特定疾患特発性造血障害調査研究班による診断基準を満たせばよい[1]．

■ 再生不良性貧血の治療

二次性の症例については，可能な限りその原因を除去する．例えば疑わしい薬剤は投与中止とし，血球数改善の有無を数カ月観察する．特発性の症例に対する治療は蛋白同化ホルモン療法，免疫抑制療法，造血幹細胞移植，サイトカイン療法，輸血療法からなる．治療方針は重症度により異なる．厚生省特定疾患特発性造血障害調査研究班による重症度分類を下記に示す．

・重症：顆粒球数＜500/μl，血小板数＜2万/μl，網赤血球数＜2万/μlの2項目以上を満たすもの．
・中等症：顆粒球数＜1,000/μl，血小板数＜5万/μl，網赤血球数＜6万/μlの2項目以上を満たすもの（ただし，重症を除く）．
・軽症：重症・中等症以外のもの．

1）重症の治療　免疫抑制療法または同種造血幹細胞移植を行う．免疫抑制療法はATGとシクロスポリンの併用療法がよい．治療法の選択は，患者の年齢およびHLA適合同胞ドナーの有無により異なる．40歳以上の場合は，まず第一に免疫抑制療法を行う．無効の場合は再度免疫抑制療法を行い，それも無効の場合には移植も考慮する．HLA適合同胞ドナーがいる場合には，ミニ移植（骨髄非破壊的移植）であれば，65歳ぐらいまで移植が可能である．20～40歳の患者ではHLA適合同胞ドナーがいる場合は，移植が第一選択となりえるが，免疫抑制療法の適応がないとはいえない．すなわち，いずれの治療法も長期生存率は8割を超えるので，初期治療の選択はインフォームドコンセントによる[2]．特に，移植については再発率は低いが，移植関連の早期死亡および合併症があること，免疫抑制療法については安全性は高いが再発，骨髄異形成症候群や白血病への移行，発作性夜間血色素尿症合併のリスクがあることを十分説明する．20～40歳の患者でHLA適合同胞ドナーがいない場合は，まず免疫抑制療法を行う．無効あるいは再発の場合には，再度ATG/ALGを含む免疫抑制療法を行う．2回目のATGが無効の場合には，非血縁者からの移植の適応である．

2）中等症に対する治療　輸血を必要とする症例は，抗胸腺細胞グロブリン（antithymocyte globulin：ATG），抗リンパ球グロブリン（antilymphocyte globulin：ALG）の適応である．輸血を要しない例には，軽症例と同様に蛋白同化ホルモンを投与する．ATG，ALGはアナフィラキシーショック，血清病，感染症を併発することがあり，注意を要する．

3）軽症に対する治療　貧血症状などを認める例や，Hbが10g/dl以下の例が，治療の対象である．無症状の場合は治療せず経過観察する．治療は蛋白同化ホルモン

が約半数の症例に有効である．副作用として肝障害，多毛，嗄声などがあるが，薬剤の中止により改善する．

　4）難治例に対する治療　　免疫抑制療法の無効例あるいは再発例で移植の適応がない重症例に対しては，再度ATG/ALGを含む免疫抑制療法を行うか，蛋白同化ホルモンやダナゾールの投与を試みる．

　5）輸血療法　　貧血や血小板減少症に対しては，対症的に輸血療法が行われる．赤血球輸血の適応の目安は，ヘモグロビン濃度が外来患者では8g/dl，入院患者では6g/dl前後である．血小板輸血の絶対的適応は5,000/μl以下であり，出血傾向が著明でない（例えば，下肢に点状出血を認めるのみ）場合には輸血は行わない．

■文献
1) 高久史麿：再生不良性貧血分科会報告．厚生省特定疾患特発性造血障害調査研究班平成元年度研究業績報告書：57-58, 1990.
2) Bacigalupo A et al：Treatment of acquired severe aplastic anemia： bone marrow transplantation compared with immuno-suppressive therapy − The European Group for Blood and Marrow Transplantation experience. Sem Hematol, **37**：69-80, 2000.
3) Ball SE：The modern management of severe aplastic anaemia. Brit J Haematol, **110**：41-53, 2000.
4) Killick SB and Marsh JC：Aplastic anaemia：management. Blood Rev, **14**：157-171, 2000.
5) Young NS：Acquired aplastic anemia. Ann Intern Med, **136**：534-546, 2002.

44
赤芽球癆

岸　賢治

　赤芽球癆（pure red cell aplasia：PRCA）は，骨髄中の赤芽球のみが減少し，赤血球系造血が不良となることにより発症する貧血である．発症初期の病態によっては貧血がほとんどみられない時期もあるが，病因が継続すると難治性の貧血となり，長期的な治療が必要となる．病態からみて急性型と慢性型があり，慢性型には先天性と二次性がある．

■急性PRCA
　急性PRCAは，遺伝性球状赤血球症，自己免疫性溶血性貧血，発作性夜間血色素尿症などの慢性溶血性疾患で，しばしば突然に貧血が進行する病態として報告された．溶血性貧血では，赤血球寿命が短縮することがその特徴であり，赤芽球の過形成（網赤血球増加）で恒常性が保たれている．パルボウイルスB19の初感染では，ウイルスが赤芽球に感染し赤芽球低形成となるため，急激な貧血の発症となる．赤血球寿命の短縮のない症例では，赤血球造血が一時的に障害しても重篤な貧血には至らないが，軽度の貧血と網赤血球の著減を認める．免疫機構の低下した後天性免疫不全症候群では，B19感染を排除することができず，慢性的なB19感染を来し，慢性PRCAとなることを留意する必要がある．他の感染症でも報告がある（表参照）ほか，薬剤性赤芽球障害によるPRCAも報告されている．発症機序として，diphenylhydantoin, rifampicinでは，薬剤の存在下で患者IgGが赤芽球系造血前駆細胞（BFU-E, CFU-E）の増殖を抑制することから，薬剤がハプテ

赤芽球癆の分類

(1) 急性型
　① 感染症： パルボウイルス B19
　　　　　　 ウイルス性耳下腺炎，ウイルス肝炎，異型肺炎
　② 薬剤性： α-methyldopa, aminosalicylkic acid, aminopyrine, aspirin, azathioprine, carbamazepine, cephalothin, chloramphenicol, colchicine, co-trimoxazole, diphenylhydantoin, gold, halothane, heparin, indomethacin, isoniazid, phenylbutazone, rifampicin, sulfathiazole, sulfonamide, thiamphenicol, tolbutamide, valproic acid
　③ その他： 葉酸欠乏，ビタミンC欠乏，低栄養
(2) 慢性型
　① 先天性： Diamond-Blackfan貧血
　② 免疫性： 特発性
　　　　　　 胸腺腫に合併
　　　　　　 膠原病に合併
　　　　　　 免疫系腫瘍に合併
　　　　　　 エリスロポエチン治療による阻止抗体誘導
　③ 造血障害： MDS

ンとなって自己免疫機序が働くとされているが，他の薬剤では直接的抑制も推定されている．このほか，特に葉酸欠乏の際に同様の病態を示すことがある．診断には感染症や新規薬剤投与などをきっかけに急に増強する貧血，網赤血球減少，溶血の亢進（ビリルビン増加）を認めないことなどが重要である．治療には，原因薬剤を中止し，輸血，葉酸および複合ビタミン剤を投与する．

■ 慢性PRCA

1) 先天性　　慢性PRCAには，先天的なものと後天的なものとがある．先天的なPRCAは，報告者の名前よりDiamond-Blackfan貧血といわれている．家族構成員に同様の貧血を認めることや，血族結婚が多いことなどから，常染色体性劣性または優性遺伝であるとされているが，発症機序は一律ではない．この貧血は，生後2週から1年以内に診断されることが多い．骨髄BFU-E，CFU-Eの増殖が障害されており，エリスロポエチン（erythropoietin：EPO）などへの反応性も低下している．臨床像としては，貧血に伴う症状のほか，重症になるとうっ血性心不全，呼吸困難，肝脾腫を示す．赤血球は大球性で，胎児性ヘモグロビンの増加，赤血球膜にIa抗原を認める．骨髄では赤芽球低形成で，残存する赤芽球は巨赤芽球様か，前赤芽球の形態をとる．血清鉄・血清EPO値は高値で，赤血球adenosine deaminase酵素活性が高値をとることが多い．治療として副腎皮質ステロイドなどの免疫抑制剤が有効で，免疫機序による本疾患の発症が推定されるが，無効な例もあり，支持療法として輸血・鉄過剰状態に対するキレート剤，脾腫に対する摘脾が行われる．また造血幹細胞移植も適応である．

2) 二次性　　二次性の慢性PRCAについて，1930年代にはPRCAに胸腺腫を合併することが多く，ほぼ半数にみられるといわれていたが，最近では7％程度の一部の症例に認められるとされている．免疫機序により発症するPRCAは胸腺腫に合併するもののほか，慢性関節リウマチ，SLE, B-CLL, T-CLL, LGL（large granular lymphocytic）leukemia, angioimmunoblastic lymphoadenopathyなどに合併して発症するPRCAが示されている．これらの発症機序は一律とはいえず，造血前駆細胞やEPOあるい

はEPO受容体に対する抗体により赤芽球造血前駆細胞の増殖が抑制される場合と，細胞傷害性Tリンパ球による赤芽球造血の障害を示すものとが証明されている．臨床像としては，正色素性・正球性あるいは大球性貧血を示し，網赤血球の減少を認める．WBC・血小板数は正常で，骨髄は正形成で顆粒球造血・巨核球造血は正常だが，赤芽球系は低形成を示す．みられる赤芽球は未熟なものであるが，異形性は認めない．血清鉄は高値でUIBCは低値，血漿鉄消失時間は延長し，鉄利用率は低値を示す．繰り返される輸血により鉄過剰状態となり，ヘモクロマトーシスの病態を示す．治療には各種免疫抑制療法が行われている．副腎皮質ステロイド，シクロスポリンA，抗胸腺細胞グロブリンなど再生不良性貧血に準ずるが，血漿交換・胸腺摘除なども有効である．

骨髄異形成症候群（MDS）は通常複数血球系の減少を示し，骨髄は赤芽球系過形成を示すが，一部の症例でPRCA様の骨髄所見をとるものが存在する．血球形態の注意深い観察による異形成の診断や，胸腺・免疫疾患の存在などにより鑑別が必要であるほか，RAEB，RAEB-tなどへの病態の進行に注意を払うべきである．

最近興味深いPRCAが報告された．慢性腎不全に伴う貧血は腎臓におけるEPO産生が低下するために起こることから，リコンビナントEPOが治療に導入され著しい効果を示している．このような症例の中からPRCAを発症した症例が報告され，血清から正常造血前駆細胞コロニー形成を抑制する阻止抗体が証明された．その抗体はEPOに結合し，その立体構造に変化を与えて造血因子としての機能を阻止することが明らかにされた．

■文献
1) Erslev EA : Pure red cell aplasia. In : Hematology（Beutler E et al eds），p448, McGraw-Hill, New York, 1995.
2) Casadevall N et al : Pure red cell aplasia and antierythropoietin antibodies in patients treated with recombinant erythropoietin. N Engl J Med, **346** : 469-75, 2002.
3) Dessypris EN et al : Diphenylhydantoin-induced pure red cell aplasia. Blood, **65** : 789, 1985.
4) Diamond LK and Blackfan KD : Hypoplastic anemia. Am J Dis Child, **56** : 464, 1938.
5) Owren PA : Congenital hemolytic jaundice : the pathogenesis of the hemolytic crisis. Blood, **3** : 231, 1948.

45
赤血球増加症（多血症）

増田道彦

赤血球増加症（erythrocytosis）とは，末梢血の赤血球数，ヘモグロビン濃度あるいはヘマトクリットが正常範囲を超えて増加した状態である．赤血球増加症は，表に示すように分類される．赤血球増加には，①循環赤血球量の増加した，実際の赤血球増加症，②実際には赤血球増加がない，見かけ上の赤血球増加症に分類される．実際の赤血球増加症には，エリスロポエチン（EPO）産生の亢進しているもの，EPO産生の亢進していない真性赤血球増加症や，EPOレセプターの感受性亢進などに分けられる．循環赤血球量は，^{51}Crにより赤血球を標識して測定する．

■ **真性赤血球増加症**

本症は，著明な循環赤血球量の増加を特徴とする慢性骨髄増殖性疾患の一つである．白血球増加，血小板増加，脾腫があり，骨髄は過形成である．本症は，グルコース-6-リン酸脱水素酵素（G6PD）のアイソザイムの研究から，血液幹細胞のクローナルな疾患であることがわかっている．

循環赤血球量の増加に伴い，血液粘度増加，循環障害を来し，頭痛，めまい，視力障害，耳鳴り，倦怠感，知覚障害，呼吸苦などの症状がみられる．赤血球増加により，赤ら顔で特に口唇，頬部，鼻尖，耳に著しく，結膜も充血する．また皮膚搔痒感は特徴的な所見で，特に入浴後増悪する．これは白血球増加，好塩基球増加による高ヒスタミン血症が原因である．脾腫は真性赤血球増加症患者の多くでみられ，このため上腹部膨満感を訴える場合がある．真性赤血球増加症に合併する血栓症として，脳梗塞，肺梗塞，下肢静脈血栓，狭心症，心筋梗塞，末梢血管閉塞がみられる．また真性赤血球増加症患者は，血小板の機

赤血球増加症の分類

【実際の赤血球増加症】
(1) 真性赤血球増加症
(2) EPO産生増加による赤血球増加
　① 低酸素状態によるEPO産生亢進
　　　心肺疾患：慢性閉塞性肺疾患，チアノーゼ性心疾患，肺胞換気不全（Pickwick症候群，オンディーヌの呪い）
　　　高地滞在
　　　喫煙（carboxyhemoglobinの増加）
　　　組織への酸素授受の障害：異常ヘモグロビン症，赤血球2,3-DPG低下
　② EPO産生亢進
　　　EPO産生腫瘍：腎癌，肝癌，小脳血管芽細胞腫
　　　腎虚血：水腎症，腎嚢胞，腎血管狭窄
　　　家族性赤血球増加症（伴性劣性遺伝）
(3) EPOレセプターの感受性亢進
　① 家族性赤血球増加症（常染色体優性）
【見かけ上の赤血球増加症】
(1) 体液喪失：脱水，下痢，嘔吐，熱傷
(2) ストレス赤血球増加症

能異常などにより，出血傾向を来す．
　診断は循環赤血球量測定が重要であるが，アイソトープを用いた検査ができない施設でも汎血球増加，脾腫などの所見があれば真性赤血球増加症と診断できる．動脈血酸素飽和度の低下がないことも診断基準の一つだが，血漿EPO濃度上昇がなければこの基準を満たしていると考えられる．
　真性赤血球増加症の治療目的としては，以下の三つが考えられる．①血球増加により引き起こされる血栓症のリスクを減少させる．②皮膚掻痒症，肝脾腫などの臨床症状を軽減させる．③血小板数を減少させ，血小板由来の骨髄線維症惹起物質（PDGF，またTNF-α）も減少させる．これにより，消耗期への移行をできるだけ遅らせる．
　真性赤血球増加症の治療方針を以下に示す．①患者の状態が許せば，瀉血によりヘマトクリットを正常化する．②41歳以上の患者で，頻回の瀉血が必要な患者，血栓症の既往がある患者は化学療法を行う．70歳以上の患者も化学療法の適応である．③化学療法を行うときは，頻回の末梢血検査により，骨髄抑制に十分注意する．④妊娠の可能性がある女性は，瀉血のみで治療する．またアルキル化剤は無精子症を起こすため，若年男性に投与しない．⑤コントロール不良の場合，手術は行わない．

■二次性赤血球増加症
　EPOの増加，または赤芽球のEPOレセプターの異常により起こる，赤血球増加症の総称である．赤血球の増加のみで，白血球，血小板は増加せず，脾腫も認めない．症状は基礎疾患によるが，赤血球増加による循環障害による症状が現れることもある．
　二次性赤血球増加症で組織の低酸素症によるものは，低酸素状態が腎臓に作用し，EPOの産生が高まるために起こる．高地滞在，肺気腫などの慢性閉塞性肺疾患，右→左シャントのあるチアノーゼ性心疾患，Pickwick症候群や「オンディーヌ（Ondine）の呪い」などの肺胞換気不全，筋萎縮や胸郭運動障害などの末梢性肺胞換気不全などでは低酸素血症により赤血球増加を来す．
　もう一つの赤血球の増加する機序は，EPO産生の異常亢進によるものである．水腎症，嚢胞腎などの腎疾患では，組織の一部に起こる機械的圧迫による循環障害により，EPOの産生が亢進し，赤血球が増加する．またEPOを産生する腫瘍としては，腎癌，肝癌，小脳血管芽細胞腫などの報告がある．
　また常染色体優性遺伝形式を示す，家族性の多血症（primary familial and congenital polycythemia）が報告されている．患者は赤血球増加以外，白血球，血小板の増加や脾腫もなく，EPO濃度も上昇していない．この家系では，赤芽球に発現しているEPOレセプターの，EPOに対する感受性が増大している．

■ストレス赤血球増加症
　赤ら顔，やや小太り，高血圧の症状があり，喫煙をしている中年男性にみられる赤血球増加症である．ストレスが原因と考えられ，ストレス多血症と名付けられた．症状として，頭痛，倦怠感，感覚異常，めまいなどの症状がある．また高血圧症のほかに，高脂血症，高尿酸血症，血栓症の合併が多い．赤血球増加以外，白血球，血小板の増加や，脾腫は認めない．循環赤血球量を測定すると増加しておらず，血漿量が減少するか，静脈系の血液分布の変化により，見かけ上ヘマトクリットが上昇すると考えられている．治療としては瀉血，化学療法は行わない．高血圧症，高脂血症，高尿酸血症のコントロール，禁煙指導などを行う．

46 骨髄異形成症候群

大屋敷一馬

表1 FAB 分類

	芽球 (%) 末梢血　骨髄	環状鉄芽球 (%)	末梢血単球数 (>1,000/μl)
RA	<1　　<5	<15	なし
RARS	<1　　<5	>15	なし
RAEB	<5　　5～20	様々	なし
RAEB-t	>5　　21～30 アウエル小体(+)	様々	なし
CMML	<5　　<20	様々	あり

■骨髄異形成症候群の病態と分類

骨髄異形成症候群（myelodysplastic syndrome：MDS）は，造血細胞の分化障害と骨髄におけるアポトーシスを主体とし，血球3系統（赤血球系/白血球系/巨核球血小板）の異形成像を主とする血液形態異常と血球減少を特徴とする．高齢者に好発し，男性に若干多い傾向にある．近年，若年者にも血球減少として発見されることが多い．約50%のMDS患者では骨髄造血細胞の後天性の染色体異常がみられ，クローン性の難治性造血障害の一つと考えられている．MDSの骨髄は通常，正形成～過形成で，芽球の頻度は5%未満から，急性骨髄性白血病と同程度近くのものまで様々である．末梢血は一般に汎血球減少を示す．

MDSは骨髄および末梢血における芽球の頻度で，RA（refractory anemia），RAEB（RA with excess blasts），RAEB-t（RAEB in transformation）に分けられるが（表1），さらに芽球が骨髄で5%未満で環状鉄芽球が赤芽球の15%以上を占めるRARS（RA with ringed sideroblasts），および末梢血で単球の絶対数が1,000/μl以上のものは慢性骨髄単球性白血病（CMML）と診断される．従来，MDS診断にFAB（French-American-British）分類が用いられてきたが，最近は骨髄での芽球が20%以上のものを急性骨髄性白血病とし，CMMLをMDSから骨髄増殖性疾患とする新WHO分類が提唱されている（表2）[1,2]．

■骨髄異形成症候群の診断

MDS診断の糸口は，血球減少（通常，二あるいは汎血球減少）の精査として行う骨髄穿刺での異形成像（好中球の脱顆粒，Pelger-Huetなどの顆粒球系細胞の核分葉異常；巨大芽球様異常，多核赤芽球，環状鉄芽球；巨大血小板，巨核球の核分様異常やmicro-megakaryocyteなど）と，骨髄や

表2 WHO 分類（一部 MDS 2000 分類を追加）（文献1，2より）

	末梢血	骨髄
異形成のない RA	芽球<1%；単球数<1,000/μl	芽球<5%；環状鉄芽球<15%
異形成を伴う RA	同様＋顆粒球異形成 and/or巨大血小板	同様＋顆粒球異形成 and/or巨核球異形成
異形成のない RARS	芽球<1%；単球数<1,000/μl	芽球<5%；環状鉄芽球≥15%
異形成を伴う RARS	同様＋顆粒球異形成 and/or巨大血小板	同様＋顆粒球異形成 and/or巨核球異形成
RAEB-I	芽球1～5%；単球数<1,000/μl	芽球 5～10%
RAEB-II	芽球6～20%；単球数<1,000/μl	芽球 11～20%
CMML*	芽球<1～20%；単球数>1,000/μl	芽球 0～20%

* WHO 分類ではMDSから削除されているが，MDS 2000 分類ではMDSに入れる．

末梢血における芽球の頻度，CMMLでは骨髄の芽球と末梢血の単球によりなされる（表1および2）．さらに，骨髄における染色体検査による予後の推定，好中球アルカリホスファターゼ活性による補助診断が必要である．除外すべき疾患は汎血球減少を来すものすべてであるが，境界領域との鑑別診断には染色体検査が有用なこともある．またサイトカイン-ストームに伴う骨髄異形成像とも注意深い鑑別が必要である．

■骨髄異形成症候群の予後と治療

予後は国際予後スコアリングシステム（International Prognostic Scoring System：IPSS）に則って行うが，基本的治療方針は，骨髄での芽球頻度と染色体異常の様式に大きく依存する（表3）．50%生存はIPSSでのlow scoreで5.7年，INT-1 scoreで3.5年，INT-2 scoreで1.2年，high scoreで0.4年とされている[3]．

治療は，低リスクのMDS（FAB分類でRA）に対しては主として経過観察とするが，輸血依存例には蛋白同化ホルモン剤，副腎皮質ステロイド剤（0.8 mg/kg；有効率20%），ビタミンD_3（有効率20%以下），ビタミンK_2（有効率20%）などが標準的である．最近では副腎皮質ステロイド剤パルス（有効率30〜50%），抗リンパ球グロブリン抗体/抗胸腺グロブリン抗体注射（保険適用外；有効率30〜50%），シクロスポリンA（保険適用外：有効率40〜50%）も用いられる．RARSにはビタミンB_6投与をまず行い，無効例にはRAと同様の治療が行われる．中リスクMDS（WHO分類でRAEB-I）には，RAと同様の治療，あるいはCAG療法〔キロサイド10 mg/m^{2}を12時間ごとに皮下注射（14日間）＋アクラシノン14 mg/m^{2}を30分点滴，4日間＋G-CSF 200 μg/m^{2}注射を治療開始1日目から投与〕のような比較的マイルドな治療が選択されることが多い．高リスクMDS（FAB分類でRAEB-t，およびWHO分類でRAEB-II）には，70歳未満の症例で急性骨髄性白血病と同様な多剤併用療法先行G-CSF，高齢者ではCAG療法が選ばれる．また完全寛解導入後，造血幹細胞移植療法も積極的に行われつつある．造血幹細胞移植では，完全寛解後の自家末梢血幹細胞移植同種骨髄移植と同等の治療成績が望める．複雑型染色体異常（3個以上の染色体での異常）をもつMDS症例は極めて予後不良である．

■文献

1) Harris NL et al : World Health Organization classification of neoplastic diseases of the hematopoietic and lymphoid tissues. *J Clin Oncol*, **17**：3835-3849, 1999.
2) Bennett JM : World Health Organization classification of the acute leukemias and myelodysplastic syndrome. *Int J Hematol*, **72**：131-133, 2000.
3) Greenberg P et al : International scoring system for evaluating prognosis in myelodysplastic syndromes. *Blood*, **89**：2079-2088, 1997.

表3 国際予後スコアリングシステム（文献3より）

	Score				
	0	0.5	1.0	1.5	2.0
骨髄での芽球(%)	<5	5〜10		11〜20	21〜30
染色体[*1]	良好	中間	不良		
血球減少[*2]	0/1	2/3			

[*1] 良好：正常核型，-Y, del (5q), del (20q)，
不良：-7, 7q$^-$, ＞3個以上での染色体異常，
中間：その他
[*2] Hb＜10 g/dl；好中球＜1,500/μl；血小板＜100,000/μl
CMMLで白血球数12,000/μl以上のものは判定より除外．

判定	Low	INT-1	INT-2	High
	0	0.5〜1.0	1.5〜2.0	≧2.5

47
染色体異常と造血器腫瘍

三浦偉久男

これまでのFAB分類が白血病細胞の形態に基づいているのに対し，新しいWHO分類は頻度の高い染色体・遺伝子変化群を独立させ，それらに該当しないときに，これまでどおり形態を基礎に分類する．この分類が今後広く用いられるものと思われるが，そのためには染色体分析と遺伝子変化の検索が必要になる．

■ CHRONIC MYELOPROLIFERATIVE DISEASES

chronic myelogeneous leukemia
t(9;22)(q34;q11)

慢性骨髄性白血病（CML）の特異的染色体異常であるPh（Philadelphia）染色体は，この染色体転座により形成される22番染色体である．9q34にABL，22q11にBCR遺伝子が位置し，染色体転座によりBCR/ABL融合遺伝子が形成されキメラ蛋白が産生される．Ph染色体は成人急性リンパ性白血病で最も頻度の高い染色体であることから，CMLの初診時急性転化型との鑑別が必要である．

■ MYELODYSPLASTIC / MYELOPROLIFERATIVE DISEASES

(1) **chronic myelomonocytic leukemia**
 trisomy 8が多く認められる．
(2) **juvenile myelomonocytic leukemia**
 monosomy 7が30～40%に認められる．

■ MYELODYSPLASTIC SYNDROMES

myelodysplastic syndrome associated with isolated del(5q) chromosome abnormality del(5q31-33)

5q-はアルキル化剤による二次性MDSでも多く認められるので，「5q-症候群」はこれ以外の異常をもたない場合に限ることに注意する必要がある．大球性貧血で血小板数は正常ないし増加し，骨髄巨核球は核の分葉が少ない．高齢女性に多く予後良好である．

■ ACUTE MYELOID LEUKEMIAS

(1) **acute myeloid leukemia with recurrent cytogenetic abnormalities**

①AML with t(8;21)(q22;q22), (AML1/ETO)

AML1/ETO（MTG8）融合遺伝子を形成する．8q22（AML1）はほかにも多くの部位と転座し，付加的染色体異常としてY欠失が多い．分化傾向が強く予後良好であるが，髄外腫瘍を形成しやすい．

②AML with inv(16)(p13q22) or inv (16)(p13;q22), (CBF-β/MYH11)

16p13にMYH11，16q22にCBFβが位置し，染色体転座によりCBFβ/MYH11融合遺伝子が形成される．好塩基性顆粒をもつ好酸球を伴うことが特徴的である．予後良好であるが，中枢神経系を中心とする髄外腫瘍を形成しやすい．

③acute promyelocytic leukemia
 AML with t(15;17)(q22;q21), (PML/RARα) and variant

15q22にPML，17q11にRARαが位置し，染色体転座によりPML/RARα融合遺伝子が形成されキメラ蛋白が形成される．他の病型と異なり，寛解導入療法にはATRA（all-trans retinoic acid）が用いられる．しかし，17q21はほかにも多くの転座相手をもち，転座相手によって形態とATRAに対する反応性が異なるため，17q21の染色体転座の相手も染色体分析やFISH（fluorescence in situ hybridization）法で確認しておく必要がある．

④AML with 11q23（MLL）abnormality
転座相手の多いことが特徴で，t(9;11)

(p21;q23) のほかに，20種類以上の転座相手が知られている．t(4;11) が急性リンパ性白血病の病型をとる以外は，単球性白血病が多い．乳児白血病に多く認められ，予後不良とされている．

(2) acute myeloid leukemia and myelodysplastic syndrome, therapy related

①alkylating agent related
アルキル化剤投与後にMDSの時期を経て急性骨髄性白血病となる．染色体異常は-7/7q-，-5/5q-，der(1;7) (q10;p10) が多く，複雑な付加的異常をもち予後不良である．

②topoisomerase II inhibit-related
アルキル化剤による二次白血病と異なり，発症が早く先行するMDSの時期がない．VP16を中心とするトポイソメラーゼII阻害剤投与後の11q23 (MLL) に異常のある二次白血病に多く認められ，予後不良である．

■ B-CELL NEOPLASMS
precursor B-cell neoplasm
precursor B-cell lymphoblastic leukemia/lymphoma

FAB分類のL1, L2に相当しB-ALLとB-LBLの病態をとる．染色体数＞50の場合予後良好であるが，成人の場合はt(9;22) (q34;q11) (BCR/ABL) の頻度が最も高く，極めて予後不良である．

①mature B-cell neoplasms
chronic lymphocytic leukemia/ small lymphocytic lymphoma
trisomy 12 (20%) と del(13)(q14) (50%) の異常が多い．

②follicular lymphoma
t(14;18) (q32;q21.3)
特異的染色体異常として，欧米では80～90％にt(14;18) を認める．一方，日本では30～60％と頻度が低いと報告されてきたため，日本と欧米例の間に生物学的差異があると考えられてきた．しかし，最近ではt(14;18) の頻度は日本と欧米間には差のないことが明らかにされている．t(14;18) により18q21.3に位置するBCL-2遺伝子が脱制御を来し，胚中心におけるBリンパ球のアポトーシスが抑制されることが，悪性リンパ腫の原因と考えられている．この染色体異常をもつリンパ腫は低悪性度群に属するが治癒は困難である．

③mantle cell lymphoma
t(11;14) (q13;q32)
11q13よりPrad1/CyclinD1遺伝子が単離され，この転座によりCyclinD1遺伝子の脱制御が起こり，マントル層の細胞が増殖することが重要と考えられている．

④Burkitt lymphoma / leukemia
t(8;14) (q24;q32)
FAB分類のL3に相当する．8q24にはMYC遺伝子が位置し，免疫グロブリン遺伝子と転座し，t(8;14) 以外に，t(2;8)，t(8;22) を形成する．plasma cell myelomaでも認められる染色体転座である．

⑤diffuse large B-cell lymphoma
3q27転座
3q27に位置するBCL6は，免疫グロブリン遺伝子と転座するのは約半数にすぎない．しかも，転座相手の頻度がIGH≫IGL＞IGKであるBCL1, BCL2, MYCと異なり，BCL6ではほぼ同等である．さらに，免疫グロブリン遺伝子以外の多数の部位とnon-randomに転座する．転座相手が多様であることの意義は不明であるが，染色体転座の結果形成される蛋白の構造は正常と同等であり，脱制御が主たるリンパ腫発生機構と考えられる．多くはびまん性大細胞型B細胞リンパ腫となるが，濾胞性リンパ腫の形態をとることもある．

⑥extranodal marginal zone B-cell lymphoma of mucosa-associated lymphoid tissue (MALT-lymphoma)
t(11;18) (q21;q21.1)

最近，t(11;18)(q21;q21.1)をもつMALT(mucosa-associated lymphoid tissue)リンパ腫より単離され，18q21にMALT1/MLT，18q21.1にAPI2遺伝子が位置し，この染色体転座によりキメラ蛋白が形成される．肺のリンパ腫で頻度が高く，胃のリンパ腫でこの染色体転座を伴った場合は*Helicobacter pylori*の除菌療法は無効である．

⑦plasma cell myeloma
　14q32転座

plasma cell myelomaは分裂中期像を得ることが困難で，染色体異常が検出されるのは進行期の症例であり，多くの付加的異常を伴うために複雑な核型となっている．染色体分析ではt(11;14)(q13;q32)の頻度が最も高く，cyclinD1が陽性で形質細胞性白血病となっていることが多い．FISH法により，この病型の90%以上がIGH(14q32)と転座していることが示されている．したがって，初期の変化は染色体分析よりも，FISH法による検索が有用である．Del(13)(q14)の欠失は重要な予後不良因子である．

■ T-CELL AND NK-CELL NEOPLASMS

(1) precursor T-cell neoplasms

T細胞受容体の位置する部位と転座することが多く，T-ALLとT-LBLの病態をとる．

(2) mature T-cell NK-cell neoplasms

T細胞リンパ腫の染色体異常の特徴はその多彩さにある．

anaplastic large cell lymphoma (ALCL)
t(2;5)(p23;q35)

2p23にALK遺伝子が位置する．2p23は5q35以外の部位とも転座し，多くのsimple variant translocationを形成するが，いずれもALCLの病型をとる．これまでにt(1;2)(q25;p23)，t(2;3)(p23;q21)，inv(2)(p23q35)が報告されている．

■ HODGKIN LYMPHOMA

95%以上がB細胞由来であり，T細胞由来は極めてまれで例外的と考えられている．検体中で腫瘍細胞の占める割合が低く腫瘍細胞の増殖も遅いため，分裂中期像を得にくいだけでなく，染色体数が多いため分析は困難である．特異的染色体異常はない．

■ おわりに

新WHO分類では，白血病の場合は特異的な染色体異常が得られたときにはそれぞれの独立した病型に分類されるが，悪性リンパ腫はまだ病理形態を基本に分類されているため，一つの染色体転座が複数の病型にわたり記載されることになる．さらに，付加的染色体異常の種類により腫瘍細胞の形態だけでなく治療反応性も異なってくる．したがって，治療方針を決定するにあたり，臨床医は病理組織診断に染色体検査の結果や他の検査結果を加え総合的に判断していくことが必要である．悪性リンパ腫の病態を明らかにしていくためには，染色体異常の切断点集中部位からさらに多くの新規遺伝子を単離していくことが今後の課題である．

■文献

1) 阿部達生編著：造血器腫瘍アトラス—形態，免疫，染色体と遺伝子，改訂第3版，日本医事新報社，2000．
2) 内野治人監修，阿部達生他：腫瘍染色体アトラス，南江堂，東京，1986．
3) 古庄敏行他編：臨床染色体診断法，金原出版，東京，1996．
4) Heim S and Mitelman F：Cancer Cytogenetics, 2nd ed, John Wiley & Sons, New York, 1995.
5) Sandberg AA：The Chromosomes in Human Cancer and Leukemia, 2nd ed, pp625-751, Elsevier, New York, 1990.

48 遺伝子診断の手法

横田昇平

　患者の臨床症状や検査所見から疾病の存在を疑い，その原因遺伝子の変異を検出することで，診断を確定させるのが遺伝子診断の役割である．

　血液疾患の原因となる遺伝子変異には，①点突然変異，②染色体（遺伝子）転座，③遺伝子増幅，④発現異常などがある．

　検出法は遺伝子変異のタイプにより異なるが，疾患をもつ患者の血液細胞や腫瘍細胞に特異的な塩基配列の変化や遺伝子発現の異常を検出するのが一般的である．

■ブロッティング法

　1）サザンブロッティング法　核酸は，その分子量や構造の差に基づく移動度の差から電気泳動により分離できる．サザンブロッティング法では，DNAをアガロースゲルで電気泳動したのち毛管現象によりナイロンメンブランなどに移し，紫外線照射などにより固定後，特定の塩基配列をもつDNAプローブを放射性同位元素などで標識し，ハイブリダイズさせることで，目的とする塩基配列を含むDNA断片の位置を確認する．

　ゲノムDNAを制限酵素で消化することで，様々な長さをもつDNA断片が生じるが，遺伝子再構成や点突然変異に伴い，制限酵素の認識する塩基配列が変化したり移動することがあり，DNA断片の大きさが変化するので変異を検出できる[1]．

　2）ノーザンブロッティング法　細胞から抽出したRNAをアガロースゲルで電気泳動したのちブロッティングし，プローブをハイブリダイズすることで，遺伝子転写産物の発現の有無や量を解析できる．検査には多量のRNAが必要であり，もっぱら細胞株などの分析に利用される．細胞数の少ない臨床検体では，後述するRT-PCR法で発現を解析することが多い．

■PCR法

　PCR（polymerase chain reaction）法は，二重鎖DNAが温度を上げると単鎖となり，温度を下げると再び会合して二重鎖となる性質を利用し，増幅する領域の両端の塩基配列に相補的な20塩基程度のプライマーと，高温で作用するTaqDNAポリメラーゼを組み合わせ，温度の上下を繰り返すだけで短時間のうちに特定の塩基配列を何万倍以上にも増幅する遺伝子検査法であり[2]，様々な工夫がなされている．

　1）RT-PCR法　遺伝子の転写産物を増幅するため，mRNAを逆転写酵素（reverse transcriptase）の作用でcDNAに変換し，これをPCR法で増幅する．ノーザンブロッティング法では検出できない微量の遺伝子発現を検出できるのが利点である．BCR/ABLなどキメラmRNAを証明することで，染色体転座（遺伝子再構成）の診断に役立つ[3]．

　2）定量的PCR法　PCR法では，増幅産物は指数関数的に増え，やがてプラトーに達することから，増幅結果から増幅前のDNAコピー数を推定するのは困難であったが，近年，competitive PCR法やreal-time PCR法が開発され，ある程度正確な定量が可能となった．

　前者は増幅する領域に似たダミー塩基配列を含むプラスミドDNAを様々な濃度で加えて反応を競合させ，アガロースゲル上で増幅産物の量が同じとなる点を見つけることで，もとのコピー数を推定する方法である．

　後者は，通常の増幅用プライマーに加え，増幅する領域に特異的にハイブリダイズするように設計されたTaqManプローブをあ

らかじめ用意する．このプローブの5′端にはレポーター蛍光色素，3′端にはクエンチャー蛍光色素が標識されており，ポリメラーゼ反応の伸長によりプローブが分解され，レポーター色素が遊離し蛍光を発することで，増幅産物の濃度を知ることができる．

■ 点突然変異の検出法

PCR法で増幅した産物を適当な条件で一本鎖DNAに変性させると，1塩基の置換でも分子の立体構造が変化するため，電気泳動の移動度が野生型と異なるようになる．以下に記した方法が点突然変異のスクリーニングとして頻用されている．いずれも，変異塩基の特定には塩基配列解析（シークエンシング）が必要である．

1) SSCP (single-strand conformation polymorphism) 法　　放射性同位元素などで標識したPCR産物を熱変性させたのち，非変性ポリアクリルアミドゲルで電気泳動し，乾燥させたのちX線フィルムに感光させる．これにより，変異のあるPCR産物は，新たなバンドとして検出される．

2) 変性濃度勾配ゲル電気泳動法 (denaturing gradient gel electrophoresis：DGGE)　　尿素などの変性剤を加えPCR産物の電気泳動を行うと，一本鎖DNAに解離し泳動速度は遅くなる．尿素濃度による変性の程度は塩基数が同じであっても，塩基配列が異なると違いを生じるので，尿素濃度を微妙に調節し，一方が一本鎖で，一方が二本鎖のままであるような条件を見出すことで，野生型と変異型を見分けることができる．

3) 変異プライマーPCR法　　突然変異を起こす部位を含む塩基配列が，偶然制限酵素の認識部位であれば，変異の有無はPCR産物が制限酵素で切断できるか否かで，簡単に見分けられる．しかしこのような例は極めてまれである．そこで，変異を起こす部位の直前に増幅用プライマーをデザインし，その3′端の近傍の塩基を人為的に入れ替えることで，人工的に制限酵素認識部位を作り出すことができる．これにより，変異を検出できる．

■ 遺伝子変異の診断

これまで述べた方法を組み合わせることで，血液疾患のもつ様々な遺伝子変異を検

遺伝子変異の種類とその検出方法

変異の種類	検出方法	条件・特徴・その他
点突然変異	サザンブロッティング法	突然変異が制限酵素の認識配列内にある場合のみ可能
	変異プライマーPCR法	突然変異が制限酵素の認識配列に似た配列内にある場合のみ可能
	PCR法 & SSCP法	放射性同位元素が必要，至適泳動条件の設定必要
	PCR法 & DGGE法	至適泳動条件の設定必要
染色体転座	サザンブロッティング法	大量の細胞DNAが必要
		プローブや制限酵素が複数の組合せで必要
	RT-PCR法	融合遺伝子型転座によるキメラmRNAの発現がある場合
		少量の検体（細胞）で可能
	genomic PCR法	近傍遺伝子発現亢進型転座の場合
		少量の検体（細胞）で可能
		転座切断点が散在する場合，long PCRが必要
遺伝子増幅	サザンブロッティング法	神経芽細胞腫における N-MYC 遺伝子増幅の検出が代表的
遺伝子異常発現	ノーザンブロッティング法	大量の検体（細胞）が必要
	RT-PCR法	少量の検体（細胞）で可能

49
造血器腫瘍の遺伝子診断

清井 仁

出することができる．表に遺伝子変異の種類とその検出方法についてまとめた．

■文献
1) Southern EM：Detection of specific sequences among DNA fragments separated by gel electrophoresis. *J Mol Biol*, **98**(3)：503-517, 1975.
2) Saiki RK *et al*：Enzymatic amplification of beta-globin genomic sequences and restrictionsite analysis for diagnosis of sickle cell anemia. *Science*, **230**(4732)：1350-1354, 1985.
3) Kawasaki ES *et al*：Diagnosis of chronic myeloid and acute lymphocytic leukemias by detection of leukemia-specific mRNA sequences amplified *in vitro*. *Proc Natl Acad Sci USA*, **85**(15)：5698-5702, 1988
4) Heid CA *et al*：Real time quantitative PCR. *Genome Res*, **6**(10)：986-994, 1996.
5) Orita M *et al*：Detection of polymorphisms of human DNA by gel electrophoresis as single-strand conformation polymorphisms. *Proc Natl Acad Sci USA*, **86**(8)：2766-2770, 1989.

　分子生物学的解析手法の進歩は，悪性腫瘍における腫瘍化およびその進展に関与する遺伝子を多数同定してきた．これらの遺伝子の多くは，癌遺伝子あるいは癌抑制遺伝子の性格を有し，細胞増殖因子およびその受容体遺伝子，チロシンキナーゼ，セリン・スレオニンキナーゼ，GTP結合蛋白質遺伝子などのシグナル伝達に関与する遺伝子，細胞周期調節因子遺伝子，アポトーシス制御遺伝子などが含まれている．悪性腫瘍は，これら遺伝子の染色体転座，欠失，点突然変異，挿入，重複などによる活性化あるいは失活により，正常の細胞分化・増殖機構が破綻している状態ととらえられている．造血器腫瘍においては，これらの遺伝子群の異常が単独あるいは複合的に認められ，その腫瘍化や進展に関与しているだけでなく，病態特異的な遺伝子異常や予後因子として確立している遺伝子異常も数多く存在する．したがって，造血器腫瘍における遺伝子診断は，単に腫瘍細胞の病型，病態診断のみならず，治療上も有用な情報をもたらしてくれる．また，リンパ系腫瘍においては，免疫グロブリン遺伝子やT細胞受容体遺伝子の再構成を指標とすることにより，腫瘍のクローナリティや細胞起源の同定も可能である．造血器腫瘍における診断的価値の高い遺伝子は多岐にわたるため，ここでは，免疫グロブリン遺伝子とT細胞受容体遺伝子，シグナル伝達に関与する遺伝子異常の診断に焦点を絞り，転座型染色体異常，癌遺伝子，癌抑制遺伝子については51項を参照されたい．

■免疫グロブリン遺伝子とT細胞受容体遺伝子

個々のB細胞，T細胞は，それぞれ特有の免疫グロブリン（Ig）遺伝子，またはT細胞受容体（TCR）遺伝子の再構成を行っている．したがって，通常はIg遺伝子，TCR遺伝子の再構成をサザンブロット法を用いて行っても個々のリンパ球の再構成を検出することができず，胚細胞型のバンドをみるだけである．しかし，ある1個のリンパ球が腫瘍化・増殖を来すと，その増殖リンパ球の遺伝子再構成を検出することが可能となる．したがって，Ig遺伝子またはTCR遺伝子の再構成を検出した場合には，リンパ球のクローナルな増殖が存在することを意味する．しかし，Ig遺伝子の再構成＝B細胞性腫瘍，TCR遺伝子の再構成＝T細胞性腫瘍ではないことを常に考慮することが肝要である．B細胞系の急性リンパ性白血病では，IgH, TCR δ, γ, β 遺伝子の再構成の頻度は95％，54％，55％，33％であり，T細胞系急性リンパ性白血病では，14％，68％，91％，89％と報告されている[1]．したがって，B細胞系腫瘍においてもTCR遺伝子の再構成が，逆にT細胞系腫瘍においてもIg遺伝子の再構成を認めることがあり，細胞起源の同定においては細胞表面白血球分化抗原の発現に基づく表現型とともに診断する必要がある．

■シグナル伝達に関与する遺伝子異常

細胞外から核内に伝わる細胞増殖・分化シグナルは，細胞表面に存在する受容体にリガンド分子が結合することにより惹起される．リガンドの結合によって活性化された受容体は，種々のシグナル伝達物質を介してそのシグナルを核内に伝えている．この一連のシグナル伝達に関与する物質の遺伝子変異は数多く同定されているが，造血器腫瘍の発症や進展に関与するものは比較的限られている．サイトカイン受容体の遺伝子異常は，家族性の好中球増加症，多血

Ⅲ型受容体型チロシンキナーゼ遺伝子変異
（文献2より）

遺伝子	変異の種類	病型
FLT3	部分的重複	AML
	点突然変異	MDS
KIT	点突然変異	AML（M2, M4）
		mast cell leukemia
	欠失	ML
FMS	点突然変異	MDS
PDGFR	染色体転座 （TEL/PDGFR）	CMMoL

症，血小板増加症において認められるが，造血器腫瘍においては急性骨髄性白血病におけるG-CSF受容体の遺伝子異常が報告されているのみである．しかし，Ⅲ型受容体型チロシンキナーゼであるFMS, KIT, PDGFR, FLT3の遺伝子異常は，造血器腫瘍の進展に深く関与している（表参照）．なかでも，FLT3遺伝子異常は急性骨髄性白血病の約30％に認められる，最も高頻度な遺伝子異常である[3]．FLT3遺伝子異常には，傍膜貫通領域において部分的に重複して繰り返される遺伝子変異（internal tandem duplication：ITD）と，キナーゼ領域に位置する835番目のAsp残基（D835）が変異する点突然変異の2種類が知られている．FLT3遺伝子異常はt(8;21)，inv(16)染色体転座をもつ予後良好な症例には少なく，正常核型を示す症例に頻度が多い．また，この遺伝子異常は初診時白血病細胞数の増加と強い相関を示しており，急性骨髄性白血病における独立した予後不良因子であることが明らかになっている．特に，従来予後中間群として区別されてきた症例群における層別化に有用であることが示されてきており，今後治療上重要な診断項目となることが予測される．

■文献

1) van Dongen JJM and Wolvers-Teftero ILM：

Analysis of immunoglobulin and T cell receptor genes. Part 1. *Clin Chem Acta*, **198**：1, 1991.
2) Reilly JT：Class Ⅲ receptor tyrosine kinases：role in leukemogenesis. *Brit J Haematol*, **116**：744, 2002.
3) Kiyoi H and Naoe T：FLT3 in human hematologic malignancies. *Leukemia and Lymphoma*, **43**：1541, 2002.

50
癌遺伝子と造血器腫瘍

三谷絹子

■ 癌遺伝子

　造血器腫瘍は，他の悪性腫瘍と同様に，多くの癌遺伝子あるいは癌抑制遺伝子の変異の蓄積の結果発症する．癌遺伝子は細胞の分化・増殖を制御しているシグナル伝達物質をコードしており，増殖因子の受容体遺伝子，細胞内のチロシンキナーゼ遺伝子，セリン・スレオニンキナーゼ遺伝子，GTP結合蛋白遺伝子，転写因子遺伝子などが含まれる．癌遺伝子は，点突然変異あるいは染色体転座などによって活性化され，腫瘍を発症させる．

■ 受容体型チロシンキナーゼ

　1) FLT3[1]とKIT　FLT3の変異は，急性骨髄性白血病（AML）の約30％，骨髄異形成症候群（MDS）の約5％に観察される．主な変異は膜貫通部近傍の遺伝子変異（internal tandem duplication：ITD）であるが，5′キナーゼドメインの点突然変異（D835）もある．KITの遺伝子変異はマスト細胞腫瘍に観察されるが，5′キナーゼドメインの変異である．変異受容体は恒常的に活性化されており，白血病細胞に増殖シグナルを伝え続ける．

　2) ALK　Ki-1リンパ腫の約40％の症例にt(2;5)(p23;q35)が認められる．t(2;5)転座の結果，5q35上の核小体リン酸化蛋白質NPM（nucleophosmin）遺伝子と，2p23上の受容体型チロシンキナーゼALK（anaplastic lymphoma kinase）遺伝子が，5番染色体上でNPM/ALKキメラ遺伝子を形成する．NPM/ALKキメラ蛋白質は，NPMのN末端領域にALK由来のキナーゼ

造血器腫瘍の代表的な癌遺伝子の変異

受容体型チロシンキナーゼ	FLT3	[AML, MDS]
	KIT	[マスト細胞腫瘍]
	ALK	[NPM/ALK；t(2；5)/Ki-1リンパ腫]
非受容体型チロシンキナーゼ	ABL	[BCR/ABL；t(9；22)/CML, ALL]
G蛋白質	RAS	[MDS]
転写因子	AML1	[AML1/MTG8；t(8；21)/AML-M2]
		[AML1/EVI-1；t(3；21)/CML-BC, MDS]
		[TEL/AML-1；t(12；21)/pre-B ALL]
	MLL	[MLLキメラ；11q23転座/ALL, AML, MDS]
	TEL	[TELキメラ；12p13転座/ALL, AML, MDS]
	MYC	[t(8；14), t(2；8), t(8；22)/バーキットリンパ腫]
核内受容体	RARα	[PML/RARα；t(15；17)/AML-M3]
		[PLZF/RARα；t(11；17)/AML-M3]

AML：acute myelogenous leukemia, ALL：acute lymphoblastic leukemia, CML：chronic myelogenous leukemia, BC：blastic crisis, MDS：myelodysplastic syndrome.

ドメインが結合しており，キメラ形成により本来リンパ系細胞で発現の認められないALK遺伝子が活性化型として発現することが，リンパ腫発症に関係していると考えられている．

■非受容体型チロシンキナーゼ（BCR/ABL）[2]

慢性骨髄性白血病（CML）の原因遺伝子は，t(9;22)(q34;q11)によって形成されるBCR/ABLキメラ遺伝子である．ABL遺伝子は非受容体型チロシンキナーゼ遺伝子ファミリーに属するが，BCRのN末部分とキメラを形成することによりBCR部分の多量体形成ドメイン依存性に四量体を形成し，恒常的な高いチロシンキナーゼ活性を獲得する．このチロシンキナーゼ活性によってBCR部分のチロシン残基（Y177）がリン酸化され，GRB-2のSH2ドメインと結合することにより，ASH/GRB-2以下のRASシグナル伝達系が活性化される．そのほか，JAK-STATシグナル（特にSTAT5を介する経路），PI3キナーゼ経路などの活性化が腫瘍化に関与していると考えられている．

■GTP結合蛋白質（G蛋白質）

G蛋白質RASは，GTP型（活性化型）とGDP型（不活性化型）の二つのコンフォメーションの相互変換を行っている．結合GTPの水解によって活性化型RASはGDP型である不活性化型に変換される．骨髄異形成症候群ではN-RAS遺伝子の変異が観察される．RAS遺伝子はその12, 13, 61番目のアミノ酸コドンの点突然変異に伴いGTPase活性が低下することによって活性化され，細胞を腫瘍化に導くと考えられている．

■転写因子[3]

1) AML1　AML1遺伝子は21q22に位置し，造血細胞の分化・増殖に重要な役割を担っているラントファミリーの転写因子をコードしている．各種の転座によりキメラ遺伝子を形成するが，AML1キメラの代表は，t(8;21)転座（AML-M2）によるAML1/MTG8, t(3;21)転座（CML急性転化CML-BS）によるAML1/EVI-1, t(12;21)転座（pre-B急性リンパ性白血病：ALL）によるTEL/AML1である．これらのAML1キメラは，正常AML1に対してドミナントネガティブ効果を発揮することに

51
癌抑制遺伝子と造血器腫瘍

小川誠司

より白血病を発症させる．

2) レチノイン酸受容体α鎖（retinoic acid receptor α : RAR α）　　核内受容体であり，骨髄系細胞の分化を促進する作用がある．RARα関連転座は，急性前骨髄球性白血病（APL, FAB-M3）に特異的に観察される．70％以上の症例に特徴的な t(15;17)(q22;q21) が認められ，PML (promyelocytic leukemia)/RARαキメラ遺伝子が形成される．RARαキメラはレチノイン酸シグナルにドミナントネガティブに作用することにより白血病を発症させる．

3) MYC　　細胞の増殖・分化，アポトーシスの制御に関与する転写因子をコードする癌遺伝子である．バーキットリンパ腫では，染色体転座に伴い免疫グロブリン遺伝子と組換えを起こすことにより，8q24 上のMYC遺伝子の発現が亢進する．代表的な転座は，t(8;14)(q24;q32) である．MYC遺伝子の異常な発現増加が腫瘍化に関係すると考えられている．

■文献
1) Gilliland G and Griffin JD : The roles of FLT3 in hematopoiesis and leukemia. *Blood*, **100** : 1532-1542, 2002.
2) Deininger MWN, Goldman JM and Melo JV : The molecular biology of chronic myeloid leukemia. *Blood*, **96** : 3343-3356, 2000.
3) Crans HN and Sakamoto KM : Transcription factors and translocations in lymphoid and myeloid leukemia. *Leukemia*, **15** : 313-331, 2001.

癌抑制遺伝子は概念的には癌遺伝子と対立する概念である．癌遺伝子の場合，それが細胞に「導入」される結果，その遺伝子の機能が細胞に付与されることにより細胞の腫瘍化がもたらされる．最も典型的には，ウイルスが有する遺伝子が感染によって細胞に導入される結果，ウイルス由来の癌遺伝子が細胞の癌化を生ずる場合であるが，遺伝子の「導入」の概念については，元来細胞のゲノムに存在する遺伝子（プロトオンコジーン）が先天的ないし後天的に変異を生じて機能的変化を生ずる場合（例えば，変異Ras遺伝子），ないしその遺伝子制御の異常によって異常な発現がもたらされる場合が含まれる．一方，癌抑制遺伝子は，元来は細胞の中に正常に存在する遺伝子であって，遺伝子の変異や欠失，あるいはメチル化などのepigeneticな変化によってその機能が消失した場合に細胞の腫瘍化をもたらす，ないしその過程に寄与すると考えられる遺伝子である．

古典的には，腫瘍化した細胞と正常細胞を融合させた場合に腫瘍の形質が失われることから，このような癌遺伝子の存在が予見されたわけであるが，具体的対象として初めて同定された癌抑制遺伝子は，網膜芽細胞腫の原因遺伝子として同定されたRb遺伝子である．遺伝性の網膜芽細胞腫では，すべての体細胞で先天的に一方のアレルのRb遺伝子がすでに不活化されており，ランダムに，しかしながら高い確率で生ずる後天的な変異によってもう一方のアレルが不活化され，正常なRb遺伝子の機能を

失った網膜芽細胞が腫瘍化を来すと考えられる．すなわち，古典的な癌抑制遺伝子において本質的な点は，本来細胞が正常にもっている遺伝子の二つのコピーの両方が"hit"を受けてその機能が完全に失われることにより細胞の腫瘍化が誘導されるという概念である．これが古典的な癌抑制遺伝子におけるKnudsonの"two hit theory"である．

現在までに多数の癌抑制遺伝子が同定されており，造血器腫瘍の発症においても，Rb, p53, $p15^{INK4B}$, $p16^{INK4A}$/$p19^{ARF}$, ATM, pten, NF1, Chk2など多くの癌抑制遺伝子の変異が関与していることが明らかとなっている．頻度の上では，造血器腫瘍において最も高頻度に不活化を受ける癌抑制遺伝子は，p53遺伝子とp16/p15遺伝子である．造血器腫瘍の種類や病期によっても異なるが，おおむね10〜40％の腫瘍でこれらの癌抑制遺伝子の不活化が認められる．

p53は，細胞周期の制御，細胞死の誘導，DNA修復など多彩な機能を有する蛋白であるが，こうした機能は，細胞のゲノムに損傷が生じた場合に細胞周期をいったん停止してDNA修復機構を誘導する，ないしは異常が修復不能であれば細胞死を誘導するなどにより，DNAに異常がそのまま子孫の細胞に受け継がれていくことを防ぐように機能しているものと思われる．p53の異常は，しばしば腫瘍の進展や悪性化に関与しており，例えばCMLの慢性期から急性期への移行や，濾胞性リンパ腫やCLLのtrasnformation, またMDSからAMLへの移行に際して重要な役割を果たしていると考えられる．一方，$p16^{INK4A}$あるいは$p15^{INK4B}$遺伝子は，細胞周期の主たるチェックポイントが存在するG_1期からS期への移行に際して，細胞周期の停止に働く蛋白である．すなわち，G_1期→S期の進行には，サイクリンDとサイクリン依存性キナーゼであるCDK4/CDK6の複合体のセリン・スレオニンキナーゼ活性により，Rb蛋白がリン酸化することが必須であるが，$p15^{INK4B}$/16^{INK4A}はこのキナーゼ活性を阻害することにより，G_1期の停止に働く．また，リンパ系腫瘍をはじめとする多くの腫瘍では，例外的に高い頻度で$p15^{INK4B}$/16^{INK4A}遺伝子座のホモ接合性欠失が認められることが知られているが，これはこのホモ接合性欠失によって非常に近接して存在する$p15^{INK4B}$/16^{INK4A}遺伝子と，p16遺伝子座に異なる読み枠でコードされる$p19^{ARF}$遺

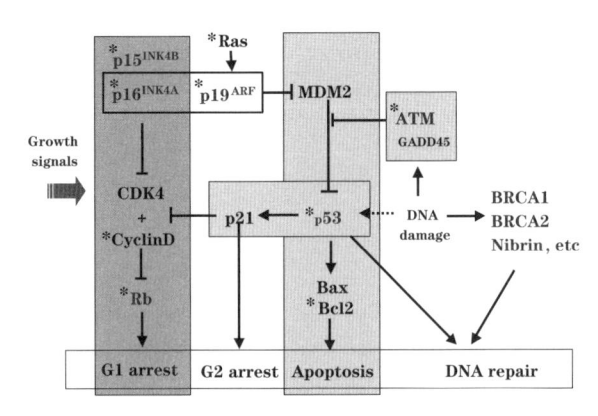

癌抑制遺伝子とその機能
癌抑制遺伝子を赤字で造血器腫瘍で異常が認められる遺伝子を＊で示した．

52 細胞周期と造血器腫瘍

川又紀彦

伝子の計三つの遺伝子が同時に不活化される結果となることと関連していると考えられている．一方，MDSやAMLにおいては高頻度にそのプロモーター領域がメチル化されており，その結果としてこれらの遺伝子のサイレンシング（発現の消失）を生じていることが知られている．

癌抑制遺伝子の機能的な特徴としては，図に示すように，その遺伝子産物がいくつかの重要な癌遺伝子産物（例えば，サイクリンD1）とともに，共通の機能的ネットワークを形成して，細胞周期の進行や細胞死，またDNA修復を制御していることで，これらの細胞機能の制御の異常が白血病やリンパ腫をはじめとする細胞の癌化に重要な役割を果たしていることがうかがえる．このような例では，癌遺伝子と癌抑制遺伝子の関連は密接である．さらに造血器腫瘍においては，t(8;21)転座において形成されるAML1/ETO融合蛋白を代表例として，染色体転座によって生ずる転写因子の融合蛋白が，正常の転写因子の機能を抑制し，造血前駆細胞の分化を阻害することにより白血病化を促進することが明らかとなっている．このような例では，転写因子をコードする遺伝子（例えば，AML1）自体は広い意味で癌抑制遺伝子として機能し，白血病においてはその機能が融合遺伝子（＝癌遺伝子）産物によってdominant negativeに抑制されると考えることができる．

細胞は増殖するときに，自分自身のゲノムを複製し，自己と同じ細胞を複製する．この過程は正常細胞では，厳密に多くの遺伝子の発現により制御されている．

細胞周期は細胞がDNA合成を行っているS (synthesis) 期，DNA合成を終了した後のG_2 (gap 2) 期，さらに，その後に染色体分裂を行うM (mitosis) 期，染色体分裂を終了し次のS期に入る前のG_1 (gap 1) 期の4種の期に分けられる．細胞は増殖する際，このようにしてS→G_2→M→G_1→Sという行程を繰り返し，細胞数を増していく[1]．ヒトの体細胞の多くはG_1期にあるが，その多くは次のS期に入らずにG_1期に長期にわたりとどまる．このようにS期に入らないG_1期を特にG_0期と呼び，細胞周期が動いているときのG_1期と区別する．

この細胞周期の中で，細胞周期に同期して増減する蛋白としてサイクリン（cyclin）がある．この蛋白はサイクリン依存性リン酸化酵素(cyclin-dependent kinase：CDK)と複合体を形成し，それぞれの細胞周期で必要な蛋白の発現・活性化を誘導する．G_2期からM期への移行ではCDK2-サイクリンB複合体が重要な役割を果たしている．G_1期からS期への移行期にはサイクリンDとCDK4-CDK6複合体が重要な役割を果たしている．これら以外にも，CDK2，サイクリンA，サイクリンEなどが細胞周期の各期で重要な役割を果たしている．サイクリン-CDK複合体はRb蛋白をリン酸化する．リン酸化を受けていないRb蛋白は転写因子であるE2F蛋白と結合してお

り，この転写因子の作用を抑制している．Rb蛋白はリン酸化を受けると，このE2F蛋白を開放する．するとE2F蛋白は活性化して多くの遺伝子を転写し始める．これにより細胞周期の進行に関わる遺伝子群が転写され，細胞周期が進行すると考えられている（図参照）．

このようにサイクリン-CDK複合体は細胞周期を進行させ，細胞分裂を促し，細胞を増殖させる方向に作用する．いわば，サイクリンおよびCDKは細胞増殖におけるアクセルの役割をしている[2]．

一方，これらのサイクリン，CDKに対して，これらの作用に抑制的に作用する蛋白が存在し，これらはCDKI（CDK inhibitor）と呼ばれる．CDKIは大きく2群に分けられる．アンキリンリピート構造をもつINK4ファミリーと呼ばれる蛋白群で，p15(INK4b)，p16(INK4a)，p18(INK4c)，p19(INK4d)の4種が報告されている．もう一つはWaf/Kipファミリーと呼ばれ，p21(Waf1, Cip1)，p27(Kip1)，p57(Kip2)の3種が知られている．INK4ファミリーはCDK4-CDK6複合体に特異的に作用する．一方Waf/ Kipは多くのCDKに作用する．これらの蛋白は細胞周期の進行に対してブレーキの作用を示す．

これら細胞周期の進行における重要な蛋白をコードする遺伝子の異常が，造血期腫瘍では多く報告されている．以下に代表的なものを概説する．

■ **サイクリンDとマントル細胞リンパ腫**

マントル細胞リンパ腫では，特徴的なt(11;14)(q13;q32)を認める．この染色体

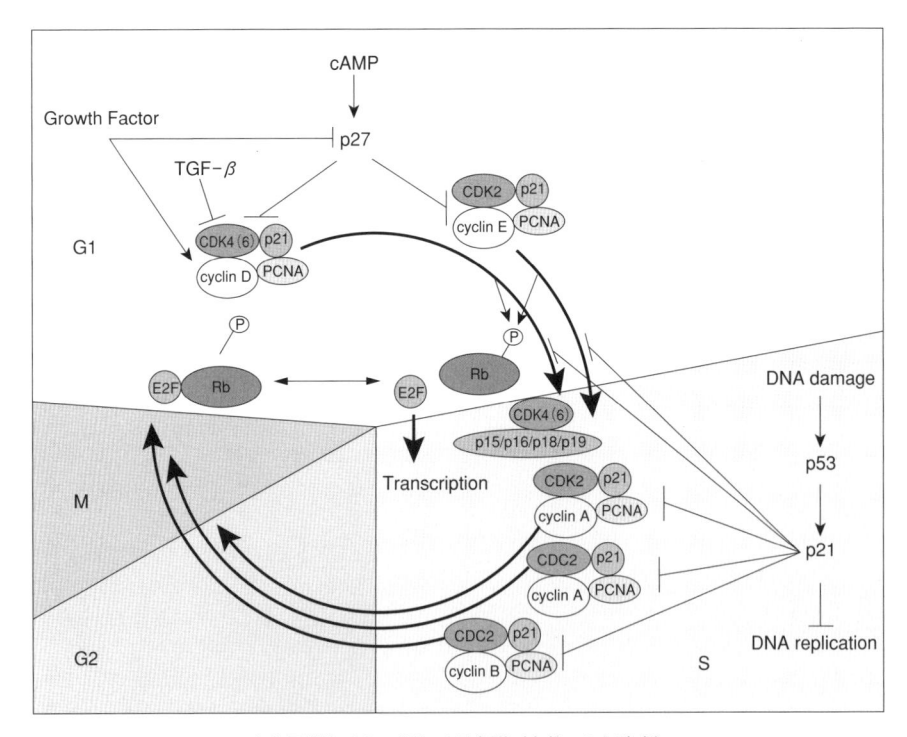

細胞周期とそれに関わる蛋白群（文献2より改変）

異常では，14q32上の免疫グロブリン重鎖遺伝子と11q13上のサイクリンD遺伝子が再構成することにより，サイクリンD遺伝子の過剰発現が起こっている．これにより細胞周期の制御に異常を来し，B細胞が癌化してマントル細胞リンパ腫が発症すると考えられる．これと同一の異常は多発性骨髄腫でもしばしば認められる[3]．

■ **p16(INK4a)/p15(INK4b) の完全欠損とメチル化による不活化**

p16/p15は染色体9p21に存在する．この領域は多くの腫瘍で欠損が認められる場所である．造血器腫瘍でもこれらの遺伝子の完全欠損が認められる．特にT細胞性急性リンパ性白血病では高頻度に完全欠損を認める．リンパ腫や急性白血病でも欠損を認める症例が報告されている．一方，これらの遺伝子の欠損とは異なる遺伝子の不活化の機構が報告されている．遺伝子は，CpG配列においてCがメチル化を受けることがある．メチル化を受けた遺伝子は不活化され，遺伝子からのmRNAの転写が抑制される．悪性腫瘍では，癌抑制遺伝子の転写調節領域や第1エクソン周辺においてメチル化が認められることがあり，これにより欠損や点突然変異とは異なる機構で不活化されている．p16/p15遺伝子のメチル化による不活化がリンパ腫や多発性骨髄腫で報告されている[3]．

■ **p21Waf1/Cip1のメチル化による不活化**

p53遺伝子は多くの癌で異常が報告されている代表的な遺伝子の一つである．この遺伝子がコードするp53蛋白は，DNA障害などの外的ストレスを感知し，転写因子として細胞周期の停止やアポトーシスに関わる遺伝子の転写を亢進させる．このp53蛋白により調節される遺伝子としてp21-Waf1/Cip1がある．前述したように，この遺伝子はCDKIの一つで細胞周期を停止させる作用がある．この遺伝子のメチル化による不活化が急性リンパ性白血病で報告されている．特に予後不良群でメチル化がみられることが多いと報告されている[4]．

■ **おわりに**

CDKIは細胞周期を停止させる方向に作用する．これらの遺伝子の欠損やメチル化による不活化は，細胞周期の停止の異常すなわち無制限な細胞増殖を引き起こす可能性があり，癌化と密接に関係していると考えられる．この意味でCDKI遺伝子は癌抑制遺伝子としての作用をしている．

■文献

1) 田矢洋一，野島　博，花岡文雄編：細胞周期．実験医学別冊 BioScience 用語ライブラリー，羊土社，東京，1995.
2) Hirama T and Koeffler HP：Role of the cyclin-dependent kinase inhibitors in the development of cancer. *Blood*, **86**(3)：841-854, 1995.
3) 本倉　徹：細胞周期と悪性リンパ腫．現代医療，**34**(12)：51-62, 2002.
4) Roman-Gomez J *et al*：5´CpG island hypermethylation is associated with transcriptional silencing of the p21(CIP1/WAF1/SDI1) gene and confers poor prognosis in acute lymphoblastic leukemia. *Blood*, **99**(7)：2291-2296, 2002.

53
シグナル伝達

小松則夫

■総 論

多分化能,自己複製能,旺盛な増殖能力をあわせもつ造血幹細胞に,ストローマ細胞と細胞外マトリックスで構成される造血微小環境,さらに造血因子が作用し,血液細胞の生存維持やアポトーシスの抑制や促進,細胞増殖の促進,抑制などが巧妙に制御され,造血は絶え間ない営みを続ける.さらに一つの造血因子受容体においても,細胞内ドメインは細胞増殖や分化,あるいはアポトーシスに関与する領域に区分され,それぞれの領域から発したシグナルは多くの伝達分子を介して,複雑なネットワークを形成し,核内へとその情報を伝達する.その結果,標的遺伝子の転写が誘導され,その特異的な機能が発揮されるものと考えられる.

■各 論

造血因子により活性化されるシグナル伝達経路には,大きく分けてJAK-STAT系,RAS-MAPキナーゼ系,PI3K-Akt系,イノシトールリン脂質系がある(図参照).

(1) JAK-STAT系活性化経路[1,2]

1) JAKチロシンキナーゼ[1]　サイトカインレセプタースーパーファミリーに属する造血因子受容体の細胞内膜近傍には,保存されたBox1とBox2配列が認められる.これらの配列は受容体からのシグナル伝達に必須の役割を担っている.この領域にはJAKチロシンキナーゼファミリーが結合し,活性化されることによって自己リン酸化するとともに,受容体や種々の細胞内伝達分子のチロシンリン酸化を惹起する.JAKキナーゼファミリーは,JAK1,JAK2,JAK3,Tyk2の4種類がすでに分子クローニングされている.多くのチロシンキナーゼは,キナーゼドメインのほかに,SH2(src homology 2),SH3といったシグナル伝達制御に重要な構造を有しているが,JAKファミリーにはこれらの構造はなく,C末端側からJH(JAK homology)1～JH7と称される領域が存在する.JH1は典

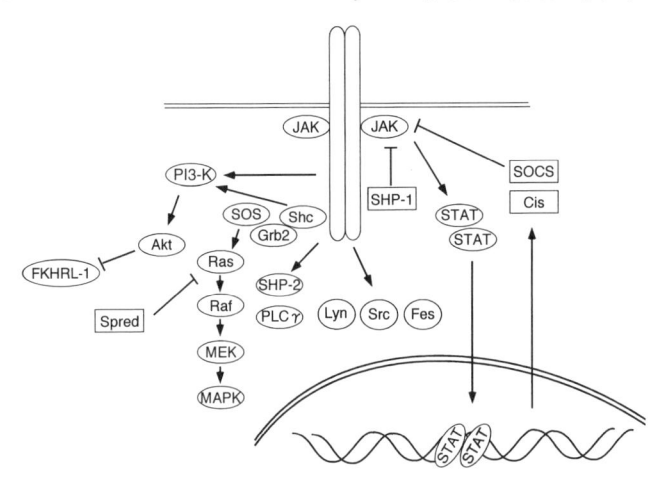

造血因子によって活性化される主なシグナル伝達経路

型的なチロシンキナーゼとしてのドメイン構造を有しており，キナーゼ活性を担っている．JAK2チロシンキナーゼの不活性化には，SHP1やSOCSファミリーが関与している．SHP1はチロシンホスファターゼの一つで，特に造血系の細胞でその発現が高く，エリスロポエチン（EPO）受容体遺伝子変異による家族性赤血球増加症では，EPO受容体のSHP1結合領域を欠失することが原因と考えられている[3]．SOCSファミリーは中央にSH2を有し，C末端にはSOCSボックスと呼ばれる蛋白分解に重要な領域が存在し，JAK2に直接結合してチロシンキナーゼ活性を阻害したり，受容体のJAK2結合部位に結合し，シグナルを抑制する[4]．

2）STAT蛋白の活性化[2]　　JAKチロシンキナーゼによってチロシンリン酸化を受けたSTAT蛋白は，ホモダイマーあるいは他のSTAT蛋白とヘテロダイマーを形成し，核内に移行し，転写調節因子として標的遺伝子の転写を促進する．

(2) Ras-MAPキナーゼ系活性化経路

MAPキナーゼカスケードは，酵母菌から高等動物に至るまで普遍的に存在しているセリン・スレオニンキナーゼの一種で，細胞の増殖・分化，細胞機能の亢進，アポトーシスなどに重要な役割を担っている．MAP（mitogen-activated protein）キナーゼファミリーには三つのサブグループがあり，ERKのほかに，JNK，p38MAPキナーゼの存在が知られている．ERKは多くの造血因子で共通に活性化される．JNK，p38MAPキナーゼの経路は，紫外線や浸透圧ショックなどの環境ストレス，あるいは腫瘍壊死因子α（TNF-α）やIL-1といった炎症性造血因子で活性化される．Ras-MAPキナーゼ系の抑制分子としてSpred-1, Spred-2がある．これらの分子はRasと結合することによって下流のRaf, MEK, MAPキナーゼ活性を抑制する．

(3) PI3K-Akt活性化経路

PI3Kはp85の調節サブユニットとp110の触媒サブユニットからなっており，p85はSH2ドメインを介して結合，リン酸化され，p110と会合して，下流の分子を活性化する．その一つにAktセリン・スレオニンキナーゼがある．Aktによるリン酸化のコンセンサス配列はRXRXXS/Tであり，Aktの基質としてGLUT4, glucose synthase kinase-3, phosphofructokinase 2 kinase, 4E-binding protein, Bad, caspase-9, p27/Kip1などがある．これを反映してAktが関与する生物学的機能には，糖代謝（糖輸送，グリコーゲン合成，解糖など），蛋白合成，アポトーシスに関連したものなどが多い[5]．サイトカインシグナルの下流には線虫の寿命に関連する遺伝子daf-16のヒトホモログFKHRL1が存在し，細胞周期やアポトーシスを制御している．

(4) イノシトールリン脂質系活性化経路

イノシトールリン脂質に特異的に作用するPLC-γ1は分子量145 kDaの蛋白で，受容体型および非受容体型チロシンキナーゼによりチロシンリン酸化を受け，活性化される．また，細胞内情報伝達分子に共通のSH2やSH3ドメインを有する．活性化されたPLC-γ1はイノシトール-4,5-二リン酸（PIP2）を加水分解して，イノシトール-3-リン酸（Ins-P3）とジアシルグリセロール（DAG）を産生する．Ins-P3は小胞体に存在するIns-P3受容体を介してカルシウムイオンを遊離させ，DAGはプロテインキナーゼC（PKC）を活性化し，c-myc遺伝子を発現誘導する．したがって，PLC-γ1は細胞増殖の細胞内情報伝達に重要な役割を果たしていると考えられる．造血系の細胞株をEPOやTPOによって刺激すると，Ins-P3産生の増加，細胞内カルシウム濃度の増加，PKCの活性化，続けてc-myc遺伝子の一過性の誘導が認められる．

(5) その他の伝達経路

非受容体型のチロシンキナーゼに属するTecファミリーやSrcファミリー，アダプター蛋白質であるGrb2やCrkLも造血因子によって活性化される．

■文献
1) Ihle JN and Kerr IM : Jaks and Stats in signaling by the cytokine receptor superfamily. Trends Genet, **11** : 69-74, 1995.
2) Darnell JE : STATs and gene regulation. Science, **277** : 1630-1635, 1997.
3) Prchal JT : Pathogenetic mechanisms of polycythemia vera and congenital polycythemic disorders. Sem Hematol, **38** : 10-20, 2001.
4) Krebs DL and Hilton DJ : SOCS proteins : negative regulators of cytokine signaling. Stem Cells, **19** : 378-387, 2001.
5) Burgering BM and Kops GJ : Cell cycle and death control : long live Forkheads. Trends Biochem Sci, **27** : 352-360, 2002.

54
転写因子

平井久丸

遺伝子の本体はDNAであり，プリン塩基であるアデニン（A），グアニン（G）と，ピリミジン塩基であるシトシン（C），チミン（T）の四つの塩基からなり，AとT，GとCの塩基間で水素結合（塩基対）をつくって二重鎖を形成する．RNAは一本鎖であり，チミンの代わりにウラシル（U）が用いられる．ヒトの染色体は，22種の常染色体2本ずつと性染色体2本ずつの合計46本からなる二倍体（diploid）であるが，半数体（haploid）の染色体構成DNA（ゲノムDNA）は約3.2×10^9個の塩基対よりなる．全ゲノムDNAのうち，RNAに転写される領域，すなわち構造遺伝子の領域は10％に満たないといわれており，ヒトの遺伝子の総数は4万個程度と予想されている．これら遺伝子の遺伝情報はメッセンジャーRNA（mRNA）に転写され，mRNAは蛋白質に翻訳される．遺伝子は転写開始点に始まり，転写終結点に終わるが，その上流には遺伝子の転写を制御するプロモーター領域があり，CATボックス，GCボックス，TATAボックスなどの転写制御配列を含んでいる（図1）．TATAボックスは転写開始シグナルとして機能し，この配列の約30塩基下流の特定の配列から転写が開始する．

転写制御は，DNA上の転写制御領域とそこに結合する転写因子の両者により調節される．転写調節の結果，実際に転写を担うのがRNAポリメラーゼであり，RNAポリメラーゼⅠ,Ⅱ,Ⅲの3種が知られる．ポリミラーゼⅠは核小体に局在してrRNAを

合成し，ⅡとⅢは核質に局在して，ⅡはnRNA，ⅢはtRNAや5SRNAの合成を行う．プロモーター領域は，CATボックス，GCボックス，TATAボックスなどの転写制御配列をもち，TATAボックスとイニシエーターからなるコアプロモーターが転写開始点を規定する．コアプロモーターに結合して直接に転写を行う機構が基本転写装置であり，これはmRNAを合成するRNAポリメラーゼⅡと7種の基本転写因子（TFⅡA, TFⅡB, TFⅡD, TFⅡE, TFⅡF, TFⅡH, TFⅡJ）からなる．上流のエンハンサー領域に存在する転写制御領域に結合する転写因子の最終的な機能は，コアプロモーター上に形成される基本転写装置と相互作用して，その機能を調節することである．

上記のプロモーターの機能は，基本転写因子を統合して転写開始を行うことであるが，組織特異性や刺激応答性を担って転写制御を行うには，エンハンサーとその領域に結合する転写因子の関与が必要である．エンハンサーは多くの場合，転写開始点の数十kb上流までに存在するが，遺伝子の下流やイントロンに存在する場合もある．エンハンサー領域には複数の転写因子結合配列があり，これに転写因子が結合し，さらに転写因子に補助因子が結合する場合も多い．またエンハンサーとは逆に，転写を抑制するサイレンサーも多く知られる．また結合配列によっては，エンハンサーとして作用したり，サイレンサーとして作用するものもある．ヌクレオソームはヒストン八量体からなり，DNAなどとともにクロマチン構造を形成する．ヒストン蛋白質が

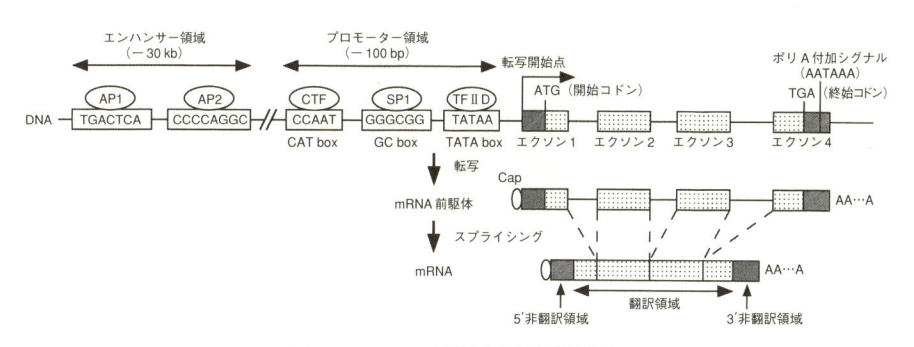

図1 DNAの一次構造と転写制御領域

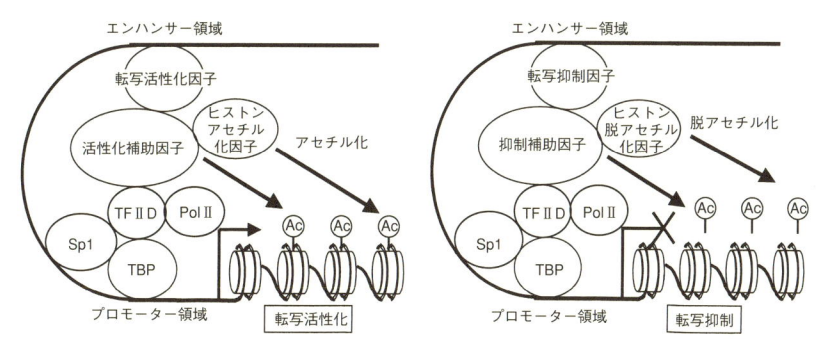

図2 転写因子による転写制御機構

アセチル化を受けてヌクレオソーム構造がゆるむと,転写因子がDNAに結合できるようになることから,ヒストンのアセチル化によって転写が促進し,脱アセチル化によって転写が抑制される(図2).活性化補助因子にはアセチル化を促進するもの(ヒストンアセチル化酵素),抑制補助因子にはヒストン脱アセチル化酵素が知られる.このことは,転写機構がヒストンのアセチル化によって制御されていることを示している.

細部は外部からの様々な情報を受け取り,生物学的な反応を起こす.この細胞内の情報伝達機構はきわめて精緻な分子ネットワークによって制御され,細胞の分化・増殖の制御が統合・調節されている.このような情報伝達ネットワークは,最終的には核内に伝達され,転写因子を介して最終的な細胞の応答に帰着する.すなわち,細胞内情報伝達の結果,転写因子が量的に増加したり,質的に活性化されると,遺伝子発現が変化して細胞の反応を導くのである.したがって,細胞の増殖・分化の制御に重要な役割を果たす転写因子の機能の破綻は,細胞を正常な制御から逸脱させて疾病の発症につながる.遺伝的に転写因子をコードする遺伝子に異常がある場合には遺伝性疾患を,体細胞変異として転写因子をコードする遺伝子に異常を生じた場合には腫瘍性疾患を発症する.造血器腫瘍ではしばしば転写因子の構造異常や発現異常が観察されるが,これらのいくつかの例では,最終的にヒストンアセチル化酵素やヒストン脱アセチル化酵素による転写制御の調節機構に異常を来して,細胞分化を阻害したり,細胞増殖を促進する詳細なメカニズムが明らかになっている.

55
ケモカイン

長澤丘司

ケモカインは細胞から放出される蛋白質性因子で,その構造の中に四つのシステインをもち,その位置が保存されている分子群で,サイトカインの一種である.比較的低分子蛋白質(分子量8,000〜16,000)で,主として血球に対する細胞走化性誘導活性が強いという特徴をもつ.はじめの二つのシステインの位置により,大部分がC-X-Cケモカイン(C-X-C chemokine)と,C-Cケモカイン(C-C chemokine)サブファミリーに大別される.これに加えて,近年,Cケモカイン(C chemokine)サブファミリーとCX3Cケモカイン(CX3C chemokine)サブファミリーに属するケモカインが1個ずつ同定されている.これまでに同定されているケモカインの受容体はサイトカインとしては珍しく,すべて7回膜貫通G蛋白質結合型である.ケモカインファミリーに属する分子は40種近く同定され,以下のような広範にわたる重要な生理的・病理的機能をもつ.

(1) 炎症反応における局所への好中球,単球,リンパ球の遊走誘導

最初に見出されたケモカインの機能で,IL-8(CXCL8),MCP-1(CCL2),MIP-1α(CCL3)などが関与する.ケモカイン受容体CXCR2は,化学刺激による腹腔への好中球の滲出や内在性細菌に対する好中球の産生と動員の負の制御に,MIP-1α(CCL3)は,コクサッキーウイルスによる心筋炎やインフルエンザウイルスによる肺炎におけるTリンパ球浸潤による病態形成に必須であることが示されている.MCP-1(CCL2)

ケモカインとその受容体

統一名称	別名	染色体座（ヒト）	受容体
【CXC ケモカイン】			
CXCL1	Gro/MGSA-α	4q12-13	CXCR2
CXCL2	Gro/MGSA-β	4q12-13	CXCR2
CXCL3	Gro/MGSA-γ	4q12-13	CXCR2
CXCL4	PF-4	4q12-13	未同定
CXCL5	ENA-78	4q12-13	CXCR2
CXCL6	GCP-2	4q12-13	CXCR1, CXCR2
CXCL7	NAP-2	4q12-13	CXCR2
CXCL8	IL-8	4q12-13	CXCR1, CXCR2
CXCL9	Mig	4q21.21	CXCR3
CXCL10	IP-10	4q21.21	CXCR3
CXCL11	I-TAC	4q21.21	CXCR3
CXCL12	SDF-1/PBSF	10q11.1	CXCR4
CXCL13	BLC/BCA-1	4q21	CXCR5
CXCL16	CXCL16	17p13	CXCR6
【CC ケモカイン】			
CCL1	I?309	17q11.2	CCR8
CCL2	MCP-1/MCAF	17q11.2	CCR2, CCR11
CCL3	MIP-1α	17q11.2	CCR1, CCR5
CCL4	MIP-1β	17q11.2	CCR5
CCL5	RANTES	17q11.2	CCR1, CCR3, CCR5
CCL7	MCP-3	17q11.2	CCR1, CCR2, CCR3
CCL8	MCP-2	17q11.2	CCR2, CCR3, CCR11
CCL11	eotaxin	17q11.2	CCR3
CCL13	MCP-4	17q11.2	CCR2, CCR3, CCR11
CCL14	HCC-1	17q11.2	CCR1
CCL15	HCC-2/leukotactin-1	17q11.2	CCR1, CCR3
CCL16	HCC-4/LEC	17q11.2	CCR1, CCR2
CCL17	TARC	16q13	CCR4
CCL18	PARC/DC-CK1/AMAC-1	17q11.2	未同定
CCL19	ELC/MIP-3β	9q13	CCR7
CCL20	LARC/MIP-3α/exodus	2q33-37	CCR6
CCL21	SLC/6Ckine/exodus-2	9q13	CCR7
CCL22	MDC/STCP-1	16q13	CCR4
CCL23	MPIF-1	17q11.2	CCR1
CCL24	MPIF-2/eotaxin-2	7q11.23	CCR3
CCL25	TECK	19q13.2	CCR9
CCL26	eotaxin-3	7q11.23	CCR3
CCL27	ILC/CTACK/ESkine	9q13	CCR10
CCL28	CCL28	5q	CCR10
【CX3C ケモカイン】			
CX3CL1	fractalkine	16q13	CX3CL1
【C ケモカイン】			
XCL1, 2	lymphotactin/SCM-1α, β	1q23	XCR1

は，単球の遊走誘導による動脈硬化病変の形成に必須の役割を果たす．

(2) 造血を含めた発生，器官形成

SDF-1 (CXCL12) は，胎児期，成体のBリンパ球の生成に必須である．また造血幹細胞を含む血液細胞は，胎生期後半にAGMや胎児肝臓より骨髄へ定着（ホーミング）するが，SDF-1 (CXCL12) は，この過程に必須であるほか，Tリンパ球，好中球の生成にも関与する．さらに，SDF-1 (CXCL12) は，心形成（心室中隔の形成），血管形成（胃腸管に分布する血管の形成），神経形成（小脳の顆粒細胞層の形成），生殖細胞の発生にも必須の役割を果たす．BLC (CXCL13) は，リンパ節の形成に必須である．

(3) リンパ球の再循環や免疫反応

SLC (CCL21) およびELC (CCL19) は，免疫監視機構の一つである非刺激下のリンパ球の生体内再循環において，Tリンパ球のリンパ節への定着に必須である．また，SLC (CCL21)，ELC (CCL19) の受容体と考えられるCCR7は，免疫反応における皮膚から二次リンパ組織内への樹状細胞の移動・定着に必須で，これを介して抗体産生を含めた免疫反応に重要な役割を果たすほか，免疫反応におけるTh1Tリンパ球のリンパ節内での適切な局在に関与することが示されている．さらに，移植医療におけるGVHDを引き起こすキラーTリンパ球のパイエル板への集積にCCR5が必須である．一方，BLC (CXCL13) は，免疫反応においてBリンパ球が，親和性の成熟のための脾臓のリンパ濾胞（Bリンパ球領域）へ移動・定着する過程に必須である．

(4) ウイルス感染

ケモカイン受容体のうち，主としてCXCR4, CCR5は，CD4とともにエイズウイルス（HIV）が宿主細胞内へ侵入する際の宿主側のウイルス受容体として機能し，その感染に必須の役割を担う．また，CXCR4, CCR5のリガンドであるSDF-1 (CXCL12)，MIP-1α (CCL3)，MIP-1β (CCL3)，RANTES (CCL5) などのケモカインは，HIV-1の感染を抑制する．HIV-1の株によって，CXCR4とCCR5のうちいずれをウイルス受容体として用いるかが異なり，病初期はCCR5を，免疫不全が発症する時期にはCXCR4を用いる株が優勢となる．さらに，HHV-6, HHV-8, HCMVなどのウイルスは，ケモカイン，ケモカイン受容体類似蛋白を産生し，自らの感染に都合のよいように生体の機能や防御反応を修飾していると考えられている．

(5) 癌の病態

SDF-1 (CXCL12) は，乳癌をはじめとする種々の癌の，肺，骨髄，リンパ組織などへの転移に関与することが示されている．このほか，ケモカインは，白血病，アレルギー性疾患，自己免疫性疾患など，多くの疾患の病態形成に関与する可能性が報告されている．

(6) 細胞内情報伝達機構

ケモカイン受容体を介した細胞内情報伝達機構は，まだ十分明らかではない．Giαなどの三量体G蛋白質の関与が考えられている．また，ケモカインの機能発現の一部において，PI3Kr, Pyk2, rac2, Dock2などの分子の重要性が示されている．

56
主要組織適合抗原

徳永勝士・樋口香織

主要組織適合遺伝子複合体（major histocompatibility complex：MHC）領域は，輸血や骨髄移植などの同種移植における非自己細胞への免疫応答（抗体産生や拒絶反応）を規定する遺伝子領域である．この領域は，ヒトでは特にヒト白血球抗原（human leukocyte antigen：HLA）領域と呼ばれており，6番染色体短腕部6p21.3上に全長約3.6Mbにわたって存在し，構造・機能の違いからクラスⅠ（HLA-A, B, Cなど），クラスⅡ（HLA-DR, DQ, DPなど），クラスⅢ〔補体遺伝子群，HSP（heat shock protein），腫瘍壊死遺伝子など〕の三つに分けられている．

HLA領域は，ヒトゲノム中で最も高い遺伝子密度（238個の遺伝子座）を有し，最も高度な遺伝的多型〔クラスⅠ,Ⅱの六つの遺伝子座で1,000個以上の対立遺伝子（allele）〕を有するとともに，100個以上の疾患との関連が報告されている，といった特徴がある．またこの領域の遺伝子の約20%は，免疫系に直接関連した遺伝子である．

MHC抗原の機能は，細胞内で消化されたウイルスや細菌などの抗原ペプチドと結合し，T細胞へ抗原提示することにより，T細胞の活性化を誘導し，これを非自己と認識させ排除することにある．MHC分子はその構造と機能の違いにより，クラスⅠとクラスⅡに分類され，それぞれ細胞内での局在が異なるペプチドを機能の異なるT細胞（クラスⅠはCD8$^+$細胞傷害性T細胞に，クラスⅡはCD4$^+$ヘルパーT細胞）に提示して活性化を誘導している．

ヒトのMHCであるHLA抗原は白血球上の抗原として発見されたが，古典的クラスⅠと呼ばれるHLA-A, B, C分子はすべての有核細胞と血小板上に発現し，様々な多型を示している．その他のクラスⅠ抗原（HLA-E, F, G）は非古典的クラスⅠ抗原と呼ばれ，それぞれ発現する細胞が限定され，多型性が低い．クラスⅡ抗原（HLA-DP, DQ, DR）はB細胞，活性化T細胞，樹状細胞，マクロファージ，血管内皮細胞などの抗原提示細胞に限定して発現している．

クラスⅠ抗原は図に示すように，45kDaの糖蛋白質（α鎖）と，12kDaのポリペプチド鎖（β$_2$ミクログロブリン；β$_2$m，ヒトでは15番染色体上に位置する）が，細胞膜上で非共有結合している糖蛋白である．α鎖はα$_1$, α$_2$, α$_3$の各ドメインと膜結合領域，細胞内領域により構成され，α$_3$ドメインとβ$_2$mは免疫グロブリンの定常領域と類似した高次構造を示している．α$_1$とα$_2$ドメインのαヘリックス構造は互いに向き合ってその下にβシート構造をとり，グローブのような溝状の構造をとっている．この溝にペプチドを結合させ抗原提示している．このα$_{1,2}$ドメインに高度な多型性をもつため，対立遺伝子ごとに立体構造，ペプチド結合溝が変わり，結合可能なペプチドも変わるのである．

クラスⅡは，分子量33〜35kDaのα鎖と27〜29kDaのβ鎖が非共有結合した糖蛋白であり，α$_1$, α$_2$ドメインをもつα鎖と，β$_1$, β$_2$ドメインをもつβ鎖をもっている．どちらも膜結合領域，細胞内領域をもつ．α$_1$ドメインとβ$_1$ドメインが溝状の構造を形成し，抗原ペプチドを収容している．

HLAのタイピングは，骨髄移植をはじめ各種臓器移植やHLA抗体保有患者の血小板輸血を行う際，ドナーとの適合性を判断するうえで必要不可欠な検査として確立されてきた．以前はリンパ球細胞毒試験

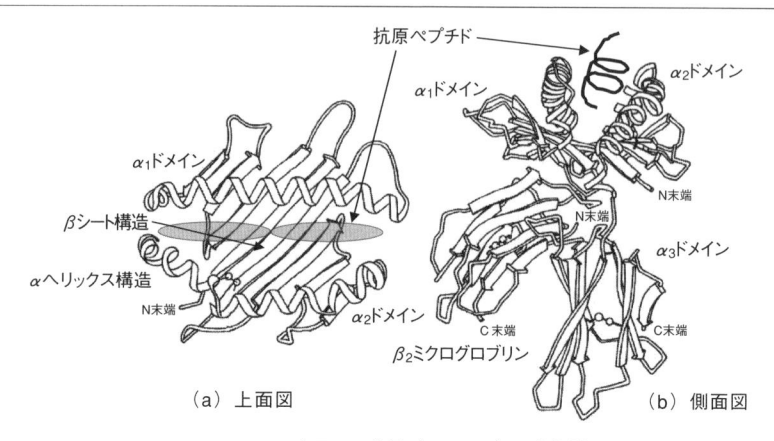

HLAクラスⅠ分子（HLA-A2）の立体構造

(a) 上面図　　(b) 側面図

(lymphocytotoxicity test) で行われてきたが，抗血清の不足や，塩基配列レベルでの対立遺伝子の増大に対応するために現在は，クラスⅡタイピングだけではなく，クラスⅠタイピングもDNAタイピングが主流になりつつある．HLAは高度な多型性とHLA遺伝子群の特定の対立遺伝子のセット（ハプロタイプ）を利用して，法医学で個人の特定や，親子鑑定に用いられたり，人類学では集団の起源，成り立ちを考察する場合に有用な遺伝マーカーとなっている．

多くのHLA型が，疾患感受性・抵抗性と関連することがわかっている〔例えば，HLA-DR4（HLA-DRB1＊0401，およびDRB1＊0405）と関節リウマチなど〕．100種類以上の疾患に対する感受性遺伝子が存在するMHC領域で，SNP（single nucleotide polymorphism；一塩基多型）や，マイクロサテライト（2～6塩基の繰返し配列；繰返し数に多型がみられる）などの多型マーカーを用いて，系統的関連解析をすることにより第一義的遺伝子の同定が進められている．これらの疾患感受性遺伝子の同定によって，免疫疾患発症の分子機構の解明ならびに診断や治療への貢献が期待されている．

■文献
1) Bjorkman P et al：Stucture of the human class Ⅰ histocompatibility antigen, HLA-A2. Nature, **329**：506-512, 1987.

57
アポトーシスと造血器腫瘍

杉本耕一

　アポトーシスは，生体にとって不要または有害な細胞を個体から除去するための自殺機構であり，生体の発生・発達および恒常性の維持において重要な役割を果たしている．アポトーシスの経路は，細胞表面の受容体（FasおよびTNF receptor-1）を介して直接にシステインプロテアーゼであるカスパーゼファミリーカスケードが活性化されるものと，生存シグナルの途絶や抗癌剤によるDNA損傷などの細胞ストレスからミトコンドリア傷害が起こるものとに大別される．前者では，最終的に種々の蛋白質を分解するカスパーゼカスケードがアポトーシスの実行系と考えられるが，後者では，カスパーゼ非依存性にBcl-2ファミリーに属するBimやBaxが活性化されてミトコンドリアの傷害が起こり，これに続くミトコンドリアから細胞質へのチトクロムc放出によりカスパーゼカスケードも活性化される（図参照）．Bcl-2ファミリーの中で，Bid, Bim, Baxがアポトーシスを促進する働きをもつのに対して，Bcl-2およびBcl-X$_L$は，Baxなどの活性化を抑制してミトコンドリアの崩壊を防ぐことにより，アポトーシスを抑制すると考えられる．

　大部分の造血器悪性腫瘍においては，アポトーシスの抑制がその病態に関わって腫瘍化を促進していると考えられる．しかしながら，これが遺伝子構造の変化として同定されているものは比較的少なく，低悪性度のリンパ腫が代表例である．大体の傾向としては，アポトーシスの抑制が主な病態である場合には，腫瘍の増殖は緩徐で比較的長期の経過をとるが，抗癌剤への反応性が悪く治癒には至らないなどの特徴がある．これに対して，急性白血病や高悪性度のリンパ腫では細胞増殖の亢進が主体で，急速な腫瘍量の増加が認められる．このような腫瘍では，病期の進行に伴ってアポトーシス関連分子の異常が加わると，化学療法剤に対する治療抵抗性を獲得し，予後は不良である．これに対してアポトーシスの亢進は，例えば骨髄異形成症候群（myelodysplastic syndrome：MDS）における無効造血と，それに続発する汎血球減少を引き起こす．MDSのアポトーシスは，その

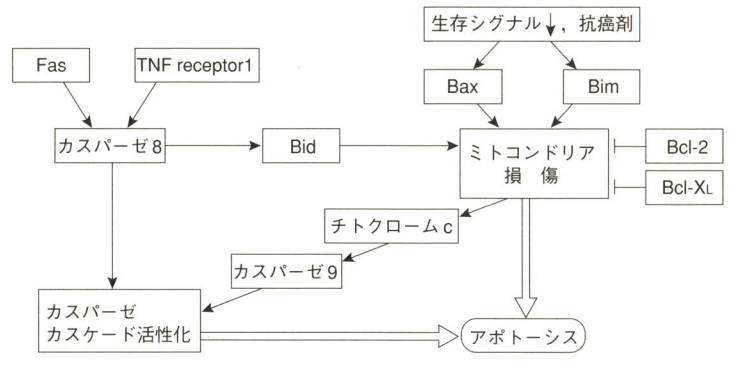

アポトーシスの2つの経路
カスパーゼカスケード活性化とミトコンドリア損傷

病態を特徴づけるとともに，腫瘍細胞の異常増殖を抑えてMDSを前白血病状態にとどめているとも考えられる．実際に，高リスク群や急性白血病に移行したMDSクローンでは，アポトーシスはむしろ減少している．バーキットリンパ腫（Burkitt lymphoma）やその白血化と考えられるL3型の急性リンパ性白血病においてもアポトーシスが亢進しているが，この場合には腫瘍の増殖速度が極めて速いことでアポトーシスの影響が打ち消され，全体としては腫瘍は増大する方向にある．このようなバーキットリンパ腫では一般に抗癌剤への感受性は高い．

遺伝子レベルでアポトーシスの異常が同定された最初の悪性腫瘍は，t(14;18)(q32;q21)転座を有する濾胞性リンパ腫である．この転座により，18番染色体長腕に存在する BCL-2 遺伝子が，14番染色体長腕上の免疫グロブリン重鎖遺伝子に隣接して恒常的に発現するようになる．Bcl-2は，ミトコンドリア内膜，小胞体，核膜などに局在し，細胞ストレスによるミトコンドリアの崩壊およびミトコンドリアから細胞質へのチトクロームcの遊離を抑制する．したがって，Bcl-2の過剰発現は，抗癌剤を含む種々の刺激によるアポトーシスを抑制すると考えられ，増殖は緩徐で比較的長期の経過をとるが，抗癌剤への反応性が悪く治癒には至らないという濾胞性リンパ腫の臨床的な特徴をよく説明する．

ほかにアポトーシス関連遺伝子の異常をもつ造血器腫瘍として，API2遺伝子の異常を伴うMALT（mucosa-associated lymphoid tissue）リンパ腫があげられる．MALTリンパ腫の25～50％にt(11;18)転座が認められ，これによりアポトーシス抑制遺伝子である API2 が18q21に存在する MLT 遺伝子と再構成を起こしキメラ蛋白質が産生され，これがカスパーゼカスケードの活性化を抑制して細胞の腫瘍化に寄与すると考えられる．

慢性骨髄性白血病の原因であるt(9;22)転座産物のBcr/Ablキメラ蛋白質は，高いチロシンキナーゼ活性により造血因子非依存性にRas-MAPキナーゼを中心としたシグナル伝達系を活性化して細胞の異常増殖を引き起こす．最近になって，Bcr/Ablキメラ蛋白質が，転写因子Stat5のリン酸化を介して，アポトーシス抑制因子であるBcl-X$_L$の発現を高めることが明らかにされた．したがって，細胞増殖が病態の主体と考えられた慢性骨髄性白血病においても，アポトーシスの抑制が重要な役割を果たしていると考えられる．

アポトーシスの亢進が認められる代表的な疾患であるMDSでは，その分子レベルの機序はほとんど不明である．もう一つの代表的疾患のバーキットリンパ腫では，t(8;14)(q24;q32)転座やその他により，8番染色体上のMYC遺伝子が免疫グロブリン遺伝子と再構成を起こして恒常的に発現し，細胞周期の回転速度を上げている．Mycにはアポトーシス誘導因子としての作用も存在し，バーキットリンパ腫において，腫瘍細胞の増殖速度が極めて速いと同時にアポトーシスを起こす細胞の割合も高く，強力な化学療法により治癒が期待できることをうまく説明する．さらに，バーキットリンパ腫では約30％に p53 遺伝子の変異による不活性化がみられる．p53の不活性化された状態では，Mycは細胞増殖を亢進するがアポトーシスは起こさなくなることが考えられ，臨床的にp53の不活性化とMycの活性化が共同して腫瘍を起こすことを示唆する．

58 Fanconi貧血

山下孝之

　Fanconi貧血（FA）は，種々の先天奇形や染色体不安定性，DNA架橋剤に対する高感受性を特徴とする遺伝性造血疾患である．小児期に骨髄不全を発症し，その後高率に骨髄異形成症候群（MDS）や急性骨髄性白血病（AML）に移行する．将来的には，早期遺伝子診断と造血幹細胞遺伝子治療の開発が期待される．

■Fanconi貧血の分類

　常染色体劣性遺伝形式を示し，遺伝的に異なる12群（A, B, C, D1, D2, E, F, G, I, J, K, L群）に分類され，7群の遺伝子が同定されている．このうちA群の頻度が最も高く60〜70％を占め，次いでC, G群が10〜20％を占める．これは，A群の遺伝子FANCAが変異を起こしやすいことによると考えられる．しかし，各群の頻度は人種差があり，例えば白人系南アフリカ人ではほとんどすべてA群に属し，Ashkenazi JewではC群が最も多い．日本人では，A群の頻度が高いが，C群やG群に属するものもある．

■Fanconi貧血の病因と病態（図参照）

　同定された遺伝子のうち，少なくとも六つの産物蛋白（FANCA, C, E, F, G, L）は核内複合体を形成する．この複合体に依存して起こるFANCD2のモノユビキチン化（ユビキチン単量体の結合）が，細胞のDNA損傷やS期への進行に伴って亢進する．この反応には，FANCL（PHF9）がユビキチンリガーゼとして働くと考えられる．複合体を形成するFA蛋白の欠損や病的変異があると，この反応が障害される．活性型FANCD2は乳癌感受性蛋白BRCA1複合体と相互作用し，相同組換え修復などの機構を介してゲノムの安定化に関与すると考えられる．最近，この考えをさらに支持する興味深い所見として，BRCA2の両アレルの変異による失活が重症型のFAの原因となることが判明した．

■Fanconi貧血の症状

　1）先天奇形・身体的異常　低身長，骨格の異常（上肢，特に親指の骨の異常）や色素沈着（あるいは白斑）が最も多い．ほかに，腎臓や泌尿器，生殖器の発生異常，小頭症などをしばしば伴う．

　2）血液学的異常　典型的には2〜13歳の間（場合によっては思春期以降）に，汎血球減少と骨髄の低形成を発症する．高率にMDSやAMLに進行する．約1/3の症例ではMDS/AMLで初発するという．

　3）固形腫瘍　肝腫瘍が多い．そのほか，口腔咽頭・消化管などの腫瘍を合併する．

　4）遺伝子型と臨床表現型の相関　FAの症状は軽症から重症まで幅が広く，非典型例も多い．FANCAの変異では，両アレルとも蛋白産生を欠損する患者グループは，ミスセンスなどの変異蛋白を産生するグループに比べて重症を示す．また，G群は白血病が多く，予後不良といわれる．表現型は遺伝子型だけで決定されず，環境や民族や個人の遺伝的バックグラウンドなどにより大きな影響を受けると考えられる．

　5）モザイクと臨床的意義　一部の細胞（特にリンパ球）が体細胞レベルで表現型へ戻り（reversion），疾患表現型の細胞と混在する状態（モザイク状態）が約10％の例に存在する．この結果，染色体断裂試験による診断が困難となる．また，造血幹細胞移植における拒絶反応の原因にもなりうる．造血幹細胞で起これば，自然の遺伝子治療として病勢を緩和する可能性が考えられる．

```
        FANCC
    FANCG  FANCA
────────────────────── 細胞質
                       核
         ↓
      FANCC  FANCE
    FANCG  FANCA
      FANCF
        FANCL  ユビキチンリガーゼ
         ↓
                Ub
  FANCD2  モノユビキチン化  FANCD2
                       BRCA1
       FANCD1/BRCA2
         Rad51    →  相同組換え修復(?)
```

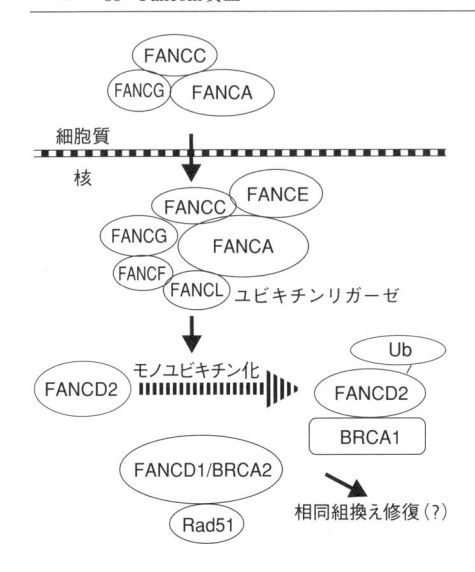

■**Fanconi貧血の診断・鑑別診断**

FAは，末梢血リンパ球における，mitomycin CなどDNA架橋剤による染色体断裂の亢進により診断される．細胞周期異常（G_2期の延長）やFANCD2のユビキチン化の異常も診断に利用される．通常は，特徴的な臨床症状よりFAを疑うが，明瞭な奇形を合併するのは約1/3であり，低身長や小頭症，皮膚の色素異常のみを示す例が多い．したがって，小児の造血疾患では必ずFAを鑑別すべきである．

特発性再生不良性貧血との鑑別診断が最も問題になるが，Diamond-Blackfan貧血，先天性角化異常症（dyskeratosis congenita）などについても考慮しなければならない．Diamond-Blackfan貧血も種々の身体異常を伴うが，通常は生後1年以内に発症し，白血球と血小板数が正常で，赤血球ADA活性の上昇などの特徴をもつ．先天性角化異常症は特徴的な皮膚・粘膜病変を呈し，DNA架橋剤への感受性の亢進は示さない．

■**Fanconi貧血の治療**

初期にはアンドロゲンが用いられ，約50％で奏功する．通常，まず網状赤血球の上昇がみられ，1〜2カ月するとヘモグロビンが増加する．しかし，多くの例はやがて治療抵抗性になる．通常は，オキシメトロンを2〜5mg/kg/日と，プレドニゾロン（5〜10mgを隔日）を併用することが推奨されている．

唯一の根治療法は造血幹細胞移植である．前処置に用いる薬剤，特にシクロホスファミドに対する感受性が高いため，減量が必要である．HLA適合同胞からの移植で約70％の長期生存が得られるが，移植後の固形腫瘍の発症率が通常より高い．非血縁ドナーからの移植成績は劣るが，フルダラビンの併用により最近著しく改善した．臍帯血移植はHLA適合血縁者がドナーの場合は骨髄移植とほぼ同様の成績であるが，非血縁者からの場合は生着不全などによる早期死亡が多い．

■**文献**

1) D'Andrea AD and Grompe M：The Fanconi anaemia/BRCA pathway. *Nat Rev Cancer*, **3**：23-34, 2003.
2) Howlett NG *et al*：Biallelic inactivation of BRCA2 in Fanconi anemia. *Science*, **297**：606-609, 2002.
3) Meetei AR *et al*：A novel ubiquitin ligase is deficient in Fanconi anemia. *Nature Genet*, **35**：165-170, 2003.
4) 矢部みはる：Fanconi貧血の造血幹細胞移植療法. Annual Review血液：76-83, 2000.
5) Yamashita T and Nakahata T：Current knowledge on the pathophysiology of Fanconi anemia：from genes to phenotypes. *Int J Hematol*, **74**：33-41, 2001.

59 クローン性とその診断

唐沢正光

悪性腫瘍は単一細胞の無秩序な増殖に起因するため,単クローン性増殖は癌の必要条件の一つであると考えられる.クローン性の有無は,腫瘍性と反応性疾患の鑑別に有用で,様々な疾患の病態の理解にも役立つ.

■ リンパ球におけるクローン性の診断

T細胞は胸腺においてT細胞受容体遺伝子の,B細胞は骨髄において免疫グロブリン遺伝子の機能的な再構成を獲得して成熟する.このリンパ球に特有な遺伝子再構成により介在配列が切り出され,特定のV,(D),J領域遺伝子が隣接する.さらに,これらの領域の接合部には塩基の挿入・欠失・置換などが起こり,様々な抗原に対応可能な多様性を獲得する.この変化は個々のリンパ球に固有であるため,クローン性の指標となる.従来のサザン法に加え,近年はPCR(polymerase chain reaction)法によりそのクローン性が判定されている.

■ 腫瘍細胞におけるクローン性の診断

染色体や遺伝子に特異的な異常を有する一部の疾患においては,その変異がクローン性の指標となる.特に,遺伝子転座により融合遺伝子が形成される場合や,点突然変異などの狭い遺伝子領域の異常はPCR法が適用可能であるため,簡便に感度よく検索できる.

■ X染色体遺伝子のメチル化現象を利用したクローン性の診断法

上記の指標を欠く多くの疾患においては,対象が女性に限られるものの,X染色体遺伝子の多型(polymorphism)とメチル化による遺伝子不活化現象を利用した方法がクローン性の判定に用いられる.

(1) 正常組織と腫瘍組織におけるX染色体遺伝子のメチル化状態

女性では,二つあるX染色体の一方はLyon現象により胎生期の初期にランダムな不活化を受ける.この機構により,X染色体に比べて遺伝子数が圧倒的に少ないY染色体をもつ男性と,女性の活性化遺伝子数がほぼ等しく保たれる.通常,DNAが合成されたのちにシトシン塩基がメチル化されると遺伝子は不活性化され,その発現は抑制される.各細胞は均等かつランダムなX染色体不活化パターンを維持したまま分化・成熟する.図に示したが,女性の正常組織では,二つあるX染色体のうち,母方由来が不活性化された細胞と,父方由来が不活性化された細胞がほぼ等しく存在するモザイクの状態にある.しかし,腫瘍組織では一つの細胞に由来するため,父母いずれかのX染色体のみ不活化された細胞のみで構成されることとなるため,メチル化の顕著な偏りを来す.図には父方由来X染色体が不活化した細胞が癌化した状態を例示している.

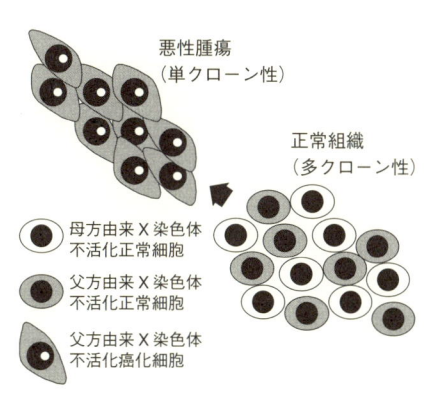

X染色体不活化とクローン性

(2) X染色体遺伝子によるクローン性解析の概要

FialkowらはX染色体遺伝子産物であるG6PD (glucose-6-phosphate dehydrogenase) 蛋白変異を用いて，種々の疾患においてクローン性を証明した[1]．しかし，特定の人種以外ではヘテロ接合の頻度が極めて低く，検討対象が極めて限られるという大きな制約があった．その後，Vogelsteinらにより開発されたX染色体遺伝子のRFLP (restriction fragment length polymorphism) とDNAメチル化を組み合わせた方法により，検討可能な対象が飛躍的に拡大した[2]．クローン性の判定には，父方由来と母方由来のX染色体が識別されることが前提となるため，RFLPがヘテロ接合となる頻度の高いHPRT (hypoxanthine phosphoribosyltransferase) 遺伝子や，PGK (phosphoglycerate kinase) 遺伝子などを用いて，サザンブロット法にて解析された．しかし，現在，最も一般的に行われているのはHUMARA (human androgen receptor) 遺伝子をPCR法により解析する方法である．HUMARAの第1エクソンにあるCAG 3塩基の繰返し配列回数は非常に多型に富み，父方と母方由来がヘテロ接合となる頻度は約9割である．また，PCR法が適用可能なため少ない試料から迅速に検討できる．特に蛍光標識プライマーと塩基解析装置を用いた方法は，高感度かつ再現性が良好である[3]．

■文献
1) Fialkow PJ：Use of genetic markers to study cellular origin and development of tumors in human females. *Adv Cancer Res*, **15**：191-226, 1972.
2) Vogelstein B *et al*：Clonal analysis using recombinant DNA probes from the X-chromosome. *Cancer Res*, **47**：4806-4813, 1987.
3) Karasawa M *et al*：Analysis of the distribution of CAG repeats and X-chromosome inactivation status of HUMARA gene in normal females using improved fluorescence-based assay. *Int J Hematol*, **74**：281-286, 2001.

60
造血器腫瘍にみられる薬剤耐性

泉二登志子

癌の化学療法においては，治療開始時すでに抗癌剤に無効の自然耐性，治療後に出現する獲得耐性の二者がある．事実，急性白血病の初期治療では抗癌剤が有効で高い寛解率を示すが，その多くが再発し，再発時には抗癌剤に対して薬剤耐性となっていることが多い．薬剤耐性の発生機序には，①多剤耐性遺伝子 *mdr1* の発現によるP糖蛋白，その他による抗癌剤の細胞内取込みの低下や，細胞外への排泄亢進，②細胞内での抗癌剤作用の抑制機構，③傷害DNAの修復亢進，④アポトーシス耐性などがあげられ，実際の臨床では複数の耐性機序が同時に関与していると推察されている．本項では，現時点で明らかになっている薬剤耐性関連蛋白やアポトーシス耐性による耐性などについて述べるが，DNA修復亢進や細胞内代謝異常については今後の研究の課題である．

■ 薬剤耐性関連蛋白

(1) P糖蛋白（P-glycoprotein）

最も代表的な耐性関連因子で，その意義はすでに広く研究されている．P糖蛋白は7番染色体長腕に位置する *mdr1* 遺伝子の産物である．二つのATP結合部位をもち，そのエネルギーを利用して薬剤を細胞外へ放出するばかりでなく，細胞内へ入ろうとする薬剤を捕捉して細胞内への移行を阻害する機能を有する[1,2]．この結果，腫瘍細胞内の抗癌剤濃度が低下し，抗癌効果の低減を招くものと考えられる．

(2) LRP（lung resistance-related protein）

分子量110kDaの蛋白で，原形質に局在し，原形質・核間の薬剤の移送に関与する[3]．LRP陽性細胞では薬剤の核への移行が妨げられる結果，核内薬剤蓄積量の低下が生ずる．

(3) MRP（multidrug resistance-associated protein）

P糖蛋白と同様に細胞からの薬剤排泄作用を示し，薬剤耐性に関与する[4]と考えられている．

1) 急性白血病　急性骨髄性白血病（AML）では，初診時患者の20〜40%にP糖蛋白が発現している．P糖蛋白の発現頻度は小児では一般に低く，高齢者では高い．また病型によっても異なり，AMLのFAB分類M3や急性リンパ性白血病（ALL）にはP糖蛋白発現例が少なく，M4，M5，二次性白血病，骨髄異形成症候群（MDS），特にRAEB（refractory anemia with excess of blasts），RAEB-t，慢性骨髄単球性白血病にP糖蛋白発現例が多い．また，表面形質CD34，CD7陽性細胞，Tdtのような，白血病細胞の成熟度の低さを示す表面形質の存在例に，P糖蛋白発現例が多い．さらに，良好な予後と関連するとされる染色体異常を有する症例では，P糖蛋白発現例は少なく，予後不良に関連する染色体異常のある症例には多い．

P糖蛋白の発現例では寛解の導入が困難なことが多い[5]．成人白血病，特に高齢者AMLでは，P糖蛋白の存在は寛解導入の困難さを予知させる強力な因子であるが，小児AMLでは必ずしも予後不良因子ではない．P糖蛋白発現例では全般的にみて無病生存期間，および生存期間が有意に短い[5]とされる．

白血病の治療経過中に薬剤耐性細胞がどのように変動するかについては不明である．白血病の治療中に薬剤耐性細胞が選択

的に残存・増加し，一定レベルを超えたところで再発が起こるのか，または治療中に新しい耐性細胞が出現・増加するのかは明らかでない．

LRP陽性例では陰性例に比して寛解率が有意に低いこと，特にLRPとP糖蛋白の両方が陽性の症例では生存期間が短いとされる．MRPについては，現在までの研究では白血病における薬剤耐性への関与は否定的とする報告が多い．

2）悪性リンパ腫　悪性リンパ腫におけるP糖蛋白の発現頻度は10～20％と比較的低いが，治療後不応性になったときには高頻度に発現しているとの報告がある．P糖蛋白の発現例では寛解を導入しにくく生存期間も短いとされる．一方，MRP発現は化学療法前後で変化を認めず，薬剤耐性発現への関与も少ないと推察される．

3）骨髄腫　骨髄腫の形質細胞におけるP糖蛋白の発現頻度は未治療例では低く（5～6％），治療抵抗性になったときには高率（35～80％）であるとされている．しかし，化学療法による寛解率は，P糖蛋白陽性例と陰性例間に有意差は認められていない．LRPの陽性例では寛解率が低く生存期間も短いと報告されている．

■ それ以外の薬剤耐性機序

(1) アポトーシスを介する耐性

抗癌剤の抗腫瘍効果はアポトーシス誘導によるもので，大部分がミトコンドリア依存性の経路によると考えられている．細胞のアポトーシスを誘導する遺伝子としてはc-myc, p53, Bax, bcl-Xs, ICEなどが，また阻害する遺伝子としてはBcl-2, Bcl-X_L, bcr-ablなどがある．アポトーシス誘導遺伝子の発現例は寛解率が高いと報告され，アポトーシスの阻害が薬剤耐性の一因と考えられる．

(2) 酵素異常による耐性

DNAトポイソメラーゼⅡαの質的または量的な異常が，トポイソメラーゼⅡを標的とするダウノルビシンなどの抗癌剤に対する薬剤耐性の原因と考えられている．シタラビンに対する耐性機序としてdeoxy-cytidine kinase発現低下およびcytidine deaminase活性亢進などが，また，シクロホスファミド（4HC）はglutathione-S-transferaseの過剰発現により耐性となるとされる．メソトレキセート（MTX）耐性機序としては，ジヒドロ葉酸還元酵素の過剰産生，MTXポリグルタメートの産生低下などがあげられる．

■ 耐性克服薬の臨床応用

P糖蛋白発現による薬剤耐性を克服するために各種耐性克服薬が開発された．代表的なものは免疫抑制剤であるシクロスポリン（CYA），PSC833，カルシウム拮抗剤であるベラパミル，MS-209などで，いずれもP糖蛋白と結合することによって薬剤の細胞外排泄作用を阻害し，薬剤感受性を回復させる．最近の臨床研究では，予後不良AMLおよびハイリスクMDSの患者を対象として抗癌剤とともに耐性克服薬CYAや塩酸キニーネを投与した症例で非寛解例が有意に減少し，生存率および無病生存率が明らかに改善した[6]との結果が得られ，耐性克服薬の有効性が実証された．悪性リンパ腫，骨髄腫に対する臨床的試みも報告されているが，それらでは有意な治療成績の向上は得られていない．

■文献

1) Juriano R and Ling V : A surface glycoprotein modulating drug permeability in chinese hamster ovary cell mutant. *Biochem Biophys Acta*, **262** : 152-162, 1976.

2) Germann UA : Molecular analysis of the multidrug transporter. In : Multidrug Resistance in Cancer (Clynes M ed), pp33-62, Kluwer Academic, The Netherland, 1994.

3) Campos L *et al* : Clinical significance of multidrug resistance P-glycoprotein expression on acute nonlymphoblastic leukemia cells at diagnosis. *Blood*, **79** : 473-476, 1992.

4) Scheper RJ et al : Overexpression of a Mr 110,000 vesicular protein in non-P-glycoprotein-mediated multidrug resistance. *Cancer Res*, **53** : 1475-1479, 1993.
5) Cole SPC et al : Pharmacological characterization of multidrug resistant MRP-transfected human tumor cells. *Cancer Res*, **54** : 5902-5910, 1994.
6) List AF et al : Benefit of cyclosporine modulation of drug resistance in patients with poor-risk acute myeloid leukemia : a southwest oncology group study. *Blood*, **98** : 3212-3220, 2001.

61
インターフェロン

大西一功

　インターフェロン（interferon：IFN）は約40年前に発見されたサイトカインの一つで，抗ウイルス作用を主体とする．IFNは産生細胞によりIFN-α，β，γ，ωの4型に分類される．IFN-αは白血球由来（顆粒球，マクロファージ，B細胞），IFN-βは線維芽細胞由来，IFN-γはT細胞（Th1），NK細胞，B細胞由来である．IFN-ωはα型とホモロジーが高い．IFN-α/ω，IFN-β遺伝子は9番染色体短腕に位置し，IFN-γ遺伝子は12番染色体長腕に位置する．IFN-α，IFN-βの受容体はIFN-ARとIFN-α/βRを共通に利用する．以上IFN-α，IFN-βは，遺伝子座，生物活性，受容体が共通しておりI型IFNと呼ばれ，IFN-γは免疫調整主体のII型IFNとして区別される．

　IFNの生体内での生物学的効果は，それぞれのIFN遺伝子やIFN受容体のトランスジェニックマウス，ノックアウトマウスを作製することにより直接知ることができる．IFN-α/β受容体欠失マウスではウイルスに対する感受性が高まり，IFN-α/βは生体の抗ウイルス作用に必須であることがわかる．IFN-γ受容体欠失マウスでは結核菌，リステリアに対する易感染性が高まり，TNF, IL-1, IL-6の産生能が低下する．

　血液領域ではIFNは主として血液腫瘍に対して臨床応用される．IFN-α/βは抗ウイルス作用のほかに，多くの腫瘍細胞株の増殖を抑制し，細胞傷害性T細胞の分化誘導やNK細胞の活性化を行う．またストローマ細胞からのサイトカイン産生を増強

し，MHCクラスI抗原の発現を増強させる．生体内では，抗腫瘍効果の主体は，細胞傷害性T細胞やNK細胞の誘導・活性化，MHC抗原や接着分子の発現誘導などの免疫監視機構を介するものと推定されている．一方，直接の抗腫瘍効果も報告されているが，その分子機構についてはまだ確立されてはいない．

現在日本でIFNの適用が認められている血液腫瘍は，IFN-αに対しては慢性骨髄性白血病（CML），多発性骨髄腫，ヘアリー細胞白血病であり，IFN-γに対しては菌状息肉症である．

CMLに対するIFN-α療法はBCR-ABLチロシンキナーゼの選択的阻害薬グリベックの登場により影が薄くなったが，グリベックの耐性症例に対しては薬物療法の第二選択薬である．IFN-α療法は1970年代より始められ，MD Anderson Cancer Centerが精力的に臨床研究を行ってきた．われわれJALSGのグループも従来の治療薬であるブスルファンとの無作為比較試験を行い，IFN-α療法の方が優れていることを報告した．

現在慢性期CMLに対するIFN-α療法の成績は，フィラデルフィア（Ph）染色体の完全消失が5～30％，大細胞遺伝学的効果（Ph染色体の完全消失，または1/3以下に減少）は10～38％であり，5年生存率は60％前後，大細胞遺伝学的効果があった症例では10年生存率は80％以上である（図参照）．IFN-αに少量のara-Cを加えるとさらに成績が上がり，5年生存率が70％程度まで向上する．

さてIFN-α療法で常に問題になるのは，どのくらいの量を，いつまで使うのがよいかという点と，本当に治るかという点である．まず治るかどうかについて，ヨーロッパでIFN-αによりPh染色体が完全に消失した症例317例を集計して解析が行われた．このうち70％はPh染色体陰性が持続していた．またPh染色体消失後にIFN-αを中止した症例が75例あり，そのうち22例が中止のままPh陰性を持続している．こうしたことから，Talpazらは，8％前後の患者はIFN-α療法により治癒をする可能性があると述べている．IFN-αの投与期間については，イタリアのグループはPh完全消失を2年以上続け，高感度のPCR法によりBCR-ABL遺伝子が2回続けて検出されなければ中止の選択も可能としている．

IFN-α療法で，十分な効果を得るためには，500万単位/m^2以上を毎日皮膚注射することが重要といわれてきた．しかし，最近少量の1日300万単位週5回投与との比較試験が行われ，どちらも効果に差がなく，副作用は少量の方が有意に少なかった

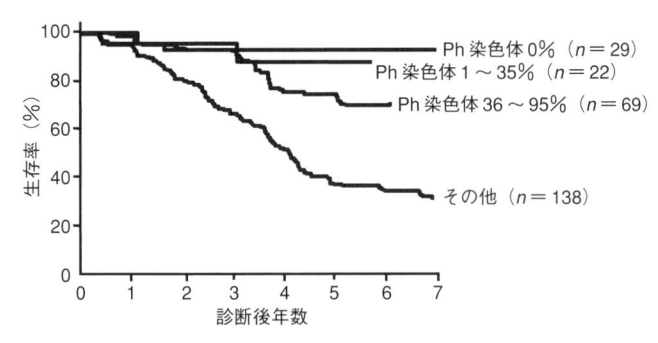

慢性期CMLに対するIFN-α療法の細胞遺伝学的効果別の生存率（文献3より）

ことが報告された．IFN-αはウイルス感染時に生体内で産生されるサイトカインであることからもわかるように，注射によりインフルエンザ様の症状が生ずる．これらはしばらく投与すると慣れるものの，長期投与によりうつ症状もしばしばみられ，何年も注射を打ち続けることは容易ではない．少量投与のデータが正しければ，副作用，費用の点で患者にとって利益となる．

さて，グリベック登場によりこれまでIFN-α療法を行ってきた患者の治療をどうするかについては，グリベックは著効を示すもののまだ長期成績はないこと，IFN-αには10年以上の成績が確立しており有効症例の予後はよいことから，IFN-α療法によりPh消失が持続している患者は，そのままIFN-αを投与することも妥当と考えられる．それ以外は，グリベックに変更するのは妥当である．

多発性骨髄腫に対しては，IFN-αは寛解導入療法に併用されたり，維持療法に用いられてきた．しかし，多発性骨髄腫に対するIFN-αの有用性については，有意差の有無の報告が相半ばしている．そこで国際的に報告されている比較試験の症例を用いてmeta-analysisが行われ，その結果，IFN-α併用の寛解導入療法は無再発生存率で4.8カ月（中央値），生存率で3.1カ月の延長が認められた．またIFN-αによる維持療法は維持療法なしと比べ，無再発生存率で4.4カ月，生存率で7.9カ月の延長が認められた．以上有意にIFN-αの使用が優れていることを示すものであるが，この短期間の延長をどうとらえるかは患者の考え方による．しかし米国では維持療法にIFN-αが使用される場合が多い．

IFN-αは臨床的に有用であるが，注射を必要とすること，長期間の投与が必要なこと，不快な副作用があることから，中断せざるをえない症例も多数あり，より使いやすい製剤の工夫が望まれる．

■文献

1) Jonash E and Haluska F：Interferon in oncological practice：review of interferon biology, clinical applicatios, and toxicities. *The Oncologist*, **6**：34-55, 2001.
2) 大西一功：慢性骨髄性白血病のインターフェロン療法．血液フロンティア，**12**：47-53, 2002.
3) Kantarjian HM *et al*：Prolonged suruival in CML after cytogenetic response to IFN-α therapy. *Ann Intern Med*, **122**：254, 1995.

62
血球貪食症候群

河　敬世

■疾患概念の変遷

 発熱と組織球の増殖ならびに血球貪食像を特徴とする病態の最初の記載は，1939年のScottとRobb-SmithのHMR（histiocytic medullary reticulosis）に遡る．1952年にFarguharとClairreauxが家族性のFHL（familial hemophagocytic reticulosis）を初めて報告した．これはその後頻用されるようになったFEL（familial erythrophagocytic lymphohistiocytosis）と同義語である．1966年にRappaportがMH（malignant histiocytosis）の概念を提唱し，ごく最近までMHが家族性以外のものに広く用いられてきた．

 1979年にRisdallらは，臨床像は致死的経過をとるMHと酷似するが，ウイルス感染時にみられる可逆性の類似病態をVAHS（virus-associated hemophagocytic syndrome）として初めて報告した．その後，細菌感染症でも同様の合併症がみられることから，infection-associated hemophagocytic syndromeとして今日では理解されている．

 1980年代に入ると，ウイルス学的・免疫学的・分子生物学的診断法が長足に進歩し，lineage（系統特異的）診断法が確立した．その結果，それまでMHと診断されていたもののほとんどが非ホジキンリンパ腫（non-Hodgkin lymphoma）に再分類されることが明らかとなった．

 以上の経緯から，高熱持続，肝脾腫などの症状に加えて，汎血球減少，肝機能障害，播種性血管内凝固障害（DIC），高フェリチン血症などの検査所見を特徴とし，骨髄やリンパ網内系組織を中心に，ときには中枢神経系での組織球増加と組織球による血球貪食像の存在により診断される症候群を血球貪食症候群（hemophagocytic syndrome：HPS）と総称する．

■HPSの病因と分類

 HPSの多彩な病態は，Tリンパ球やマクロファージの増殖・活性化による高サイトカイン血症による血管炎や細胞・組織障害に起因するものと理解されている．原因となる基礎疾患の種類やサイトカインのアンバランスの程度などにより，発現する症状の軽重や，検査値の異常の程度が異なる．図は最もよくみられるウイルス感染によるHPS（VAHS）の中で，予後不良のEBウイルスと他のウイルス感染との違いを示したものである．EBウイルスの場合は，反応性Tリンパ球/マクロファージの活性化に加え，EBウイルス感染したTリンパ球の増殖・活性化が重症化に関与する．

 HPSは，一次性のもの（遺伝性で乳幼児期に発症し，予後不良のもの）と二次性のものに分けられる（表参照）．実際に遭遇する例のほとんどは二次性で，小児では感染症に起因する場合が多く，成人では感

血球貪食症候群の分類

(1) 遺伝性/一次性
　①家族性HPS（FHL/FEL）
　②XLP（X連鎖リンパ増殖症候群）
　③Chédiak-Higashi症候群
(2) 反応性/二次性
　①感染症によるHPS
　　ウイルス性（VAHS）
　　細菌性（BAHS）
　　真菌性
　　その他
　②基礎疾患を有するHPS
　　悪性腫瘍：悪性リンパ腫（LAHS），その他
　　自己免疫性疾患
　③薬剤アレルギーに起因するHPS
(3) 造血幹細胞移植後早期のHPS

```
ヘルペスウイルス
(non-EBV)
パルボウイルス  ┐
麻疹ウイルス    │  反応性Tリンパ球/マクロファージの活性化
インフルエンザウイルス ├─────────────────────────────→ [VAHS]
HIV             │  高サイトカイン血症
アデノウイルス  │
………           │
………           ┘

                反応性Tリンパ球/マクロファージの活性化
   EB ウイルス感染    高サイトカイン血症        → [EBV-HPS]
                EBV 感染Tリンパ球の増殖/活性化
```

VAHS と EBV-HPS

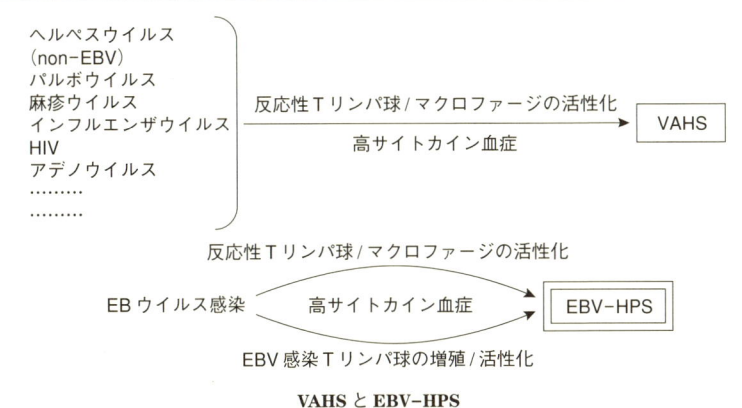

染症以外に自己免疫性疾患や予後不良の悪性リンパ腫（EBウイルス関連のT/NKリンパ腫や，生前診断が困難な血管内リンパ増殖症など）の頻度が高い．

■ HPSの診断と治療・予後

HPSの診断は，疑いさえすれば決して困難ではない．発熱が持続し，血球減少がみられるときは本症の存在を念頭におきながら鑑別診断を進める．

一次性の家族性HPSやXLPでは，遺伝子診断が一部で可能となっている．二次性の場合，感染症状が先行する場合はウイルスなのかその他の細菌，真菌であるのか，またはそれらの重複感染の可能性などを鑑別する．自己免疫性疾患やリンパ腫などの基礎疾患がある場合や疑われる場合には，基礎疾患の活動性との関連性を明らかにすることが重要である．

HPSの軽症型では，発熱や血球減少の程度が軽く，全身状態も保たれていることが多い．輸血の必要性もなく，対症療法による経過観察か，プレドニゾロンやγグロブリン大量療法などの単剤療法でよい．重症型は，HPSを繰り返す例や，高熱が持続し汎血球減少症の程度も強く，肝障害などの臓器障害，DIC，フェリチン値の異常高値などを呈し，全身状態が悪い例である．一次性HPSと二次性のリンパ腫，EBV-HPSの一部のものが含まれる．これらの中間型が中等症で，Tリンパ球やマクロファージの異常活性化の抑制を目的に免疫化学療法（プレドニゾロン＋シクロスポリン＋エトポシドの3剤併用）を行う．この免疫化学療法に抵抗性の場合や重症型には，悪性リンパ腫に準じた多剤併用化学療法を行い，同種造血幹細胞移植の適応を考慮する．重症型の予後は不良で，一次性HPSは移植の絶対適応であり，二次性の再燃例や完全寛解に入らない例も同種移植の適応である．

■ 文献

1) Imasyuku S : Differential diagnosis of hemophagocytic syndrome : underlying disorders and selection of the most effective treatment. *Int J Hematol*, **66** : 135-151, 1997.
2) 河　敬世：血球貪食症候群 Hemophagocytic Syndrome. 日本リンパ網内系学会誌, **37** : 145-153, 1997.
3) 河　敬世：血球貪食症候群とウイルス感染. 日児誌, **104** : 1166-1171, 2000.
4) 熊倉俊一他：自己免疫関連血球貪食症候群. 臨床免疫, **35** : 787-791, 2001.
5) Takahashi N *et al* : A clinical analysis of 52 adult patients with HPS : the prognostic significance of the underlying diseases. *Int J Hematol*, **74** : 209-213, 2001.

63
免疫不全症候群

中村哲也

生体には，微生物や腫瘍細胞などの異物を排除するための免疫機能が備わっている．この免疫機能には種々の細胞や蛋白が関与し複雑な仕組みを構成しているが，大きく分けると「自然免疫」と「獲得免疫」の二つに分類することができる．「自然免疫」は顆粒球や単球が主役となる免疫機構で，これらの細胞が異物を貪食・破壊することで免疫機能を発揮する．血清蛋白である補体もこの仕組みに密接に関与している．一方，「獲得免疫」はリンパ球が主役となる免疫機構である．例えば，Bリンパ球から産生された抗体は，異物に結合してそれを不活化する．また，Tリンパ球は標的となる細胞に結合し，細胞膜に穴をあけ標的細胞を破壊する．生体はこれらの複雑な仕組みを組み合わせ，様々な異物からわれわれの体を守っている．免疫不全症候群とは，免疫に関与するこれらの細胞や蛋白質の機能が低下したり数（量）が減少するために，免疫機能が低下した状態である．これが先天的な遺伝子異常により生じるものを先天性免疫不全症候群と呼び，ヒト免疫不全ウイルス（HIV）感染症により生じるものを後天性免疫不全症候群（エイズ）と呼ぶ．

■ 先天性免疫不全症候群

表に，先天性免疫不全症候群に含まれる疾患とその原因遺伝子，およびその産物をあげる．免疫機構の複雑さを反映して多種多彩な疾患が知られており，その多くで原因遺伝子または蛋白が同定されている．主な先天性免疫不全症について，以下に簡単に説明する．

1) 周期性好中球減少症　14～36日の周期で3～6日間の好中球の減少を起こす免疫不全症である．減少期には好中球数は200/mm^{3}以下となり，口内炎，歯肉炎，蜂窩織炎，腸管感染症などを合併する．骨髄では顆粒球系の細胞の成熟障害がみられ，骨髄球以降の細胞が著減する．本疾患の原因は好中球のエラスターゼ遺伝子欠損であることが判明しているが，周期性の経過をとる機序は不明である．

2) X染色体性無γグロブリン血症　血中のIgG, IgM, IgAが著減する免疫不全症で，生後1年頃より中耳炎，副鼻腔炎，肺炎，蜂窩織炎を繰り返すようになる．本症は，Bリンパ球のチロシンキナーゼ（本症を初めて報告したBrutonにちなんでbtkと呼ばれる）の遺伝子異常により起こる．Bリンパ球の抗原受容体からのシグナル伝達が障害されるため，未熟Bリンパ球以降の分化が起こらず末梢のBリンパ球数が著減する．

3) X染色体性重症複合型免疫不全（X-SCID）　Tリンパ球，Bリンパ球，NK細胞が著減する免疫不全症で，多くの症例が乳幼児期に感染症で死亡する．本症のリンパ球ではサイトカイン受容体のγ鎖の遺伝的欠損がある．このγ鎖はIL-2, IL-4, IL-7, IL-9, IL-15受容体の構成分子の一つであるため，これらのサイトカインの刺激がリンパ球に入らず分化障害を来すと考えられる．なお，SCIDにはX-SCID以外にもいくつかのタイプがあり，それぞれ責任遺伝子が同定されている（表参照）．

4) X染色体性高IgM症候群　本症では血中のIgMが正常もしくは高値であるが，IgG, IgAが著減する．末梢血中ではIgG, IgM陽性の成熟Bリンパ球がみられるが，それ以降の成熟Bリンパ球が減少しており，免疫グロブリンのクラススイッチの障害が存在する．本症の原因はCD40リ

先天性免疫不全症候群とその原因（文献 1, 2 より）

疾患名	原因遺伝子またはその産物
【好中球・単球の異常】	
(1) 好中球減少	
周期性好中球減少症	好中球エラスターゼ
重症先天性好中球減少症	不明
Shwachman-Diamond 症候群	不明
(2) 接着の異常	
白血球接着異常症 type 1	CD18
白血球接着異常症 type 2	不明（糖鎖の異常）
Rac2 欠損症	Rac2
(3) 情報伝達分子の異常	
IFN-γ または IL-12 異常	IFN-γ または IL-12 受容体
(4) 細胞内殺菌系の異常	
慢性肉芽腫症	NADPH オキシダーゼ（4 種類あり）
ミエロペルオキシダーゼ欠損症	ミエロペルオキシダーゼ
Chédiak-Higashi 症候群	LYST
好中球顆粒欠損症	C/EBPe
【B または T リンパ球の異常】	
(1) リンパ球減少	
CD3 複合体欠損	CD3 γ または ε 鎖
常染色体性劣勢無γグロブリン血症	免疫グロブリンμ鎖
選択的免疫グロブリン欠損症	免疫グロブリン重鎖
λ鎖のみの免疫グロブリン	免疫グロブリンκ鎖
(2) サイトカイン受容体欠損	
X 染色体性 SCID	サイトカイン受容体 common γ 鎖
常染色体性劣勢 SCID	IL-7 α 鎖
(3) 接着の異常	
X 染色体性高 IgM 症候群	CD40 リガンド（CD154）
(4) 情報伝達分子欠損	
X 染色体性無γグロブリン血症	Bruton チロシンキナーゼ（btk）
常染色体性劣勢 SCID	p56lck, Jak3, CD45, Rag1 gene, Rag2 gene のいずれか
MHC クラス I 欠損	MHC クラス I
MHC クラス II 欠損	MHC クラス II
CD8 陽性 T リンパ球欠損症	ZAP-70
X 染色体性リンパ球増多症	SH2D1A adaptor protein
Wiskott-Aldrich 症候群	Wiskott-Aldrich 蛋白
ataxia telangiectasia	ATM gene
(5) 代謝性疾患	
常染色体劣勢 SCID	adenosine deaminase

SCID：severe combined immunodeficiency syndrome（重症複合型免疫不全症）．

ガンド（CD154）の遺伝子異常にあり，CD40リガンドの膜発現が低下するためBリンパ球とヘルパーTリンパ球との細胞接着が障害され，クラススイッチのための刺激がBリンパ球に入らないためと考えられる．

5）Wiskott-Aldrich症候群　湿疹，易感染性，血小板減少を呈する遺伝性疾患である．本症では免疫グロブリンはほぼ正常であるが，Tリンパ球の軽度の減少と抗原刺激に対する低反応性があり，これが免疫不全の原因と考えられる．責任遺伝子はX染色体上に存在し，アクチンの重合に関与するWiskott-Aldrich蛋白と呼ばれる501アミノ酸からなる蛋白をコードする．

■ **後天性免疫不全症候群**

ヒト免疫不全ウイルス（HIV）感染症により起こる免疫不全症である．HIVはCD4陽性Tリンパ球に感染する．正確な機序は不明であるが，感染したリンパ球ばかりでなく，感染していないCD4陽性Tリンパ球もアポトーシスを起こして死滅し，結果的にCD4陽性Tリンパ球が減少する．そのため，CD4陽性Tリンパ球のヘルパー機能が発揮されず，細胞傷害性Tリンパ球が活性化されずに細胞性免疫不全に陥る．

CD4陽性Tリンパ球数（CD4数）の減少は症例により様々で，感染後1年でCD4数が$100/mm^3$以下となる場合もあれば，10年以上未治療で経過してもCD4数が正常範囲の場合もある．CD4数が$200/mm^3$以下になると，カリニ肺炎，サイトメガロウイルス網膜炎，非定型抗酸菌の菌血症，トキソプラズマ脳炎など特有の日和見疾患を合併してくる．

HIV感染症に対する治療は1990年代の後半から飛躍的に進歩し，3種類以上の抗HIV薬を併用する治療（highly active antiretroviral therapy：HAART）によりウイルスの増殖を制御することが可能となった．HAARTにより多くの症例でCD4数を増加させることが可能となり，日和見感染による死亡が激減した．しかしながら，CD4陽性Tリンパ球に潜伏感染したHIVを排除することは困難で，感染者はほぼ生涯にわたって抗HIV薬の内服を継続する必要がある．

■**文献**

1) Buckley RH：Advances in immunology：primary immunodeficiency diseases due to defects in lymphocytes. *N Engl J Med*, **343**：1313-1324, 2000.
2) Lekstrom-Himes JA and Gallin JI：Advances in immunology：immunodeficiency diseases caused by defects in phagocytes. *N Engl J Med*, **343**：1703-1714, 2000.

64 白血球増加と類白血病反応

秋山　暢

■白血球増加

　白血球増加は，白血球数10,000/μl以上と定義される．健常人では，白血球は，好中球，好酸球，好塩基球，単球，リンパ球により構成される．白血球増加には，これらの血球の増加に基づく場合と，正常ではみられない血球の出現に基づく場合がある．正常ではみられない血球とは，芽球，幼若な顆粒球系細胞，幼若な単球系細胞，肥満細胞，異型リンパ球，形質細胞である．厳密には，白血球増加は好中球増加と同義ではないが，以下，好中球増加について述べる．

■好中球が増加する機序

　好中球増加の機序として，①産生亢進，②骨髄から末梢血への放出促進，③辺縁プールから循環プールへの移動，④組織への遊走の減少がある．産生亢進は，慢性骨髄増殖性疾患や炎症性疾患，感染症，血液疾患以外の悪性腫瘍などによる慢性的な好中球増殖刺激，Down症候群や他の先天的好中球増加症により起こる．G-CSF，GM-CSFの長期投与，G-CSF産生腫瘍によっても好中球産生が亢進する．骨髄には末梢血の約10倍もの好中球が貯蔵されており，炎症や感染，G-CSF，GM-CSF，コルチコステロイド投与などにより骨髄から末梢血への放出促進が起こり，核の左方移動を伴った好中球の増加をもたらす．辺縁プールから循環プールへの移動は，激しい運動や身体的・精神的ストレス，低酸素血症，アドレナリン投与などにより起こり，好中球のみならずリンパ球・単球の増加も伴い，好中球の核の左方移動はみられない．組織への遊走の減少は，CD11a/CD18欠損症による好中球の遊走能障害やコルチコステロイド投与により起こる．

■類白血病反応

　白血病類似の末梢血ないし骨髄所見を呈する病態で，造血器疾患以外による二次性白血球増加を類白血病反応と呼び，白血球数が50,000/μlを超えるか，血液中に芽球が出現するものと定義される．ただし，白血球数に関しては，25,000〜30,000/μl以上とする意見もある．

以下の5病型がある．

　1）慢性好中球性白血病型　幼若好中球を伴わない成熟好中球の増加．急性感染症，非造血器系悪性腫瘍などによる．

　2）慢性骨髄性白血病型　少数の芽球と幼若好中球を伴った白血球増加．非造血器系悪性腫瘍，特に骨転移を来したもの，結核の全身播種，細菌性髄膜炎，ジフテリア，子癇，水銀中毒などによる．

　3）急性骨髄性白血病型　結核の全身播種や重症感染症，特に緑膿菌感染症により骨髄プールの好中球が枯渇した患者において，感染などの好中球増殖刺激が加わった場合にみられることがある．アルコール依存症，葉酸・ビタミンB_{12}欠乏などでもみられることがある．

　4）慢性リンパ性白血病型　成熟リンパ球の増加．百日咳でみられる．リンパ球のリンパ組織へのホーミングが阻害された結果である．風疹，非造血器腫瘍に伴うこともある．

　5）急性リンパ性白血病型　伝染性単核球症，ウイルス肝炎，流行性耳下腺炎，結核などが原因となると報告されている．小児の骨髄において，リンパ芽球の生理的増加がみられ，hematogoneと呼ばれている．hematogoneは，TdT，CD19，CD10，CD20，CD34，CD45陽性で，表面抗原上は白血病性リンパ芽球との区別が困難であ

白血球増加を来す原因疾患	
(1) 非腫瘍性 　① 感染症 　　　細菌感染症 　　　真菌感染症 　　　ウイルス感染症 　　　リケッチア感染症 　　　結核 　② 炎症性疾患 　　　膠原病（リウマチ熱など） 　　　血清病 　　　血管炎 　　　急性糸球体腎炎 　　　痛風 　③ 内分泌・代謝性疾患 　　　Cushing 病 　　　甲状腺クリーゼ 　　　糖尿病性ケトアシドーシス 　④ 組織傷害 　　　重症熱傷 　　　心筋梗塞 　　　日射病 　　　手術後 　　　肺梗塞 　　　絞扼性イレウス 　⑤ 薬物 　　　アドレナリン 　　　副腎皮質ステロイドホルモン 　　　G-CSF, GM-CSF 　　　鉛 　　　水銀 　　　ジギタリス 　　　昆虫毒素 　⑥ 急性出血 　　　体腔内出血 　　　クモ膜下出血 　　　子宮外妊娠の破裂 　⑦ リンパ造血器以外の悪性腫瘍 　　　リンパ造血器以外の腫瘍 　　　G-CSF, GM-CSF 産生腫瘍	⑧ その他 　　妊婦 　　子癇 　　尿毒症 　　ストレス 　　急性溶血 　　発作性頻拍 ⑨ 先天性 　　Down 症候群 　　遺伝性好中球増加症 　　寒冷蕁麻疹を伴う家族性好中球増加症 　　白血球接着因子欠乏症 　　家族性骨髄増殖性疾患 (2) 腫瘍性 　① 急性白血病 　　　急性骨髄性白血病 　　　急性リンパ性白血病 　　　急性好酸球性白血病 　　　急性好塩基球性白血病 　② 慢性骨髄増殖性疾患 　　　慢性骨髄性白血病 　　　慢性好中球性白血病 　　　慢性好酸球性白血病 　　　真性多血症 　　　骨髄線維症 　③ 骨髄異形成 / 骨髄増殖性疾患 　　　慢性骨髄単球性白血病 　　　非典型的慢性骨髄性白血病 　　　若年性慢性骨髄単球性白血病 　④ リンパ系腫瘍 　　　慢性リンパ性白血病 　　　前リンパ球性白血病 　　　顆粒リンパ球性白血病 　　　成人 T 細胞性白血病 / リンパ腫 　　　悪性リンパ腫の白血化 　　　形質細胞性白血病 　⑤ 肥満細胞病 　　　肥満細胞性白血病

る．また，鉄欠乏性貧血，特発性血小板減少性紫斑病などの非腫瘍性疾患や，抗癌化学療法後の骨髄回復期にもみられる．

■白血球増加の鑑別法

　白血球増加の原因診断は，多くの場合，容易であるが，しばしば問題になるのは，慢性白血球増加である．原因疾患として鑑別すべきは，結核などの感染症，非造血器系悪性腫瘍，慢性骨髄増殖性疾患である．骨髄検査のみならず，胸部単純Ｘ線や腹部超音波検査，ガリウムシンチグラフィを行い，感染巣・腫瘍の有無を検索する必要がある．主として白血球増加を来す慢性骨髄増殖性疾患の特徴を述べる．

　1）慢性骨髄性白血病　　①末梢血，骨髄ともに好塩基球・好酸球増加あり，②骨髄細胞の異型なし，③好中球アルカリホスファターゼスコア低下，④フィラデルフィア染色体ないしBCR/ABL遺伝子再構成陽性．ただし，好中球アルカリホスファターゼスコアは，慢性骨髄単球性白血病，非典型的慢性骨髄性白血病でも低下することがあり，注意を要する．

　フィラデルフィア染色体ないしBCR/ABL遺伝子再構成陰性の場合には，以下の3疾患を鑑別する．

　2）慢性骨髄単球性白血病　　①末梢血単球＞1,000/μl，②貧血または血小板減少あり，③血中リゾチーム上昇，④骨髄細胞の異型あり．一般に，好酸球や好塩基球増加を伴うことはまれであるが，好酸球増加を伴う慢性骨髄単球性白血病という病型もある．

　3）非典型的慢性骨髄性白血病　　①貧血または血小板減少あり，②好塩基球増加および単球増加なし，③骨髄細胞の異型あり，特に顆粒球系細胞に顕著．

　4）慢性好中球性白血病　　①末梢血の成熟好中球＞80％，後骨髄球以前の未熟好中球＜10％，②骨髄細胞の異型なし，③芽球の増加なし，④肝・脾腫あり．

　WHO分類においては，慢性骨髄性白血病と慢性好中球性白血病は，慢性骨髄増殖性疾患に分類され，慢性骨髄単球性白血病と非典型的慢性骨髄性白血病は，骨髄異形成/骨髄増殖性疾患に分類されている．小児では，若年性骨髄単球性白血病を鑑別しなければならない．

■文献

1) 秋山　暢，東原正明：XI. 血液 Blood. 骨髄異形成症候群の診断基準・病型分類・予後予測分類．特集　内科疾患の診断基準・病型分類・重症度．内科，**85**：1664-1671, 2000.
2) Brunning RD and McKenna RW：Atlas of Tumor Pathology. Tumors of the Bone Marrow. Armed Forces Institute of Pathology, Bethesda, 1994.
3) Jaffe ES et al：World Health Organization Classification of Tumours. Pathology & Genetics. Tumours of Haematopoietic and Lymphoid Tissues, IARC Press, Lyon, 2001.
4) Lee GR et al：Wintrobe's Clinical Hematology, pp1836-1861, Williams & Wilkins, Baltimore, 1998.

65 好酸球増加と特発性好酸球増加症

杉本耕一

■ 好酸球増加

　好酸球は，成熟好中球と類似の形態を示すが，核は二分葉で細胞質に多数の明るいオレンジ色の二次顆粒を有する．この二次顆粒内には，局所での免疫反応活性化作用や細胞障害作用を有する eosinophil cationic protein, major basic protein などが含まれている．造血幹細胞が，IL-3（interleukin-3），GM-CSF（granulocyte-monocyte colony-stimulating factor），IL-5 の存在下に，CD34 陽性の骨髄前駆細胞を経て好酸球に分化する．IL-3, GM-CSF が他の血球系細胞にも作用するのに対して，IL-5 は好酸球に特異的なサイトカインであり，その終末分化や成熟細胞の活性化に関与している．骨髄で産生された好酸球は，末梢循環に入るとすぐ血管外に遊走し，主として皮膚，腸管，肺などの外界からの刺激にさらされやすい臓器の粘膜下層や結合織に分布する．すなわち，好酸球の主な存在部位は組織中であり，末梢血中に存在する好酸球の比率は比較的低い．また，末梢血中の好酸球数は，好酸球に対して抑制的に働く副腎皮質ステロイドの影響を受け，その日内変動に伴って早朝に最低値，深夜に最高値となる．これらの事実から，末梢血中の好酸球数の増減を適切に評価することは難しいと考えられる．実際，ある種の急性の炎症や免疫反応においては，末梢血中から局所組織への動員が骨髄からの供給よりも急速に起こるために，一過性の好酸球減少の後に好酸球増加が観察される．また，好酸球関連の慢性の炎症において，末梢血中ではほとんどもしくは全く好酸球増加が認められないにもかかわらず，組織では好酸球増加が著明である場合もある．

　好酸球増加は，末梢血中で好酸球の絶対数が $500/\mu l$ 以上と定義される．好酸球増加を来す疾患として最も頻度が高いのは，寄生虫疾患およびアレルギー性疾患である．したがって，好酸球増加患者の診察においては，旅行歴，居住歴，トリプトファ

好酸球増加を来す疾患群

寄生虫疾患：フィラリア症，幼虫移行症，旋毛虫症，条虫症，住血吸虫症，肺吸虫症，鉤虫症，回虫症，糞線虫症
寄生虫以外の感染症：猩紅熱，コクシジオイデス症，ネコひっかき病
アレルギー性疾患：薬剤アレルギー，気管支喘息，アレルギー性気管支肺アスペルギルス症，アレルギー性鼻炎，蕁麻疹，アトピー性皮膚炎
呼吸器疾患（アレルギー性以外）：過敏性肺臓炎，好酸球性肺炎，PIE症候群，気管支拡張症，囊胞性線維症
消化器疾患：炎症性腸疾患，好酸球性胃腸炎
内分泌疾患：Addison 病
皮膚疾患（アレルギー性以外）：好酸球増加を伴う周期性血管性浮腫，木村病，疥癬，尋常性天疱瘡
膠原病・血管炎：好酸球性筋膜炎，過敏性血管炎，Churg-Strauss 症候群，Sjögren 症候群，血清病
原発性免疫不全：Wiscott-Aldrich 症候群，Job 症候群，スイス型および性関連複合型免疫不全
悪性腫瘍：好酸球性白血病，慢性骨髄性白血病，好酸球増加を伴う急性骨髄単球性白血病（M4Eo），悪性リンパ腫（T 細胞性，Hodgkin リンパ腫），固形腫瘍（卵巣癌など）
特発性好酸球増加症
その他：好酸球性筋痛症候群（L-トリプトファン），サイトカイン療法（IL-2, GM-CSF）への反応

ンおよびビタミン製剤などの市販薬を含む薬物歴，食事，アレルギー症状について詳細な病歴の聴取が必要である．寄生虫およびアレルギー以外で好酸球増加を来す疾患は全身性のものが主体であるため，発熱，体重減少，関節痛，筋痛，発疹，リンパ節腫脹などに関する病歴・診察も重要である．

■ 特発性好酸球増加症

特発性好酸球増加症（hypereoinophilic syndrome：HES）は，持続する好酸球の過剰産生を特徴とする原因不明の骨髄増殖性疾患群である．好酸球増加が著しいことに加えて，臓器障害を伴うことがHESの特徴であり，特に心臓が冒されやすく，好酸球性の心内膜線維症とそれに関連する弁膜疾患が起こる．HESの定義としては，①好酸球数1,500/μl以上が6カ月以上持続する，②寄生虫，アレルギー，その他の好酸球増加を来す原因を除外できる，③臨床的に好酸球増加によるか，または原因不明の臓器障害を伴うとされている．通常HESでは，白血球数が10,000〜30,000/μl，好酸球の比率が30〜70％を占める状態が持続する．白血球数が90,000/μlを超えることも珍しくないが，このような症例は予後不良である．HESにおける心筋障害は好酸球によって引き起こされるが，これが起こるかどうかは好酸球増加の程度・期間とは必ずしも相関しない．心筋障害の起こりやすいHESの特徴として，男性，HLA-BW44，脾腫，血小板減少，ビタミンB_{12}高値，好酸球の形態異常，および末梢血中への骨髄幼若細胞の出現があげられる．これに対して，血管性浮腫，高γグロブリン血症およびIgE高値を呈する女性のHESでは心疾患が起こりにくい．

HESの鑑別診断では，基本的には，好酸球増加を来すすべての疾患を除外する必要がある．ここでは，鑑別において注意を要する疾患をいくつか例示する．臓器限局性の好酸球増加症として，好酸球性胃腸炎，好酸球性肺炎などがあげられるが，HESに認められる多臓器障害を欠き，好酸球性の心疾患も起こらない．好酸球関連の血管炎の代表はChurg-Strauss症候群であり，好酸球増加に加えて喘息，移動性の肺浸潤，副鼻腔炎，末梢神経炎，生検像において血管外への好酸球浸潤を認める．HESとの区別が明確でない場合も多いが，通常はHESではみられない喘息の存在が鑑別点となり，大量の副腎皮質ステロイドが有効である．皮膚病変を伴う好酸球増加として，木村病，好酸球性筋膜炎に加え，トリプトファン摂取による好酸球性筋痛症候群を除外する必要がある．好酸球増加を伴う周期性血管性浮腫は最近になって確立された疾患概念で，反復性の血管性浮腫，蕁麻疹，発熱，著明な好酸球増加を特徴とするが，一般に心臓障害は起こらずHESと区別される．*Strongyloides stercoralis*による糞線虫症は著明な好酸球増加を引き起こすが，HESと誤診されて副腎皮質ステロイドが投与されると，しばしば糞線虫の全身播種が起こり致命的となる．

最近になって，HESの一部に$CD3^-CD4^+$Tリンパ球の単クローン性増殖を伴うものが存在することが明らかにされた．$CD3^-CD4^+$Tリンパ球によるIL-5を含むサイトカインの過剰産生がその本態と考えられ，血清IgE高値，多クローン性のγグロブリン血症を伴うが，皮膚病変が主体で，重篤な臓器浸潤を認めないなどの臨床的な特徴をもっている．今後，HES症例の解析が進むに従って，このような病態生理に基づく新しい疾患群が同定され，HESから分離・独立していくと思われる．

66
白血球減少症と無顆粒球症

小池 正

■白血球減少症(好中球減少症)

　一般に白血球数3,000/μl以下を白血球減少症(leukopenia)といい,白血球数に白血球分画中の好中球割合を掛け合わせた好中球実数が1,500/μl以下を好中球減少症(neutropenia)または顆粒球減少症(granulocytopenia)という.白血球の大半を好中球が占めるので,白血球減少症といえば通常は好中球減少症を指す.表に好中球減少を来す疾患を掲げる.

　臨床的に重要な好中球減少症の原因は,産生の低下によるものと,寿命の短縮ないし消費の亢進によるもののどちらかである.産生の障害には,再生不良性貧血のように造血幹細胞の数自体が減少する場合,急性骨髄性白血病のように骨髄系幹細胞の分化が幼若細胞で停止し好中球への成熟が障害される場合,骨髄異形成症候群のように多くが成熟の途中で自殺死(アポトーシス)に陥り,造血が一部無効となる場合,リンパ性白血病,悪性リンパ腫,骨髄腫,骨髄線維症,転移性癌,肉芽腫などのように骨髄系造血細胞以外の細胞や組織が物理的にあるいは抑制因子を介して正常造血を抑制する場合などがある.産生の低下では好中球減少に貧血や血小板減少を伴うことが多いが,その基礎疾患の鑑別診断には骨髄穿刺検査が必要となる.

　寿命の短縮による好中球減少症としては,成熟好中球をターゲットとした免疫学的破壊機序に基づく薬剤性好中球減少症が臨床上最も重要である.ほかに自己免疫性好中球減少症やSLEなどでも免疫学機序により好中球の減少がみられるが,その程度は軽いことが多く,易感染性など臨床的に問題となることは少ない.粟粒結核や敗血症などの重症感染で好中球減少をみることがあるが,これは消費の亢進によるとされている.ウイルス感染でも好中球減少をみることがあるが,その程度は軽い.

■無顆粒球症

　「無顆粒球症(agranulocytosis)」という病名は,1922年シュルツ(Schulz)がアミノピリンによる薬剤アレルギーで著しい顆粒球減少を来し重症感染に陥った症例を報告したことに始まる.無顆粒球症という用語はもともと,このように薬剤アレルギーが原因で特定のヒトに予測外に起こり,感染を併発するほどの著しい好中球減少を来した場合に用いられてきたが,現在では抗癌剤など骨髄抑制作用をもつ薬剤によってもたらされる場合も含め広く使われることもある.また顆粒球が必ずしも無(ゼロ)でなくとも,この名称が広く用いられている.

好中球減少症(後天性)の原因疾患

(1) 産生の低下
　　再生不良性貧血,骨髄異形成症候群,急性骨髄性白血病,リンパ性白血病,悪性リンパ腫,骨髄腫,骨髄線維症,癌転移,血球貪食症候群,放射線照射,薬剤性(抗癌剤など)
(2) 寿命の短縮,破壊の亢進
　　① 免疫性
　　　薬剤性(アレルギー機序)
　　　自己免疫性(SLE,自己免疫性好中球減少症,Felty症候群など)
　　② 非免疫性
　　　ウイルス感染,リケッチア感染,重症細菌感染,粟粒結核,チフス,パラチフスなど
(3) 血管内,脾臓内などでの分布異常によるもの
　　大火傷,脾機能亢進症
(4) その他
　　慢性特発性好中球減少症

薬剤アレルギーによる好中球減少はⅡ型（細胞障害性）のアレルギー反応で，薬剤がハプテンとして働き抗体（IgG）の産生を促す．チアマゾール，プロピルチオウラシルなどの抗甲状腺剤，アミノピリンなどの解熱鎮痛剤，ペニシリンなどの抗生剤，フェノチアジンなどの抗精神病薬，ヒダントインなどの抗痙攣薬，シメチジンなどの抗潰瘍薬，チクロピジンなどの抗血小板薬など多くの薬剤で報告されている．原因薬としては1〜2カ月以内に開始した薬剤が多い．

抗癌剤の多くは，癌細胞の細胞分裂を阻害しその増殖を抑えることによって効果を発揮するものが多い．特に白血病，リンパ腫，骨髄腫など造血器腫瘍に用いられる抗癌剤は，ほとんどが通常量で好中球減少をもたらす．固形腫瘍に用いる抗癌剤も，大量ないし長期に投与すると好中球減少症を来す．近年慢性関節リウマチなどの自己免疫性疾患に，免疫抑制剤ないし免疫調整剤として抗癌剤のエンドキサンやメソトレキセートが用いられる．また，帯状疱疹に用いるアシクロビルなど核酸合成阻害作用をもつ抗ウイルス薬は，その副作用として造血障害を来すことがあり，特に抗癌剤服用中の患者でこれらを併用する場合は慎重に行う必要がある．

抗癌剤投与中の入院患者で定期的に白血球数が検査されている患者ではときに無症状のこともあるが，著しい好中球減少が存在すると，通常は発熱などの感染症状を訴えることが多い．好中球減少の程度と細菌感染の危険は相関するが，減少の程度が強い場合はその期間も長くなる．顆粒球実数200/μl以下が1週間以上続く場合は敗血症，肺炎など重症感染症の危険が高まる．単球も同時に減少している場合や，骨髄で前骨髄球，骨髄球の減少がみられる場合などは，減少期間がより長くなる．栄養状態が悪い患者，ステロイド投与中の患者，急性白血病患者のように，同時に抗癌剤による消化管粘膜の障害を伴う場合は感染の危険がより高まる．

好中球減少時の感染で臨床上注意すべきは，好中球増多を伴う通常の感染とは異なり，局所の炎症所見に乏しいという点である．例えば肺炎では胸部レ線上浸潤影に乏しく，髄膜炎では髄液中の好中球浸潤がみられず，尿路感染でも膿尿を伴わない．発熱だけが兆候であることがほとんどで，抗生物質が早期に投与されないと，感染が重篤化しやすい．

感染を伴う場合は，感染症への対応が無顆粒球症の治療の要となる．薬剤性が疑われる場合は当該薬剤をただちに中止する．顆粒球減少時の感染に対する初期治療の基本は，発熱をみたら血液培養など細菌検査を行い，ただちに広いスペクトラムの抗生物質を十分量投与することである（empiric therapy，経験的抗菌剤治療）．通常広域スペクトラムの静注用抗生剤（第四世代セフェム，ないしカルバペネム系）を用いるが，軽症例や重症感染に陥る危険性の低い例ではニューキノロン剤から開始することもある．真菌感染が疑われる場合は抗真菌薬を加える．自然回復までに時間を要する例や，重症感染を合併している例では，積極的に顆粒球増加因子（G-CSF）を投与する．

67
白血球形態とその異常

宮脇修一

■白血球の基本的事項

　白血球は他の血球と同様に，骨髄で生まれ分化・成熟し，骨髄-血液関門をくぐり抜け末梢血中に出現,その機能を発揮する.したがって，骨髄では幼若な白血球から成熟したものまでが存在するが，末梢血中には通常成熟した白血球のみが認められる.白血球の形態は，骨髄，末梢血どちらでも観察は可能であるが，一般には，末梢血中の白血球が観察の対象となる.

　白血球は末梢血 $1mm^3$ 中におよそ6,000～8,000個存在し[1]，その形態は，血液をスライドガラスに伸展乾燥，さらに普通染色（Wright染色，May-Giemsa染色）し，光学顕微鏡を用いて400～1,000倍に拡大して観察される.白血球の大きさは直径約7～21μmで，他の細胞と同様に核と細胞質を有している.核はDNAとヒストン蛋白とからなるクロマチン（染色質）が糸状になり絡み合った網状構造で，赤紫色に染色される.この網状構造はクロマチン構造あるいはクロマチン網工と称され，成熟するにつれ繊細から粗大・粗荒なものとなる.細胞質は淡青色から青色（塩基性）に染色されるが，通常，成熟するにつれ塩基性は減弱する.また，細胞質には酵素などいろいろな物質の詰まった顆粒も認められる.末梢血中の白血球には好中球，好酸球，好塩基球，単球，リンパ球の5種類があり，それぞれ特徴的な形態を呈している.これらの比率は種々の状況において変動するが，おおむね，好中球34.6～71.4%，好酸球0～7.8%，好塩基球0～1.8%，単球2.4～11.8%，リンパ球19.6～52.7%とされている[2].

■白血球の形態とその異常（表参照）

　白血球は，種々の刺激に速やかに反応し，その数や形態を変化させる.また，白血球自体の疾患や腫瘍においても形態変化がみられる.ここでは,主に末梢血中に出現する白血球の形態とその異常について記載する.

　1）顆粒球系　　好中球は円形ないし類円形で，直径約10～16μm，核のクロマチン構造は粗荒で，複雑に分葉している.細胞質は広く，淡赤紫色で微細な好中性顆粒が無数に認められる.好中球は細菌感染症で増加する.

　好酸球は直径約13～18μmで好中球よりやや大きく，核は二分葉のことが多い.細胞質は大型で大きさの揃った，オレンジ色の顆粒が充満する.この顆粒は主要塩基性蛋白や種々の酵素を含有し，核の上を覆うことはない.この好酸球はアレルギー性疾患,寄生虫疾患などで増加する.

　好塩基球の大きさは直径約12～16μmで，細胞質に不揃いの好塩基性の顆粒（ヘパリン様物質やヒスタミンを含有）が散在する.この顆粒は核の上を覆うことが多く，核の形態は判別しにくい.

　好中球の核の分節は一般に2～4個で，5個以上ものは少ない.6個以上のものは異常で，過分葉好中球と呼ばれ，巨赤芽球性貧血や骨髄異形成症候群（MDS）で出現する.逆に低分葉で，単核から多くとも2葉までの白血球がPelger-Huët異常において認められる.MDSや白血病患者の白血球の同様の異常はpseudo-Pelger（偽Pelger）異常と呼ばれる.大きく濃く染色される好中球の顆粒が中毒性顆粒で，感染症やG-CSF投与の際に出現する.その本体は一次顆粒（アズール顆粒）で，二次顆粒の好中性顆粒は減少・消失している.また，細胞質に好塩基性に染まる斑点を観察すること

白血球の形態とその異常

名称および状態		核	細胞質および顆粒	シェーマ	出現状況
顆粒球系	正常	好中球	クロマチンに富み粗大・粗荒 2～4個に分葉	淡赤紫色で無数の微細顆粒		健常 細菌感染症で増加
		好酸球	2個の分葉が多い	オレンジ色の大型の顆粒が充満		健常 アレルギー性疾患で増加
		好塩基球	核形判別困難	不揃いの好塩基性顆粒が散在		健常
	異常	過分葉好中球	6個以上に分葉	正常と同様		巨赤芽球性貧血, MDS, まれに遺伝性過分葉症
		Pelger異常 偽Pelger異常	分葉が2個まで	正常と同様		Pelger-Huët異常やMDS
		Döhle小体	正常と同様	直径1～2μmの淡青色の斑点		感染症, 火傷
		粗大顆粒	正常と同様	リソゾーム起源の巨大顆粒		Chédiak-Higashi症候群
		中毒性顆粒	正常と同様	濃染した顆粒が散在		感染症, G-CSF投与時

白血球の形態とその異常（続き）

	名称および状態		核	細胞質および顆粒	シェーマ	出現状況
顆粒球系	異常	低顆粒	正常と同様	顆粒が減少		MDS
		Auer小体		紫赤色の針状の構造物		AML, MDS
		骨髄芽球	円形から楕円形 クロマチン構造は繊細	青色で，ときに数個のアズール顆粒		AML, MDS, 癌の骨髄転移
単球系	正常	単球	腎形から不整形 クロマチン構造は比較的繊細	淡灰青色で，多数の微細なアズール顆粒 空胞を認める		健常
	異常	単芽球	類円形から不整形 クロマチン構造は繊細で網顆粒状	広く，ときに舌状突起，淡灰青色でアズール顆粒はない		AML（M5）
リンパ球系	正常	小リンパ球	円形 クロマチンに富み，濃染	淡青色で均一，ときに濃青色		健常
		大リンパ球	円形か楕円形 濃染し偏在	淡青色で均一 数個のアズール顆粒		健常
	異常	異型リンパ球	不整円形または単球様	青から濃青色		伝染性単核球症，ウイルス感染症や薬物アレルギー

白血球の形態とその異常（続き）

名称および状態			核	細胞質および顆粒	シェーマ	出現状況
リンパ球系	異常	異型リンパ球	形質細胞に似る	濃青色		伝染性単核球症，ウイルス感染症や薬物アレルギー
			クロマチン構造は繊細で核小体があり，リンパ芽球に似る	青から濃青色		伝染性単核球症，ウイルス感染症や薬物アレルギー
		大顆粒リンパ球	円形か楕円形 濃染し偏在	淡青色で均一 3個以上の粗大なアズール顆粒		健常 顆粒リンパ球増多症，顆粒リンパ球性白血病
		花弁状の核	不規則な突起 クロマチンは濃縮	青から濃青色		成人T細胞白血病
		有毛細胞	円形 クロマチンは濃縮	淡青から青色で多数の細胞突起		有毛細胞白血病
		リンパ芽球	不整形 クロマチン構造は繊細から粗顆粒状	細胞質は豊富で淡青から濃青色，ときに空胞，アズール顆粒有り		ALL

があるが，これはDöhle小体と呼ばれ，残存したリボゾームと粗面小胞体で感染症や火傷において認められる．May-Hegglin異常においてもこれに似た変化が出現する．淡赤色から赤色の一次顆粒が融合した粗大な顆粒を有する好中球をみることがあるが，Chédiak-Higashi症候群で観察される．この疾患の好中球の二次顆粒は正常である．これらと反対に，顆粒が染まらないか，染まりにくい場合がある．これは低顆粒性好中球と呼ばれ，MDSや急性骨髄性白血病（AML），特にM2で認められる．また，アズール顆粒由来の紫赤色の針状封入体を認めることがあるが，これはAuer小体と呼ばれ，AMLや，MDSの異常白血球にのみ認められる．Auer小体が多数出現し，束のようにみえる場合，ファゴット細胞（faggot cell）と呼ばれ，AML（M3）で観

察される．核クロマチン構造は繊細で，核の中に染色されない白い核小体を有するのが骨髄芽球である．細胞質は淡青から青色で，ときに数個の一次顆粒を認める．顆粒球系で最も幼若な細胞で，AMLにおいて出現する．

2）単球系　単球の大きさは直径約13〜21μmで，正常末梢血中では最も大きい細胞である．核は腎形から不整形までさまざまで，クロマチン構造は繊細網状である．細胞質は淡灰青色，多数の微細なアズール顆粒を有し，空胞を認めることが多い．形態の異常をみることは少ないが，前述のChédiak-Higashi症候群では単球も粗大な顆粒を有する．単球系で最も幼若なものが単芽球で，細胞質は広く核クロマチン構造は繊細で，AML（M5）で認められる．

3）リンパ球系　リンパ球の直径は約7〜16μmと幅があり，2群に大別される．大型の大リンパ球の直径は12μm以上で，核は円形か楕円形で濃染し偏在する．細胞質は淡青色で均一で，数個のアズール顆粒を有するものもある．小リンパ球は赤血球よりやや大きい程度で，核は円形で濃染，細胞質は狭く淡青色，ときに濃青色なものもある．

伝染性単核球症などのウイルス感染症でみられる異常なリンパ球は異型リンパ球（atypical lymphocyte）と呼ばれるが，大型で細胞質は青から濃青色である．核が単球に似るもの，全体が形質細胞に似るもの，そしてその核が繊細なクロマチン構造で，核小体を有し幼若球に似たものなどその形態は多彩で，DowneyはこれらをⅠ，Ⅱ，Ⅲ型に分類した．また，これらを一括して異型リンパ球（virocyte）とも呼んでいる．細胞質に3個以上の粗大なアズール顆粒を有する大型リンパ球が大顆粒リンパ球である．これは健常者においても認められるが，顆粒リンパ球増多症や顆粒リンパ球白血病で観察される．核が花弁状の形態を示すリンパ球があるが，これは成人T細胞性白血病の末梢血中にみられる．細胞質の異常では，毛髪状あるいは絨毛状の突起をもつ細胞が有毛細胞白血病細胞である．また，粗大な顆粒を有するリンパ球がChédiak-Higashi症候群で認められる．核クロマチン構造が繊細顆粒状で，核小体が認められ，細胞質は比較的豊富で淡青から青色に染色され，ときに空胞を有する細胞はリンパ芽球である．急性リンパ性白血病（ALL）で認められる．小児ALLの芽球は細胞質が少なく，核がそのほとんどを占めることが多い．

■文献
1) 金井　泉，金井正光：臨床検査法提要，改訂第31版，pp286-329，金原出版，東京，1998．
2) 三輪史朗，渡辺陽之輔：血液細胞アトラス，第4版，文光堂，東京，1990．

68
顆粒球機能とその異常

安井耕三

　顆粒球（特に好中球）は，病原微生物の侵入に対する非免疫系防御機構，および様々な炎症反応に中心的役割を演じている．好中球の機能は，遊走（chemotaxis），貪食（phagocytosis），殺菌（intracellular killing）の三つの過程に大別される（図参照）．これらの機能異常とは通常機能低下を意味しており，難治性の細菌反復感染，持続感染症では鑑別診断にあげる必要がある．本項では原発性の顆粒球機能異常症を取り上げるが，糖尿病，AIDS，火傷，リウマチ性疾患や，新生児・老人では明らかな続発性好中球機能低下が存在し，易感染性の一因となっている．また，SIRS（全身性炎症反応症候群）や虚血再灌流障害などの病態では，むしろ好中球機能の亢進が正常組織を障害することが判明し，そのコントロールが治療上重視されている．

■ 主な疾患とその臨床像

　好中球機能異常症では，臍帯の脱落遅延，臍炎に始まり，乳児期（6カ月以前）から種々の化膿性感染を繰り返す．頻度の高い感染部位は，皮膚やリンパ節，肝臓，脾臓，肺などの細網内皮細胞に富んだ組織である．

　1）白血球粘着不全症（leukocyte adhesion deficiency：LAD）　細胞膜上の接着蛋白分子の異常に起因して遊走能の機能低下を示す，常染色体劣性の遺伝性疾患である（21q22.3）．β_2インテグリンファミリーはLFA-1, Mac-1, p150, 95の3種の接着分子を指す．いずれもα，β鎖の2本のサブユニットからなり，α鎖はそれぞれCD11a, CD11b, CD11cと呼ばれ，β鎖はCD18で共通である．β鎖の欠失または構造異常があるために，α鎖との会合不全が生じ，3種類の膜蛋白が同時に欠損する．好中球の遊走能低下のため，膿瘍形成がな

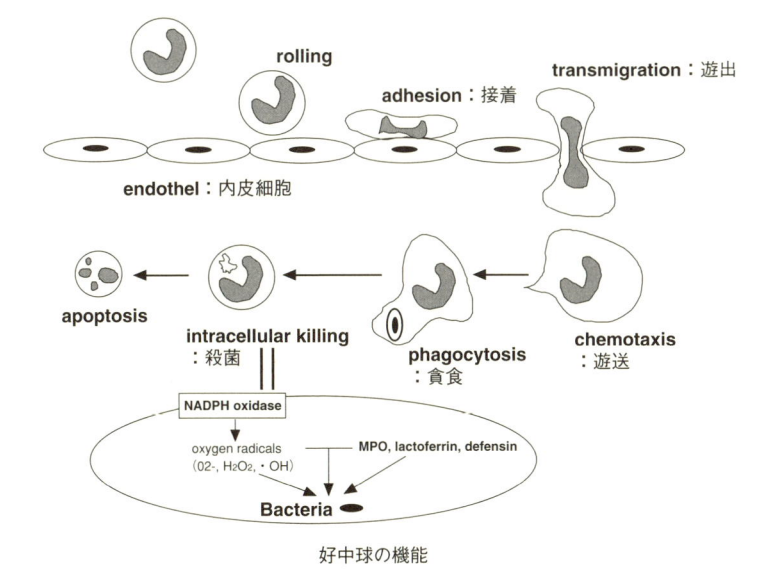

好中球の機能

く潰瘍化しやすい．Mac-1は補体レセプターであるため，貪食能も低下する．著明な末梢好中球数の増加があり，感染時には10万/μl以上に達する．リンパ球にも異常があり，キラー活性，NK活性は低下している．根治療法として骨髄移植があげられる．

LAD typeⅡとしてセレクチンのリガンドであるsLe糖鎖の発現異常が報告されている．

2) Chédiak-東 (Higashi) 症候群　部分的白子症，日光過敏症，反復細菌感染症があり，白血球などの顆粒含有体細胞に巨大顆粒が存在する．常染色体劣性遺伝形式を示す (1q43)．皮膚は色白で，毛髪の色が薄く，日光過敏症，虹彩色素の異常がある．遊走能と殺菌能が障害される．機能異常の成因として，細胞内輸送蛋白の調節障害がその一因と考えられる．二次顆粒中に含まれる走化性因子レセプターや接着蛋白の発現不全は，遊走能の低下をもたらし，食胞と巨大顆粒の融合不全が殺菌能低下の一因である．

リンパ球では，NK細胞とK細胞の選択的障害がある．これらは顆粒リンパ球であり，顆粒の大型化によって，そこに含まれる殺細胞因子の放出が遅延したため，NK活性およびキラー活性が低下すると考えられる．

本症は乳幼児期に死亡することが多いので，可能な限り早期に血液幹細胞移植を行うことが唯一の治療法である．

3) 慢性肉芽腫症 (chronic granulomatous disease：CGD)　乳児期から化膿性感染を繰り返す．最も頻度の高い感染症は，皮膚化膿症や反復性頸部リンパ炎である．貪食された細菌が殺菌されず，細網組織内で増殖するとともに肉芽腫を形成することが病名の由来である．感染細菌の特徴として，カタラーゼ陽性でH_2O_2非産生性の細菌（ブドウ球菌，大腸菌，緑膿菌，結核菌）に易感染性が高い．また真菌感染（カンジダ，アスペルギルス）に対しても抵抗力が弱く，致死的感染に至ることもまれではない．

好中球のNBT還元試験がスクリーニングに有効であるが，チトクロームc還元法，化学発光法などによって直接活性酸素産生の障害程度を知ることが，サブタイプの鑑別診断上有用である．膜蛋白チトクロームb558の重鎖（β鎖；gp91phox[X-CGD]），軽鎖（α鎖；p22phox），細胞質因子p47phox，p67phoxの欠損や機能異常が知られており，チトクロームの好中球スペクトラム解析，ウエスタンブロッティング，モノクローナル抗体による染色法により欠損部位の同定が行われる．

化膿性感染を反復し，重症化しやすいため，適切な予防と必要十分な治療が肝要である．ST (sulfamethoxazole-trimethoprim) 合剤が予防内服に用いられ，細胞内での殺菌効果を有することから有用性が高い．感染に際しては，当初から強力に治療することが肝要である．なかでも細胞膜透過性を有するホスホマイシン，クリンダマイシン，カルバペネム系薬剤の使用が有効である．難治性感染症に対し，顆粒球輸血の適応がある．また感染巣の切開・除去・排膿などの外科的処置を積極的に考慮する必要性がある．感染予防としてIFN-γの有効性が約1/3の症例で認められるが，本薬が有効な患者では，mRNAのスプライシングにより食細胞の活性酸素産生能が上昇すると考えられている．

69 易感染症と日和見感染症

北原光夫

■易感染症

　易感染症はヒトの防御機構に破綻を起こした状態，あるいは防御機構の機能が適切に作動していない状態に現れてくる．

　防御機構の破綻には，物理的破綻として皮膚粘膜の破綻があげられる（第一次防御機構の破綻）．しかし，この状況に伴う感染症としての火傷に伴う感染，糖尿病壊疽に伴う感染，抜歯後の歯齦感染などは日和見感染症と呼ばないのが一般的である．

　防御機構の機能低下にみられる易感染症は，特に先天的な好中球機能異常症（例えば，慢性肉芽腫症）に多くみられる．しかし，この場合ブドウ球菌が主体となり，真菌や原虫が感染を引き起こすことはまれである．

　ここでは，好中球の数的異常とリンパ球数の異常，免疫グロブリン量の低下による易感染性を述べる．好中球は第一次防御破綻後の防御（acute phase response）として侵入した微生物へ対処する．リンパ球反応は第二次防御として微生物を殺菌する．

■日和見感染症と宿主（表参照）

　日和見感染症は宿主側からみると，好中球数減少（500/mm^{3}以下），Bリンパ球疾患による免疫グロブリン低下，CD4リンパ球数低下（200/mm^{3}以下）が存在する状態で起こってくる感染症である．

　微生物側よりみると，日和見感染原因菌には一般に宿主防御機構異常がないと感染を起こさせることのない弱毒菌（真菌，原虫など）が考えられるが，一般にブドウ球菌，肺炎球菌，大腸菌，クレブシエラなどのグラム陰性桿菌をまず念頭においておくべきである．

　1）好中球減少と感染症　急性白血病の治療中，再生不良性貧血の過程にしばしば経験される状態である．

　好中球数の減少の強さと減少の期間によって感染症の出現頻度は異なる．例えば，好中球数が100/mm^{3}以下であると90％の症例が感染を起こしてくる．固型癌やリンパ腫の治療では好中球減少期間が短いので，感染の心配は少ない．

　原因菌としてあげられる微生物は，感染経過の初期ではグラム陰性桿菌（大腸菌，

免疫不全状態と感染症

感染症	基礎疾患（例）	感染部位	原因菌
好中球減少症	急性白血病	肺 肛門周囲 肝・脾 敗血症	グラム陰性桿菌 ブドウ球菌 真菌
液性免疫不全症	多発性骨髄腫 慢性リンパ性白血病	肺 敗血症	肺炎球菌 インフルエンザ菌 グラム陰性桿菌
細胞性免疫不全症	AIDS	肺 中枢神経系 消化管	ニューモシスチス 非定型抗酸菌 トキソプラズマ クリプトコッカス サイトメガロウイルス

クレブシエラ，緑膿菌など）が多いが，原因菌不明の発熱が持続する例ではブドウ球菌や真菌（カンジダ，アスペルギルス，ムコール）の可能性を考慮する．

2）免疫グロブリン低下と感染症　多発性骨髄腫や慢性リンパ性白血病がこの状況の疾患としてあげられる[1]．

原因菌は被膜を有する肺炎球菌，インフルエンザ菌が多いとされる．肺炎を多く経験する．しかし，末期となった症例においては，グラム陰性桿菌による敗血症が増加する．

3）CD4Tリンパ球数低下と感染症[2] HIV感染によるAIDSがきわだった例としてあげられる．CD4Tリンパ球数の推移と出現してくる感染症とは，かなりの相関関係がみられる．CD4Tリンパ球数が200/mm^{3}前後ではカリニ肺炎，口腔・食道カンジダ症がみられる．100/mm^{3}前後では消化管寄生虫感染症，クリプトコッカス症，50/mm^{3}前後では非定型抗酸菌症，サイトメガロウイルス感染がみられる．

■日和見感染症の診断と治療

病歴から感染を起こす基礎疾患を決定することができる．また，慎重な身体所見をとることによって，感染臓器がどこであるかを決定できる．好中球減少例のように，高熱のみでどこに感染巣があるかを決めることができない場合もある．

感染臓器が決定された場合には，その臓器より適切な培養を得るようにする．好中球減少例で感染巣が決定できない例では，少なくとも血液培養，喀痰培養，尿培養を採取する．どの感染症例においても血液培養は必須である．

CD4Tリンパ球数低下のAIDS例では感染臓器は比較的容易に決定でき，なお全身状態は比較的安定しているので，治療を開始する前に診断を得る努力をする．肺結核を合併するAIDS例もかなりあるので，肺陰影のある症例をみた場合，個室管理をするのがよい．

好中球減少例の場合，好中球数が減少してくる過程でニューキノロンを使用する予防的投与が行われる．一度，発熱を呈した時点では抗菌薬を開始するが，最近出された抗菌薬投与ガイドラインに沿って投与する[3]．

前述のように，最初にグラム陰性の桿菌を目指して抗菌薬を選択するのが原則である．無効の場合，ブドウ球菌に対して，さらに真菌に対して投与していく．

低免疫グロブリン血症においては，肺炎あるいは敗血症を起こす細菌（前述）を考慮して，第三世代セフェムとアミノ配糖体抗生物質の併用，あるいはカルバペネムとアミノ配糖体抗生物質を投与する．培養結果にて変更する．

CD4Tリンパ球低下例では，感染臓器とCD4Tリンパ球数と原因微生物の関連を考えて，培養，生検，画像診断から原因菌を決定して治療を開始する．

■文献

1) Rozamn C and Montserrat E : Chronic lymphocytic leukemia. *N Engl J Med*, **333** : 1052-1057, 1995.
2) Masur H, Kaplan J E and Holmes KK : Guidelines for prevention of opportunistic infections among HIV-infected persons. *Ann Intern Med*, **137** : 435-477, 2002.
3) Hughes WT *et al* : 2002 guidelines for the use of antimicrobial agents in neutropenic patients with cancer. *Clin Infect Dis*, **34** : 730-751, 2002.

70
慢性骨髄増殖性疾患

岡村 孝

骨髄増殖性疾患は，慢性骨髄性白血病，真性赤血球増加症，本態性血小板血症，ならびに原発性慢性骨髄線維症が含まれる．これらはすべて造血幹細胞レベルでの腫瘍化に伴い骨髄での血球産生が亢進した状態である．診断は，骨髄および末梢血での3血球系のうちのどの血球系の増加が主体であるかによって決定される．しかし，これらの疾患は互いの病型移行例があり，分類が困難であることも多い．慢性の経過をたどり，自覚症状もないことが多いが，将来芽球が増加し白血病化することが約3～10%にみられる．白血病化した場合は，急性骨髄性白血病の治療を必要とするが，寛解率は低く予後不良である．本項では，慢性骨髄性白血病（79項参照）を除いた3疾患について，病態，診断，ならびに治療について述べる．

■真性赤血球増加症とその治療

真性赤血球増加症（polycythemia vera：PV）は，末梢血での赤血球数の増加が主体であり，白血球数および血小板数も増加する．臨床症状はあまりなく検診で指摘されることが多いが，顔面紅潮，頭痛，耳鳴り，痛風，皮膚掻痒感などをみる．合併症として血栓症，急性白血病転化（約1.5～10%），および骨髄線維症への移行（約8%）などがある．鑑別診断として，二次性赤血球増加症があり，先天性心疾患，慢性肺疾患，異常ヘモグロビン症，エリスロポエチン産生腫瘍などを除外する必要があり，動脈血酸素飽和度92%以上であることを確認する．二次性赤血球増加症では，血清エリスロポエチン濃度が高く，白血球や血小板は増加しない．また，PVでは骨髄染色体異常，脾腫，NAP上昇，ビタミンB_{12}増加などがみられ鑑別に役立つ．ストレスなどによる相対的赤血球増加症との鑑別では，循環赤血球量の測定が必要である．

PVの治療はHtの目標を50%以下（45%程度）として，1回400ml 週1～2回瀉血する（瀉血療法）．心血管系障害者や高齢者では，1回の瀉血量を減らし回数を増す．瀉血のみでは血小板は減少しないので血栓症予防が必要であり，アスピリンなどの抗血小板剤投与が行われることもあるが，その効果については結論が得られていない．瀉血回数が多い場合や血小板数が著明に多い場合などは，ハイドレア，ブスルファン，MCNUなどの抗腫瘍剤も併用する．しかし，長期投与で二次発癌の可能性もあるため，50歳以下の若年者および妊婦にはなるべく避ける．欧米では^{32}Pの放射線療法が行われるが，悪性腫瘍発症の問題点があり，日本ではまれにしか使用されない．無治療での平均生存期間は，18カ月と短いが，瀉血により予後は著明に改善する．死因は血栓症や白血病などの悪性腫瘍が主体である．

■本態性血小板血症とその治療

本態性血小板血症（essential thrombocythemia：ET）は，巨核球・血小板数の増加が主体であり，白血球数も軽度増加するが赤血球は増加しない．無症状のことも多いが，血栓症状および出血症状をみることが多い．二次性血小板増加症として，慢性炎症（慢性関節リウマチ，血管炎，炎症性腸疾患，結核など），失血性貧血，悪性腫瘍などがあるが，血小板数100万/μl以上にはならない．MPDの中では最も予後がよく，白血病化は約3%といわれている．

ETは比較的予後良好のため無治療で経

過観察する例もあるが，血小板数100万/μl以上の症例では，抗血小板剤およびアルキル化剤などの骨髄抑制療法も考慮する．このとき血小板数を60万/μl以下に維持する．抗腫瘍剤では二次性悪性腫瘍の発症も危惧されるので，血栓症や血管障害などの合併症がみられない50歳以下の若年者では，なるべく抗腫瘍剤投与を避ける．心筋梗塞，狭心症，虚血性脳血管障害，ならびに血栓症を有する場合には，抗血小板剤と抗腫瘍剤との併用を行う．欧米では，Anagrelide（Agrylin）が血小板数を特異的に減少させ，さらに二次発癌の危険性もないことから投与されているが，日本ではまだ治験準備中である．保険適用外ではあるが，インターフェロンα製剤が骨髄抑制により血小板数を減少させるため使用されることもある．

■原発性骨髄線維症とその治療

原発性骨髄線維症（myelofibrosis：MF）は，クローナルな造血幹細胞の増殖があり，骨髄における反応性線維化と髄外造血のための巨脾が特徴である．血小板数の増加，白血球数の軽度増加がみられるが，進行すると貧血や血小板減少がみられる．PVやETと同様に60歳代をピークとして高齢者に発症し，症状は無症状から倦怠感，腹部膨満感，微熱，貧血症状など非特異的なものが多い．末梢血では白赤芽球症（leuko-erythroblastosis）や涙滴状赤血球などの奇形赤血球をみる．骨髄穿刺では，dry tapであり，生検が必要である．広範な線維化とともに巨核球が増加し，骨新生や血管増生もみられる．日本人での全国調査結果では，平均生存期間は10年であり，予後不良因子として，年齢（高齢），性（男性），貧血，血小板減少，白血球減少・増加，および芽球の増加である．染色体異常は予後とは無関係であった．8.7%に白血病への移行がみられ予後不良である．

MFは初期には無治療で経過観察する．脾腫があり白血球数や血小板数が多い場合，抗腫瘍剤（ハイドレア，ブスルファン）やインターフェロンα（保険適用外）投与を考慮する．貧血や血小板減少が進行したときには，蛋白同化ホルモン（保険適用外）投与や輸血で対応する．脾腫が巨大となり圧迫症状や脾梗塞のため疼痛が高度の場合，あるいは輸血が頻回になった場合など，摘脾や脾臓への放射線治療などを考慮する．貧血や血小板減少ならびに末梢血芽球増加がみられる場合は，予後不良であることから，50歳以下で同胞にHLA一致ドナーがいれば同種造血幹細胞移植も積極的に考慮する．移植により反応性骨髄線維化は消失し，治癒が望める唯一の治療法である．

■文献

1) Lee GR et al：Wintrobe's Clinical Hematology, pp1648-1660, pp2374-2404, Lippincott Williams & Wilkins, Philadelphia, 1999.
2) Okamura T et al：Primary chronic myelofibrosis：clinical and prognostic evaluation in 336 Japanese patients. Int J Hematol, 73：194-198, 2001.

71 造血器腫瘍の疫学

田島和雄

■経年変動と年齢分布

造血器腫瘍は悪性リンパ腫と白血病に大別される．悪性リンパ腫，特に非ホジキンリンパ腫の最近10年間における増減変動を，地域癌登録による年齢調整罹患率で比較検討すると，男女ともに著しい増加がみられる（表参照）[1]．一方，ホジキン病の罹患率は低く安定している．悪性リンパ腫の経年変動を年齢群別に観察すると，70歳以上の高齢群で男女とも著しい増加傾向を示している．一方，多発性骨髄腫は悪性リンパ腫よりも高年群に分布しており，近年増加傾向を示してはいるが，その程度は軽微である．それを性・年齢群別に観察すると，男女ともに明らかに55歳以上の高年群で増加しており，若年群ではむしろ減少傾向がみられる．白血病の年齢調整罹患率は，悪性リンパ腫と異なり近年は減少傾向がみられるが，リンパ性白血病は男女とも近年増加傾向を示す[2]．さらに，リンパ性白血病について急性型と慢性型の亜型で比較してみると，慢性型でのみ増加していることが明らかである．年齢群別にみた経年変動では，悪性リンパ腫と同様に70歳以上の高齢群で増加しているが，50歳以下の若年群では明らかに減少している．

造血器腫瘍の罹患率の年齢分布を詳細に観察すると，一般に小児や若年群で罹患率は極端に低くなるが，白血病では男女とも相対的に高くなる．その傾向は急性リンパ性白血病でより著明である．悪性リンパ腫は，他の癌でもみられるように40歳代の中年過ぎから急増する．同じリンパ系腫瘍である多発性骨髄腫では，40歳以下ではほとんど罹患者がみられず，悪性リンパ腫よりもさらに高齢の50歳代から急増する．各造血器腫瘍における罹患率について男女比を年齢群間で比較検討してみると，悪性リンパ腫の罹患率は男で常に高くなり，高齢化につれてその性差はさらに大きくなる．白血病の罹患率の男女比は年齢とともに高くなり，60歳代を過ぎると男性で2倍高くなる．多発性骨髄腫では，中高年でのみ比較可能であるが，男女差は悪性リンパ

最近の日本におけるリンパ腫，白血病の性別にみた罹患数，および年齢調整罹患率の推定とその経年変動（文献1より）

病型	男性				女性			
	1980年	1990	2000[*1]	2010[*1]	1980年	1990	2000[*1]	2010[*1]
【罹患数】								
非ホジキンリンパ腫	2,601	5,108	7,641	11,358	1,637	3,626	5,593	8,347
多発性骨髄腫	1,034	1,447	2,176	3,248	783	1,281	2,172	3,365
白血病	3,237	3,504	4,212	4,987	2,341	2,627	3,318	4,108
骨髄性白血病	1,805	2,110	2,450	2,841	1,261	1,532	1,873	2,271
【罹患率[*2]】								
非ホジキンリンパ腫	5.4	8.3	9.7	11.5	2.8	4.8	5.6	6.7
多発性骨髄腫	2.3	2.4	2.6	2.9	1.4	1.6	1.8	2.1
白血病	6.3	5.8	5.6	5.3	4.0	3.7	3.7	3.6
骨髄性白血病	3.6	3.4	3.2	2.9	2.2	2.1	2.0	1.9

[*1]推定値，[*2]人口10万人対（1985年の日本人口で年齢調整）．

腫や白血病に比べて少ない．

【背景要因】

近年における免疫学や分子生物学の進歩により，診断技術が時代とともに著しく変遷し，それが造血器腫瘍の罹患率の経年変動に大きな影響を与えてきたことは否定できない．特にDNAや単クローン抗体を用いた母細胞の診断は，従来の造血器腫瘍の診断精度を著しく向上させてきたと考えられる．日本における悪性リンパ腫やリンパ性白血病などのリンパ系腫瘍は，70歳以上の高年群において罹患率，死亡率ともに近年著しく増加している．その背景要因として，一般感染症や非癌成人病疾患などが予防・治療管理されるようになり，その結果として日本人口の高齢化現象が急激に進んだことが考えられる．一般に，高年群は若年群に比べて免疫機能が低下しており，彼らは当然のことながら造血器腫瘍をはじめとした癌の高危険群となる．それは他の成人病死亡を免れるようになった集団への代償的負荷，つまりは免疫機能の破綻に伴って発生してくる造血器腫瘍が自然発生的に増加してきたものと推察される．

■ 日本と世界の地理分布

日本国内で悪性リンパ腫と白血病の地域別罹患率を比較してみると，後者については男女ともに一定しており，地理分布の特異的傾向はみられなかったが，悪性リンパ腫は長崎県，鹿児島県を中心とする南西九州地方で男女ともに高い．人口動態統計においても，南九州地方の鹿児島県や沖縄県における悪性リンパ腫の死亡率は全国平均の2倍以上に達する．その主原因が成人T細胞白血病（ATL）の好発に起因することはすでに20年前から報告されているし，ATLの全国実態調査からも明らかである．国際的に造血器腫瘍の罹患率の分布を比較すると，米国在住の日本人も含めてアジア地域の民族では英米の白人に比べてホジキン病の罹患率が極めて低い．同様に，他の非ホジキンリンパ腫，多発性骨髄腫，白血病なども一様に低い傾向がある．しかし，長崎市とロサンゼルス在住日本人の悪性リンパ腫の罹患率は白人並みに高く，特に男性でその傾向が著しい．長崎市における高い悪性リンパ腫の罹患率はATLの流行に起因するが，在米日本人における増加傾向は明らかでない．

【背景要因】

悪性リンパ腫や白血病の原因として，HTLV-Ⅰ，EBV，HIVなどが報告されてきた．九州地方における悪性リンパ腫やリンパ性白血病の高率発生には，HTLV-Ⅰの流行が明らかに関連している．一方，エイズの主原因であるHIVは，最近になって世界各国で猛威をふるっているが，特殊亜型（予後不良の免疫芽細胞型）の悪性リンパ腫の誘発原因としても注目されている．中央アフリカで好発していたEBV関連リンパ腫（バーキット腫）は，日本ではまれにしか観察されないが，最近ではHIV感染など免疫不全状態に伴うEBV関連リンパ腫の流行が散見されるようになった．一方，疾病分類の改変も地理分布に大きな影響を与える場合がある．日本の南西部に好発していたとされるホジキン病の偏在的流行様相は，ATLの出現により解消された．また，最新の国際疾病分類（ICD10）では造血器腫瘍の分類が著しく改変され，ATLが悪性リンパ腫からリンパ性白血病に細分類されるようになった．そのため，九州地方で高かった悪性リンパ腫は解消され，代わりに白血病の死亡率が南西九州で高くなった．このように日本，世界の造血器腫瘍の疫学的変動を説明する要因はいくつか考えられる．特に診断精度の向上，高齢化現象，新興ウイルスの流行，疾病分類の変遷，それらの要因の複合した影響を考慮する必要がある．

■文献
1) 北川貴子他：日本のがん罹患の将来予測，癌・統計白書―罹患/死亡/予後―1999（富永祐民他編），pp160-170，篠原出版，東京，1999.
2) 田島和雄：造血器腫瘍の疫学．内科学（黒川清他編），pp1303-1305，文光堂，東京，1999.

72
造血器腫瘍のFAB分類

大島年照

■ 急性白血病とFAB分類の意義

急性白血病は多能性幹細胞から分化した造血幹細胞の段階で腫瘍化（白血病性幹細胞）し，クローン性の増殖を伴いながら，白血病性芽球はその特性を発現するものと考えられる．一口に急性白血病といっても，増殖している芽球の形態は多彩であり，臨床像，治療効果，予後が異なるため，的確な診断が必要とされる．

FAB分類は1976年，米英仏の血液学者によって提唱されたもので，通常の検査室レベルで行える簡便な染色法によって，ともすれば主観的に陥りやすい形態分類に客観性をもたせた点が特筆すべき点である．1985年の改訂では病型間の領域を明確にするため，芽球比率の求め方を設定し，それでも紛らわしいM2とM4の診察には血清・尿リゾチーム測定を，M7の診断には血小板モノクローナル抗体分析を必須事項とした．さらに，1991年には骨髄球系に微弱に(minimal)分化したペルオキシダーゼ陰性白血病をM0として追加した．

急性白血病の分類には1999年の新WHO分類もあるが，FAB分類が国際的に普遍的な分類として最も普及している（表参照）．特に，FAB分類による急性骨髄性白血病の病型と染色体異常との関連性，一致性が認められ，優れた分類法といえる．

■ 急性白血病の診断

FAB分類では定型的な白血病を対象とし，骨髄は正ないし過形成で，低形成のものは除外されている．したがって，低形成か否か判断に迷う場合には骨髄生検で確認

造血器腫瘍の FAB 分類

【急性白血病】
(1) 急性リンパ性白血病：芽球のペルオキシダーゼ陽性率が3％未満
　　L1：芽球は小型で均一，小児に多い．予後がよい．
　　L2：芽球は大型で不均一，成人に多い．予後がよくない．
　　L3：バーキットリンパ腫型白血病で，B細胞性，芽球は大型で均一性，細胞質は塩基性が強く，空胞が目立つ．
(2) 急性骨髄性白血病：芽球のペルオキシダーゼ陽性率が3％以上陽性．ただし，M0とM7は陰性である．
　　M0：微分化型骨髄芽球性白血病 (myeloblastic leukemia without maturation)
　　　　大型の芽球で，顆粒がなく，ときにL2，まれにL1のリンパ芽球様を呈する．ペル反応とズダンブラックB反応は陰性（＜3％）．B細胞系とT細胞系の形質を認めず，骨髄球系のCD13, CD33の一方，ないし両方のマーカーを発現する．免疫細胞化学ないし電顕によりペル酵素が証明される．
　　M1：未分化型骨髄芽球性白血病 (myeloblastic leukemia without maturation)
　　　　芽球のペル反応≧3％．芽球≧NECの90％．Auer小体（＋）．顆粒球系または単球系＜NECの10％．
　　M2：分化型骨髄芽性白血病 (myeloblastic leukemia with maturation)
　　　　前骨髄球以上への分化有り．芽球は30～90％未満．単球＜20％．顆粒球系≧NECの10％．Auer小体は（＋）．8；21転座を認める．
　　M3：前骨髄球性白血病 (hypergranular promyeocytic leukemia)
　　　　粗大な顆粒のある前骨髄球で，Auer小体の束をもつファゴット細胞（faggot cell）を認める．DICがよくみられる．variant form（variant M3）もあるが，電顕像で明瞭．15；17転座を認める．
　　M4：骨髄単球性白血病 (myelomonocytic leukemia)
　　　　骨髄系と単球系の2系統への分化がある．骨髄所見と末梢血所見で診断する．骨髄中の芽球≧NECの30％で，単球系≧NECの20％．末梢血では単球増加（≧5,000/μl）がみられる．骨髄と末梢血所見とが合致しないときには，血清・尿リゾチームの増加（正常の3倍以上）とフッ化ソーダ（NaF）で阻害される非特異的エステラーゼ反応が陽性である．
　　M4E：好酸球増多を伴うM4（M4 with eosinophilia）
　　　　骨髄中の好酸球≧NECの5％で，好酸球は粗大な好塩基性の顆粒をもち，核は未分葉である．inv16またはdel16の染色体異常がみられる．
　　M5：単球性白血病 (monocytic leukemia)
　　　　骨髄中の全単球≧NECの80％．未分化型（M5a）と，分化型（M5b）がある．
　　M5a：未分化型単球性白血病
　　　　単芽球≧全単球の80％，ペル反応は陰性のことが多く，11q-の染色体がみられる．
　　M5b：分化型単球性白血病
　　　　単芽球＜全単球の80％で，残りは前単球と単球である．
　　M6：赤白血病 (erythroleukemia)
　　　　骨髄中の赤芽球≧50％で，異形性がある．芽球≧NECの30％．
　　M7：巨核球性白血病 (acute leukemia of megakaryocyte lineage)
　　　　骨髄は吸引不能（dry tape）のことがあり，末梢血所見を用いる．芽球≧30％で，ペル反応は陰性．電顕血小板ペル反応は陽性．芽球は多彩な形態を示し，好塩基性の細胞突起（bleb）をもち，血小板の放出像がみられる．巨核球への分化をも示す．

【骨髄異形成症候群】(myelodysplastic syndrome：MDS)
赤芽球，顆粒球系，巨核球系のうちの2系統以上のdysplasiaが存在する．骨髄中の赤芽球が50％以上であるか否かにより判定する．全有核骨髄細胞（ANC）のうち，
　・赤芽球＜50％で，芽球＜30％の場合，
　・赤芽球≧50％で，芽球＜NECの30％の場合
にMDSと診断される．
(1) 不応性貧血 (refractory anemia：RA)
　　末梢血の芽球は＜1％，骨髄の芽球＜5％未満．通常50歳以上に発症する．
(2) 環状鉄芽球を伴うRA（RA with ringed sideroblasts：RARS）
　　末梢血の芽球は1％未満，骨髄の芽球は5％未満．骨髄有核細胞の15％以上が鉄芽球が占める．
(3) 芽球増加を伴うRA（RA with excess of blasts：RAEB）
　　末梢血の芽球は＜5％．骨髄の芽球は，赤芽球＜50％のとき，ANCの5～20％未満．赤芽球≧50％であれば，NECの5～20％未満．
(4) 白血病移行期のRAEB（RAEB in transformation：RAEB-t）
　　末梢血の芽球は≧5％．骨髄の芽球は，赤芽球＜50％のとき，ANCの21～30％未満で，赤芽球≧50％のとき，NECの20～30％未満．芽球の％が低くても，Auer小体が認められればよい．
(5) 慢性骨髄単球性白血病 (chronic myelomonocytic leukemia：CMML)
　　末梢血の単球が1,000/μl以上．骨髄の芽球＜5～20％．末梢血の芽球＜5％．

をする.

診断には普通染色（ライト-ギムザ染色，メイ-ギムザ染色）を用いる．芽球を2種類とし，typeⅠの芽球はアズール顆粒がなく，typeⅡは少数のアズール顆粒をもつ芽球である．急性白血病と診断するには骨髄中の芽球が30％以上あることが必要である．

次に，ペルオキシダーゼ染色によって，芽球が3％以上陽性であれば急性骨髄性白血病，3％未満陽性であれば急性リンパ性白血病に大別する．

■ **急性骨髄性白血病の診断手順**（図参照）

骨髄の普通染色とペルオキシダーゼ染色により急性骨髄性白血病（AML）を確定したのち，芽球の比率（％）と細胞形態によってAMLを細分類する．

ただし，芽球の比率を求める場合には，まず，リンパ球，形質細胞，肥満細胞，マクロファージをカウントから取り除いた全骨髄有核細胞（all nucleated bone marrow cells：ANC）と，そのANCから赤芽球を除外した非赤芽球骨髄細胞（non-erythroid cells：NEC）を求める．次に，ANCおよびNECに対する芽球の％をそれぞれ算出する．

ANC中の赤芽球の比率が50％未満で，芽球が30％以上あればM1〜M5，芽球が30％未満であればMDSと診断する．これに対しANCの赤芽球が50％以上あり，かつNEC中の芽球が30％以上あればM6であるが，30％未満のときにはMDSとする．

AMLのM0とM7の芽球はペルオキシダーゼ染色が陰性で，M5aも陰性のことがあるので，M0，M5が疑われたら骨髄球系モノクローナル抗体の検査を，M7が疑われたら血小板モノクローナル抗体の検査を行い診断する．

AMLの病型診断は，診断の容易なM3を除くと，芽球や残存正常細胞の比率，およびモノクローナル抗体を用いて行っている．

1）**微分化型骨髄芽球性白血病（M0）**
骨髄球系への微弱な分化を示す．芽球はペルオキシダーゼ反応が陰性であるが，BおよびT細胞系の形質を認めず，骨髄系のモノクローナル抗体をもち，細胞質内免疫ペルオキシダーゼが陽性である．化学療法の反応性が悪く，完全寛解率は低い．

2）**未分化型骨髄芽球性白血病（M1）**
M0に次ぐ幼若なAMLで，芽球はNECの90％以上を占め，顆粒球系および単球の合計は10％未満である．

3）**分化型骨髄芽球性白血病（M2）** 芽球が分化傾向をもつ．芽球はNECの30％以上，90％未満で，Auer小体はあっても1個である．単球は20％未満で，前骨髄球以上に分化した細胞が10％以上ある．t(8;21)の染色体異常をもつM2では，広い細胞質と比較的多い顆粒をもつ芽球が特徴的にみられる．t(8;21)例は化学療法の効果が高く，長期生存が得られるが，CD 56陽性のt(8;21)例は髄外腫瘤を形成しやすく，予後は必ずしもよくない．

4）**前骨髄球性白血病（M3）** 芽球は粗大なアズール顆粒を多数もつ前骨髄球で，核の異形性がある．しばしばAuer小体の束（faggot）がみられる．アズール顆粒が少ない芽球もあり，M3 variantと呼ばれる．粗大なアズール顆粒がDICを起こす．染色体転座t(15;17)がみられる．17番染色体にあるレチノイン酸レセプター（RAR）α遺伝子と，15番染色体にあるPML遺伝子により，PML-RARα融合遺伝子が形成され，M3の成因に深く関与する．レチノイン酸による分化誘導療法が著効を示す．

5）**骨髄単球性白血病（M4）** 普通染色ではM2との鑑別が困難なことがあり，末梢血，非特異的エステラーゼ染色，血清・尿リゾチームを用いて診断する．芽球

はANCの30％以上を占め，同時に単球系も20％以上認める．骨髄所見がM2であっても，末梢血中の単球系が5,000/μl以上あればM4とする．末梢血中に単球系の増加がなくても，骨髄所見が合致していればよい．血清・尿リゾチームは増加する．芽球は非特異的エステラーゼ反応が陽性であるが，陰性のこともある．

6) 好酸球増多を伴うM4（M4 with eosinophilia：M4E）　異形性のある好酸球が増加し，M4Eと呼ばれる．好酸球はNECの5％以上を占め，幼若・粗大な好塩基性顆粒をもち，核には分葉がみられない．16番染色体の逆位，inv (16) (p13 q22)が認められる．化学療法によく反応し，予後が良好である．

7) 単球性白血病（M5）　芽球には未分化型（M5a）と分化型（M5b）がある．

M5aはNECの80％以上が単芽球で，ペルオキシダーゼ反応は弱陽性ないし陰性である．非特異的エステラーゼ反応は強陽性のことが多いが，陰性のこともある．血清・尿リゾチームが高値を示す．11q-の染色体異常と密接な関係がある．M5BはNECの80％以上が単球系であり，血清・尿リゾチームが増加する．

8) 赤白血病（M6）　赤芽球系と骨髄球系の2系統が腫瘍化したもので，異形性のある赤芽球がANCの50％以上，芽球がNECの30％以上を占める．赤芽球はしばしばPAS染色陽性である．

9) 巨核球性白血病（M7）　巨核球系が腫瘍化したもので，血小板モノクローナル抗体の検査が可能になり，規定された病型である．骨髄でreticuline線維が増加し，骨髄での診断が困難なときには末梢血で診

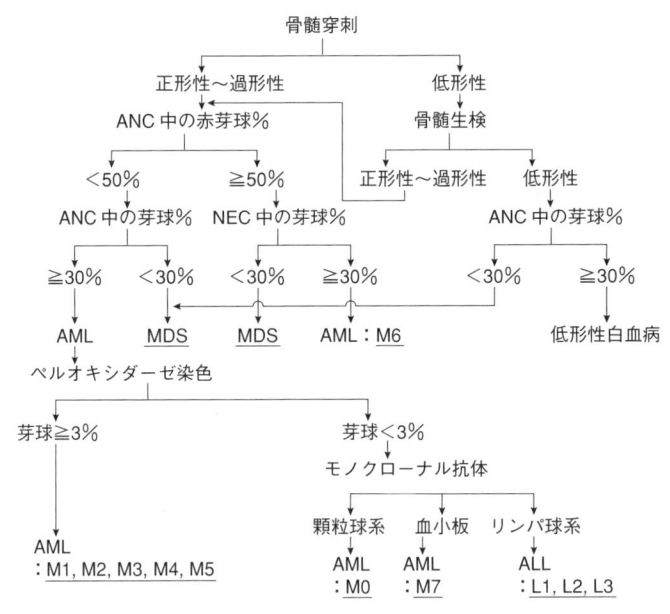

急性白血病と骨髄異形成症候群の診断手順

ANC（全骨髄有核細胞）：骨髄細胞からリンパ球，肥満細胞，マクロファージを除いた骨髄中の細胞．NEC（非赤芽球骨髄細胞）：ANCから赤芽球を除いた骨髄中の細胞．

断する．骨髄または末梢血の芽球が30%以上で，ペルオキシダーゼ染色は陰性．しかし，電顕血小板ペルオキシダーゼ反応は陽性である．芽球は多形態を示し，L1やL2の芽球に類似するものもある．核小体は明瞭で1～3個．細胞質に好塩基性細胞突起，芽球からの血小板放出像もみられる．血小板糖蛋白ⅡbⅢa（CD 41/CD 42）が陽性である．

■急性リンパ性白血病の細分類

急性リンパ性白血病（ALL）には，L1，L2，L3の3型がある．1981年にscoring systemが導入され，L1とL2の鑑別は容易になったが，臨床的な意義は少ない．

L1は小球性で，小児に多く，予後良好である．L2の芽球は大型で不均一で，成人例に多く，予後不良である．成人例でもL1はしばしばみられる．成人例のL1とL2の間には，リンパ球系のモノクローナル抗体，染色体分析，治療の面で大差はない．L3はバーキットリンパ腫の白血化と考えられている．細胞は大型で，濃青色の細胞質と空胞，B細胞マーカー，t(8;14)をもつ．ALLの5%以下と少なく，予後は不良である．

■骨髄異形成症候群

骨髄異形成症候群（myelodysplastic syndrome：MDS）は，多能性幹細胞のレベルでの異常とされる．高齢者に多く，骨髄は正ないし過形成を示し，赤芽球，骨髄球系細胞，巨核球系細胞に異形成が認められる．末梢血はしばしば汎血球減少を示す．また，染色体の不規則な異常をしばしば認めるが，なかでも-5の染色体異常が特徴的である（-5q症候群）．

骨髄および末梢血の芽球の%，環状鉄芽球の%，末梢血の単球数などにより5型に細分類されるが，臨床経過からみると，貧血を主徴とする不応性貧血（refractory anemia：RA）から，急性白血病に移行しやすいRAEBin-tまで，多様な疾患群を含んでいる．

■文献

1) Bennett J M *et al*：Proposals for the classification of the acute leukemias. French-American-British(FAB) cooperative group. *Br J Haematol*, **33**：451-458, 1976.
2) Bennett J M *et al*：Proposedrevised criteria for the classification of acute myeloid leukemia. A report of the French-American-British cooperative group. *Ann Intern Med*, **103**：626-629, 1985.
3) Bennett J M *et al*：Criteria for the diagnosis of acute leukemia of megakariocytic lineage (M7). A report of the French-American-British cooperative group. *Ann Intern Med*, **103**：460-462, 1985.
4) Bennet JM *et al*：Proposal for the recognition of minimally differentiated acute myeloid leukemias(AML-M0). *Br J Haematol*, **78**：325-329, 1991.
5) 大島年照：急性白血病のFAB分類．臨床検査ガイド'94, pp669-673, 文光堂，東京，1994.

73 造血器腫瘍のWHO分類

鈴宮淳司

腫瘍の分類，その特徴などを網羅したものとして，AFIP (Armed Forces Institute of Pathology) と，WHO (World Health Organization) のシリーズが有名である．WHOのものはその表紙の色から"WHO Blue Book"と呼ばれている．昨年，そのシリーズを改めてPathology and Geneticsシリーズが出版され，その一つとして"Tumors of Haematopoietic and Lymphoid Tissues"が造血器腫瘍について出版された[1]．これがWHO分類と呼ばれるものである．その全体構成は，表に示すように，WHO分類では悪性リンパ腫だけでなく，白血病，組織球および樹状細胞腫瘍，肥満細胞症など，すべての血液造血腫瘍の包括的分類となっている．血液学者ならびに血液病理学者が中心となり，REAL分類[2]をもとに作成されたリンパ球系腫瘍から発展させて，骨髄球系腫瘍の分類であるFAB分類も取り込んだ形でつくられている．この分類の基本は造血器腫瘍がすべて遺伝子病であることを前提にしている．しかし，遺伝子異常の明確な腫瘍は限られているため，従来の形態学が基本の疾患もあり，これらのものが混在している．さらにWHO分類ではリンパ球系腫瘍は白血病も含み，B細胞系とT細胞系（一部NK細胞系も含む）に大別されているが，骨髄球系はその多くが造血幹細胞由来であるため，FAB分類と同様の分化方向と分化度に基づいている．組織球・樹状細胞腫瘍では，組織球系腫瘍は組織球肉腫で，樹状細胞系腫瘍はランゲルハンス細胞腫瘍，濾胞樹状細胞腫瘍，指状嵌入細胞肉腫に分けられている．

■ 骨髄球系腫瘍

骨髄球系腫瘍はFAB分類を基礎にして，慢性骨髄増殖性疾患（CMPD），骨髄異形成／骨髄増殖性疾患（MDS/MPD），骨髄異形成症候群（MDS），急性骨髄性白血病（AML）の4群に分けられているが，従来の分類と異なる点は，遺伝子異常が明らかになっているものはそれを基本に分類し，不明のものを従来のFAB分類と同様に形態学と組織化学の所見で分類している．大

造血・リンパ組織の腫瘍

骨髄球系腫瘍 (myeloid neoplasms)
  1. 慢性骨髄増殖性疾患 (chronic myeloproliferative disease)
  2. 骨髄異形成／骨髄増殖性疾患 (myelodysplastic/myeloproliferative disease)
  3. 骨髄異形成症候群 (myelodysplastic syndromes)
  4. 急性骨髄性白血病 (acute myeloid leukaemia)
リンパ球系腫瘍 (lymphoid neoplasms)
  5. BおよびT前駆細胞腫瘍 (precursor B-cell and T-cell neoplasms)
  6. 成熟B細胞腫瘍 (mature B-cell neoplasms)
  7. 成熟TおよびNK細胞腫瘍 (mature T-cell and NK-cell neoplasms)
  8. ホジキンリンパ腫 (Hodgkin lymphoma)
  9. 免疫不全症関連リンパ増殖性疾患 (immunodeficiency associated lymphoproliferative disorders)
組織球および樹状細胞系腫瘍
  10. 組織球および樹状細胞系腫瘍 (histiocytic and dendritic cell neoplasia)
肥満細胞腫瘍
  11. 肥満細胞症 (mastocytosis)

きな変更点は次のとおりである．1）急性白血病の診断を，骨髄における芽球比率20％以上で行う，したがってRAEB-tが廃止された．2）MDS/MPDの新しいカテゴリーが設けられた．3）AMLは，①染色体異常・遺伝子変異で規定される4疾患，②芽球増殖を背景に成熟血球の多系統に異形成がみられるもの，③治療関連白血病，④以上のいずれにも該当しないもの（FAB分類を踏襲する）の四つのカテゴリーに大別された．

■リンパ球系腫瘍

リンパ球系腫瘍は免疫組織に発生する腫瘍の総称で，悪性リンパ腫も含まれている．これは腫瘍細胞の起源，腫瘍化過程も様々であり，生物学的性状，臨床病理学的特性など多様な疾患群よりなるものである．以前よりいくつも分類があり，科学の進歩により分類は変わってきた．悪性リンパ腫で変わらないことは"いつも分類がつくられている"といわれるくらいその分類が変わること，疾患群の数が多く複雑そうにみえることから，少数のマニア的専門家以外は血液専門医さえも悪性リンパ腫はわからないという風潮を呼ぶことになっている．悪性リンパ腫分類の歴史に関しては総説[3]，それぞれの疾患の日本での頻度については日本の血液病理医がまとめた論文[4]があるので，参考にしてほしい．全リンパ系腫瘍をB細胞系とT細胞系（NK細胞型を含む）の2系列に大別し，両方の系列を前駆細胞由来腫瘍と末梢リンパ球由来腫瘍に分ける．前駆細胞は未分化ないし未熟な細胞，末梢リンパ球は成熟リンパ球と言い換えることができる．前駆細胞由来腫瘍はリンパ芽球型白血病/リンパ腫しかないが，末梢性リンパ腫は実用的な見地から，独立項目と考えられる疾患群はすべて網羅され並べてある．そのリストは書ききれないので，成書[1]を参考にしてほしい．多くのリンパ腫はB細胞腫瘍であり，その腫瘍発生がわかっているものが存在している．成熟B細胞リンパ腫は，増殖スピードの遅い概して小型の細胞の腫瘍から，増殖スピードの速い芽球化細胞の順に配列されている．T細胞系腫瘍は，発生機序がごく一部のものを除いては明らかでなく，形態，免疫表現型，遺伝子型のすべてが多様であり，疾患単位というより症候群といった方がよいように考えられる．そのためこのリンパ腫の理解には，その病型として白血病型，皮膚型，その他の節外性，節性の四つに分類し整理している[5]．またホジキン病は，クローン性増殖が証明され，その多くがB細胞リンパ腫であるためホジキンリンパ腫と呼ばれることになったが，理解として①古典的ホジキンリンパ腫を混合細胞型，結節硬化型，リンパ球豊富型，ならびにリンパ球減少型に分け，これに②結節性リンパ球優位型を区別している．

■おわりに

WHO分類を使う場合，疾患単位の規定が臨床像，形態像，細胞生物学的所見のいずれであるのかを明確に理解することである．リストであるので，生物学の進歩とともに，疾患単位が増加していくことは予想される．今後，造血器腫瘍の分類はさらに進化し，完全に発生母地と腫瘍発生機序をもとに分類が作成されると考えられる．このWHO分類も過渡期の分類であるが，分類はそれを覚えるためにあるのではなく，疾患を整理するために存在するのであることを理解して使えばよい．

■文献

1) Jaffe ES et al eds : WHO classification of tumors. Tumors of Haematopoietic and Lymphoid Tissues, International Agency for Research on Cancer(IARC) Press, Lyon, 2001.
2) Harris NL et al : A revised European-American classification of lymphoid neoplasms : a proposal from the International Lymphoma Study Group. *Blood*, **84** : 1361-1392, 1994.

3) 難波紘二：悪性リンパ腫分類の歴史．最新・悪性リンパ腫アトラス（菊池昌弘，森 茂郎編），pp16-25, 文光堂，東京，2004.
4) Lymphoma Study Group of Japanese Pathologist : the World Health Organization classification of malignant lymphomas in Japan: incidence of recently recognized entities. *Pathol Int,* **50**：696, 2000.
5) 鈴宮淳司，大島孝一：T/NK細胞リンパ腫の病態と治療．血液フロンティア，**12**：1597-1607, 2002.

74
ウイルスと造血器腫瘍

青笹克之

造血器腫瘍発生と関連の深いウイルスのうち，DNAウイルスとしてはEBV (Epstein-Barr virus), HHV (human herpesvirus)-8, SV (simian virus)-40が，RNAウイルスとしてはHTLV (human T-cell lymphotropic virus)-I, HCV (hepatitis C virus) がよく知られている．HTLV-Iは成人T細胞白血病/リンパ腫（ATL）の発生原因の一つと考えられており，本書の90項に詳しく述べられている．他のウイルスはいずれも悪性リンパ腫，特にB細胞リンパ腫の発生要因となっている（表参照）．

■EBV

EBVは赤道アフリカの小児に好発するバーキットリンパ腫細胞株から見出され，B細胞をトランスフォームし，不死化することが知られている．PCR法や*in situ*ハイブリダイゼーション法が普及した1990年代に入り，バーキットリンパ腫に加えて，他のB細胞リンパ腫，T細胞リンパ腫，ホジキン病，上皮性腫瘍としては，胃癌や唾液腺癌の腫瘍細胞内にEBVが検出され，病因として注目されている．

1) 非ホジキンリンパ腫　わが国の成人の悪性リンパ腫において，HTLV-I汚染地域を除けば，9割強が非ホジキンリンパ腫（NHL），1割弱がホジキン病（HL）である．HTLV-I汚染地域ではATLが多いが，非汚染地域ではNHLの7～8割がB細胞性，2～3割がT細胞性である．EBV DNAが腫瘍細胞核内に証明されるものをEBV陽性とすると，リンパ節に発生するB細胞リンパ腫の数%（大細胞性），T細胞

ウイルスと造血器腫瘍（文献1, 2より）

ウイルス	リンパ腫	特色
EBV	バーキットリンパ腫 ホジキン病 鼻腔 NK/T 細胞リンパ腫 膿胸関連リンパ腫	混合細胞型，リンパ球減少型 アジアおよびペルーに多い
HHV-8	原発性滲出性 B 細胞リンパ腫 多発性 Castleman 病 B 細胞リンパ腫 　特にリンパ形質細胞性リンパ腫	AIDS 患者 AIDS 患者，高 IL-6 血症 混合型クリオグロブリン血症
SV-40	B 細胞 　特に大細胞性リンパ腫	ポリオワクチン
HTLV-1	成人 T 細胞白血病/リンパ腫	日本に多い

リンパ腫の30〜50％が陽性である．リンパ節外に発生するリンパ腫は皮膚を除けば大部分がB細胞性である．そのうち，膿胸関連リンパ腫（pyothorax-associated lymphoma：PAL），鼻腔NK/T細胞リンパ腫，副腎リンパ腫の大部分はDLBL（diffuse large B-cell lymphoma）で，EBV陽性である[3]．

2）ホジキン病　本疾患の組織診断上，必須のReed-Sternberg細胞の核内にEBV DNAが検出され，さらにEBVは単クローン性に存在していることが示されたことから，疾患発生との関係が疑われている．わが国のホジキン病のEBV陽性率は60〜70％と報告されている．組織亜型でみると，混合細胞型で80％以上陽性と高いが，リンパ球優勢型，結節硬化型では低い．

■ **EBV潜伏感染遺伝子の発現**

EBV潜伏感染遺伝子が発現し，感染細胞がトランスフォームすることが，腫瘍発生につながると考えられている．潜伏感染遺伝子のうちEBNA-2, LMP-1などは宿主の細胞傷害性Tリンパ球（cytotoxic T-lymphocyte：CTL）のターゲットとなるため，免疫能の正常な個体ではEBNA-2, LMP-1発現細胞は排除されることになる．後天性免疫不全症候群（AIDS）患者や免疫抑制剤を投与される臓器移植患者ではB細胞リンパ腫が多く発生し，日和見リンパ腫と呼ばれる．日和見リンパ腫においては免疫能の低下のため，EBNA-2, LMP-1発現リンパ球もCTLの免疫監視機構を逃れて増殖し続けてリンパ腫の発生につながる．しかしながら，免疫能の低下のない患者にも，潜伏感染遺伝子発現リンパ腫の発生がみられることから，何らかの免疫監視逸脱機構が働いているものと考えられる．

■ **HHV-8**

HHV-8は，カポジ肉腫組織に特異的にみられる270kbのヘルペスウイルスである．HHV-8は，このほかにAIDS患者に発生する原発性滲出性リンパ腫（PEL），多中心性Castleman病などでも検出される．

■ **HCV**

HCVは，慢性肝炎，肝硬変，肝細胞癌の病因ウイルスとして有名である．一方，リンパ好性でもあり，混合型クリオグロブリン血症やB細胞リンパ腫との関連がイタリアを中心に報告されてきた．しかしながら，HCVとリンパ腫発症の明確な因果関係を示した疫学調査の報告はなかった．2002年に至って，HCVとB細胞リンパ腫の関連を強く示唆する報告がなされた．HCV感染を有する脾リンパ腫患者にイン

ターフェロンαを投与したところHCV RNAが陰性化し，リンパ腫が完全寛解したというものである．リンパ腫細胞内にHCV RNAは検出されないことから，抗ウイルス抗体による刺激がリンパ腫の発生に関与しているのかもしれない[4]．

■ **SV-40**

ポリオーマウイルスに属するSV-40はウイルスの複製や感染細胞のトランスフォーム能を有するlarge T antigenをコードしている．large T antigenはp53やpRbなどの癌抑制遺伝子産物と複合体を形成し，その機能を不活化する．SV-40はある種のサルを自然宿主とし，通常はヒトに感染しないが，ポリオワクチン製造にサルの腎細胞を使用することにより偶発的に汚染が起こる．2002年にPCR法，サザン法およびDNAシークエンス解析により，米国のB細胞リンパ腫（DLBLと濾胞性リンパ腫）の約40％にSV-40が検出されたとする報告がなされた[5]．SV-40の感染経路として，SV-40に汚染されたポリオワクチン接種（1955〜1963年）が考えられている．わが国でも1961〜1963年に生後3カ月から10歳の小児の約90％がポリオワクチンを経口投与されている．1951〜1963年に出生し，ポリオワクチン投与を受けたと考えられる成人の悪性リンパ腫について調べると，SV-40陽性率は12％と米国に比べて低いが，わが国の健常人よりは有意に高い頻度を示した．わが国の実態のさらなる調査が必要とされる．

■ 文献

1) Chang Y et al：Identification of herpesvirus-like DNA sequences in AIDS-associated Kaposi's sarcoma. *Science*, **266**：1865-1869, 1994.
2) Nakatsuka S et al：Pyothorax-associated lymphoma—a review of 106 cases. *J Clin Oncol*, **20**：4255-4260, 2002.
3) Aozasa K et al：EBV and malignant lymphoma with special empasis on pyothorax-associated lymphoma (Takada K ed). *Curr Top Microbiol Immunol*, **25**：103-120, 2001.
4) Hermine O et al：Regression of splenic lymphoma with villous lymphocytes after treatment of hepatitis C virus infection. *N Engl J Med*, **347**：89-94, 2002.
5) Vilchez RA et al：Association between simian virus 40 and non-Hodgkin's lymphoma. *Lancet*, **359**：817-823, 2002.

75 ヘリコバクターピロリと悪性リンパ腫

井上徹也・馬場忠雄

ヘリコバクターピロリ（*Helicobacter pylori*）は強いウレアーゼ活性により，他の細菌が棲むことのできない胃の粘膜上皮細胞に付着・増殖して，胃炎，消化性潰瘍，胃癌，胃ポリープなどの様々な消化器疾患に関与していると考えられている．

胃のMALTリンパ腫（mucosa-associated lymphoid tissue lymphoma）は，Isaacsonら[1]が提唱した疾患概念で，胃粘膜内リンパ濾胞の辺縁帯（marginal zone）より発生するB細胞性悪性リンパ腫である．近年，MALTリンパ腫症例の約90%は*H. pylori*陽性であるという報告や，*H. pylori*除菌療法にてMALTリンパ腫が消失ないし改善するという報告[2]からも，*H. pylori*との関連が注目されている．

*H. pylori*の感染で，その菌体外毒素により胃粘膜上皮細胞はIL-6, IL-8を産生し，このIL-8の作用で好中球浸潤が起こる．好中球の活性酸素が上皮細胞障害をさらに強め，マクロファージの浸潤が起こる．IL-6, IL-1, TNF-αなどのサイトカインカスケードのために，リンパ球浸潤，形質細胞増生，リンパ濾胞形成などが生じる．胃上皮に腸上皮化生が生ずると，secretory componentが産生されて抗*H. pylori* IgA抗体が分泌され，*H. pylori*胃炎は治癒する．

胃炎が続くと，上皮細胞障害で遊離した自己抗原に対する抗体産生細胞も増加し，慢性化した自己抗原刺激で選択を受けたクローンが増殖する．このようなクローン増殖は，*H. pylori*で刺激されたT細胞によって支持され，オリゴクローンさらにモノクローンの増殖へ向かう．この増殖の間に，染色体異常や癌遺伝子活性化，癌抑制遺伝子の欠損が生じ，MALTリンパ腫を形成すると考えられる[3]．胃MALTリンパ腫細胞と*H. pylori*を培養すると，MALTリンパ腫細胞が増殖し，この増殖には同一症例のT細胞の存在が必要である．また胃MALTリンパ腫において，免疫グロブリンH鎖（IgH）の再構成の出現に先行してT細胞のTCR-βの発現がみられるということ，さらにMALTリンパ腫に浸潤するT細胞のTCRV-βを解析した結果，その種類は限られており，ある種の抗原に対するT細胞の

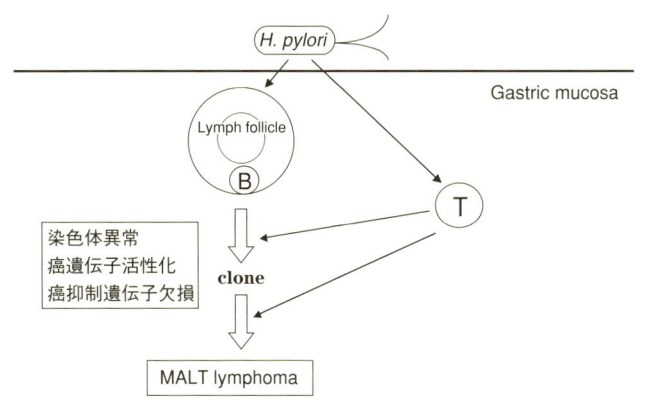

MALTリンパ腫の発症機序

選択的浸潤が起こっていることが証明されている．これらより，胃MALTリンパ腫の腫瘍化にはT細胞が重要な役割を果たしていることが示唆される．

一方，最近になって，胃MALTリンパ腫の20～30%が$H.\ pylori$除菌に反応せず，その75%にt(11;18)(q21;q21)染色体転座に伴うAPI2-MALT1キメラ遺伝子の発現が認められたという報告がなされた[4]．MALT1遺伝子はカスパーゼファミリーのパラカスパーゼ（paracaspase）であり，t(11;18)(q21;q21)染色体転座を有するMALTリンパ腫では，パラカスパーゼを介する形で転写制御因子NFκBが高率に活性化されることが示され，このNFκBが辺縁帯でのB細胞の分化成熟に必須であることも明らかになっている．また，この遺伝子異常は，びまん性大細胞型Bリンパ腫が混在する症例では認められないとされ，high grade MALTリンパ腫と，low grade MALTリンパ腫との関連にも興味がもたれている．low gradeからhigh gradeを含む，すべてのMALTリンパ腫において$H.\ pylori$陽性率は高率であり，low grade MALTリンパ腫の中にhigh gradeのfocusを認める例や，adenoma-carcinoma sequenceモデルのようにp53などの遺伝子異常を認める例もあり，low grade MALTリンパ腫からhigh grade MALTリンパ腫への移行が示唆される．しかし，high grade MALTリンパ腫全例がlow grade MALTリンパ腫からの移行であることは明らかでなく，病因が異なるという考え方もある[5]．

以上，$H.\ pylori$と胃低悪性度MALTリンパ腫との関連は次第に明らかにされてきたが，そのメカニズムについてはまだ不明な点が多い．さらに，低悪性度から高悪性度MALTリンパ腫への移行，びまん性大細胞型B細胞リンパ腫との相互関係などについては，今後の研究の課題である．

■文献

1) Isaacson PG et al : Malignant lymphoma of mucosa associated lymphoid tissue. *Cancer*, **52** : 1140-1146, 1983.
2) Wotherspoon AC et al : Regression of primary low-grade B-cell gastric lymphoma of mucosa-associated lymphoid tissue type after eradication of *Helioobacter pylori*. *Lancet*, **342** : 575-577, 1993.
3) Isaacson PG : Recent developments in our understanding of gastric lymphomas. *Am J Surg Pathol*, **20**(Suppl 1) : 1-7, 1996.
4) Liu H et al : Resistance of t(11;18) positive gastric mucosa-associated lymphoid tissue lymphoma to *Helicobacter pylori* eradication therapy. *Lancet*, **357** : 39-40, 2001.
5) Raghoebiers S et al : Essential differences in oncogene involvement between primary nodal and extranodal large cell lymphoma. *Blood*, **78** : 2680-2685, 1991.

76
フィラデルフィア染色体とBCR-ABL融合遺伝子

丸 義朗

9番染色体と22番染色体の相互転座によって小さな病的22番染色体ができるが，これをフィラデルフィア染色体（Ph1）という．Ph1は慢性骨髄性白血病（chronic myeloid leukemia：CML）のほぼすべての症例で，また急性リンパ性白血病（acute lymphoid leukemia：ALL）の一部で認められ，特に前者では最も有力な診断基準とされる．この転座は9番染色体上のABL，22番染色体上のBCR各遺伝子の転写ユニットの物理的融合を引き起こし，Ph1上ではBCRのプロモーターによるBCR-ABLが，9番染色体上ではABL-BCRが転写される．ABL-BCR遺伝子産物の存在意義は明らかでなく，CMLの病因に直結しているのはBCR-ABLの発現である．BCR遺伝子上の切断点を図に示す．CMLのほとんどが約6kbのM-BCR領域に切断部位を有し，例えばBCRの第13エクソンとABLの第2エクソンの間に引かれた直線は，この二つの異なる遺伝子のエクソンが融合するように切断が生じることを示す．結果としてP210BCR-ABL発癌蛋白が産生される．ALLでは多くがm-BCR領域，すなわちBCRの第1イントロン内に切断点を有するため，BCR-ABLにはBCRの第1エクソンのみが寄与し，Dbl相同性ドメイン（DH）を欠いたP185BCR-ABLとなる．さらにchronic neutrophilic leukemiaの一部ではBCRの第19エクソンまでがBCR-ABLに寄与するより大きなP230BCR-ABLの産生をみる．

歴史的なチロシンキナーゼ型ウイルス性癌遺伝子v-ABLはSH3ドメインの欠落によって本来のABLが活性化したものであることから，SH3ドメインを介した負の制御が推測されている．一方，ABLと構造上高い相同性を有するSrcの結晶解析の結果に基づく実験によって，SH2ドメインとCD〔catalytic（kinase）domain〕との間のspacer部分で，SH2-CD linkerと呼ばれる領域の重要性が明らかになった．SH3ドメインとCDとが（直接にまたこのlinkerを介して）結合している状態が不活化型で，この三つのいずれかの領域に人工的変異を導入するとABLを活性化することができる．SH3ドメインのさらにN末端側にBCRが融合し，BCRのSH2結合ドメイン（SH2 BIND）がSH3ドメインとCDとの間に存在するSH2ドメインとさらに分子内あるいは分子間結合することによって，上述したSH3ドメインを介する抑制的制御を解放していると推察される．このようにしてできた恒常的活性化型チロシンキナーゼBCR-ABLは，主としてRas，PI3キナーゼ，Stat5の三つのシグナル伝達経路を活性化し，生物学的活性を惹起する．

BCR-ABLの標的細胞は未分化血液細胞である．マウス骨髄にP210BCR-ABLを発現するレトロウイルスを感染させその発現を促すと，pre-B細胞の増殖を認める．5-FUで処理することによって幹細胞を濃縮したマウス骨髄に高力価のレトロウイルスで遺伝子導入を施行したのち，特定濃度のIL-3やSCF（stem cell factor）とともにアガー中で培養しコロニー形成を観察すると，サイトカイン非依存性に増殖するものを認める．そのうち混合性のコロニーを各種サイトカインのもとでさらに培養すると，IL-3，SCFの存在下でマスト細胞，GM-CSF下でマクロファージ，IL-3，G-CSF下で顆粒球，IL-3，IL-7の存在下でB細胞に分化する．これは分化を阻害しないというBCR-ABLの特性である．また，す

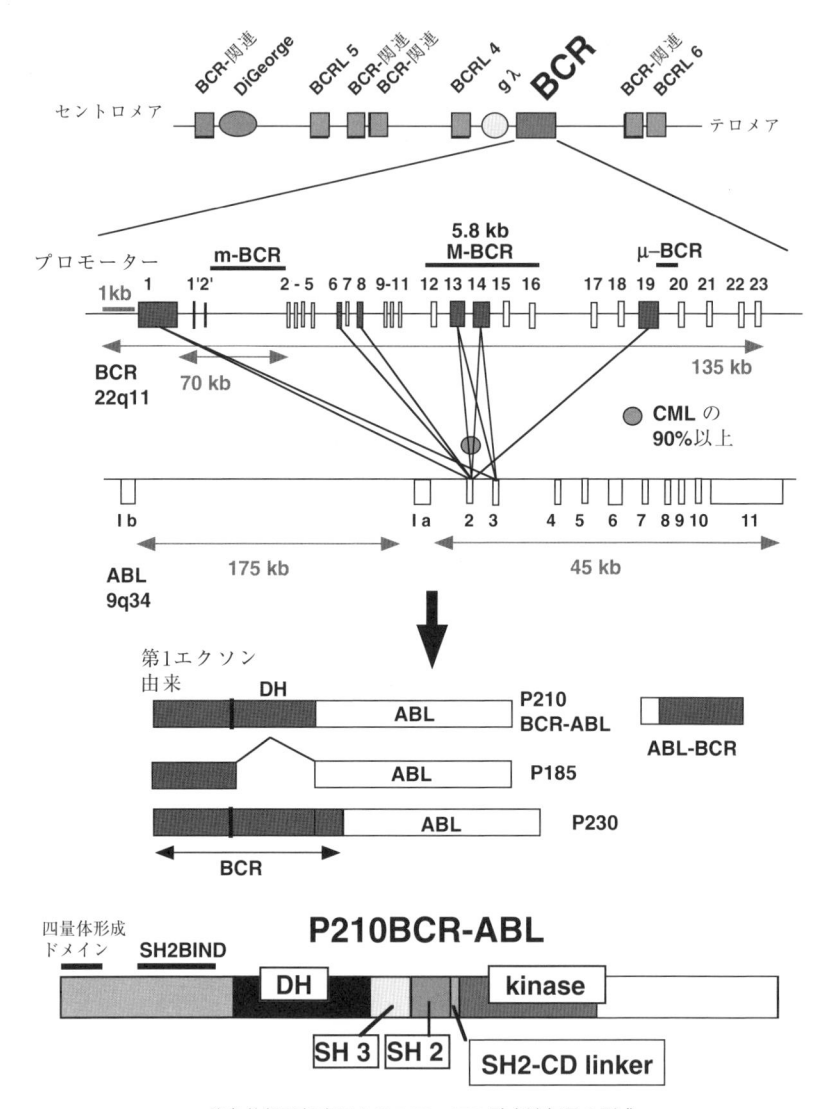

染色体相互転座による BCR-ABL 融合遺伝子の形成

77
急性骨髄性白血病

栗山一孝

べて幹細胞の均一細胞集団からなるコロニーではなく，幹細胞を含有する混合性コロニーとして現れることは，各成熟段階にある骨髄球系細胞の増殖という臨床像をとる文字どおりのCMLであって，acute stem cell leukemiaという病像を起こさないBCR-ABLの特性を実証するものと考えられる．IL-3やGM-CSFなどのサイトカイン依存性血液細胞は，BCR-ABLを発現させるとこれらのサイトカインがなくても増殖できるようになり，サイトカインの増殖シグナルをバイパスできる生物学的活性の存在を示す．テトラサイクリンtransactivator（t-TA）を利用した発現コントロールシステムで，未分化ES細胞にBCR-ABLの発現を誘導すると，誘導しないコントロールに比較して赤芽球/骨髄球の比率が骨髄球優位に変化する．このシステムは，慢性期における骨髄球の分化増殖を実証する理解しやすいモデルである．さらにt-TAを利用したP210BCR-ABL conditional transgenic miceモデルでは，pro-B細胞性白血病がテトラサイクリン依存性に生じ，BCR-ABLが白血化の直接的病因であることを証明している．

■ **急性骨髄性白血病の病因・病態**

急性骨髄性白血病（acute myeloid leukemia：AML）は，骨髄中に骨髄系芽球増殖を認め，貧血，顆粒球減少症，血小板減少症などの造血障害を特徴とする血液悪性腫瘍性疾患である．白血病化したAML幹細胞は，自律性増殖を来し，正常造血を凌駕する増殖能（growth advantage）を獲得する．AML幹細胞とその子孫である白血病細胞（AMLクローン）は，特有の染色体・遺伝子異常を認めることが多い．染色体異常は，相互転座型が多く，そのほかは異数性や染色体の部分欠失などである．t(8;21)，t(15;17)，inv(16) は，FAB（French-American-British）分類のM2, M3, M4E（M4 with eosinophilia）にそれぞれ対応し，いずれも標準的薬物療法では予後良好である．

■ **AMLの疫学**

国立がんセンターの『がんの統計（1999年度）』によると，全白血病の年齢調整死亡率（人口10万人対）は，男性5.1，女性3.1（1997年）と，ほぼ一定で推移している．成人では年齢が進むとともに発生率は増加し，白血病発症時の年齢中央値は60歳を超えている．

AMLのFAB分類による各病型の頻度は，それぞれM0 3%，M1 15～20%，M2 35%，M3 15～20%，M4 20%，M5 5%，M6 3～4%，M7 1%である．

■ **AMLの臨床所見**

AMLの病状は多くの場合，急性かつ進行性である．臨床症状は，白血病細胞が骨

髄を占拠するために起こる骨髄不全症（赤血球，顆粒球，血小板産生低下）と，白血病細胞が増殖することによって生じる症状とに大別される．前者は貧血，感染（熱発），出血傾向であり，後者は白血球増多症や白血病細胞の臓器浸潤による臓器障害である．

　1）末梢血所見　　芽球の出現と成熟顆粒球減少，貧血（赤血球減少），血小板減少が特徴である．白血球数は約半数で増加し，1/3で減少するなど一定していない．貧血は正色素性，正球性であるが，赤白血病（M6）などでは巨赤芽球の増加を反映して大球性となることがある．血小板数は多くの例で減少するが，ときに正常ないし増加することがあり，血小板も異常クローンと考えられている．

　2）骨髄所見　　過形成で，白血病性芽球の増加（FAB分類では30％以上）を認めるが，ときにdry tapや低形成（低形成白血病）の場合がある．

　3）血液生化学所見　　白血病細胞の崩壊を反映してLDHや尿酸が増加する．単球性白血病では血清・尿中リゾチームが増加する．

■**AMLの診断と分類法**

　AML診断の基本は，骨髄中に増殖している芽球を確認同定し，その性格を決定することである．ミエロペルオキシダーゼ（myeloperoxidase：MPO）あるいはズダンブラックB染色（Sudan black B）陽性の場合は骨髄芽球である．陰性の場合はリンパ芽球の頻度が高くなるが，そのほか非常に未分化な骨髄芽球，単芽球，巨核芽球，前赤芽球なども考慮しなければならない．非特異的エステラーゼ染色が陽性であれば，単芽球と確定できる．また，免疫学的マーカーによって芽球同定する必要もある．

　急性白血病分類は，比較的簡便な形態学的所見を中心にしたFAB分類が，世界共通に汎用されてきた．しかし，染色体・遺伝子変異の臨床的重要性が明らかになってくるにつれ，これらも組み込んだ分類法の必要性も高まってきた．世界保健機構（WHO）は，1999年造血器・リンパ組織悪性腫瘍の分類法を発表した．このWHO分類では，FAB分類に含まれない病型や特定の染色体・遺伝子変異を有する病型を取り上げた新たな包括的な分類法（表参照）と位置づけられる．WHO分類では芽球が20％以上を急性白血病と定義している．

急性骨髄性白血病のWHO分類

急性骨髄性白血病（acute myeloid leukemia：AML）
　(1) 特異的染色体相互転座を有するAML
　　①t(8;21)転座を有するAML（または融合遺伝子AML1/CBF-α/ETOを有する）
　　②急性前骨髄球性白血病（t(15;17)または融合遺伝子PML/RAR-αを有する）
　　③骨髄中異常好酸球増多を伴うAML（染色体16番逆位またはt(16;16)または融合遺伝子CBF-β/MYH11Xを有する）
　　④染色体11q23異常を有するAML
　(2) 多血球系異形成を伴うAML
　　①骨髄異形成症候群から転化したAML
　　②多血球系異形成を伴う初発AML
　(3) 治療に関連したAMLと骨髄異形成症候群
　　①アルキル化剤関連AML
　　②エピポドヒロトキシン関連AML（一部はリンパ性を含む）
　　③その他のタイプ
　(4) 上記以外のAML
　　①最未分化型
　　②未分化型
　　③分化型
　　④急性骨髄単球性白血病
　　⑤急性単球性白血病
　　⑥急性赤白血病
　　　a. 分化タイプ
　　　b. 未分化タイプ
　　⑦急性巨核球性白血病
　　⑧急性好塩基性白血病
　　⑨骨髄線維を伴う急性汎骨髄症
　　⑩腫瘤形成性急性骨髄性白血病（骨髄肉腫）
急性混合白血病

■ AMLの経過と予後

　無治療で放置すると1～3カ月で死亡する．したがって，AMLの治療は必須であり，薬物療法，または造血幹細胞移植療法が適応となる．薬物療法による5年生存率は，JALSG（Japan Adult Leukemia Study Group）の成績によると約30～40％である．これらの症例の中には，10年以上生存し治癒したと思われる症例も少なくない．

　一方，同種骨髄移植をはじめとする同種造血幹細胞骨髄移植では50％以上の5年生存率が得られている．しかも，薬物療法に比較して再発する例は非常に少ない．しかし，同種造血幹細胞移植は，薬物療法による完全寛解例のうち，55歳以下で，かつHLA型一致ドナーを対象にして行うので，薬物療法の対象例とは異なることを常に念頭において治療成績を比較する必要がある．

■文献
1) 朝長万左男：血液病学（三輪史朗，青木延雄，柴田　昭編），第2版，pp968-1006，文光堂，東京，1995.
2) Bennett JM et al：Proposed revised criteria for the classification of acute myeloid leukemia. Ann Intern Med, 103：620-629, 1985.
3) Brunning RD et al：Pathology and Genetics of Tumors of Haematopoietic and Lymphoid Tissues（Jaffe ES et al eds），pp75-107, IARC Press, Lyon, 2001.
4) 横田昇平，栗山一孝，阿部達生：造血器腫瘍アトラス―形態，免疫，染色体と遺伝子（阿部達生編），改訂第3版，pp61-84，日本医事新報社，東京，2000.

78
急性リンパ性白血病

加納康彦

■ 急性リンパ性白血病の病因

　急性リンパ性白血病（acute lymphocytic leukemia：ALL）は，リンパ系前駆細胞のクローン性増殖により，骨髄における正常造血の抑制，組織浸潤による組織障害を来す疾患をいう．

■ ALLの疫学

　急性白血病は年間10万人あたり3.5人で，ALLは成人急性白血病の20％，小児の80％を占める．

■ ALLの臨床症状・所見

　正常造血の抑制，白血病細胞の増加に伴う症状，所見がみられる．全身倦怠感，息切れ，動悸，食欲不振，顔面蒼白などの症状が亜急性に始まることが多い．初診時，約半数の患者に発熱がみられ，さらに点状出血もまれでない．若い患者ではしばしば，骨髄内の白血病細胞の増加による骨痛を訴える．中枢神経白血病の合併により中枢神経症状を来すこともある．臨床所見では約70％に肝脾腫，リンパ節腫脹がみられる．

■ ALLの検査所見

　初診時，末梢血の白血球数増加が70％にみられる．10万以上の症例は15％である．通常，正常白血球の減少，白血病細胞出現，赤血球減少，血小板減少を伴うが，ときに末梢血中への白血病細胞出現はなく，診断のために骨髄検査が必要になる場合もある．骨髄は過形成で，正常成分は著減し白血病細胞に置き換えられている．多くの場合，白血病細胞崩壊によるLDH，尿酸の増加がみられる．

■**ALLの診断および鑑別診断**（表参照）

急性白血病の分類は，形態，免疫学的検索によるFAB分類が広く用いられており，骨髄中の芽球が30％以上を急性白血病と診断する．ALLの白血病細胞（リンパ芽球）はペルオキシダーゼ染色陰性（＜3％）で，大部分の急性骨髄性白血病と鑑別できる．ALLはL1, L2, L3に分類される．L1は核小体に乏しい小型リンパ芽球が主体で小児に多く，L2は核小体が明瞭な大型リンパ芽球が主体で成人に多い．L3は好塩基性の細胞質に多数の空胞をもつ大型リンパ芽球が主体でバーキット型である．最近，造血器腫瘍の病型を染色体，遺伝子検索を加えた新WHO分類が提唱された[1]．この中でALLは前駆B細胞性ALL，前駆T細胞性ALL，バーキット型白血病に大別され，さらに染色体，遺伝子異常で細分化されている．また，骨髄中の芽球が20％以上を急性白血病と診断する点でFAB分類と異なる．

■**ALLの予後因子・予後**

予後因子として，年齢，白血球数，特別な染色体異常，完全寛解までの期間（＞4週）などがある．3〜10歳で発症した小児ALLは予後良好で，5年生存率は80％である．20歳を過ぎると年齢に伴い寛解率，生存率は低下する．成人ALLの5年生存率は20〜30％である．白血球数30,000以上，B-ALL, t(9;22), t(4;11)などの特殊な染色体異常の患者は予後不良である．小児ALLで予後良好とされるt(12;21)は成人ALLではまれである．

■**ALLの治療法**

1）寛解導入療法　ビンクリスチンとプレドニゾロンの併用にドキソルビシン，L-アスパラギナーゼ，シクロホスファミド（CPM）などが加えられる．小児ALLの90％以上，成人ALLの70％以上に完全寛解（白血球・赤血球・血小板数が正常に回復し，骨髄の芽球が5％以下，臓器浸潤が消失）が得られる．

2）地固め・強化療法　初診時10^{12}個ある白血病細胞は，完全寛解に入ってもなお10^9個が残存しているといわれる．寛解導入療法に用いた薬剤に加え，メソトレキセート（MTX），シタラビン（Ara-C），エトポシドなどの作用機序が異なり，交差耐性の少ない薬剤を加え，強力な治療を行い，白血病細胞をさらに減少させる．

急性リンパ性白血病の分類

	proB-ALL	common-ALL	preB-ALL	B-ALL	T-ALL
頻度（％）	＜10	60	10	まれ	20
FAB分類	L1, L2	L1, L2	L1, L2	L3	L1, L2
新WHO分類	前駆B細胞性急性リンパ球性白血病	前駆B細胞性急性リンパ球性白血病	前駆B細胞性急性リンパ球性白血病	バーキット型白血病	前駆T細胞性急性リンパ球性白血病
表現型					
TdT	＋	＋	＋	−	＋
CD10	−	＋	＋	＋	−
CD19	＋	＋	＋	＋	−
CD7	−	−	−	−	＋
cIg	−	−	＋	−	−
sIg	−	−	−	＋	−
染色体異常	t(4;11), t(9;22) など	t(9;22), t(12;21) など	t(9;22), t(1;19) など	t(8;14), t(8;22), t(2;8)	14q11, 7q35 など

3) 中枢神経白血病予防　中枢神経白血病の合併が多く（30～50%），その予防が重要である．MTXの髄注，放射線頭蓋照射を行うことにより再発は5～10%に低下する．MTXやara-Cの大量療法も有効と考えられている．

4) 維持療法　さらに残存する白血病細胞を根絶するために，MTX，6-メルカプトプリンを中心にした維持療法を2～3年間行う．最近，PCR法やフローサイトメトリーを用いた微量残存病変の測定により，治療効果や早期の再発をかなり正確に診断できるようになった．

5) 造血幹細胞移植の適応　第一寛解期における同種造血幹細胞移植の5年生存率は約50%で，化学療法の成績より優れている．intermediate risk群の治療成績は化学療法と差がないが，high risk群では明らかに化学療法より優れており，造血幹細胞移植を考慮すべきである．しかし移植の適応条件を満たし，実際，移植を行える症例は30%以下である．

6) Ph-陽性ALL　t(9;22)をもつPh-陽性ALLは成人ALLの30%を占める．化学療法により60%は完全寛解に入るが，大部分は再発し，5年生存率は5%以下である．一方，完全寛解後，同種造血幹細胞移植を行ったPh-陽性ALL患者の5年生存率は40%で，移植可能ならば移植を行うべきである．最近，BCR/ABL tyrosine kinase 阻害剤の新薬イマチニブが開発され，従来の化学療法との併用において多くの症例でcytogenetic remissionが得られており，5年生存率の大幅な改善が期待される．

7) B-ALL　通常のALLのプロトコールを用いた治療成績は極めて悪く，高悪性度非ホジキンリンパ腫と同様にCPMの大量投与，中枢神経白血病予防を兼ねたMTX，ara-Cの大量療法，MTX髄注などを行い，強力な治療を短期間で終了するこ

とで，長期生存は50%を超えるようになった．

■文献
1) Harris NL *et al*：World Health Organization classification of neoplastic diseases of the hematopoietic and lymphoid tissues：report of the Clinical Advisory Committee meeting-Airlie House. Virginia, November 1997. *J Clin Oncol*, **17**：3835, 1999.
2) O'Connor OA and Weiss M：Recent advances in the biology and management of acute lymphoblastic leukemia in adults. *Cancer Treat Res*, **99**：307, 1999.
3) Pui CH and Evans WE：Acute lymphoblastic leukemia. *N Engl J Med*, **339**：605, 1998.

79
慢性骨髄性白血病と類縁疾患

東條有伸

慢性骨髄性白血病（chronic myeloid leukemia：CML）は，真性多血症（polycythemia rubra vera：PV），本態性血小板血症（essential thrombocytosis：ET），原発性骨髄線維症（idiopathic myelofibrosis/agnogenic myeloid metaplasia）とともに，骨髄増殖性疾患（myeloproliferative disorder：MPD）の一病型と定義されている．MPDの発症は，骨髄系幹細胞または，より未熟な造血幹細胞に生じた遺伝子異常に起因する．異常を生じた幹細胞は正常幹細胞より旺盛な血球産生能力を有するため，やがてリンパ系細胞を除くほとんどの成熟血球は異常幹細胞に由来するようになる．臨床的には，赤血球・白血球・血小板の血球3系統に及ぶ量的異常と，脾臓を主とする髄外造血を共通の特徴とする．いずれの疾患も数年以上にわたる慢性の経過をたどるが，治療による治癒または寛解が得られなければ，最終的に大部分の症例は急性白血病類似の致死的病態へ転化する．どの系列の血球増加が顕著になるかは原因遺伝子の種類によって決まると考えられるが，実際に原因遺伝子が同定されて病態解明が進んでいるのはMPDのうちCMLだけである．他の病型についてはCMLから類推される部分が多い．最近，PVやET由来の成熟血球において過剰発現しているPRV-1遺伝子が同定され，その産物はuPAR/CD59/Ly6ファミリーに属する膜蛋白質であることが判明した．しかし，この蛋白質の病態形成における意義は未だ不明である．表に，MPDに属する各疾患の特徴を記載した．以下，CMLについて重点的に記載する．

CMLでは，9番染色体上のABL遺伝子と22番染色体上のBCR遺伝子間の組換えによってBCR/ABLキメラ遺伝子が形成される．組換えを起こす誘因はまだ確定されていないが，放射線は誘因の一つと考えられる．BCR/ABL遺伝子のマウス造血幹細胞への導入やトランスジェニックマウスの結果から，このキメラ遺伝子がCML発症の中心的役割を演じていることが証明された．一部のリンパ球，特にB細胞でこのキメラ遺伝子が認められる事実から，CML

MPDに属する各疾患の特徴

	CML	PV	ET	IMF/AMM
末梢血所見				
白血球数	数万～数十万	1万～数万	1万～数万	1万～数万
Hb	正常～軽度低下	増　加	正常～軽度上昇	低　下
血小板数	正常～100万	正常～100万	100万以上	正常～100万
好塩基球数	増　加	正　常	正　常	正　常
幼弱顆粒球	顕　著	有	有	顕　著
赤芽球	無	無	無	顕　著
奇形赤血球	無	無	無	顕　著
好中球アルカリホスファターゼ	著明低値	正常～高値	正常～高値	正常～高値
骨髄所見	過形成	過形成	過形成	過形成
Ph染色体	有	無	無	無
脾　腫	有	有	有	顕　著
急性転化（自然経過）	ほぼ100%	比較的少ない	比較的少ない	30%程度

発症の標的細胞は骨髄系とリンパ系に共通の幹細胞と考えられている。通常，BCR/ABL遺伝子は，両染色体長腕間の相互転座t(9;22)(q34;q11)の結果，22番染色体から派生するフィラデルフィア（Ph）染色体上に局在するので，CMLの白血病細胞はPhクローンと略称されている。正常のABL蛋白質が主として核に局在する不活性型のチロシンキナーゼ（蛋白質のチロシン残基をリン酸化する酵素）であるのに対し，BCR/ABL遺伝子産物は，N末端にBCR蛋白質の一部が付加されることによって分子量210kDの活性型チロシンキナーゼとなり，その局在も細胞質に移行する。このp210$^{BCR/ABL}$は細胞内の複数のシグナル伝達系（Stat, Ras/Raf, Junキナーゼ, PI3キナーゼ, Myc）を活性化して，アポトーシスの抑制と増殖刺激ならびに細胞接着性の変化をもたらし，結果的にPhクローンによる血球産生が正常の血球産生より圧倒的に優勢になる。ただし，細胞株を用いた実験ではp210$^{BCR/ABL}$がインテグリン活性を刺激して細胞外マトリックスへの接着を促進するのに対し，CML患者造血前駆細胞は骨髄ストローマ細胞への接着が弱く遊離しやすいという一見矛盾する結果も報告されている。

CMLの臨床像は，慢性期（chronic phase：CP），移行期（accelerated phase：AP），急性転化（blast crisis：BC）の3病期に分類され，発症時は通常CPである。この時期のPhクローンは成熟血球への分化能力を保持しているが，治療しなければ白血球数は数万〜数十万/μlに達する。白血球像のほとんどは，各成熟段階の好中球や好塩基球，好酸球で占められる。骨髄は過形成で，やはり各成熟段階の顆粒球系細胞が占拠し，髄外造血のため白血球数相応の脾腫を認める。一方，正常幹細胞による血球産生も微々たる程度に存続している。ただし，イマチニブやインターフェロンαの投与によって末梢血の血球数や白血球像が正常化すると，過半数の症例ではPhクローン優位に抑制がかかる。著効例ではほぼ正常造血が回復して，逆にPhクローンは微小残存病変にとどまるようになる。

Phクローンのゲノムは不安定であるため，治療で十分抑制できない場合，i(17q)，+8, +Phなどの付加的染色体異常をもったPhクローンが経過中にしばしば出現する。実際には，細胞遺伝学的に検出できない遺伝子変異がゲノムワイドに積み重なっている可能性がある。その代表的な例が，p53遺伝子の欠失ないし点突然変異である。このようにPhクローンが複数の遺伝子変異を獲得すると，病期の進展として臨床像に反映される。すなわち，原因不明の発熱や骨関節痛などの全身症状を伴い，芽球や好塩基球の増加と貧血の進行を認めるAPを経て，急性白血病類似の血液所見と臨床症状を呈するBCに移行する。この時期には未熟な芽球が増加し，成熟血球への分化は抑制されてしまう。芽球の形質は極めて多様である。また，このような芽球が骨・関節部位，ときには臓器に占拠性病変（芽球腫）を形成する頻度が高いのも特徴的である。

■文献
1) Michiels JJ and Thiele J： Clinical and pathological criteria for the diagnosis of essential thrombocythemia, polycythemia vera, and idiopathic myelofibrosis（agnogenic myeloid metaplasia）. *Int J Hematol*, **76**：133-145, 2002.
2) Sawyers CL： Chronic myeloid leukemia. *N Eng J Med*, **340**：1330-1340, 1999.

80
慢性リンパ性白血病

青木定夫

慢性リンパ性白血病（chronic lymphocytic leukemia：CLL）は，小型で円形な均一な形態をした成熟B細胞の腫瘍性増殖性疾患で，末梢血，骨髄，リンパ節を増殖の場とし，その腫瘍細胞はCD5, CD23陽性である．リンパ系腫瘍のWHO分類[1]では成熟B細胞腫瘍の筆頭にあげられ，SLL（small lymphocytic lymphoma）は，CLLの免疫形質をもつ腫瘍の組織診断名として用いる用語とされ，CLL/SLLと総称される．増殖細胞には，種々の程度で前リンパ球（prolymphocyte）や免疫芽球様細胞（paraimmunoblast）が混在する．広義のCLLには，悪性リンパ腫の白血化や，様々な分化段階のBリンパ球の白血化，T細胞性リンパ増殖性疾患の白血化した症例などが含まれるが，本項では狭義のCLLについて述べる．

■ CLLの病期分類
CLLの病期分類は，Rai分類およびBinet分類（表参照）が用いられている．

■ CLLの疫学
CLLは，欧米では慢性のリンパ系細胞由来の白血病の90％を占め，全白血病の約30％を占める頻度の高い疾患である．ILSGの統計では，全非ホジキンリンパ腫の6.7％がCLL/SLLに相当する[2]．日本では極めてまれな疾患で，全白血病の2％以下とされる．患者の大多数は50歳以上で，男女比は2：1と男性に多い．

■ CLLの診断
（1）臨床所見
CLLの国際ワークショップによる診断基準は，①末梢血のリンパ球数10,000/μl以上が持続し，その大部分が成熟リンパ球であること，②骨髄有核細胞の30％以上がリンパ球であること，③末梢血中のリンパ球がモノクローナルなB細胞であると証明されることである．はじめは無症状のことが多いが，症状のあるものでは，全身倦怠感が強く，リンパ節腫大，肝脾腫を認める．感染症（特に肺炎）の合併が多い．節外病変としては，皮膚，乳房，眼窩付属器などがしばしば冒される．M蛋白血症，自己

CLLの病期分類

(a) Rai分類

病期		基準	生存期間（年）
low risk	0	末梢血リンパ球数15,000/μl以上，および骨髄中のリンパ球40％以上	＞10
intermediate risk	I	病期0＋リンパ節腫大	9
	II	病期0＋脾腫，または肝腫	5
high risk	III	病期0＋貧血（Hb＜10g/dl，あるいはHct＜33％）	2
	IV	病期0＋血小板減少（Plt＜100,000/μl）	2

(b) Binet分類

病期	基準	生存期間（年）
A	末梢血リンパ球数4,000/μl以上，および骨髄中のリンパ球40％以上　腫大領域＊2カ所以内	＞10
B	病期A＋腫大領域3カ所以上	5
C	Hb＜10g/dl，あるいはPLt＜100,000/μl	2

＊頸部リンパ節，腋窩リンパ節，鼠頸部リンパ節，肝臓，脾臓の5カ所のうち，何カ所が腫れているかで数える．

免疫性溶血性貧血などの自己免疫疾患，低免疫グロブリン血症などの免疫不全をしばしば合併する．

(2) 免疫表現型

CLL細胞は小型円形の成熟リンパ球で，pan B抗原CD19, 20, 22, 79a陽性で，さらにCD5, CD23陽性であり，CD10, FMC7は陰性である．CD20の発現は他の非ホジキンリンパ腫細胞の1/20と弱い．表面免疫グロブリン（smIg）はIgMまたはIgM＋Dで，その発現が弱いのが特徴的である．以上より，CLL細胞のnormal counterpartは，pre-germinal centerのナイーブBリンパ球（B1細胞）と推定されてきた．しかし，最近の免疫グロブリン遺伝子の再構成の研究からpost-germinal center B cellとの考えが主力になりつつある．

CD5陽性のマントル細胞リンパ腫（MCL）は，cyclinD1陽性，CD23陰性であるので鑑別できる．前リンパ球白血病（prolymphocytic leukemia：PLL）は急速な経過をとる予後不良な疾患で，腫瘍細胞の55％以上がPLであり，CD5陰性FMC7陽性，smIgの発現が強いことで鑑別する．先に述べたとおり，CLLにおいても種々の割合でPL（prolymphocyte）が混在するので注意が必要である．非ホジキンリンパ腫の白血化例では，形態から鑑別可能で，通常CD5陰性である．CLLからびまん性大細胞型Bリンパ腫に移行する症例があることが知られており，Richter症候群と呼ばれている．

(3) 染色体異常と遺伝子異常

CLLでは，13q14の欠失は50％以上の症例に認められ，長期生存例が多いとされている．トリソミー12は20％の症例に認められ，予後不良の指標とされる[3]．個々の染色体異常に対応する遺伝子の異常は未だ十分に明らかになっていない．

■ **CLLの治療の適応**

米国NCIWG（National Cancer Institute-sponsored Working Group）のガイドライン[4]によれば，CLLの治療の適応は，①疾患に関連した以下の症状のうち，少なくとも一つが存在すること：(a) 10％以上の体重減少，(b) 重篤な倦怠感（仕事不能，日常生活活動不能），(c) 2週間以上続く38.0℃以上の発熱，(d) 盗汗，②骨髄抑制の進行：貧血・血小板減少の出現，増悪，③ステロイドに抵抗性の自己免疫性溶血性貧血・血小板減少症，④脾腫の増大（季肋下6cm以上），⑤直径10cm以上のリンパ節腫大，または進行するリンパ節腫大，⑥2カ月で50％以上のリンパ球増加，または6カ月以内の2倍以上のリンパ球増加である．表に病期別の平均生存期間を示す．

CLLの治療に従来から用いられてきたのはアルキル化剤で，欧米ではCL（chlorambucil）が第一選択とされてきた．CLの単独有効率は62〜77％と報告されている．多剤併用療法とCLとの治療の比較検討では，Rai分類の病期I，Binetの病期Bの患者においては多剤併用療法の有用性は示されていない．わが国ではCLが入手できないため，CPA（cyclophosphamide）単独での治療を行うことが多いが，骨髄抑制が強く注意が必要である．

最近，purine analogueであるフルダラビン（Fludarabine：FLU）が第一選択薬として選択されるようになりつつある[5]．未治療例におけるFLU単独での有効率は80％，CR率は37％である．FLUとCLの比較では，有効率，CR率はそれぞれ70％，27％と43％，3％で，FLUが有意によかった．有効期間もFLUが長かったという．したがって，CLLにおいて，最も有効であり，かつ有効期間の長い治療はFLUと考えられる[6]．FLUの重篤な副作用として自己免疫性溶血性貧血やEvans症候群が報告されており，注意が必要である．

81
ヘアリー細胞白血病

待井隆志

■ヘアリー細胞白血病の病態

ヘアリー細胞白血病（hairy cell leukemia：HCL）は慢性（成熟）B細胞白血病に属するまれな白血病で，日本では特に頻度が低い．患者は比較的高齢者に多く，脾腫を有するが，リンパ節の腫脹は目立たない．慢性の経過をとり，末梢血にみられるHCL細胞（hairy cell）は，hairy（毛髪状）と形容される多数の突起を有し，強い酸ホスファターゼ活性を示し，この活性は酒石酸添加によって抑制されない（酒石酸抵抗性）．脾臓ではHCL細胞は好んで赤脾髄にびまん性に浸潤し，白脾髄は萎縮ないし消失する．これらの形態的・細胞化学的所見はHCLに特徴的とされている．HCLは，以前は治療困難とされていたが，近年，治療法の進歩によりその予後が著しく改善した．

■ヘアリー細胞白血病の診断と治療

HCLの診断には，上記の臨床，血液所見に加え，表面マーカー検査が有用である．HCL細胞は成熟B細胞性格（表面Ig$^+$，CD19$^+$，CD20$^+$）を示し，厳密な意味で特異的なマーカーはないが，ほとんどの例が，CD5$^-$，CD10$^-$，CD11c$^+$，CD25$^+$，CD103$^+$形質を示すので，これら数種のマーカーを調べればほぼ診断できる．またHCLではしばしば骨髄がdry tapを呈するが，骨髄生検もHCLの診断に有用である．

HCLには，典型的HCL（typical HCL）のほかに，亜型（HCL variant, HCL-Japanese variant（HCL-J））が区別され，治療薬に対する反応も典型例と異なってい

■文献

1) Mueller-Hermelink HK et al：Tumours of Hematopoietic and Lymphoid Tissues（Jaffe ES et al eds），pp127-130, IARC Press, Lyon, 2001.
2) The Non-Hodgkin's Lymphoma Classification Project：A clinical evaluation of the international lymphoma study group classification of non-Hodgkin's lymphoma. *Blood*, **89**：3909-3918, 1997.
3) Dohner H et al：Chromosome aberrations in B-cell chronic lymphocytic leukemia：reassessment based on molecular cytogenetic analysis. *Mol Med*, **77**：266-281, 1999.
4) Cheson BD et al：Guidelines for clinical protocols for chronic lymphocytic leukemia：recommendation of the National Cancer Institute-sponsored Working Group. *Am J Hematol*, **29**：152-163, 1988.
5) Keating MJ：Chronic lymphocytic leukemia. *Semin Oncol*, **26**：107-114, 1999.
6) Keating MJ：Improving the complete remission rate in chronic lymphocytic leukemia. Hematology 1999. Am Soc Hematol Educ Program：262-269, 1999.

る[1]．典型的HCLでは正常血球の減少が著しく，末梢血中に出現するHCL細胞もしばしば少数で，患者は汎血球減少を示すことが多い．約半数で骨髄はdry tapを呈する．これに対して，HCLの亜型では血球減少の程度は軽く，ほとんどの例が白血球増加を示し，末梢血に多数のHCL細胞を認める．細胞学的にも後者は酒石酸抵抗性酸ホスファターゼ活性が弱陽性もしくは陰性，CD25陰性と典型例と異なる．HCL細胞のギムザ形態では，典型例HCL細胞は単球様，HCL variantは前リンパ球様（核小体が明瞭），HCL-Jは大リンパ球様を呈する．

HCLにおける治療の適応は，まず第一に血球減少症の存在で，Hb＜8～10g/dl，血小板数＜50,000～100,000/μl，あるいは好中球数＜500～1,000/μlが一応の目安とされる．そのほか，症状を伴うような巨脾を有する例や，白血球増加を伴って末梢血に多数のHCL細胞が出現する例も，治療の適応となる．

摘脾は，以前にはHCLに対するほとんど唯一有効な治療法として行われてきたが，典型的HCLに対しては，最近ほとんど行われなくなってきた．表に示すように，典型的HCLに対しインターフェロンα（IFN-α）は高率に寛解を導くが，その多くは部分寛解であり，完全寛解率は低い．十分な治療効果を得るには半年ないし1年を要する例があり，治療が長期にわた

るため，自己注射が認可されている．治療効果，コストとも下記のpurine analogueが優れている．

DCF（deoxydoformycine）や2-CDA（2-deoxychloroadenosine）はいずれもpurine nucleotideに類似の構造を有する．前者はADA（adenosine deaminase）の作用を阻害し，後者はADAによる代謝を受けないため，deoxyadenosineあるいは2-CDAが細胞内に蓄積し，特にこれらのリン酸化型が細胞傷害性を示す．いずれも典型的HCL対して高い奏功率を示し，特に完全寛解率が高く，寛解持続期間も長い．両者の治療効果の差は明らかでないが，2-CDAにおける治療期間は有意に短い[2]．

これらpurine analogueにおける主な副作用は，骨髄抑制と免疫不全である．骨髄抑制は通常一過性であるが，免疫不全（T細胞減少）は治療後も長期にわたってみられ，特にCD4$^+$細胞の回復は遅れる．帯状庖疹などのウイルス感染がしばしばみられるが，重篤な感染症はまれであり，また，今のところこれらの治療薬が悪性腫瘍の発生に関係するという明らかな証拠は得られていない．

HCL-Jでは白血球増加を伴い，末梢血中にHCL細胞が多数みられるが，血球減少の程度は比較的軽い．診断後ただちに治療を必要とする例は少なく，年余にわたってほとんど変化を示さない症例も少なくない．無治療にてしばらく経過を観察し，明

IFN-α，DCF（pentostatin），2-CDA（cladribine）治療の特徴（文献2より）

	IFN-α	DCF	2-CDA
投与法	皮下	静注	持続点滴静注
投与量	2 MU/m^2	4 mg/m^2	0.1 mg/kg/日
	週3回	2週に1回	連日持続投与
治療期間	12カ月	3～6カ月	1週間
奏効率（CR率）（%）	80（9）	83＊（57）	95＊（80）
副作用	感冒様症状	嘔気，早期感染	発熱（培養陰性）
	早期の感染	免疫不全	免疫不全

＊DCFと2-CDAの治療効果の差は明らかでない．

らかな進行，増悪を示す場合に治療の適応となる．

HCL variantは前リンパ球性白血病に類似した臨床，血液所見を示し，核小体を有する異常リンパ球による著しい白血球増加と巨脾を伴い，多くの例で何らかの治療が必要とされる．IFN-αはHCL variantに対しては効果がなく，DCFや2-CDAも有効例がみられるが，典型例におけるほどの効果は期待できない．摘脾はこれら亜型に対しても有効であり，単独で十分な治療効果の得られない例には化学療法と摘脾の両者を試みる．最近，典型的HCLで抗体療法（抗CD20や抗CD22単クローン抗体）の有効性が報告されており，抗体療法は亜型に対しても治療効果が期待される．

■文献
1) 木谷照夫，待井隆志：Hairy cell leukemia. 最新内科学大系19，白血病（斎藤英彦，溝口秀昭編），p183，中山書店，東京，1992.
2) Saven A and Piro LD：Treatment of hairy cell leukemia. Blood, **79**：1111-1120, 1992.

82
ホジキンリンパ腫

畠　清彦

トーマス・ホジキン（Thomas Hodgkin）が1832年に最初にHodgkin desease（HD）として記載した．

日本での頻度は，1994〜1996年の統計で合計3,194例中4.41%である．

比較的若い人，10〜20歳代に多い．

■病理所見による分類と頻度
- nodular lymphocyte predominant Hodgkin lymphoma：0.16%

classical Hodgkin lymphoma（CHL）をさらに分類して，
- nodular sclerosis CHL：1.78%
- mixed cellularity CHL：1.63%
- lymphocyte-rich CHL：0.25%
- lymphocyte-depleted CHL：0.25%

臨床病期分類

Ann Arbor分類によって，進行の程度がよく予後を反映する．
- Ⅰ期：1個のリンパ節領域またはリンパ構造（脾臓，胸腺，ワルダイエル環）
- Ⅱ期：横隔膜を境界として同じ側に2個以上のリンパ節領域（縦隔は1個であり，肺門部は片側）
- Ⅲ期：横隔膜を境界として両側に病変がある．
- Ⅲ1期：脾臓，肺門，腹腔，門脈部のリンパ節の有無．
- Ⅲ2期：傍大動脈，腹腔，腸間膜リンパ節病変がある．
- Ⅳ期：リンパ節以外の病変がある．

■診断に必要な検査とその所見
1) 症状　通常頸部リンパ節から発症

し，若い成人に多く，Hodgkin細胞またはReed-Sternberg細胞と呼ばれる典型的な炎症性細胞とaccessory cellが存在する．腫瘍細胞は通常T細胞である．

2) B症状　発熱，盗汗，体重減少があり，ある方が予後不良である．

■治療のストラテジー

標準的な治療法が確立し，外来での化学療法が中心となっているが，大部分はABVD療法が行われる．その後侵襲部位（関連部位）に対する放射線照射が有効である．ただし10％の症例は無効であり，3～4コース前後またはそれ以前に有効性を示さない場合は，別の治療を考慮すべきである．また再発する例もあり，早期の症例

でも病期の決定と，その後の治療に対する反応などが重要である．

B症状が強い症例や化学療法によって血球減少が強い症例では入院することがある．一部の患者群，特に消化管病変を有する，巨大病変を有する，B症状の強い群，好中球減少の強い症例などは入院が望ましい．

化学療法や放射線療法後に再発した場合は，幹細胞移植を考慮する．施設によって異なるが，DHAP（dexamethasone, high dose Ara-C, cisplatin）により採取して行う場合がある．不可能なときはBEAM療法を行う．

■予後：ホジキンリンパ腫化学療法の進歩

ABVD療法8コースと放射線治療の組合せが，標準治療とされている．またダカルバジンが日本でも今年になって承認されている．また日本では日本臨床腫瘍研究グループ（JCOG）が，dacarbazineの承認前に250 mg/m^{2}での臨床試験を行っており，これまでのhistorical controlに比較しても遜色ない成績を報告している．

(1) 投与前のチェック

まずアンスラサイクリン系薬剤の投与前に心臓機能検査として，心電図はもちろんのこと，心臓超音波検査または心筋シンチグラムにより評価すべきである．消化管病変があると場合によって治療の有無にかかわらず出血，腸閉塞を来すことがあり，注意が必要であり，外科医のコンサルテーションを受けておくことが望ましい．

(2) ABVD療法の投与法と問題点：5-HT3受容体拮抗剤の使い方

doxorubicinは，CHOP療法での用量に比較すると少ないため，消化器症状は軽度であると考えられる．点滴部位において血管痛を来すことがあり，点滴速度と溶解の濃度に注意する．

ホジキンリンパ腫の特徴

CD45	+	−
CD20	+	− / +
CD79a	+	− / +
BSAP	+	+
J鎖	+ / −	−
Ig	+ / −	−
Oct2	+ +	− / +
BOB.1	+	−
CD3	−	−
CD2	−	−
perforin/ granzyme B	−	−
CD43	−	−
EMA	+ / −	−
ALK	−	−
頻度（％）	5	95，EBV関係
年齢（歳）	30～50，男性	15～35，高齢者，PH of infectious mononucleosis
部位	頸部，腋下，鼠径	頸部から縦隔（NS），腋下，傍大動脈領域，脾臓（MC），腹腔内や後腹膜，骨髄（LD），B症状
予後	良好	
サイトカイン		eotaxin correlates eosinophilia
マーカーと特徴	NLPHL	CHL
CD30	−	+
CD15	−	+ / −

■ 晩期障害（放射線曝露）：不妊症と二次性発癌

化学療法後に晩期として不妊症が問題となる．移植を受けた人ですら出産の報告もあるが，不妊症の報告もある．

また化学療法後の放射線治療が標準であるが，照射部位に乳癌，肺癌，皮膚癌などの報告がある．最近では化学療法を短期に集中して行い，放射線治療を省略することも勧められてきているが，まだ一般的ではなく，病期Ⅰ～Ⅱ期の早期に限って勧められている．

■ 支持療法について

多くはないが，好中球減少を来す場合があり，G-CSFを外来では皮下投与している．口内炎，下痢，便秘，心筋障害，嘔気，嘔吐などが有害事象である．予後としては，5年生存率が約70％である．悪心，嘔吐などの消化器症状は軽度であるが，患者によっては2～3日訴える．

① 制吐剤：生理食塩水50ml＋カイトリル，ゾフラン，セロトーン，ナゼアなどのどれか1A；30分で点滴静脈注射

② 生理食塩水20ml＋doxorubicin 25 mg/m^{2}で静脈注射，あるいは生理食塩水50mlに溶解して点滴

③ 生理食塩水20ml＋vinblastine 6mg/m^{2}で静脈注射

④ 生理食塩水100ml＋bleomycin 10 mg/m^{2}で点滴静脈注射

⑤ 生理食塩水500ml＋dacarbazine 375 mg/m^{2}で点滴静脈注射，または300mlの生理食塩水二つに分けてもよい．上記を8コース行う．その後5-HT3受容体拮抗剤の内服薬を予防的に用いるように処方している．

今後ABVD療法がしばらく標準治療であることは続くが，コース数の見直しや，再発後には，末梢血幹細胞移植が考慮されている．ホジキンリンパ腫における臨床試験もあるが，コース数の見直しがされている．

■ 文献

1) Connors JM, Noordijk EM and Horning SJ：Hodgkin's lymphoma：basing the treatment on the evidence. Hematology. Am Soc Hematol Educ Program：178-193, 2001.
2) Jaffe ES et al (eds)：WHO classification of tumours. Pathology and Genetics of Tumors of Haematopoietic and Lymphoid Tissues. pp237-254, IARC Press, Lyon, 2001.
3) Linch DC et al：Hodgkin's lymphoma：choice of therapy and late complications. Hematology. Am Soc Hematol Educ Program：205-221, 2000.
4) Lymphoma Study Group of Japanese Pathologists：The world health organization classification of malignant lymphomas in Japan：incidence of recently recognized entities. Pathol Int, **50**：696-702, 2000.

83
濾胞性リンパ腫

神田善伸

濾胞性リンパ腫 (follicular lymphoma) は, small lymphocytic lymphoma, lymphoplasmacytoid lymphoma, marginal zone lymphoma などとともに, indolent lymphoma, すなわち腫瘍の進行が緩徐なリンパ腫の代表である. 診断時にすでにⅢ, Ⅳ期にある症例が大多数を占めるにもかかわらず, 無治療でも有病のまま長期生存する症例が多い. 一方で, 強力な化学療法を行っても根治することはほとんど期待できない. Dana らは, びまん性大細胞型 B 細胞リンパ腫などの aggressive lymphoma に対して行われる CHOP 療法をⅢ期, Ⅳ期の indolent lymphoma に対して投与し, 長期の生存率を解析した[1]. 生存期間の中央値は 6.9 年で, 生存曲線にプラトーは確認されなかった (生存曲線が水平にならない, すなわち根治することはない) (図参照). また, doxorubicin を含まないような軽い化学療法の成績と比較して, 生存期間の改善は得られなかった. これらのことから, indolent lymphoma に対する治療は watch and wait を基本として, 腫瘍による症状が出てきた場合にのみ化学療法や局所放射線照射を行うなどの方針が主流であり, 積極的な治療は早期には行われなかった. しかし近年になり, fludarabine などのプリンアナログ製剤や, 抗 CD20 モノクローナル抗体である rituximab, さらには抗 CD20 モノクローナル抗体を放射性元素で標識することによって抗腫瘍効果を高めた zavalin が開発された. 現時点ではこれらの薬剤が長期の生存率に与える影響は不明であるが, 短期的には良好な奏功率が認められており, 今後はこれらの薬剤を用いることによって早期から積極的な治療が行われるようになる可能性がある. また, 病理像において, 大細胞成分の割合でグレードⅠからⅢに分類されるが, 大細胞成分の多いグレードⅢでは, グレードⅠやⅡと比較して早期の再発が多く, これは当初から doxorubicin を含む化学療法を行うことによって防ぐことができるかもしれない.

造血幹細胞移植を用いた治療に関しては, 特に第一寛解期の症例は無治療でもある期間の無病生存が期待できるため, 積極的には行われていないが, 一部の施設で臨床試験として行われている. スタンフォード大学では, 初回治療後に完全寛解あるいは部分寛解が得られた 50 歳未満の症例を対象として, 大量化学療法と全身放射線照射 (TBI) を含む前処置ののちに, モノクローナル抗体と補体で処理することで腫瘍細胞を減少させた自家骨髄を輸注する第Ⅱ相試験が行われた[2]. 中央値 6.5 年の観察で, リンパ腫による死亡は 1 例のみであり, 10 年後の死亡率, 再発率はそれぞれ 14% と 30% と良好であった.

治療抵抗性あるいは再発症例については多くの自家移植の臨床試験が行われている. これらの移植において 2〜4 年の無病

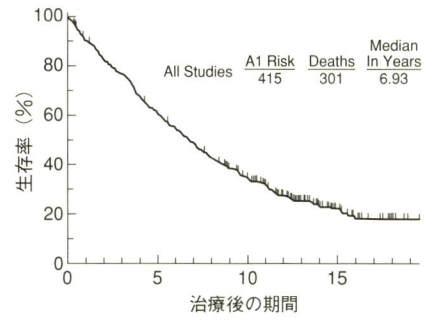

Ⅲ, Ⅳ期の indolent lymphoma に対する CHOP 療法後の生存曲線 (文献 1 より)

生存率は50％前後であり，やはり生存曲線にプラトーは認められてはいないが，通常の化学療法と比較すると予後の改善が期待される．Dana-Farberのグループは，indolent lymphomaの153名の再発例に対して，大量化学療法とTBIの前処置ののちに上記と同様の腫瘍細胞除去処理を行った自家骨髄を輸注した[3]．自家骨髄採取の時点で完全寛解が得られていたのは30％のみで，明らかな骨髄浸潤が47％の症例に認められていたが，このようなhigh riskの症例においても，8年後の無病生存率，全生存率はそれぞれ42％，66％と良好であった．indolent lymphomaの再発後の生存期間が通常の治療では中央値5年程度であることを考えると，自家移植によって生存が延長するという根拠になるだろうと結論している．一方で，rituximabなどの新たな薬剤の導入によって非移植群の生存が延長する可能性もあり，現時点では最良の治療を同定することは難しい．

リンパ腫に対する同種移植の経験も徐々に蓄積されつつある．International Bone Marrow Transplant Registryに登録された113例のindolent lymphomaに対する同種移植のデータの解析では，移植関連死亡率が40％に達していたが，3年後の再発率，生存率，無病生存率はそれぞれ16％，49％，49％であった．移植前に38％の症例が治療抵抗性の状態であったこと，29％の症例はKarnofsky performance statusが80％未満であったことを考慮すると，良好な成績といえる[4]．その後，移植前処置の抗癌剤を減量することで移植関連死亡率を低下させ，移植後のドナー細胞による免疫学的な抗腫瘍（graft-versus-lymphoma：GVL）効果によって腫瘍の縮小を図るという，ミニ移植が試みられるようになった．MD Anderson Cancer Centerでは，初回治療に反応したのちに再発したindolent lymphomaの20症例に対してミニ移植を行った[5]．

移植前の救援化学療法に反応し，移植前にすでに12例が完全寛解，6例が部分寛解であった．移植後100日以内の死亡は10％のみであり，全例が完全寛解となった．中央値24カ月の観察で再発症例はなく，2年無病生存率は85％と良好であるが，救援化学療法に対する反応から考えると，症例の選択に偏りがある可能性を否定できない．

■文献
1) Dana BW et al：Long-term follow-up of patients with low-grade malignant lymphomas treated with doxorubicin-based chemotherapy or chemoimmunotherapy. J Clin Oncol, 11：644-651, 1993.
2) Horning SJ et al：High-dose therapy and autologous bone marrow transplantation for follicular lymphoma in first complete or partial remission：results of a phase II clinical trial. Blood, 97：404-409, 2001.
3) Freedman AS et al：Long-term follow-up of autologous bone marrow transplantation in patients with relapsed follicular lymphoma. Blood, 94：3325-3333, 1999.
4) van Besien K et al：Allogeneic bone marrow transplantation for low-grade lymphoma. Blood, 92：1832-1836, 1998.
5) Khouri IF et al：Nonablative allogeneic hematopoietic transplantation as adoptive immunotherapy for indolent lymphoma：low incidence of toxicity, acute graft-versus-host disease, and treatment-related mortality. Blood, 98：3595-3599, 2001.

84 マントル細胞リンパ腫

小椋美知則

マントル細胞リンパ腫 (mantle cell lymphoma : MCL) は1992年Banksらにより独立した疾患群として提唱され，CD5陽性，CD10, CD23陰性で，t(11;14)(q13;q32)転座が通常認められ，cyclin D1をエンコードするPRAD1遺伝子の過剰発現を伴っているリンパ腫で[1]，生存期間中央値は3～5年と極めて予後不良で，従来の化学療法での治癒が最も期待できないリンパ腫の代表である[2~5]．臨床病期I, II期の症例の予後は，III, IV期の症例に比べると5年生存率が約50％，10年生存率が約30％と幾分良好な予後を示すが，MCLの約50～80％が骨髄・末梢血などに進展するIV期でIII, IV期をあわせると89％に達し，ほとんどの症例が診断時に進行期であり，生存率，治癒率の向上を目的とした研究的治療の適応がある．本項では，この極めて難治性のMCLの症状などの臨床的特徴，診断に際しての留意点，そして治癒を目的とした治療戦略として，最近研究が進んでいるリツキシマブ (rituximab) と化学療法の併用

表1 わが国とヨーロッパのMCLの臨床的特徴

	cyclin D1-positive (*n* = 128) （文献5による）	ヨーロッパ （Hiddemann Wによる）
年齢（歳）		
中央値	65 (36～81)	63 (20～89)
年齢＞60	81 (63%)	
性別		
男性	89%	73%
女性	39%	27%
病期		
I	6 (5%)	11% (I / II)
II	13 (10%)	
III	32 (26%)	89% (III / IV)
IV	74 (59%)	13 (56%)
節外浸潤	87 (71%)	
2例以上の病重	43 (36%)	
骨髄・末梢血浸潤	61 (50%)	67% (BM)
脾臓	45 (36%)	30～60%
肝臓	19 (15%)	87% (extranodal)
消化管	34 (27%)	10～20%
ワルダイエル環	13 (10%)	10%
眼窩	3 (2%)	
LDH＞正常値	38 (33%)	
PS 2	24 (21%)	
IPI		
low	28 (23%)	
low-intermediate	39 (32%)	
high-intermediate	31 (25%)	
high	19 (15%)	

PS：performance status, IPI：International Performance Index.

療法と,それに引き続く自家造血幹細胞移植併用の大量化学療法を中心に述べる.

■ MCLの症状

MCLの初発症状は,他の非ホジキンリンパ腫と基本的には同じで,MCLに特有の症状はない.しかし,前述したようにMCLは約9割の症例が初発時に臨床病期Ⅲ,Ⅳ期の進行期であり,表在リンパ節腫大の症状以外に,表1に示すように約70%の症例に節外病変を認める.骨髄浸潤は50〜67%に認められる.脾腫は36%に認められ,腹部膨満感を主訴として発見される症例も認められる.注目すべきは消化管浸潤が20〜30%に認められることで,消化器症状を主訴として消化器内科を受診して発見される症例や,人間ドックなどの検診で発見される症例も比較的多くみられる.また,眼窩の腫脹などで眼科を受診しリンパ腫の疑いで紹介される症例もみられ,多彩な症状で初発するのが特徴である.

■ MCLの診断

MCLは生検標本による病理診断によって確定するが,診断にあたっては,臨床医は以下の点に留意する必要がある(表2).

1) HE染色のみで,形態的にMCLと診断されたか否かを確認し,以下の免疫染色検査の実施を確認する.したがって,生検標本は必ず新鮮な状態のもの,凍結保存用のもの,ホルマリン固定用のものの3種類を検査用に処理すべきであり,生検を外科に依頼するときに必ず確認が必要である.

2) 生検されたリンパ腫組織を新鮮なまま single cells に調整したのちに,細胞表面抗原を蛍光抗体法によりフローサイトメトリー(flow cytometry)で解析し,CD5, 19, 20, 22, 43, 79[a]が陽性で,CD 10, 23が陰性であることを確認する.表面免疫グロブリンは通常,IgMかIgDであり,軽鎖はλ鎖型が多い.

3) 抗cyclin D1抗体を用いた免疫組織化学染色にてcyclin D1が腫瘍細胞の核に陽性であることを確認する.HE染色でMCLと診断されてもcyclin D1が陰性の群は予後良好であり,極めて重要かつ必須の検査である[5].特に,cyclin D1の免疫染色は同じ抗体を使用しても染色性にばらつきがあるとされ,HE染色での診断を含めMCLを疑う場合には,リンパ腫診断を専門とする病理医のいる施設において病理学的診断の確定を行うべきである.

4) 染色体分析(多くは,t(11;14)(q13;q32)転座):遺伝子解析は結果が出るまでに日数を要することもあり,おおむね確定した診断を後から補強する意味で有用である.

5) 50〜80%の症例が骨髄もしくは末梢血に浸潤して発症し,脾腫を伴うことも30〜60%の頻度でみられ,慢性リンパ性白血病との鑑別がときに重要となる.骨髄浸潤・白血化はフローサイトメトリーで確認することが望ましい.

6) 臨床的には男性に多く(72%),発症年齢中央値が63歳であり,中高年の男性に多い疾患であることは留意すべき点ではある.

■ MCLの治療

MCLに対する標準的治療法は確立していないので,治療にあたってはプロトコール研究による研究的治療が進められている.以下に従来の治療法と,治癒を目的とした研究的治療戦略について述べる.

(1) 通常の化学療法の限界

aggressive non-Hodgkin's lymphoma

表2 MCLの細胞表面マーカーおよびcyclin D1

antigen	positivity
B細胞マーカー	CD19[+], CD20[+], CD22[+], CD79[a+]
免疫グロブリン	IgMとIgDの共発現 λ鎖優位
T細胞関連マーカー	CD5[+], CD43[+]
細胞核のcyclin D1	過剰発現
その他	CD23, CD10, bcl-6の発現なし

（NHL）に対する標準的治療法のCHOP療法，あるいはCHOP-like regimenによる治療では，MCLの予後は極めて不良であり，5年生存率が約25％，10年生存率が約10％である（図1）．したがって，通常のcytotoxic drugでは，単剤はもちろんのこと，多剤併用化学療法でも治癒は期待できない．

（2）リツキシマブによる抗体療法（表3）
リツキシマブ（rituximab）単剤でのわが国での開発臨床第II相試験では，再発例のMCL13例に対してリツキシマブが投与され，部分寛解（PR）6例で奏功率46％であった．Coiffierは，やはりMCLの再発症例に対してリツキシマブ単剤での奏功率33％を1998年に報告している[6]．その後，ヨーロッパで実施された臨床第II相試験で未治療のMCL34例と，化学療法剤による治療歴のある（再発例の）MCL40例に対してリツキシマブが単剤で投与され，奏功率は各群38％と37％であった．興味深いことに，初発例でも，既治療例でも，完全寛解（CR）がそれぞれ5例認められたが，CR率は低く，単剤での治癒は期待できない（図2）[7]．こうした結果はいずれも，化学療法剤とは作用機作の異なるリツキシマ

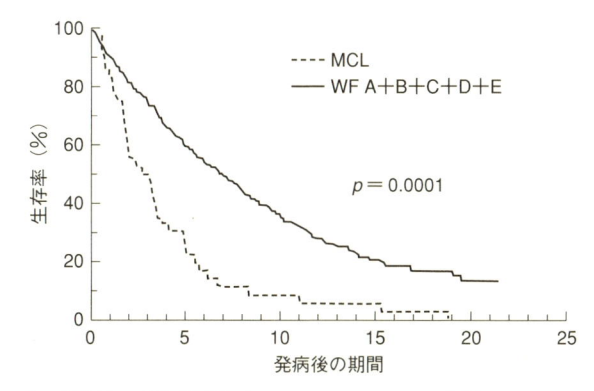

図1 マントル細胞リンパ腫（点線）とWorking Formation分類でのA～Eの低悪性度リンパ腫（実線）に対する米国SWOGによるCHOP療法での生存曲線（文献2より）

表3 MCLに対するリツキシマブの治療成績

報告者	n	治療	RR	CR PFS* / 奏功期間（中央値）
【rituximab単剤】				
Ngyen et al	10	R × 4w	20％	0％
Ghielmini et al	42	R × 4w	22％	0％
Coiffier et al	13	R × 8w ($n = 4$) R (500 mg/sqm) × 4 ($n = 9$)	33％	8％
Foran et al	67	R × 4w	37％	15％（1.2年）
【rituximab＋化療併用】				
Howard et al	40	R-CHOP	97％	48％（16.2カ月）
Romaguera et al	43	R-Hyper-CVAD	96％	90％

RR：response rate（奏功率），CR：complete response（完全奏功），R：rituximab，PFS：progression-free survival（無増悪生存）．

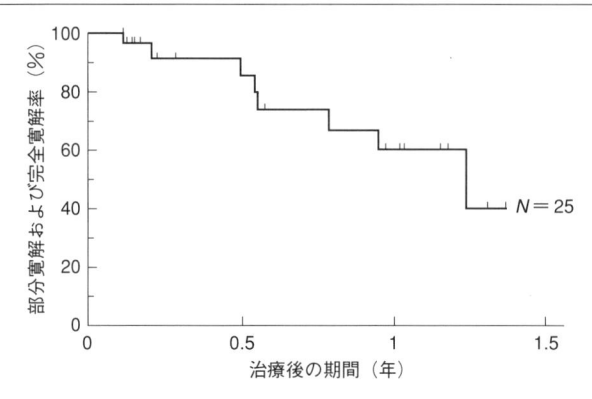

図2 リツキシマブによって部分寛解および完全寛解が得られたマントル細胞リンパ腫症例の奏功期間（文献7より）
観察期間中央値は1.3年で，奏功期間中央値は1.2年．

ブが化学療法に抵抗性のMCLに有効であることを示している．しかし，リツキシマブ単剤では奏功期間中央値は1.2年と短く，治癒を目指すためには，リツキシマブをいかに他の治療戦略と有効に組み合わせるかが重要である．リツキシマブは，治療強度の高い寛解導入療法と併用することでPCRレベルでの深い寛解，すなわち分子生物学的寛解を高率に達成するだけでなく，in vivoパージングにより腫瘍細胞混入のないcleanな自家移植片での自家造血幹細胞移植を可能にすることが期待されている．

（3）リツキシマブとCHOPの併用療法（R-CHOP療法）

リツキシマブは，cytotoxicな化学療法剤との併用効果がin vitroでも報告されている．濾胞性リンパ腫では，リツキシマブとCHOP療法を併用したR-CHOP療法の臨床第Ⅱ相試験で50％以上の完全寛解率と100％近い奏功率，長期間の無増悪生存（progression-free survival）が報告され[8]，GELA Groupからは，R-CHOP療法とCHOP療法のランダム化臨床第Ⅲ相比較試験が高齢者のaggressive NHLに実施され，R-CHOPの優位性が検証された[9]．一方，MCLに対しては米国から，初発例の44症例に対するリツキシマブとCHOP療法の各6コースの併用療法により，高い完全寛解率（44％）と分子生物学的寛解率（48％）とが報告された．しかし，再発は早く，無増悪生存期間中央値は18.4カ月と短いものであり，併用療法でも治癒は期待できず，むしろAHSCTを実施するための寛解導入療法と，PBSC採取に際してのin vivoパージングへの応用を示唆し[10]，MCLが他のB細胞リンパ腫と比べてR-CHOPの効果が低く，R-CHOP療法の限界があることが示された．

（4）リツキシマブとcytarabine（Ara-C，キロサイド）を組み込んだ化学療法との併用によるin vivoパージングでの自家末梢血幹細胞移植併用の大量化学療法

この予後不良のリンパ腫に対する治癒を目標とした治療戦略として，造血幹細胞移植を併用した大量化学療法が試みられていて，特に治療強度の高い導入化学療法後に造血幹細胞移植療法の有望性を報告したのが，MD Anderson Cancer CenterによるHyper-CVAD/MTX-Ara-C療法であった（図3）[11]．同種骨髄移植はMCLの発症年齢中央値が63歳ということもあり，多くの

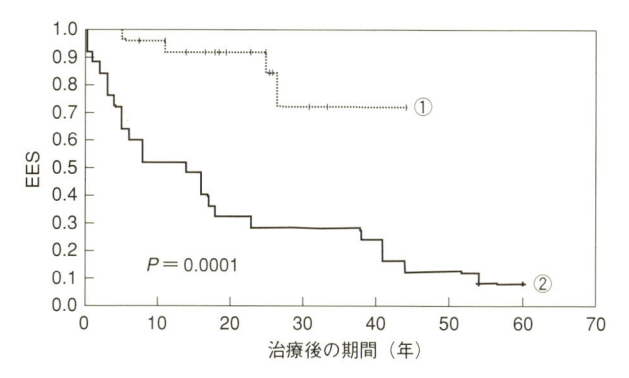

図3 マントル細胞リンパ腫に対する Hyper-CVAD 療法に引き続いて造血幹細胞移植併用の大量化学放射線療法を実施した 23 症例①と，CHOP 療法（historical control）を実施した 23 症例②の EES（無イベント生存率）の比較（文献 11 より）
3 年の EES は 7% 対 28%（$P = 0.0001$）であった．

症例には適応がなく，自家造血幹細胞移植併用の大量化学療法が多く試みられてきている．MCL の約 50〜80% が骨髄・末梢血などに進展するⅣ期で，Ⅲ，Ⅳ期を合わせると 89% に達し，ほとんどの症例が診断時に進行期であり，自家造血幹細胞移植片からの腫瘍細胞の除去（purging）が重要となり，リツキシマブと治療強度の高い化学療法との併用による in vivo パージングが注目されている．Voso らは，CHOP 3 コース施行後に，高用量のキロサイドとミトキサントロンをリツキシマブと併用し，MCL 3 例と濾胞性リンパ腫 15 例で，PCR での評価可能な 7 例において PCR 陰性の腫瘍混入のない自家移植片の採取が可能であったと報告している[12]．Magni らは，MCLを含む indolent lymphoma において，大量キロサイドとリツキシマブとの併用により高いパージング効率が得られることを報告し[13]，今後，MCL に対する新たな治療戦略の一つとして，① high-CHOP 療法，biweekly CHOP 療法や CHASE[14] 療法などの，CHOP 療法より治療強度の高い多剤併用化学療法とリツキシマブを併用し，分子生物学的 CR を含む CR 率の向上を目指すとともに，② リツキシマブとの併用での in vivo パージング効果を増強し，腫瘍細胞混入が極めて少ない自家 PBSC 採取（いわゆる clean source）を実施し，③ PR/CR 到達例に対し，in vivo パージングされた移植片での APBSCT 併用の大量化学放射線療法を実施，④ 移植終了後にさらにリツキシマブ，インターフェロン α を併用するといった戦略が現時点では最良と思われる．この①〜③の治療戦略は，わが国でも JCOG リンパ腫グループによる試験として，high-CHOP 療法とリツキシマブ併用の R-high-CHOP 療法 1 コースと，cytarabine（キロサイド）を組み込んだ CHASE 療法とリツキシマブ併用の CHASER 療法 3 コース後（リツキシマブは計 8 回投与）に，自家末梢血幹細胞移植併用の大量化学療法（LEED 療法）からなる第Ⅱ相試験の実施が決定しており，その成績が期待される．

こうした強力な治療を実施したのちに再発した症例に対する salvage 療法も確立したものはなく，研究的（実験的）プロトコル研究か新薬の治験などの対象となる．

■ おわりに

マントル細胞リンパ腫は，治癒を目的とした治療戦略としては，造血幹細胞移植が最も有力である．一部の若年かつ同種移植

の同胞ドナーを有する症例には, 抗腫瘍 (graft-versus-lymphoma：GVL) 効果の期待できる同種造血幹細胞移植が治療戦略の一つとなる. しかし, MCLの大多数を占める50代以上の症例に対しては, リツキシマブとAra-Cを組み込んだ多剤併用化学療法との併用療法での完全寛解到達と, *in vivo* パージング効果によるcleanな自家末梢血幹細胞採取を目指し, 自家末梢血幹細胞移植併用の大量化学療法を実施することが治癒を目指しうる最適の治療戦略と考えられる. しかし, いずれにしてもこうした治療戦略は未だ研究的治療であり, 厳密なプロトコール研究のもとに実施されるべき医療である.

■文献

1) Banks P et al：Mantle cell lymphoma：a proposal for unification of morphologic, immunologic, and molecular data. *Am J Surg Pathol*, **16**：637-640, 1992.
2) Fisher RI et al：A clinical analysis of two indolent lymphoma entities：mantle cell lymphoma and marginal zone lymphoma (including the mucosa-associated lymphoid tissue and monocytoid B-cell subcategories)：a Southwest Oncology Group study. *Blood*, **85**：1075-1082, 1995.
3) Teodorovic I et al：Efficacy of four different regimens in 64 mantle-cell lymphoma cases：clinicopathologic comparison with 498 other non-Hodgkin's lymphoma subtypes. European Organization for the Research and Treatment of Cancer Lymphoma Cooperative Group. *J Clin Oncol*, **13**：2819-2826, 1995.
4) The Non-Hodgkin's Lymphoma Classification Project：A clinical evaluation of the International Lymphoma Study Group classification of non-Hodgkin's lymphoma. *Blood*, **89**：3909-3918, 1997.
5) Yatabe Y et al：Significance of cyclin D1 overexpression for the diagnosis of mantle cell lymphoma：a clinicopathologic comparison of cyclin D1-positive MCL and cyclin D1-negative MCL-like B-cell lymphoma. *Blood*, **95**：2253-2261, 2000.
6) Coiffier B et al：Rituximab (anti-CD20 monoclonal antibody) for the treatment of patients with relapsing or refractory aggressive lymphoma：a multicenter phase II study. *Blood*, **92**：1927-1932, 1998.
7) Foran JM et al：Phase II study of rituximab (chimeric anti-CD20 monoclonal antibody) for patients with newly diagnosed mantle-cell lymphoma and previously treated mantle-cell lymphoma, immunocytoma, and small B-cell lymphocytic lymphoma. *J Clin Oncol*, **18**：317-324, 2000.
8) Czuczman MS et al：Treatment of patients with low grade B-cell lymphoma with the combination of chimeric anti-CD20 monoclonal antibody and CHOP chemotherapy. *J Clin Oncol*, **17**：268-276, 1999.
9) Coiffier B et al：CHOP chemotherapy plus rituximab compared with CHOP alone in elderly patients with diffuse large-B-cell lymphoma. *N Engl J Med*, **346**：235-242, 2002.
10) Howard OM et al：Rituximab and CHOP Induction Therapy for Newly diagnosed mantle-cell lymphoma：molecular complete responses are not predictive of progression-free survival. *J Clin Oncol*, **20**：1288-1294, 2002.
11) Khouri IF et al：Hyper-CVAD and high-dose methotrexate/cytarabine followed by stem-cell transplantation：an active regimen for aggressive mantle-cell lymphoma. *J Clin Oncol*, **16**：3803-3809, 1998.
12) Voso MT et al：*In vivo* depletion of B cells using a combination of high-dose cytosine arabinoside/mitoxantrone and rituximab for autografting in patients with non-Hodgkin's lymphoma. *Brit J Haematol*, **109**(4)：729-735, 2000.
13) Magni M et al：Successful *in vivo* purging of CD34-containing peripheral blood harvests in mantle cell and indolent lymphoma：Evidence for a role of both chemotherapy and rituximab infusion. *Blood*, **96**：864-869, 2000.
14) Ogura M et al：Pilot phase I/II study of new salvage therapy (CHASE) for refrectory or relapsed malignant lymphoma. *Int J Hematol* **77**：503-511, 2003.

85
MALTリンパ腫

伊豆津宏二

MALTリンパ腫（extranodal marginal zone B-cell lymphoma of mucosa-associated lymphoid tissue）は，もっぱらリンパ節以外に病変をつくるリンパ腫，すなわち節外性リンパ腫の中で最も代表的なものである．歴史的には炎症との区別について議論があったが，PCR法を用いてB細胞性のクローナリティが証明されることをもって，クローン性の疾患，すなわちリンパ腫であるという認識に落ち着いた．このうち胃MALTリンパ腫の一部は，*Helicobacter pylori*除菌により病変が消失することが知られ，最近注目を集めている．

■ MALTの概念

粘膜は種々の微生物を含む外的環境から体を守るバリアであるが，免疫装置がこれを機能的に補強している．これが，粘膜関連リンパ組織（MALT）である．生理的なMALTの代表例は腸管粘膜のパイエル板である．胃には生理的なMALTはないが，主に*H. pylori*による慢性炎症の結果，後天的にMALTを生じる．

■ MALTリンパ腫の病理像

MALTリンパ腫では，反応性リンパ濾胞の周囲に小型～中型の腫瘍性のB細胞が取り囲むように浸潤していることが多い．腫瘍細胞のほかにも，反応性の細胞を含む多彩な細胞浸潤が認められる．上皮中に腫瘍細胞が集簇してLEL（lymphoepithelial lesion）を呈したり，細胞形態的に形質細胞への分化傾向がみられたりする点が特徴的である．しかし，MALTリンパ腫の病理組織像は，背景の炎症のそれと連続性があり，リンパ腫か炎症かという判断は常に難しい．診療の現場では，リンパ球浸潤の強さ，LELの有無，浸潤している細胞の形態などをもって病理医の目により判断されている．免疫グロブリン軽鎖（κ，λ鎖）の免疫染色を行うこともクローナリティの判断に役立つ．なお，CD20がほとんどの例で陽性である．

■ MALTリンパ腫の臨床像

MALTリンパ腫は，高齢者に多い疾患である．消化管（50％），肺，眼付属器，唾液腺，甲状腺などさまざまな臓器に病変を来すが，診断時には限局している場合が多い．消化管では胃病変が最も多い（85％）．発見後，無治療でも数カ月～数年間増悪と消退を繰り返すような経過をとることが多く，臨床像からindolent（経過が緩慢なという意味）リンパ腫に分類される．最も代表的な胃MALTリンパ腫では，一部に次のような進展を来すことが知られており，無症状であっても何らかの治療を行うことが多い．①粘膜層，粘膜下層から漿膜面に向かって病変が深くなる．この場合，出血や穿孔の危険がある．②胃周囲→傍大動脈→腹腔外のリンパ節へ進展，他臓器へ進展する．他臓器としては，MALTリンパ腫の起こりやすい臓器に多発することが多い．③組織学的に大型細胞が主体のリンパ腫に変化する（histological transformation）ことにより進行が速くなる．しかし，無治療で経過観察とした場合に，どの程度の頻度でこれらの進展を来すかということは十分にわかっていない．

一般に，限局していれば外科的切除，放射線治療などの適切な局所治療を行うことにより治癒することが多い．胃に限局したMALTリンパ腫では9割以上の長期生存が報告されている．ただし，局所治療が不完全であった場合には再発を来しやすい．例えば胃MALTリンパ腫で胃部分切除が行われた場合などには，残胃からの再発がし

```
┌─────────────────────┬─────────────────────────────┐
│    慢性胃炎         │      胃MALTリンパ腫         │
└─────────────────────┴─────────────────────────────┘
```

抗原依存性の　　抗原依存性の　　　　抗原依存性から逸脱
多クローン性細胞浸潤　クローン性増殖　　　（除菌無効）
　　　　　　　　　（除菌有効）
　　　　　　　　　　　　　　　　　　●胃壁外へ進展
　　　　　　　t(11;18)などの　　　　　（リンパ節、他臓器）
　　　　　　　二次性変異
　　　　　　　　　　　　　　　　　　●胃内病変の拡大
　　　　　　　　　　　　　　　　　　　（深い病変・腫瘤形成）

　　　　　　　　　　　　　　　　　　大細胞リンパ腫
　　　　　　　　　　　　　　　　　　（histological transformation）

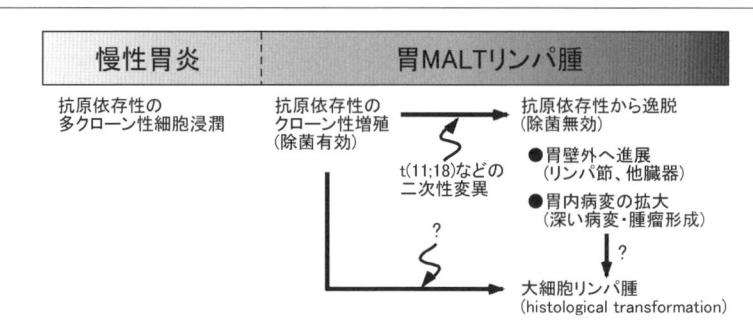

胃 MALT リンパ腫の進展

ばしばみられる．また，病変が複数の臓器に進展している場合には，化学療法や，抗CD20抗体療法などの適応になるが，一時的な病変縮小・消失が得られるものの，一般に治癒は困難である．ただし，この場合も増悪の経過が緩徐な場合が少なくない．

■ **胃 MALT リンパ腫と H. pylori**

MALTリンパ腫は，非腫瘍性の炎症性病変を背景にして発症するとされる．最も代表的な胃 MALT リンパ腫の多くは，*H. pylori* による慢性胃炎が背景にある．また，橋本病，Sjögren 症候群などの自己免疫性疾患の患者は，これらの炎症を背景として甲状腺，唾液腺などの MALT リンパ腫の発症リスクが高い．1990年代前半に，*H. pylori* 除菌により MALT リンパ腫の病変が消失することが初めて報告された．消化性潰瘍などでよく行われる抗生剤・プロトンポンプ阻害剤などを組み合わせた除菌治療を短期間行うことによって，数カ月から約1年の経過でリンパ腫の病変が内視鏡所見的にも組織学的にも消失するということが，その後の追試で確かめられている．除菌による胃 MALT リンパ腫の寛解率は50～90％程度で，病変が深くまで及ぶもの，リンパ節病変があるものでは除菌の効果は劣るとされる．今後は，除菌の効果予測のための情報がまとまっていくと思われる．*H. pylori* によるリンパ腫発症の機序は十分に解明されているわけではないが，一種の自己反応性のT細胞が腫瘍性B細胞の増殖を助けており，*H. pylori* の菌体成分がそのT細胞を刺激しているというモデルが提唱されている．

■ **MALT リンパ腫と特異的な染色体転座**

t(11;18)(q21;q21) は MALT リンパ腫によくみられる（25～50％）染色体異常として知られていた．この転座では，API2遺伝子と MALT1 遺伝子が融合する結果，API2/MALT1キメラ蛋白が発現する．キメラ蛋白は，アポトーシス阻害，NFκB活性化などリンパ腫の発症・進展に関わる働きをもつことが実験により示されている．なお，t(11;18) は MALT リンパ腫の中でも肺などに多いが，胃 MALT リンパ腫では少ないとされる．今までの観察によると，胃 MALT リンパ腫でt(11;18) がみられた場合には，*H. pylori* 除菌による寛解率が低いことから，転座の有無の判定が除菌の効果予測に使える可能性がある．

■ **文献**

1) Du MQ et al : Gastric MALT lymphoma : from aetiology to treatment. *Lancet Oncol*, **3** : 97-104, 2002.
2) Zucca E et al : The gastric marginal zone B-cell lymphoma of MALT type. *Blood*, **96** : 410-419, 2000.

86 びまん性大細胞型B細胞リンパ腫

山口素子

 びまん性大細胞型B細胞リンパ腫（diffuse large B-cell lymphoma：DLBCL）は，全悪性リンパ腫のうち30%を占める最も頻度の高い病型であり，病因論的・臨床病理学的・細胞学的に異なる多くの疾患の集団と考えられている．WHO分類でDLBCLは，正常マクロファージと同じかそれ以上，または正常リンパ球の少なくとも2倍以上の大きさの核をもつ腫瘍細胞のびまん性増殖で特徴づけられるリンパ腫と定義されている．診断のためにはB細胞抗原（CD20など）の検索が必須である．

■ DLBCLの病態[1]

 DLBCLは60歳代を中心とした中高年齢層に多く，男性にわずかに多い．約1/3の症例でAnn Arbor病期分類におけるB症状（発熱，体重減少，盗汗のうち一つ以上）を示す．リンパ節だけでなく，体内のあらゆる解剖学的部位に発生する．40%までの症例はリンパ節以外の臓器に原発し，約70%の症例で何らかの節外病変を有する．DLBCLの中には，intravascular large B-cell lymphomaのように，明確な腫瘤を形成せず増殖するものもある．約半数の症例で血清LDH値は正常値を超える．病期I/II期とIII/IV期がそれぞれ半数である．病変は，無治療では月単位で増大し，大細胞型の濾胞性リンパ腫や末梢性T細胞リンパ腫などとともに，aggressive lymphomaと呼ばれる．一部のDLBCLは，他の成熟B細胞腫瘍から二次性に発生したものであることが知られている．International Non-Hodgkin's Lymphoma Classification Projectのデータによる5年生存率は46%，5年無進行生存率は41%である[1]．

■ DLBCLの病型診断

 病理組織学的にDLBCLと診断されたら，次は臨床病態に着目し，表に示したDLBCLの特殊病型に該当するかどうかを検討する．節外病変を有する症例では，後

診断・治療上参考となるDLBCLの病型

【臨床的特殊型（WHO分類におけるclinical subtype）】
(1) mediastinal（thymic）large B-cell lymphoma
　若年女性に多く，前上縦隔に巨大腫瘤を形成し，ときに上大静脈症候群で発症する．進展例では，腎臓，副腎，肝臓，皮膚，脳などの多彩な節外病変をみることがある
(2) intravascular large B-cell lymphoma
　腫瘍細胞が全身の小血管内に充満性に増殖する．高齢者に多く，不明熱，意識障害，呼吸困難，汎血球減少，皮疹などで発症．化学療法に対する反応性は良好
(3) primary effusion lymphoma
　明確な腫瘤形成なく，胸腹水中などに浮遊しながら増殖．HIV感染，高齢など，免疫不全が背景に存在することが多い

【その他】
(4) pyothorax-associated lymphoma
　慢性（結核性）膿胸発症後20年以上を経て発症．わが国に多い．胸壁に接しながら増殖する．腫瘍細胞はEBV陽性である
(5) de novo CD5$^+$ DLBCL
　CD5陽性でDLBCLの10%を占める．女性に多く，節外病変を高率に認める．限局期でも再発多く，予後不良

述のように治療上配慮を要するものが含まれており,注意を要する.

■ DLBCLの治療

DLBCLの基本治療方針は,病期と国際予後指標(International Prognostic Index: IPI)[2]を参考にして決定される.米国における大規模な比較試験の成績から,

1) I期,およびbulky massのないⅡ期においては,CHOP療法3コースののち病変部放射線照射[3].

2) Ⅲ～Ⅳ期,およびbulky massを有するⅡ期では,CHOP療法8コース[4]が標準的治療に位置づけられた.しかし2002年,高齢者(60～80歳)の進行期症例において,抗CD20マウス/ヒトキメラモノクローナル抗体(rituximab)併用CHOP療法群が,CHOP療法単独群より,2年無増悪生存率と2年生存率の両者で良好であることが報告された[5].現在では,rituximab併用化学療法がわが国でも広く行われている.

IPIのhigh-intermediate riskまたはhigh riskにおいては,通常量の化学療法での5年生存率は約20%と極めて不良である.より治療強度を高めたbiweekly CHOP療法,あるいは造血幹細胞移植療法の有効性を検討する治療研究が現在進行中である.

節外病変を有するDLBCLのうち,甲状腺・副鼻腔・骨病変例では局所放射線療法の併用,精巣のDLBCLでは病巣側高位精巣除去術,化学療法に加え,対側精巣を含む放射線照射,およびメソトレキセート髄注などによる中枢神経浸潤予防を行うことが勧められる.孤立性腸管病変では化学療法による穿孔を避けるため,腫瘍の外科的切除を先行するのが望まれる.

再発・難治例では,種々の救援化学療法(DHAP, ESHAP, DeVIC, IMVP-16, EPOCH, CHASEなど)が行われる.化学療法に感受性を示す症例では,造血幹細胞移植療法の適応が検討される.

DLBCLに関する知見は近年急速に蓄積されてきている.ゆえにDLBCLの診断と治療に際しては常に最新の情報を入手することが望まれる.

■文献

1) Armitage JO, Weisenburger DD for Non-Hodgkin's Lymphoma Classification Project : New approach to classifying non-Hodgkin's lymphomas : clinical features of the major histologic subtypes. *J Clin Oncol*, **16** : 2780, 1998.
2) The International Non-Hodgkin's Lymphoma Prognostic Factors Project : A predictive model for aggressive non-Hodgkin's lymphoma. *N Engl J Med*, **329** : 987, 1993.
3) Miller TP *et al* : Chemotherapy alone compared with chemotherapy plus radiotherapy for localized intermediate- and high-grade non-Hodgkin's lymphoma. *N Engl J Med*, **339** : 21, 1998.
4) Fisher RI *et al* : Comparison of a standard regimen(CHOP) with three intensive chemotherapy regimens for advanced non-Hodgkin's lymphoma. *N Engl J Med*, **328** : 1002, 1993.
5) Coiffier B *et al* : CHOP chemotherapy plus rituximab compared with CHOP alone in elderly patients with diffuse large-B-cell lymphoma. *N Engl J Med*, **346** : 235, 2002.

87
NK細胞リンパ腫

押味和夫

　NK細胞およびその前駆細胞に由来すると考えられる腫瘍を表に示す．NK前駆細胞由来と考えられる腫瘍には，骨髄/NK前駆細胞性白血病，前駆NK細胞性急性リンパ性白血病，芽球型NK細胞リンパ腫があり，成熟NK細胞由来と考えられる腫瘍には，アグレッシブNK細胞白血病/リンパ腫，鼻型NK細胞リンパ腫，慢性NK細胞増多症がある．ただし慢性NK細胞増多症の大部分は反応性の疾患と思われる．なお，これらの疾患名や分類はNK細胞腫瘍の研究者が集まって暫定的に決めたにすぎず，前駆NK細胞性急性リンパ性白血病のように独立した疾患単位なのかさえはっきりしないものもある．これらの疾患の中でNK細胞リンパ腫という病名がついているのは，芽球型NK細胞リンパ腫と鼻型NK細胞リンパ腫，アグレッシブNK細胞白血病/リンパ腫の三つである．

　芽球型NK細胞リンパ腫はまれな疾患で，中年男性に比較的多く，皮膚浸潤を高頻度に認めるという特徴をもつ．白血化して死亡する症例が多く，生存期間は短い．リンパ芽球様の形態を示し，MHC（major histocompatibility complex）非拘束性キラー活性（いわゆるNK活性）は陰性で，胞体にはアズール顆粒を認めない症例が多い．グランザイムBやTIA-1などのキラー活性関連蛋白は陰性だが，ときに弱陽性のことがある．表面マーカーはCD3$^-$CD16$^-$CD56$^+$CD57$^-$だがCD2$^-$のことが多く，さらに他のNK細胞腫瘍では経験しないCD4抗原が陽性になることが多い．T細胞レセプター（TCR）遺伝子の再構成はみられない．最近のフランスからの報告では，CD4$^+$CD56$^+$CD68$^+$の細胞はIL-3レセプターα鎖（CD123）をもち，インターフェロンαを産生することから，形質細胞様樹状細胞に由来する腫瘍とのことである．しかしCD4抗原が陰性の症例もあって，すべてが形質細胞様樹状細胞に由来するかどうかは今後の検討課題である．

　鼻型NK細胞リンパ腫は大部分が鼻腔に発症するが，病理組織像や表面マーカーが同じリンパ腫が皮膚や軟部組織，中枢神経，脾臓，肝臓，直腸，睾丸，唾液腺などにもみられ，これらのリンパ腫を総称して鼻型NK細胞リンパ腫と呼んでいる．欧米に比べてアジアに多い．中年男性に好発する．鼻腔原発の悪性リンパ腫は，大部分がNK細胞由来で，一部はB細胞由来である．T細胞由来のリンパ腫はまれだが，正確な頻度は不明である．NK細胞リンパ腫は形態学的には様々な形をとるが，びまん性大細

NK細胞由来と考えられる腫瘍

(1) NK前駆細胞由来の腫瘍（precursor NK-cell neoplasms）
骨髄/NK前駆細胞性白血病（myeloid/NK-cell precursor acute leukemia）
前駆NK細胞性急性リンパ性白血病（precursor NK-cell acute lymphoblastic leukemia）
芽球型NK細胞リンパ腫（blastic NK-cell lymphoma）
(2) 成熟NK細胞由来の腫瘍（mature NK-cell neoplasms）
アグレッシブNK細胞白血病/リンパ腫（aggressive NK-cell leukemia/lymphoma）
鼻型NK細胞リンパ腫（nasal-type NK-cell lymphoma）
慢性NK細胞増多症（chronic NK lymphocytosis）

胞型やびまん性混合型が多い．炎症細胞が混在し，血管周囲に腫瘍細胞の浸潤が強く（angiocentric），血管壁から血管腔内へと浸潤し（angiodestructive），組織を壊死を起こす．ギムザ染色で胞体にアズール顆粒を認める．グランザイムBやTIA-1も陽性である．表面マーカーはCD2$^+$CD3$^-$CD7$^+$CD16$^{-/+}$CD56$^+$CD57$^-$のことが多く，MHC非拘束性キラー活性を有する症例も報告されていることから，形態（アズール顆粒を有するリンパ球），表面マーカー（CD3$^-$CD56$^+$），機能（NK活性），TCR遺伝子解析（胚細胞型）などの点で，活性化された成熟NK細胞に由来する腫瘍と考えられる．原因としてEBV（Epstein-Barr virus）が強く疑われており，さらにいくつかの癌抑制遺伝子，癌遺伝子などの遺伝子異常が重なって極めて悪性度の高い腫瘍が発生するものと考えられている．放射線照射は有効だが，アンスラサイクリン系薬物を含む多剤併用化学療法は効きにくい．化学療法が効きにくい理由の一つとして，多剤耐性遺伝子（MDR）がコードするP糖蛋白がNK細胞表面にあってアンスラサイクリン系薬物などを汲み出すためではないかと考えられている．したがって，病期が進むと予後は極めて不良になる．L-アスパラギナーゼが有効との報告が散見される．造血幹細胞移植がどの程度有効かはっきりしないが，自己あるいは同種の造血幹細胞移植を施行して完全寛解を維持している症例がいくつか報告されている．進行すると，肝機能障害，DIC，血球貪食症候群などを合併して死亡する．

アグレッシブNK細胞白血病/リンパ腫はまれな疾患で，若年者に比較的多い．発熱や肝脾腫，リンパ節腫脹を伴いやすく，急激な転帰をとる予後不良な腫瘍である．胞体が広くやや好塩基性でアズール顆粒を有し，核網がやや繊細な細胞が，末梢血，骨髄，肝脾などで増殖する．腫瘍細胞の表面マーカーは，CD3$^-$CD56$^+$CD16$^{-/+}$CD57$^-$で，TCR遺伝子や免疫グロブリン遺伝子は胚細胞型，EBVは陽性のことが多い．病初期にすでに脾腫を伴うことが多いため，脾臓などに発生する鼻型NK細胞リンパ腫が白血化した状態である可能性も否定できない．化学療法で完治する可能性は極めて低く，同種造血幹細胞移植を早期に実施するぐらいしか有望な治療法はない．

88 バーキットリンパ腫

青木定夫

■バーキットリンパ腫の病態

バーキットリンパ腫（Burkitt lymphoma：BL）は，高悪性度の悪性リンパ腫の一病型で，しばしば節外性に発症し，急性リンパ性白血病の形をとることもある．WHO分類[1]では，MYCの転座を含む遺伝子異常を伴うことが必須と定義された．

■BLの分類

1）流行地型バーキットリンパ腫（endemic BL）　アフリカ，パプアニューギニアなど，熱帯地方の小児に多く発生する．発症に熱帯気候が関連していると推測され，マラリアの流行との関連も指摘されている．

2）自然発症型（非流行地型）バーキットリンパ腫（sporadic BL）　欧米，日本など世界中に認められる病型で，小児や若年成人に多く発症する．

3）免疫不全関連バーキットリンパ腫（immunodeficiency associated BL：ID-BL）　HIV感染に関連して発症する．他の免疫不全でもしばしば発症がみられる．

■BLの病因

endemic BLではEBV（Epstein-Barr virus）のゲノムが腫瘍細胞中にほぼ100％認められるのに対して，sporadic BLでは30％以下である．経済的に恵まれていない状態やEBVへの早期感染が危険因子とされ，その場合はEBVの関与が認められる．ID-BLでは25～40％の症例にEBVを認める．EBVはBLの発症に関連しているが，発症に不可欠なものではなく，co-factorの役割を担っていると考えられる．反復する抗原刺激によるB細胞の異常な増殖や，免疫不全などの環境因子が発病に重要な役目を果たしているとされる．

■BLの臨床像

BLは小児に多く，欧米，日本では小児の悪性リンパ腫の30～50％を占める．成人ではまれで，ILSGの集計では[2]全悪性リンパ腫中1％未満にすぎない．endemic BLでは，発病のピークは4～7歳で，男女比はほぼ2：1である．sporadic BLでも男性が多く，男女比は2～3：1である．成

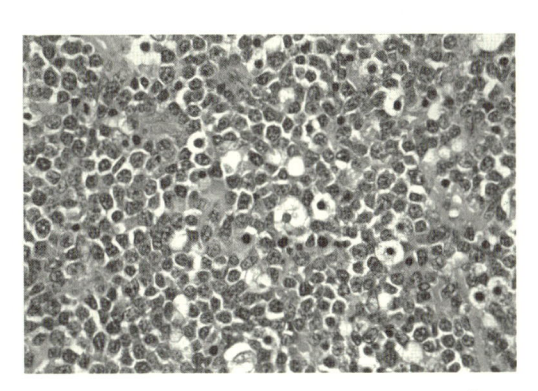

自験 sporadic バーキットリンパ腫の組織 HE 染色像
典型的な星空像が数多く認められる．びまん性融合性の増殖パターンを示す均一なリンパ腫細胞の中にアポトーシス小体を含むマクロファージが散見される．

人例の発症年齢の中央値は30歳である．診断時には，70％以上の例で病期Ⅲ以上の進行期である．初発部位は，ワルダイエル環，回盲部など節外部位が多く，リンパ節では頸部リンパ節の頻度が高い．進行すると，腹腔内リンパ節，腎，卵巣，乳房などに広がり，腹水の貯留を認める．骨髄浸潤を20％の症例で認め，白血化することもある．中枢神経浸潤も5〜8％に認める．成人例では，はじめから腹部bulky massで見つかることが多い．

■BLの診断
(1) 病理形態学

BLの腫瘍細胞は均一な中型の細胞で，幼若なクロマチン構造の円形核を有し，2〜5個の好塩基性の核小体をもつ．胞体は，好塩基性で比較的豊かであり，スタンプ標本では空胞を有する．腫瘍細胞はびまん性融合性の増殖パターンを示し，その中にアポトーシス小体を含むマクロファージが散見される．これはBLに特徴的な所見で，"starry-sky"像と呼ばれている．図にBL症例で認めたstarry-sky像を示す．この像はBLに特異的ではなく，びまん性大細胞型Bリンパ腫（DLBCL）においてもしばしばみられる．BLでは他のリンパ腫の細胞に比べて増殖が早いことに特徴があり，細胞増殖の指標であるMIB-1染色を行うと，BLでは99％以上のリンパ腫細胞が陽性に染まるのに対し，DLBCLではそれほどの高頻度に染まることがなく，鑑別に極めて有用である[3]．

HIV関連リンパ腫の30％はBLであるが，その多くはHIV陰性例と形態学的には差がないが，形質細胞への分化傾向を示す亜型が存在し，EBVの関与が50〜70％と高い．

(2) 免疫表現型

BLの腫瘍細胞は，B細胞である．PanB抗原のCD19, 20, 22, 79a陽性，CD10陽性，BCL6陽性，CD5, 23, 44, TdT, BCL2は陰性である．endemic BLの症例ではEBVの受容体であるCD21が陽性であるが，sporadic BLでは通常陰性である．表面免疫グロブリンは，IgMがL鎖とともに発現していることが多い．これらの結果より，BLの腫瘍細胞のnormal counter partは，early B細胞のレベルに相当し，リンパ節胚中心の中心芽球（centroblast）であると考えられている．しかし，われわれは同じB細胞のクローンで，MYCの再構成を有しながら，初発時CD5陽性再発時CD10陽性のBLを経験しており[4]，BLの腫瘍化のレベルについてはなお検討の余地があると思われる．

(3) 染色体異常と遺伝子異常

BLにおいては，MYC遺伝子の異常を認めることが必須である．MYC遺伝子の転座の相手は，免疫グロブリン（Ig）H鎖，L鎖遺伝子で，転座はt(8;14)(q24;q32), t(2;8)(p12;q24), t(8;22)(q24;q11)となる．転座によりMYCは構造的変異を起こし過剰発現し，これの組み込まれたIgの転写活性が脱調節によって亢進し，その結果，腫瘍化が起こる．

■BLの治療

小児のBLでは，メソトレキセート，シクロホスファミド，シタラビンを含む極めて強力な化学療法で，病初期では90％以上，進行期でも80％以上の長期生存が得られている．成人例でも，小児と同様の強力な化学療法が行われた場合，小児と差がないとされる[5,6]．実際には，成人例の治療は極めて困難なことが多い．進行が早く治療開始時に全身状態不良例が多く，また成人に対して小児と等価の大量の抗癌剤を用いることが生物学的に困難で，治療関連の重篤な副作用や治療関連死の多さが問題である．成人BLに対する標準的な治療法は現時点では確立していない．造血幹細胞移植や分子標的療法として抗CD20抗体の位置づけは今後検討されるべき課題であ

る.

■文献
1) Diebold J et al : Tumours of Hematopoietic and Lymphoid Tissues (Jaffe ES et al eds), pp181-184, IARC Press, Lyon, 2001.
2) The Non-Hodgkin's Lymphoma Classification Project : A clinical evaluation of the international lymphoma study group classification of non-Hodgkin's lymphoma. Blood, 89 : 3909-3918, 1997.
3) Nakamura N et al : The distinction between Burkitt lymphoma and diffuse large B-cell lymphoma with c-myc rearrangement. Mod Pathol, 15 : 771-776, 2002.
4) Niwano H et al : An aggressive case of Burkitt's lymphoma with t(8;14) and c-myc rearrangement transformed from $CD5^+$ B-cell lymphoma. Annals of Hematology, 75 : 221-225, 1997.
5) Todeschini G et al : Eighty-one percent event-free survival in advanced Burkitt's lymphoma/leukemia : no differences in outcome between pediatric and adult patients treated with the same intensive pediatric protocol. Ann Oncol, 8(S1) : 77-81, 1997.
6) Devine M et al : Burkitt lymphoma (BL). A prospective multicenter study of 72 adults treated with the LMB pediatric protocol. Blood, 98 : 340a-341a, 2001.

89
皮膚T細胞リンパ腫

岩月啓氏

皮膚T細胞リンパ腫(cutaneous T-cell lymphoma : CTCL)という用語は,主に菌状息肉症とSézary症候群に対して用いられる.広義には他の皮膚原発性T細胞リンパ腫を包含する.

■菌状息肉症とSézary症候群
(1) 臨床所見

菌状息肉症(mycosis fungoides : MF)はindolentな経過をとり,紅斑期(patch stage)から扁平浸潤期(palque stage)を経て,紅皮症や腫瘍期(tumor stage)へと進行する.浸潤するリンパ球は,脳回転状の核をもつCD4陽性細胞で,表皮内にリンパ球の集塊(Pautrier微小膿瘍)が認められる.ときに毛孔一致性の丘疹が多発し,ムチン沈着を来す(毛包性ムチン沈着症)(表参照).リンパ腫様丘疹症様の皮疹を繰り返す場合や,続発性CD30陽性未分化大細胞リンパ腫を生じ,リンパ節病変がホジキン病に類似することがある.症例によっては肉芽腫性反応をとる.

Sézary症候群は,紅皮症,末梢性T細胞の白血化,リンパ節腫大を特徴とする.菌状息肉症と同一の範疇の疾患と考えられている.Sézary症候群の診断基準は,以下の項目のうち一つ以上を満たすものとされている[1].①末梢血中Sézary細胞の絶対数が1,000 cells/ mm^3 以上,②末梢T細胞数増加によってCD4/CD8比が10以上を示すか,フローサイトメトリーでpanT抗原の異常な欠落を示す,③サザンブロット法またはPCR法で血中にT細胞クローンが増加する,④染色体異常を伴うT細胞クロ

(2) 病因

両疾患の病因は未だに不明だが，表皮親和性をもったT細胞に継続的に抗原刺激が加わり，次第に不死化し，やがてtransformationが起こり腫瘍化するとの説がある．HTLV-Iあるいはそれと類似の配列を有する内因性遺伝子配列の存在が注目されてきたが，現在では否定的である．

(3) TNM分類・病期分類と治療

菌状息肉症のTNM分類と病期分類は，BunnとLambergの分類（1979年）と，それを修正したSausvilleらの分類（1988年）[2]が受け入れられてきた．新WHO分類ではvan DoornとWillemzeらが報告した病期分類（2000年）に準じて，より簡潔な方法が示されている．

紅斑期ではステロイド剤外用やPUVA療法を行うことが多い．病期が進行する場合にはPUVA療法，ACNUローション，電子線やインターフェロンγ療法などを併用することが多い．進行した状態では化学療法に対する反応は十分ではない．早期の強力な治療やPBSCTやBMTが有効という証拠はない[3]．

■ 皮膚原発性CD30陽性未分化大細胞リンパ腫

(1) 疾患概念と臨床所見

皮膚原発性CD30陽性未分化大細胞リンパ腫（ALCL）は，新WHO分類では，全身性（主にリンパ節）（primary systemic）と，皮膚原発性（primary cutaneous）に大別された．リンパ腫様丘疹症を皮膚原発性と同じスペクトラムに入れるべきかどうかはなお議論がある．ドーム状や局面状隆起した腫瘍や，ときには皮下の腫瘍として認められ，しばしば腫瘍の中心部が潰瘍化する．皮膚原発性CD30陽性ALCLの10%では皮膚外病変が出現するが，主に所属リンパ節病変である．

(2) 細胞学的所見

腫瘍細胞はT細胞抗原が陽性のことが多く，通常CD4陽性である．病変の75%以上の細胞がCD30陽性を示す．細胞傷害性分子のgranzymeB, perforin, TIA-Iなどが70%の症例で陽性である．全身性ALCLと違って，EMAやALKは通常陰性である．

(3) 予後と治療

皮膚原発性CD30陽性リンパ腫はindolentであり，病変は皮膚限局性のことが多

代表的皮膚T細胞リンパ腫の特徴

病名とバリアント	表面形質	細胞障害性分子	EBV
菌状息肉症（MF） 　毛包性ムチン沈着症型MF 　pagetoid reticulosis 　　Woringer-Kolopp病 　　Ketron-Goodman病 　毛包中心型，低色素型，水疱型 　苔癬型，魚鱗癬型，紅皮症型 　granulomatous slack skin 　続発性CD30陽性リンパ球増殖症	$CD3^+, CD4^+, CD5^+,$ $CD45RO^+, TcR-\alpha\beta^+$ CD8（通常-） CD30（ときに+）	TIA-1/granzyme B：陰性	陰性
Sézary症候群	$CD3^{+/-}, CD4^+, CD45RO^+$ CD8（通常陰性） CD7, CD26（陰性が多い）	TIA-1/granzyme B：陰性	陰性
皮膚原発性CD30陽性ALCL 　リンパ腫様丘疹症（議論有り）	$CD30^+$（浸潤細胞の75%以上）， $CD4^+$, EMA, ALK（通常陰性）	TIA-1/granzyme B：陽性	陰性
皮下脂肪織炎様T細胞リンパ腫（Jaffeら）	$CD3^+, CD4^-, CD8^+, CD45RO^+$	TIA-1/granzyme B：陽性	陰性

いので放射線療法や外科的切除術が適応になる．多剤併用化学療法は皮膚外病変が生じた場合に用いられる．
■皮下脂肪織炎様T細胞リンパ腫
（1）概念と臨床所見
　脂肪織に選択的に浸潤するT細胞リンパ腫で，発熱，肝障害，汎血球減少とともに高率に血球貪食症候群を起こす．組織学的には，異型の少ない腫瘍細胞が皮下脂肪織を中心に浸潤し，しばしば広汎な壊死を来し，組織球の反応を伴い肉芽腫様にもみえることがある．壊れた核や赤血球を貪食した組織球（bean bag cell）や脂肪細胞を腫瘍細胞が取り囲む像（rimming）がよく認められる．鑑別診断は，結節性紅斑，CHP（cytophagic histiocytic panniculitis），Weber-Christian病や深在性ループス．
（2）病態と経過と予後
　一般に化学療法にも抵抗性のことが多い．特に，血球貪食症候群を伴う場合の予後は悪い．しかし，症例によっては，10年以上もself-healingの脂肪織炎として経過したのちに，皮下脂肪織炎様T細胞リンパ腫へと進展し，aggressiveな経過をとった例も報告されているので，経過については一概に論じられない．

■文献
1) Vonderheid E et al：Update on erythrodermic cutaneous T-cell lymphoma：report of the International Society for Cutaneous Lymphomas. *J Am Acad Dermatol*, **46**：95-106, 2002.
2) Sausville EA et al：Histologic staging at initial diagnosis of mycosis fungoides and Sézary syndrome. Definition of three distinctive prognostic groups. *Ann Int Med*, **109**：372-382, 1988.
3) Kaye FJ et al：A randomized trial comparing combination electron-beam radiation and chemotherapy with topical therapy in the initial treatment of mycosis fungoides. *N Engl J Med*, **321**(26)：1784-1790, 1989.

90 成人T細胞白血病

田口博國

■成人T細胞白血病とその原因ウイルス
　成人T細胞白血病（adult T-cell leukemia：ATL）は，1976年高月らにより提唱された疾患である．レトロウイルスHTLV-Ⅰ（human T-cell lymphotropic virus typeⅠ）が原因ウイルスである．HTLV-ⅠはpXという遺伝子領域をもち，これにより発現される蛋白p40taxは，NFκBなどの転写因子を介して宿主の種々の遺伝子（サイトカインや増殖因子，およびそのレセプター）を発現させ，HTLV-Ⅰ感染CD4陽性T細胞の増殖を促進し，腫瘍化の引き金を引くと考えられている．感染後，HTLV-Ⅰ自身は宿主細胞のDNAの中にプロウイルスとして組み込まれるため，ATL患者やウイルスキャリアーのTリンパ球を直接電子顕微鏡で観察しても，ウイルス粒子をみることはできない．HTLV-Ⅰの感染経路は，母乳による母児感染，男女間感染，および輸血による感染の三つが知られているが，このうち後二者のルートの感染者からのATLの発症はほとんど報告がない．HTLV-Ⅰ感染者の大多数が生涯キャリアーにとどまり，ごく一部が母乳で感染したのち長期の潜伏期を経てATLを発症する．またHTLV-Ⅰ感染者の一部に，HAM（HTLV-Ⅰ associated myelopathy）という神経疾患やぶどう膜炎がみられることが報告されている．

■ATLの疫学，疾病概念，分類[1,2]
　患者の発生は九州（沖縄を含む）に多く，次いで南四国，紀伊半島に多い．現在日本でHTLV-Ⅰ感染者は100万人いると推定さ

れており，毎年キャリアー1,000人に1人がATLを発症している．HTLV-I感染者の80歳までの生涯ATL発症率は2～5％といわれる．外国ではカリブ海諸島，アフリカの一部，南米などにみられる．患者はやや男性に多く（1.2：1），平均発症年齢は57歳である．小児にみられないことも大きな特徴である．症状はリンパ節腫脹，肝・脾腫，皮膚症状（粟粒大から米粒大の丘疹，あるいは腫瘤形成），高Ca血症による意識障害がみられることもある．貧血や出血傾向はあまりみられない．種々の臓器に異常細胞の浸潤が起こり，咳，痰，胸部異常陰影，胸水，脳神経症状，消化管浸潤による腹痛，下痢，腹水のほか，骨への浸潤による骨の腫脹，痛みなどがみられることもある．検査成績では，貧血，血小板減少は少なく，白血球数は正常のこともあるが（リンパ腫型），数万から10万/μl以上に増加し異常リンパ球（核にくびれや切れ込みを有するヘルパーT細胞）の増加がみられれば急性型と診断される．骨髄への浸潤は少ない．LDHの増加は高度のことが多い．高Ca血症は30～40％にみられる．細胞性免疫能が低下するため日和見感染に罹患しやすく，カリニ肺炎，サイトメガロウイルス肺炎，帯状疱疹，重症水痘症，真菌性肺炎，クリプトコッカス髄膜炎などの合併症が死因となることが多い．上記のような急性型やリンパ腫型のほかに，末梢血に数％の異常細胞が存在するだけで無症状のくすぶり型，異常細胞増加やリンパ節腫脹，皮疹などがあっても，緩慢な経過をとる慢性型がある（表参照）．

ATLの診断基準（文献2より）

	くすぶり型	慢性型	リンパ腫型	急性型
抗HTLV-I抗体	+	+	+	+
リンパ球（×$10^9/l$）	<4	≦4*[1]	<4	*
異常Tリンパ球（％）	≧5	+*[2]	≦1	+
T細胞マーカーをもつ花細胞	しばしば	しばしば	No	+
LDH	≦1.5N	≦2N	*	*
補正Ca（mmol/l）	<2.74	<2.74	*	*
リンパ節腫大（組織学的に証明済み）	No	*	+	
腫瘍部位				
皮　膚	**	*	*	*
肺	**	*	*	*
リンパ節	No	*	Yes	*
肝　臓	No	*	*	*
脾　臓	No	*	*	*
中枢神経	No	No	*	*
骨	No	No	*	*
腹　水	No	No	*	*
胸　水	No	No	*	*
消化管	No	No	*	*

N：正常上限．
　＊　：他の型の基準に必要な項目を除いて不可欠ではない．
　＊＊：他の項目が満たされれば不可欠ではない．しかし末梢血の異常リンパ球が5％以下の場合は，組織学的に証明された腫瘍部位を必要とする．
＊[1] Tリンパ球増加（3.5×$10^9/l$以上）を伴うことが必要．
＊[2] 末梢血の異常リンパ球が5％以下の場合は，組織学的に証明された腫瘍部位を必要とする．

■ ATLの治療

　くすぶり型，慢性型は治療の対象とはならない．慢性型でLDHや異常細胞が急増したり，リンパ節の腫大，皮膚浸潤が広範に起こる場合，急性転化と考えて治療を開始する．急性型およびリンパ腫型ATLの薬剤に対する反応は，初期にはかなり良好なものが多いが，他の悪性リンパ腫に比べると薬剤の効果が一時的で，再燃が極めて早く起こる．そのため強力な化学療法をなるべく短い間隔で繰り返す必要がある．しかし長期の寛解を得ることはなかなか困難である．日和見感染の危険は常にあり，治療中は少量の特効薬を予防的に投与する．高Ca血症に対してはただちに化学療法を始めるとともに，ビスホスホネート剤，カルシトニン製剤や利尿剤の投与を行えば多くの場合コントロールできる．CHOP-V-MMV療法[3]（1週目にCHOP＋VP16，2週目にビンデシン，MCNU，ミトキサントロンを投与し，G-CSFで白血球を回復させ，4週目にこのコースを繰り返す）や，2週間隔のCHOP療法によって，寛解の導入を図る．CHOP-V-MMV療法では，急性型の寛解率68.2%，リンパ腫型の寛解率81.8%，50%生存率8.5カ月であったが，最近Yamadaら[4]により，JCOGリンパ腫グループによるLSG 15試験の結果が報告された．これによると，急性型の寛解率76.4%，リンパ腫型の寛解率96.3%，50%生存率13カ月であったという．寛解に達したら，外来でCHOP療法，あるいはVP16，sobuzoxaneなどを経口投与して寛解の維持を図る．しかし残念ながら，現在の化学療法では治癒は期待できない．移植可能年齢の急性型ATL，リンパ腫型ATLでは，HLA検査を自己，同胞で行っておき，同種幹細胞移植を行うのが最良の治療法である．同胞とHLAが合致しなければ，骨髄バンクに登録する．移植可能の時期は，数コースの化学療法で完全寛解または部分寛解に入ったのちの数カ月しかないであろう．また，骨髄非破壊的前処置を用いた同種幹細胞移植（ミニ移植）が，従来の移植可能年齢を超えた患者にも期待できるようになった．しかしこの場合も，完全寛解あるいは部分寛解後の数カ月間に行う必要があるのは同じである．

■ 文献
1) 朝長万左男：成人T細胞白血病．日本医師会雑誌，**128**(特別号)：S144-S145, 2002.
2) Shimoyama M and the Lymphoma Study Group：Diagnostic criteria and classification of clinical subtypes of adult T-cell leukemia-lymphoma. Br J Haematol, **79**：428-437, 1991.
3) 田口博國：白血病治療マニュアル（大野竜三，小寺良尚編），改訂第2版，pp53-56，南江堂，東京，2001.
4) Yamada Y et al：A new G-CSF supported combination chemotherapy, LSG15, for adult T-cell leukaemia-lymphoma：Japan Clinical Oncology Group Study 9303. Br J Haematol, **113**：375-382, 2001.

91
悪性リンパ腫の病期分類と予後因子

新津　望

■悪性リンパ腫の病期分類

　悪性リンパ腫の病期分類は，1971年米国のAnn Arborで決められたホジキンリンパ腫（HL）に対する分類[1]が用いられているが，1988年にCotswolds改訂がなされ[2]，現在一般的に使用されている．本分類はリンパ節に発生し連続性に進展するHLを対象に作成されたものであり，非連続性に進展する非ホジキンリンパ腫（NHL），特に節外性リンパ腫では必ずしも正確な病変の分布を表しているわけではないが，現在のところ適切な分類がほかにないため代用されている．表に示すように，この分類は基本的には病変の部位と個数に基づいており，詳細な病歴の聴取，理学的所見，血液検査，胸部X線，超音波，CT, MRIなどの画像所見，ガリウムシンチグラフィ，骨髄検査，内視鏡検査などの所見により臨床病期を判定する．横隔膜を境にして上下のどちらかに限局し，しかも一つのリンパ節領域のみに侵襲がある場合がⅠ期，二つ以上ではⅡ期としている．横隔膜の上下に病変がある場合はⅢ期，リンパ節以外の臓器または組織にびまん性に浸潤している場合はⅣ期となる．また，全身症状の有無でAとBに分けられる．なお，病期分類は初診で治療前の患者のみに適応する．リンパ組織とはリンパ節，脾臓，胸腺，ワルダイエル環，虫垂，パイエル板を指す．肝臓への浸潤を認めた際にはどのような状態でもびまん性とみなしⅣ期とする．骨髄生検は画像上浸潤を疑わせる所見のない部位で行うなどの規定が存在する．Cotswolds修正案が使われるようになった理由として，①画像診断技術（特にCT）の進歩により，試験開腹は必ずしも推奨されなくなった，②新たな予後因子として巨大腫瘍（bulky mass）と侵襲リンパ節の個数があげられ，このよ

Ann Arbor病期分類（Cotswolds修正案）

病期Ⅰ：単一のリンパ節領域，あるいは単一のリンパ組織（脾臓，胸腺，ワルダイエル環など）の侵襲．
病期Ⅱ：横隔膜を境とした上下いずれか一方の二つ以上のリンパ節領域，あるいはリンパ組織への侵襲．侵襲のあるリンパ節領域の数を記載する（例：Ⅱ$_3$）．肺門部リンパ節は左右別々に数えるが，縦隔病変はまとめて一つとする．
病期Ⅲ：横隔膜両側にわたるリンパ節領域，あるいはリンパ組織の侵襲．2群に分けて記載する（特にホジキンリンパ腫）．
Ⅲ$_1$：脾臓，脾門部，肝門部，腹腔動脈周囲などの上部腹腔内リンパ節にとどまるもの．
Ⅲ$_2$：傍大動脈，腸骨，腸間膜リンパ節に侵襲のあるもの．
病期Ⅳ：リンパ節病変の有無にかかわらず，リンパ節以外の組織，あるいは臓器の多発性あるいはびまん性侵襲．
【付記すべき事項】 　A：全身症状なし 　B：①診断までの6カ月以内の10%以上の体重減少 　　　②原因不明の38℃以上の発熱 　　　③盗汗 　X：巨大腫瘍（最大径10 cm以上の病変，もしくは縦隔では胸部X線上第5/6胸椎の高さで胸郭内径の1/3を超えたもの） 　E：限局した一つのリンパ節外病変

うな予後不良因子をもった症例では，I，II期であっても化学療法を行うことにより良好な成績が得られることが判明した，などがあげられる．

■悪性リンパ腫の予後因子
(1) HLにおけるIPS

近年では，Hasencleverら[3]によるIPS (International Prognostic Score) が進行期HLの予後因子として使用されている．①年齢45歳以上，②男性，③血清アルブミン4.0g/dl以下，④ヘモグロビン10.5g/dl以下，⑤病期IV，⑥白血球数15,000/μl以上，⑦リンパ球数600/μl以下または白血球分画の8％以下のうち，0, 1, 2, 3, 4, および5以上の六つのスコアに分類し，スコアの数が多いほど予測無病生存率，全生存率が低下する．HLはNHLに比較すると予後良好な疾患のため長期生存例も多く，治療に起因する心毒性や二次性悪性腫瘍などの遅発毒性が問題となっている．このため，IPSに従い，予後良好群には過剰な治療を避け毒性の軽減を図り，一方予後不良群は新たな治療研究の対象となる．

(2) NHLの予後予測因子とIPI

aggressive lymphomaに対する予後予測モデルとして，1993年に提唱されたIPI (International Prognostic Index)[4]が代表的な予後因子であるので，現在では治療方針の決定に広く使われている．その設定に際しては，CHOPあるいはCHOP-like regimenを施行された中高悪性度NHLを対象に，予後因子解析がなされた．その結果，全生存率に及ぼす独立した因子として，年齢（＞60歳），臨床病期（III/IV），PS (performance status) (2-4)，血清LDH（＞正常），節外病変数（≧2）の五つの予後因子を抽出し，この因子の数によりlow risk (0-1), low-intermediate risk (2), high-intermediate risk (3), high risk (4-5) の4群に分ける予後予測モデルが提唱された．IPIのrisk group別の完全寛解率はそれぞれ87％，67％，55％，44％であり，5年生存率はそれぞれ73％，51％，43％，26％であった．また年齢60歳以下では，病期，血清LDH，PSの三つが独立した予後因子とされ，AAII (age-adjusted international index) といわれている．AAIIによる5年生存率も83％, 69％, 46％, 32％とlow riskは予後良好で，high riskは予後不良であった．このモデルは，aggressive lymphomaのみならず，indolent lymphoma，末梢性T細胞リンパ腫，再発性aggressive lymphomaなど，様々な病型や病態に適応可能とされている．このIPIの優れている点は，指標が単純化された臨床的特性に基づいているため，治療前に全症例のデータを集めることができ，標準的治療が適応されるlow risk群と，標準的治療があまり有効でないhigh risk群を識別できるところである．そのため，IPIを用いることによりかなり正確な予後の推測が可能となり，それに基づいて症例ごとの層別化した治療計画が可能になってきた．一方近年になり，生物学的予後因子として，可溶性IL-2R，IL-6，可溶性CD44，p53遺伝子変異，bcl-2蛋白，bcl-6遺伝子，われわれが見出した血清nm23-H1蛋白[5]などが報告されている．また，DNAマイクロアレイを用いた遺伝子発現プロフィールにより，びまん性大細胞型B細胞リンパ腫（DLBCL）に対する予後因子の検討が行われ，胚中心B細胞様DLBCLに比し活性化B細胞様DLBCLは有意に予後不良であるとの報告がある．このように，今後はリンパ腫の細胞生物学的特性に基づいた情報について検討し，既存の基本的な体系に付加すべきさらなる予後情報を見出すことにより，NHLにおける予後予測因子別の治療方法の確立が期待される．

■文献
1) Carbone PP et al：Report of the committee on

Hodgkin's disease staging classification. *Cancer Res*, **31**:1860-1861, 1971.
2) Lister TA *et al*:Report of a committee convened to discuss the evaluation and staging of patients with Hodgkin's disease;Cotswolds meeting. *J Clin Oncol*, **7**:1630-1636, 1989.
3) Hasenclever D *et al*:A prognostic score for advanced Hodgkin's disease. International Prognostic Factors Project on Advanced Hodgkin's Disease. *N Engl J Med*, **339**:1506-1514, 1998.
4) Shipp MA:A predictive model for aggressive non-Hodgkin's lymphomas. The International Non-Hodgkin's Lymphoma Prognostic Factors Project. *N Engl J Med*, **329**:987-994, 1993.
5) Niitsu N *et al*:Serum nm23-H1 protein as a prognostic factor in aggressive non-Hodgkin lymphoma. *Blood*, **97**:1202-1210, 2001.

92
多発性骨髄腫と類縁疾患

張　高明

■多発性骨髄腫の病態

多発性骨髄腫（multiple myeloma：MM）は，B細胞が免疫グロブリン（Ig）の産生細胞である形質細胞に最終分化した段階で腫瘍化した病態である．主として骨髄内において病的形質細胞が多中心性に増殖し，単クローン性γグロブリン（以下，M蛋白）が増加する．形質細胞の骨破壊的増殖による骨溶解病変，病的骨折，骨痛，高Ca血症，貧血が特徴であり，M蛋白の腎尿細管への蓄積による腎不全の頻度も高い．MMの類縁疾患として，IgMを大量に産生するlympho-plasmacytoid cellが全身にびまん性に増殖するマクログロブリン血症がある．臨床的には，分子量が非常に大きなIgMの異常増加が血液粘度の亢進を来し，頭痛，末梢循環不全などの過粘着性症候群（hyperviscosity syndrome）を引き起こすのが特徴である．

■MMの分類

MMはM蛋白の種類によってIgG, A, D, E, Bence-Jones型などに分類されるが，WHOではリンパ系悪性腫瘍全体を総括した分類を提唱しており，MMについてはB-cell neoplasmの一つとして「形質細胞骨髄腫（plasma cell myeloma）」という命名がなされている[1]．WHO分類では，形質細胞の増殖する場によって二つの亜型が分類されているが，「孤立性骨形質細胞腫（solitary plasmacytoma of bone）」は，形質細胞骨髄腫と細胞学的・免疫形質的に同一の腫瘍性形質細胞からなる限局性の骨腫瘤病変であり，全身骨X-Pで他の部位に骨

溶解像などの異常を認めず，かつ腫瘍から離れた部位での骨髄検査で病的形質細胞の増殖を認めないものであり，「骨外形質細胞腫（extraossesous plasmacytoma）」は，骨外かつ骨髄外の部位に形質細胞の腫瘍性増殖を来した病態であり，しばしば軟部組織腫瘤として発見され，上咽頭部位に好発する．

■MMの治療

MMの好発年齢は60歳代であり，またWHO分類をもとにした臨床分類においても，未治療での生存期間が年単位であるindolent型に分類されているため[2]，進行度や臨床症状を詳細に把握して全身化学療法などの適応を決定する必要がある（表参照）．孤立性骨形質細胞腫，骨外形質細胞腫においては，腫瘍摘出術，ならびに照射治療により良好な治療経過が期待される．MMにおいては，Durie-Salmonの臨床病期[3] Iの段階では，M蛋白の急増や臨床症状の急激な悪化などがなければ，無治療での経過観察が妥当である．臨床病期II, IIIでは全身化学療法の適応であり，治療によって平均生存期間の有意な延長が期待される．近年，通常化学療法との比較試験により自己造血幹細胞移植併用大量化学療法の有効性が証明されており，65歳までの症例に対しては標準治療として確立されつつ

ある[4]．しかしながら，MMにおいてはいずれの治療方法を選択したとしても，治癒に至る症例は全体の20〜30%程度であり，依然として50%以上の症例は再発・再燃を来すため，初期化学療法後の新たな治療法の開発が進められている．なかでも血管新生抑制剤であり，かつ免疫調整剤としてのサリドマイドの有効性が報告され，今後，再発・難治性症例だけでなく，初期治療の一環として組み入れられていくと考えられる．サリドマイド以外にもより強力かつ副作用の少ない免疫抑制剤や免疫調整剤が次々と開発されており，骨髄腫細胞の生物学的・免疫学的特質を利用した新たな治療戦略として期待されている．もう一つの免疫療法のトピックスとしては，強力な免疫調製活性を有する樹状細胞を，in vitroで腫瘍特異的抗原であるM蛋白によってパルスしたのちに，患者体内に戻して腫瘍特異的免疫反応を惹起し，抗腫瘍効果を発揮させる樹状細胞療法が検討されている．さらに，同種造血幹細胞移植療法によるgraft-versus-myeloma effectが注目されており，自己造血幹細胞移植併用大量化学療法との併用治療が検討されている．一方，MMにおける予後予測因子の解析も進行しており，非ホジキンリンパ腫の治療がIPI（International Prognostic Index）によるrisk group別に計画されているのと同様に，今後はMMにおいてもrisk group別の層別化治療がなされることによっていっそうの治療効果の向上が期待される[5]．

■おわりに

MMおよびその類縁疾患は高齢発症で比較的緩徐に進行するが，治癒困難な血液悪性腫瘍の代表である．今後，造血幹細胞移植療法，分子標的治療など新たな治療戦略を駆使して少しでも多くの症例を治癒に導く努力が不可欠である．

形質細胞腫瘍に対する治療方針

(1) 孤立性骨形質細胞腫および骨外形質細胞腫
　　外科的摘除および照射治療
(2) 多発性骨髄腫
　　① 臨床病期 I
　　　　経過観察
　　② 臨床病期 II, III
　　　　多剤併用化学療法
　　　　自己造血幹細胞移植併用大量化学療法
　　③ 現在研究段階の治療
　　　　サリドマイド，およびその他の免疫調整剤
　　　　同種造血幹細胞移植療法
　　　　樹状細胞療法（腫瘍ワクチンを含む）

93
マクログロブリン血症

畑　裕之

■文献

1) Jaffe ES *et al*：World Health Organization Classification of Tumors. Pathology and Genetics of Tumors of Haematopoietic and Lymphoid Tissues, IARC Press, Lyon, 2001.
2) Armitage JO and Weisenburger DD：New approach to classifying non-Hodgkin's lymphomas：clinical features of the major histologic subtypes. Non-Hodgkin's Lymphoma Classification Project. *JCO Aug*, **1**：2780-2795, 1998.
3) Durie BGM and Salmon SE：A clinical staging system for multiple myeloma：correlation of measured myeloma cell mass with presenting clinical features, response to treatment and survival. *Cancer*, **36**：842-854, 1975.
4) Attal M *et al*：A prospective, randomized trial of autologous bone marrow transplantation and chemotherapy in multiple myeloma. *N Engl J Med*, **335**：91-97, 1996.
5) Dalton WS *et al*： Multiple myeloma. Hematlogy 2001：Amer Soc Hematol Educ Prog Book：157-177, 2001.

■マクログロブリン血症の病態と病因，疫学

　病因は不明で，50歳以上の高齢者に多く，30歳以下の若年者にはまれである．性差は男性に多く，男女比は1.5〜2：1である．

　腫瘍化したB細胞は，末梢血中にみられることもあるが，骨髄やリンパ節，肝臓，脾臓などに多いこともある．

　マクログロブリン血症は，B細胞のうち，形質細胞より未熟なIgMを産生するものが腫瘍化した疾患である（図1参照）．この細胞が腫瘍化した結果，腫瘍細胞から単一のIgMが分泌され，これが血中に蓄積した結果，単クローン性IgMが検出される．

　この腫瘍細胞は，末梢血，骨髄に存在することもあるが，リンパ節や脾臓，肝臓を増殖部位とすることもあり，その際はリンパ節腫脹，肝脾腫がみられる．

■マクログロブリン血症の症状

　病初期は無症状であり，腫瘍成分が著増しないうちは他覚的所見に乏しく，健康診断で，血清中のM成分（IgM）を指摘され，診断に至ることもある．腫瘍成分が末梢血で増殖する場合は，白血球増加を来す．一方，リンパ節や肝臓，脾臓で増殖する場合はリンパ節腫脹，肝脾腫をみることもある．

　IgMが著増した場合は，血清粘度が増大し，過粘着性症候群（hyperviscosity syndrome）を来す．その結果，めまい，耳鳴り，鼻出血，手指や足指のしびれなどを自

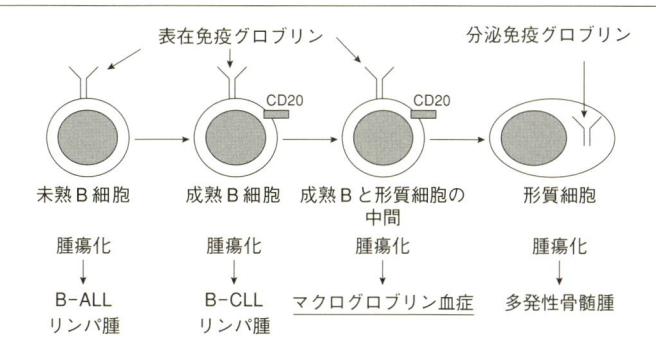

図1 B細胞分化と腫瘍細胞の由来

覚する．また，粘着度の増加により眼底出血を来し，視力障害を認めることもある．

M成分は，低温で凝固するクリオグロブリン活性をもつことがある．その結果，特に冬季に足指のしびれやチアノーゼをみることがある．

■マクログロブリン血症の検査所見

血清中に単クローン性IgMが上昇する．単クローン性かどうかを確認するために免疫電気泳動を行う．末梢血中にIgMを産生する腫瘍細胞が増加するときは，白血球分画でリンパ球が増加する．表面抗原検索で，CD19, 20陽性，IgM陽性，κまたはλ陽性細胞を検出する．過粘着性症候群を併発する際には，血漿粘着度の増加や，眼底写真でソーセージ様の眼底血管が観察される．IgMのM蛋白はクリオグロブリン活性をもつことがあり，その際は血漿を冷蔵保存すると凝固する．それゆえ，寒冷時には末梢循環不全がみられる．

血液学的変化として軽度の貧血や血小板減少がみられることがある．末梢血中または骨髄中のリンパ球の増加がみられることがある．リンパ球は成熟したリンパ球と形質細胞の両方の特徴をあわせもつものが典型である．すなわち，成熟した核と比較的広い細胞質に核周明庭をもつものもある（図2参照）．腫瘍細胞は，細胞表面および細胞質にモノクローナルなIgMをもつ．表面マーカーとしては，CD19, 20陽性のB細胞であり，表面にIgM-κまたはλを発現する．ときに，凝固時間の延長もみられるが，IgMが凝固因子に非特異的に結合するためと考えられている．

■マクログロブリン血症の診断と治療

無症状であってもIgMの単クローン性蛋白が検出され，他の原因が除外されれば，本疾患の診断を得られる．

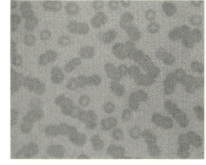

連銭形成
過粘着性症候群により，赤血球が連なる像が見られる．

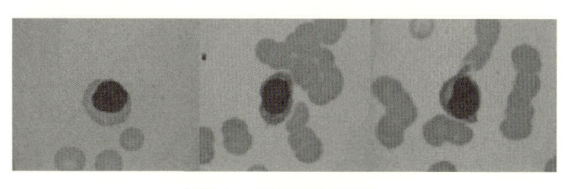

小型リンパ球様腫瘍細胞

図2 原発性マクログロブリン血症の血液像

M成分は血清総蛋白の15%以上,または1g/dl以上を認めねばならない.少量のIgMのM蛋白が認められるものには,両性単クローン性M蛋白血症(monoclonal gammopathy with undetermined significance：MGUS)や,悪性リンパ腫や慢性リンパ性白血病に伴うM蛋白血症がある.

腫瘍性分の存在部位を特定することも重要であるが,リンパ球マーカー上,末梢血,骨髄に異常がなく,肝脾腫も認められないような症例では,腫瘍の存在部位の特定が困難である.

無症状であり,貧血やリンパ節腫脹,臓器腫大がない例では,無治療で経過をみる.本疾患は,早期に治療を開始しても治癒は得がたく,また,進行も比較的緩やかであるからである.過粘着性症候群による症状や貧血,臓器腫大などが出現したときは,骨髄腫に準じた化学療法(MP療法など)や,悪性リンパ腫に準じCHOP療法などが行われる.治療効果の指標として,血清中IgMの値,リンパ節の大きさ,肝脾腫の大きさなどを用いる.最近,欧米では抗CD20抗体を用いた治療が試みられ,有効性が報告されている.化学療法に反応せず,高粘着性症候群による症状が著しい場合は,血漿交換療法を行う.IgMは分子量が大きいため選択的な除去が可能である.M蛋白量が15〜20%減少すれば,血漿粘度は約半分になるとされている.しかし,その効果は一過性であるため緊急避難的な治療である.

化学療法に反応すれば,平均生存期間は約5年であるが,1年以下の不応例もある.

■おわりに

本疾患は成熟したB細胞の悪性腫瘍であり,以下の特徴をもつ.

1) IgM型のM蛋白が血清中に存在する.

2) その結果,過粘着性症候群を来すことがある.

3) 治癒の望みにくい疾患であるが,進行は緩やかであることが多い.

4) 無症状時には無治療でよいが,寒冷刺激を避け,定期的に検査を受ける必要がある.

94
免疫不全に伴うリンパ増殖性疾患

加藤俊一

免疫不全に伴うリンパ増殖性疾患は，臓器移植や造血幹細胞移植後にT細胞機能の低下によりEBV（Epstein-Barr virus）に感染したB細胞が無秩序に増殖する状態で，致死的な経過をたどることが多い重篤な合併症である．リンパ増殖性疾患（lymphoproliferative disorder：LPD），EBV関連LPD（EBV-associated lymphoproliferative disorder：EBV-LPD），移植後リンパ増殖性疾患（post-transplant lymphoproliferative disorder：PT-LPD）などの呼称がある．

■ LPDの病態

EBVは唾液を介して鼻咽腔上皮中のB細胞に感染し，正常な免疫状態下ではこれらの感染B細胞はEBV特異的細胞傷害性T細胞（EBV-CTL）により制御される．T細胞が量的あるいは質的に低下した状態ではEBV-CTLによる制御が働かず，B細胞が大量かつ急速に増殖する．

EBV感染細胞はその種類によってEBV抗原の細胞表面での表現が異なるが，バーキットリンパ腫ではEBNA-1，鼻咽頭癌やホジキンリンパ腫ではEBNA-2，LMP-1，LMP-2が陽性であるが，LPDではEBNA-1,2,3，LMP-1,2，LPなどの抗原のすべてが陽性である．

B細胞の増殖は，polymorphicな良性パターンのものからmonomorphicな腫瘍性パターンのものまで多様であり，また同一個人内でも異なったクローンに由来する病変が混在することもある．増殖する臓器はリンパ節病変と節外病変のいずれもがある．免疫グロブリン遺伝子再構成やEBVゲノム検査によるクロナリティの評価では，ポリクローナル，オリゴクローナル，モノクローナルのいずれの段階もある．

固形臓器移植後ではレシピエント由来のB細胞が，造血幹細胞移植後ではドナー由来のB細胞が増殖することがほとんどであるが，いずれも例外がある．

■ LPDの発症頻度

固形臓器移植患者における発症頻度は1～10％で，肺あるいは心肺移植で最も高い．造血幹細胞移植においては0.6～24％の頻度で，T細胞除去移植，非血縁者間移植，ATG投与例，リンパ球回復遅延例などに特に高頻度で認められる．発症時期は固形臓器移植では移植後数年にわたるのに対して，造血幹細胞移植では移植後6カ月

骨髄移植後のLPDの頻度

報告者（報告年）		施設	移植種類	母数	LPD症例数	頻度（％）
Zutter	(1988)	Seattle	HLA一致	1,868	5	0.45
			HLA不一致	386	3	1.41
			T細胞除去	64	2	6.16
Shapiro	(1988)	Minnesota	HLA一致	424	1	0.24
			非血縁者間	10	1	10.00
			T細胞除去・不一致	25	6	24.00
			T細胞除去・一致	47	0	0.00
Simon	(1991)	Ulm	無処理BMT	160	0	0.00
			T細胞除去	143	4	2.80
Kato	(1999)	Tokai	CD34選択・不一致	34	4	11.76

以内に集中している．

表に造血幹細胞移植後のLPDの発症頻度に関する内外の報告をまとめた．わが国においては非血縁者間骨髄移植で0.76%，HLA部分一致の血縁者からのCD34選択的造血幹細胞移植で11.76%の頻度でLPDが発生している．腫瘍性疾患，非腫瘍性疾患のいずれでも発生しており，ATGの投与が最大のリスクであった．

■LPDの症状

ほとんどの症例で発熱が初発症状となり，表在あるいは深部リンパ節の腫脹，全身倦怠感，腹痛，肝脾腫，皮疹，中枢神経症状などにより本疾患を疑うことが多い．発熱が遷延する症例で，表在あるいは深部のリンパ節腫脹を疑わせる症状や所見があれば，LPDの有無について画像，検体，病理などの検査を急ぐ必要がある．

■LPDの診断と治療

リンパ節などの病変部の生検による病理診断によるが，補助診断として末梢血あるいは骨髄中のリンパ球増加，LDHの軽度増加，血清soluble IL-2Rの増加などが参考になることがある．免疫学的な指標としては，PHA反応やConA反応の著明な低下などが認められる．

LPDの患者末梢血の単核球を*in vitro*で培養すると，EBV陽性のB細胞が自然増殖することが報告されており，LPDの早期診断に役立つとされている．最近ではリアルタイムPCRによる血清中のEBVゲノムの定量検査を経時的に行うことにより，ゲノムが増加している症例ではLPDの発症を疑いながら注意深く経過観察をすることが勧められている．

LPDには様々な治療が試みられてきた．臓器移植あるいは造血幹細胞移植後では，移植後の免疫抑制療法を減量あるいは中止することで，LPDが自然に消失軽快することもある．

アシクロビルやガンシクロビルなどの抗ウイルス剤の投与やリンパ腫の化学療法も試みられるが，有効例は少ない．B細胞に対するモノクローナル抗体（CD21，CD24）の投与では，モノクローナルなLPDでは無効であったが，ポリクローナルなLPDでは有効であったと報告されている．

LPDの病態がEBV感染B細胞に対する特異的T細胞免疫の欠如であることから，造血幹細胞移植後のLPDにおいては造血幹細胞移植のドナーの末梢血中のリンパ球を輸注する試み（DLI）がなされ，劇的な効果が認められている．輸注されたリンパ球は，CD3陽性細胞として1×10^6/kgという比較的少量で，移植片対宿主病（GVHD）を引き起こさずにLPDを効率よく治癒させている．

また，体外でEBV-CTLを誘導してLPDの治療あるいは予防に用いる研究も行われており，DLIと同様に有効であることが報告されている．

■文献

1) Ambinder RF：Epstein-Barr virus infections. In： Hematopoietic Cell Transplantation (Thomas ED, Blume KG and Forman SJ eds), pp607-617, Blackwell Scinece, Malden, 1999.
2) Lucas KG *et al*：The development of cellular immunity to Epstein-Barr virus after allogeneic bone marrow transplantation. *Blood*, **87**：2594-2603, 1996.
3) Papadopoulos EB *et al*：Infusion of donor leukocytes to treat Epstein-Barr virus-associated lymphoproliferative disorders after aloogeneic bone marrow transplantation. *N Engl J Med*, **33**：1185-1191, 1994.
4) Rooney CM *et al*：Use of gene-modified virus-specific T lymphocytes to control Epstein-Barr-virus-related lymphoproliferation. *Lancet*, **345**：9-13, 1995.

95 組織球の増殖する疾患

笹田昌孝

■組織球とは

　組織球（histiocyte）はマクロファージと同義である．病理組織学的所見にはしばしば組織球が用いられる．組織球は骨髄系幹細胞より単芽球を経て単球となり，組織に移動して分化・成熟したものである（図参照）．到達した組織によってそれぞれに特化し，図に示したような個別の名称で呼ばれる．かつては樹状細胞（dendritic cell）を組織球の範疇に含めていた．しかし今日では，組織球と樹状細胞は区別して取り扱われる．組織球の特徴は表1のとおりで，形態，旺盛な貪食能，ならびに酵素，サイトカイン，活性酸素などの高い産生能を有することで特徴づけられる．

■組織球が増殖する疾患

　組織球が増殖する疾患はまれである．範囲を広くとらえると，種々の血液疾患（単球増加）や貯蔵性組織球症などを含めることになるが，ここでは除外した．疾患を分類する指標は，良性・悪性の区別，そして病理組織学的所見である．代表的な疾患を表2に示した．1～4を良性とし，5～7を悪性とするが，この区別は必ずしも厳密でない．なお，これまでこの範疇に診断された症例の中に，近年の詳細な検討（免疫学的・細胞遺伝学的解析など）によって，リンパ系増殖性疾患として再評価されるものが多々あることが明らかにされている．

(1) sinus histiocytosis with massive lymphadenopathy (Rosai-Dorfman disease)

　頸部リンパ節を中心にその他のリンパ節の腫脹を来す．リンパ節に増殖する細胞は，形態ならびに細胞化学的所見から組織球と判断され，リンパ球を貪食することが特徴的である（emperipolesis）．この細胞群の増殖によりsinusが著明に拡張する．

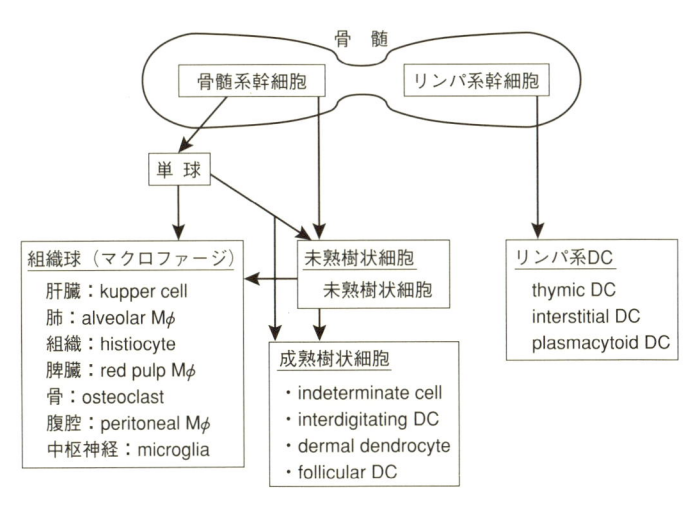

組織球（マクロファージ）と樹状細胞の分化成熟過程
Mφ：macrophage, DC：dendritic cell.

表1 組織球と樹状細胞

	組織球 (histiocyte)	樹状細胞 (dendritic cell)
由　来	骨髄系幹細胞	骨髄系およびリンパ系幹細胞
局　在	組織	組織, リンパ節
タイプ		Langerhans cell, indeterminate cell, interdigitating DC, dermal dendrocyte, follicular DC, thymic DC, interstitial DC, plasmacytoid DC
細胞表面形質	HLA-DR, CD45, CD11c, CD13, CD14, CD15, CD4	CD1, CD45, CD40, CD86, KIM-4, CD21, CD35
レセプター	免疫グロブリン, 補体, トランスフェリン, サイトカイン (TNF, IL-1, IFN-γ, GM-CSF など)	サイトカイン (GM-CSF, TNF-α), LPS
形　態	空胞 (++), residual body microvillous projection	
細胞質	非特異的 esterase acid phosphatase lysozyme	MHC II, Birbeck granule (L.C) S-100 protein
機　能	貪食能 (++) 抗菌, 抗腫瘍 アポトーシス細胞の処理	貪食能 (ほとんど-) 抗原処理 抗原提示
産　生	酵素 (++) (lysozyme, protease, hydrolase) 補体, 凝固因子 活性酸素 サイトカイン, 造血因子	酵素 (±) サイトカイン

樹状細胞の細胞表面形質, レセプター, 細胞質内成分はタイプによって異なる.

表2 組織球の増殖する疾患

1. sinus hyperplasia
2. sinus histiocytosis with massive lymphadenopathy (Rosai-Dorfman disease)
3. hemophagocytic syndrome
   primary：familial hemophagocytic lymphohistiocytosis
            (familial erythrophagocytic lymphohistiocytosis)
   secondary：infection-associated hemophagocytic syndrome
              tumor-associated hemophagocytic syndrome
              autoimmune-associated hemophagocytic syndrome
4. histiocytic necrotizing lymphadenitis
5. malignant histiocytosis
6. true histiocytic lymphoma
7. malignant histiocytosis associated with mediastinal germcell tumor

多くは自然に軽快あるいは変化なく経過するため，治療を必要としない．腫瘍性でなく反応性疾患ととらえられる．

(2) **血球貪食症候群**（hemophagocytic syndrome：HS）

発熱，リンパ節腫脹，血球減少，高LDH血症，高フェリチン血症，DICなどの症状，所見を呈し，骨髄やリンパ系組織に血球貪食像を伴う組織球の増加を特徴とする．原発性と，何らかの基礎疾患をもつ続発性に二大別される．前者は極めてまれで，後者がほとんどである．後者の基礎疾患としては，ウイルスを中心とする感染症，リンパ腫を中心とする腫瘍，そして最近報告される膠原病などである．本症候群の病態形成にサイトカインが深く関わる．腫瘍性あるいは反応性に増殖した活性化Tリンパ球やNK細胞からIFN-γ，M-CSF，IL-2が産生され，これらによって組織球の増殖・活性化が起こり，IL-1β，IL-6，IL-10，TNF-αなどを産生する．このような反応と諸因により多彩な臨床症状を呈する．治療は原発性には造血幹細胞移植が唯一である．続発性には基礎疾患に対する治療と，高サイトカイン血症に対する治療を行う．後者としてはステロイド，免疫抑制剤，抗腫瘍剤（ビンカアルカロイド，VP16など）を用いた治療や，血漿交換などがある．

1) familial hemophagocytic histiocytosis（familial reticulosis, familial erythrophagocytic lymphohistiocytosis）　新生児，乳幼児に発症し，常染色体劣性遺伝形式をとる．発熱などの臨床症状ならびに肝脾腫を伴うことが多い．検査所見では，赤血球や血小板が減少し，骨髄では血球を貪食した組織球を多数認める．治療としては抗癌化学療法を中心に行う．

2) infection-associated hemophagocytic syndrome　ウイルス感染（virus-associated HS：VAHS），細菌感染（bacteria-associated HS：BAHS），真菌感染症に続発するもので，ウイルスが中心である．関連するウイルスとしては，EBV（Epstein-Barr virus）が代表的であり，そのほかにもHSV（herpes simplex virus），CMV（cytomegalovirus），VZV（varicella zoster virus）などがある．臨床症状としては発熱，全身倦怠感，筋痛など，また肝脾腫，リンパ節腫脹を認める．検査所見ではほとんどの症例で汎血球減少を認める．骨髄では赤血球，赤芽球を貪食した組織球の増加を，リンパ節では血球を貪食した多数の組織球を認める．

3) tumor-associated hemophagocytic syndrome　基礎疾患となる腫瘍としては，悪性リンパ腫，急性白血病が代表的である．

4) autoimmune-associated hemophagocytic syndrome　膠原病を基礎疾患とするもので，SLEが代表的である．基礎疾患の活動性に一致してHSを発症する．診断には血球に対する抗体の存在が有用である．

(3) **組織球性壊死性リンパ節炎**（histiocytic necrotizing lymphadenitis）

女性に多く，一般に頸部リンパ節腫脹を唯一の所見とする予後良好な疾患である．原因は不明．リンパ節の組織学的所見としては，芽球化したCD8，アポトーシスに陥ったCD4，CD4を貪食した組織球の存在が特徴的である．

(4) **malignant histiocytosis と true histiocytic lymphoma**

1939年にScottとRobb-Smithは，黄疸，リンパ節腫脹，血球減少，肝脾腫を伴って急速に致死的な経過をたどる症例をまとめて報告し，これをhistiocytic medullary reticulosisと呼んだ．その後1960年に，Rappaportは悪性腫瘍細胞がhistiocyteであると考え，malignant histiocytosisの名称を提唱し，今日に至っている．しかし現在

96
樹状細胞の増殖する疾患

笹田昌孝

■樹状細胞とは

　樹状細胞（dendritic cell：DC）は，組織球とともに非リンパ系細胞として免疫反応や炎症反応に深く関わっている．従来両細胞は広義の組織球としてとらえられていたが，両者が諸点において異なることから（図および95項の表1），現在は明確に区別されている．樹状細胞は特徴的形態をもち，細胞質内のリゾチーム（lysozyme）量は少なく，さらに貪食能をほとんどもたない．抗原提示細胞として免疫反応に不可欠な役割を担うことが特徴的である．樹状細胞は骨髄系幹細胞あるいはリンパ系幹細胞からサイトカインなどの作用を受けて，未熟DCさらに成熟DCとなる．形態，細胞表面形質，機能などにそれぞれの特異性を獲得して，95項の図に示すような各種DCとなる．なお，図に示すような分化成熟過程は主に in vitro の実験的所見に基づくもので，in vivo における過程として確認されたものとは限らない．

■樹状細胞の増殖する疾患

　樹状細胞の増殖する疾患はまれである．本疾患は主要な病的細胞の病理組織学的所見に基づいて，さらに臨床経過（良性，悪性）を加えて，次ページの表のように分類される．それぞれの疾患は原則として増殖する樹状細胞のタイプに基づくが，その起源は必ずしも明らかにはならない．

　1）juvenile（and adult）xanthogranuloma　幼少時に皮膚に病変が認められ，多くは自然軽快する．構成細胞はdermal dendrocyteで，表面形質はfactor XIIIa（＋），

ではその多くの症例の腫瘍細胞はTリンパ球であることが明らかにされた．

　この疾患は全年齢に及ぶ男性に多い．症状としては発熱，全身倦怠感，体重減少，疼痛，皮膚紅斑などである．診断にはリンパ節生検が重要で，そのほか浸潤臓器の生検が有用である．しかし臨床的に実施することが困難で，死後剖検によって診断に至る所見を得ることが多い．鑑別診断としてはリンパ腫やホジキン病がある．治療はlarge cell lymphomaに対する場合と同様でよい．化学療法によって一度軽快を得ることがあるが，結局致死的な経過をとることが常である．

■文献

1) Chan JKC： Tumors of histiocytes and dendritic cells. In：Diagnostic Histopathology of Tumors（Fletcher CDM ed），2nd ed, pp1197-1205, Churchill Livingstone, London, 2000.
2) Harris NL et al：World Health Organization classification of neoplastic diseases of the hematopoietic and lymphoid tissues：report of the clinical advisory committee meeting—Airlie House, Virginia, November 1997. *J Clin Oncol*, **17**(12)：3835-3849, 1999
3) Jaffe R：The histiocytoses. *Diagnostic Pediatr Hematol*, **19**(1)：135-155, 1999.
4) Weiss LM：Histiocytic and dendritic cell proliferations. In：Neoplastic Hematopathology（Knowles DM ed），pp1815-1845, Lippincott Williams & Wilkins, Philadelphia, 2001.

樹状細胞の増殖する疾患

- dermatopathic lymphadenitis
- juvenile and adult xanthogranuloma
- Langerhans cell histiocytosis
- follicular dendritic cell sarcoma
- interdigitating (dendritic, reticulum) cell sarcoma
- indeterminate cell neoplasm
- fibroblastic dendritic (or reticular) cell neoplasm

fascin(＋), CD68(＋), S-100 protein(－)を特徴とする.

2) Langerhans cell histiocytosis (LCH)
Langerhans cellの増殖する疾患で, かつてはhistiocytosis Xとして包括されたものである. 病変部位が単一のものと多発のものに分けられる. 単一のもの (unifocal LCH) は, solitary eosinophilic granulomaとも呼ばれるもので, 顔面の骨が代表的部位であり, このほかにリンパ節, 肺などに局在する. 男児に多い. 多発性のもの (multifocal LCH) は, 従来のHand-Schüller-Christian症候群およびLetterer-Siwe症候群を含む. unifocal LCHに比べると予後が悪い. 病巣に認められるLangerhans cellは正常のものと変わらず, Birbeck granuleをもち, CD1(＋), S-100 protein(＋) である. 一部に悪性の経過をとるものがあり, Langerhans cell sarcomaと呼ばれる.

3) follicular dendritic cell sarcoma
follicular dendritic cellの増殖する疾患で, 頸部, 腋下部リンパ節などの腫脹を来す. 平均年齢40歳ぐらいである. 半数に再発を, 1/4に転移を認める. 腫瘍細胞の特徴は正常のものと同様で, Birbeck granule (－), CD1(－), R4/23(＋), CD45(－～±), S-100 protein(－～＋), CD35(＋), CD21(＋) などの所見を示す.

4) interdigitating dendritic cell sarcoma
interdigitating dendritic cellの増殖する疾患で, 成人に多くみられる. これまでに数十例の報告のみである. リンパ節腫脹のほか, 消化管に発症する. 予後は不良である. 形態的特徴のほか, Birbeck granule(－), vimentin(＋), CD45(＋), CD68(＋), S-100 protein(＋) などである.

5) indeterminate cell neoplasm indeterminate cellの増殖する疾患で, 成人に発症する. これまで数例の報告のみで極めてまれな疾患である. 皮膚病変が主体である. B細胞リンパ腫と関連する症例がある. 腫瘍細胞の特徴は, Birbeck granule (－), vimentin(＋), CD45(＋), CD1(＋), S-100 protein(＋) である.

6) fibroblastic dendritic (or reticular) cell neoplasm　数例の報告のみである. リンパ節腫脹を主病変とし, 構成細胞は樹状細胞の形態的特徴をもつ. 腫瘍細胞はfactor XIII(＋), CD45(－), S-100 protein (－), CD1(－), CD35(－) である.

■文献
1) Ardavin C：Origin and differentiation of dendritic cells. *Trends Immunol*, **22**：691-700, 2001.
2) Chan JKC：Tumors of histiocytes and dendritic cells. In：Diagnostic Histopathology of Tumors (Fletcher CDM ed), 2nd ed, pp1197-1205, Churchill Livingstone, London, 2000.
3) Fonseca R et al：Follicular dendritic cell sarcoma and interdigitating reticulum cell sarcoma：a review. *Am J Hematol*, **59**：161-167, 1998.
4) Weiss LM：Histiocytic and dendritic cell proliferations. In：Neoplastic Hematopathology (Knowles DM ed), pp1815-1845, Lippincott Williams & Wilkins, Philadelphia, 2001.

97
造血幹細胞移植

森島泰雄

難治性の造血器腫瘍，重症再生不良性貧血，先天性免疫不全症の患者を対象として，1970年中頃からHLA適合同胞をドナーとした同種骨髄移植が開始され，1980年代後半には疾患・病期によっては治癒する可能性の高い治療法として確立された．1990年代に入って骨髄ドナーバンクが，1990年代後半には臍帯血バンクが設立され，HLA適合ドナーが見出されない患者に非血縁者間移植が実施されるようになってきた．さらに，1990年代中頃には造血幹細胞源として末梢血幹細胞を用いた自家移植が導入され，2000年には同種末梢血幹細胞移植も保険適用となった．最近では，同種移植に伴う抗腫瘍効果を活かした治療法として，55歳以上の高齢者などに同種移植を可能にする骨髄非破壊的移植（reduced intensity conditioning stem cell transplantation : RIST）や，移植後の白血病再発に対してドナーリンパ球輸注療法（donor lymphocyte infusion : DLI）が試みられている．

このように造血幹細胞移植は多様化し進歩しており，移植以外の治療法も考慮に入れて移植の適応を正しく判断することがますます重要になってきた[1]．

■ 移植の種類とその特徴

1）造血幹細胞源として，骨髄細胞，末梢血幹細胞，臍帯血が用いられており，それぞれ骨髄移植，末梢血造血幹細胞移植，臍帯血移殖と呼ばれる．

2）同種移植　他人の正常な造血幹細胞を用いて移植する方法を同種移植といい，後記する移植免疫反応（移植片対宿主病）を生じさせないようにHLAの適合したドナーを選択する．兄弟姉妹間では1/4の確率でHLA型が合っており，この適合した兄弟姉妹からの移植をHLA適合同胞間移植と呼ぶ．同胞間でドナーが見出されない場合には日本骨髄バンクに登録して，HLAの適合したドナーからの非血縁者間骨髄移植[2]を実施する．また，患者の体重制限はあるが，臍帯血バンクからの臍帯血を用いた非血縁者間同種移植も行われる．最近では同種末梢血幹細胞移植（PBSCT）も保険適用になっている．健常人に顆粒球増殖因子（G-CSF）を投与することにより末梢血中に出現する造血幹細胞を成分採血装置を用いて採取し，移植する方法である．

3）自家移植　患者自身の造血幹細胞を用いて移植する方法を自家移植という．
化学療法により末梢血や骨髄の腫瘍細胞が消失し，患者自身の正常血液細胞が回復した状態（完全寛解）のときにあらかじめ自分の造血幹細胞を採取・凍結保存し，移

造血幹細胞移殖の種類とその特徴

	骨髄移植	末梢血幹細胞移植	臍帯血移植
幹細胞源	骨髄	末梢血	臍帯血
採取方法	全身麻酔下	G-CSF使用・成分採血装置	出産時・凍結保存
ドナー	同種	自家（最近同種も開始）	同種（主に非血縁者）
血液の回復	2～3週間（白血球）	骨髄移植より早い	骨髄移植より遅い
GVHD（同種）	本文参照	急性型は骨髄移植と同程度，慢性型は高率	低率
患者年齢	50～55歳	60～65歳	体重制限有り

植前治療ののちに保存した幹細胞を移植する移植方法で，最近では自家末梢血幹細胞移植が一般的である．

各移殖の特徴を表にまとめた．

■移殖前治療，移殖合併症・移殖免疫反応とその対策

1）移植前治療　移植前1週間ほどの間に大量抗癌剤の投与や全身放射線照射を行う．最も多く用いられるCY＋TBI法の例を示すと，cyclophosphamide（CY）1日60 mg/kg（患者体重）iv 2日間と，全身放射線照射（total body irradiation：TBI）1回300 cGy 1日2回，CYの前または後に2日間，計1,200 cGyを施行する．

2）造血幹細胞の輸注　移植前治療の1～2日後に採取した造血幹細胞（末梢血幹細胞，骨髄細胞，臍帯血）を経静脈的に輸注する．

3）同種移植に伴う免疫反応　移植された血液細胞はドナー（他人）由来であり，白血球の中の主としてリンパ球が患者組織を異物と認識し攻撃する反応を，移植片対宿主病（GVHD）という．急性GVHDは，軽症の場合には皮疹が生じ，重症になると肝機能障害（黄疸）や大量の下痢が加わって，患者の予後は不良になる．重症急性GVHDは，HLA適合同胞間移植では5％前後に，HLA適合非血縁者間移植では20％前後に生じる．移植後3カ月頃から慢性GVHDが起こることがある．GVHDと同様な反応は移植後に残存している腫瘍細胞に対して向けられ，移植後の白血病の再発が抑えられる可能性があり，GVL効果（移植片対白血病・リンパ腫・骨髄腫効果）という．このGVL効果は自家移植には認められない．生着不全は，HLA適合非血縁者間骨髄移植では1.53％，HLA不適合移植では2.8～6.0％に生じており，HLA適合同胞間骨髄移植や自家移植ではさらに低率である．同種移植後の免疫抑制療法として，cyclosporine（CSP）＋methotrexate（MTX）法，あるいはtacrolimus＋MTX法が用いられている．

4）感染症　移植後の白血球低下の時期に，感染（特に細菌）に罹りやすくなる．このため，移植後早期の感染予防処置が必要になるが，その程度は移殖の種類により異なる．また，移殖後の免疫不全状態に伴う日和見感染症，特にサイトメガロウイルス感染症やヘルペス感染症対策が重要である．

■臨床成績

日本の成績は日本造血細胞移植学会の全国集計にまとめられている．白血病について示すと，急性骨髄性白血病の第一寛解期での5年生存率は同胞間移植，非血縁者間移植，自家移植でそれぞれ66.4％，66.0％，66.0％，急性リンパ性白血病では51.0％，53.9％，41.1％，慢性骨髄性白血病の第一慢性期では同胞間移殖71.8％，非血縁者間移植59.3％となっている．

■文献

1) 日本造血細胞移植学会：造血幹細胞移植の適応ガイドライン．JSHCT monograph，6，2002.
2) 名古屋BMTグループ：造血細胞移植マニュアル，第3版，日本医学館，2004.
3) 日本造血細胞移植学会：造血細胞移植ガイドライン：急性GVHD．JSHCT monograph，1，1999.
4) Morishima Y et al：The clinical significance of human leukocyte antigen(HLA)allele compatibility in patients receiving a marrow transplants from serologically HLA-A, HLA-B, and HLA-DR matched unrelated donors. Blood, **99**：4200-4206, 2002.
5) 骨髄移植推進財団：日本骨髄バンクを介した非血縁者間骨髄移植の成績報告書，2002.
6) 日本造血細胞移植学会：平成13年度全国調査報告書．JSHCT monograph，5，2001.
7) 日本造血細胞移植学会：造血細胞移植ガイドライン：移植後早期の感染管理．JSHCT monograph，3，2000.

98
ミ ニ 移 植

神田善伸

　同種造血幹細胞移植は，大量抗癌剤や全身放射線照射による前処置を行ったのちにドナーから採取した造血幹細胞を輸注する治療方法で，主に造血器腫瘍に対して広く行われているが，移植に伴う合併症のために，若年者かつ重篤な臓器障害のない患者に限られた治療方法であった．ミニ移植は移植前処置の強度を弱めることによって，高齢者や臓器障害をもつ患者にも同種移植療法を可能にしようという治療法である．

　同種造血幹細胞移植後の合併症の一つである移植片対宿主病（graft-versus-host disease：GVHD）は，ドナー由来の免疫細胞が宿主を異物とみなして攻撃することによって生じる病態である．一方，同種骨髄移植後の白血病の再発率は，GVHDを発症した患者において低下するという事実から，ドナーの免疫細胞が抗腫瘍（graft-versus-leukemia/tumor：GVL/GVT）効果を発揮しているということが示唆され[1]，さらに，同種造血幹細胞移植後に再発した患者に対してドナーのリンパ球を輸注する（donor lymphocyte infusion：DLI）ことによって，化学療法や放射線療法を行わなくとも腫瘍が再寛解しえることが報告され[2]，GVL/GVT効果の存在は確実なものとなった．GVL/GVT効果を得るためには，ドナー由来の造血細胞が安定して存在できる環境を確立する必要があるため，ホストに対して十分な免疫抑制を行い，少ない副作用でドナー造血細胞の生着を図り，抗腫瘍効果としては主としてGVL/GVT効果に期待するという方法がミニ移植の概念である．

　ミニ移植の前処置の目的は，抗腫瘍効果よりも免疫抑制に重点がおかれる．様々な方法が報告されているが（表参照），大半は免疫抑制作用の強いフルダラビンとアルキル化剤（ブスルファン，シクロホスファミド，メルファランなど）の併用である．一方，少量の全身放射線照射を中心とした前処置も開発されている．実際に行われているミニ移植の中でもその強度には大きな差があり，疾患の病期，ドナーとホストの関係，患者の臓器障害の状態などに応じて選択する必要がある．移植後GVL/GVT効果が発揮されるまで時間がかかることを考えると，前処置自体にもある程度の抗腫瘍効果を期待しなければならないからである．

　ミニ移植後には，ドナー細胞による造血とホスト細胞による造血が混じった状態（混合キメラ）になることがある．特に少量全身放射線照射による軽い前処置を行った場合には高頻度に混合キメラが認められるのに対して[3]，フルダラビンにブスルファンあるいはメルファランを加えた比較的強い前処置の場合は，移植後早期（30日以内）にドナー型完全キメラ（造血はほぼ完全にドナー細胞由来となった状態）が得られる[4,5]．以前は，混合キメラが認められた場合には免疫抑制剤を早期に中止し，必要に応じてDLIを加えることで早期に完全キメラを達成することを目標としていたが，後述するGVHDの問題などから，低悪性度の腫瘍においては，腫瘍の増悪が認められない限り，免疫抑制剤の急速減量やDLIは行わないという施設もある．一方，混合キメラがその後のドナー細胞の拒絶につながるおそれもあり，混合キメラに対する対応策は確立されていない．

　急性GVHDに関しては前処置に伴う様々な炎症性サイトカインによって惹起されるという仮説と，混合キメラ状態ではGVHDが発症しにくいという仮説から，

ミニ移植に用いられる様々な前処置方法

施設	前処置	Flu (mg/m²)	2-CdA (mg/kg)	Bu (mg/kg)	Cy (mg/m²)	ATG (mg/kg)	その他	移植幹細胞	GVHD予防
MDACC	Flu/Cy	150			2,000			PB or BM	FK506 +MTX
MDACC	PFA	60					Ara-C 1,000 mg/m² CDDP 100 mg/m²	PB or BM	FK506 +MTX
MDACC	Flu/Mel	125					Mel 140〜180 mg/m²	PB or BM	FK506 +MTX
Israel	Flu/Bu /ATG	180		8		20〜40 (horse)		PB	CsA
NIH	Flu/Cy	125			120			PB	CsA (+MMF)
FHCRC	low dose TBI	(90)					TBI 200 cGy	PB	CsA+ MMF
MGH	Cy/ATG /TI				150〜200	30〜45 (horse)	TI 700 cGy	BM	CsA
NCCH	2-CdA/Bu /ATG		0.66	8		0〜10 (rabbit)		PB	CsA

MDACC：MD Anderson Cancer Center, NIH：National Institutes of Health, FHCRC：Fred Hutchinson Cancer Research Center, MGH：Massachusetts General Hospital, NCCH：National Cancer Center Hospital. Flu：fludarabine, 2-CdA：cladribine, Bu：busulfan, Cy：cyclophosphamide, ATG：anti-thymocyte globulin, Mel：Melphalan, CDDP：cisplatin, TBI：total body irradiation, TI：thymic irradiation, CsA：cyclosporine A, FK506：tacrolimus, MTX：methotrexate, MMF：mycophenolate mofetile.

　当初はミニ移植では急性GVHDが減少することが期待されていたが，実際には多くの臨床研究の結果において，急性GVHDの発症頻度は通常の移植と比較して大きな差がないことが示された．GVL/GVT効果をねらうためにGVHD予防を軽減していることや，高齢者が多く含まれていることが影響している可能性は否定できないが，GVHDがミニ移植後の最も重篤な合併症であることは間違いなく，GVHD予防を強化する方向にプロトコールを変更している施設も多い．しかしGVHD予防を強化することによってGVL/GVT効果が失われるおそれもあり，将来的にはより腫瘍特異的なGVL/GVT効果の誘導方法の開発が望まれる．
　前処置の抗癌剤を減量することで，通常の移植よりも再発率が上がることが懸念されるが，これまでに特定の疾患に対する多数例の報告はなく，いずれも観察期間が短いことから再発率に関しては不明である．ミニ移植の概念がGVL/GVT効果をねらった治療である以上，ミニ移植による再発抑制が期待できる疾患は，GVL/GVT効果が得られやすい疾患でなくてはならない．慢性骨髄性白血病（CML），低悪性度リンパ腫などで期待されている反面，急性リンパ性白血病（ALL）などのDLIの効果が乏しい疾患では十分な抗腫瘍効果は得られないかもしれない．実際，EBMT（European Group for Blood and Marrow Transplantation）によるミニ移植256例の解析において，不均一な集団の解析ではあるが，CML，慢性リンパ性白血病，骨髄異形成

99
移植片対宿主病とGVL効果

坂巻　尋

症候群では1年生存率が60％以上であるのに対し，急性骨髄性白血病，骨髄腫では40～50％，ALLではわずかに15％と，DLIの効果と類似した結果が得られている[6]．

ミニ移植は研究段階の治療法である．高齢者や臓器障害を有する患者に福音をもたらす可能性を秘めた治療であることは間違いないが，通常の化学療法と比較すると合併症はより重篤であり，どの程度まで予後の改善に結び付くかどうかは不明である．現時点では，同種造血幹細胞移植の十分な経験をもった施設によって，適切な審査を受けた臨床試験プロトコールに沿って行われるべきであろう．

■文献

1) Sullivan KM et al：Graft-versus-host disease as adoptive immunotherapy in patients with advanced hematologic neoplasms. *N Engl J Med*, **320**：828-834, 1989.
2) Cullis JO et al：Donor leukocyte infusions for chronic myeloid leukemia in relapse after allogeneic bone marrow transplantation. *Blood*, **79**：1379-1381, 1992.
3) McSweeney PA et al：Hematopoietic cell transplantation in older patients with hematologic malignancies：replacing high-dose cytotoxic therapy with graft-versus-tumor effects. *Blood*, **97**：3390-3400, 2001.
4) Niiya H et al：Early full donor myeloid chimerism after reduced-intensity stem cell transplantation using a combination of fludarabine and busulfan. *Haematologica*, **86**：1071-1074, 2001.
5) Giralt S et al：Melphalan and purine analog-containing preparative regimens：Reduced-intensity conditioning for patients with hematologic malignancies undergoing allogeneic progenitor cell transplantation. *Blood*, **97**：631-637, 2001.
6) Lalancette M et al：The importance of patient selection in non-myeloablative stem cell transplantation (nmsct) for acute and chronic leukemia, myelodysplastic syndrome, and myeloma. *Blood*, **96**, Suppl 1：199a, 2000.

■GVHD

移植片対宿主反応病（graft-versus-host disease：GVHD）とは，同種造血幹細胞移植において，生着したドナーの免疫担当細胞が宿主である患者（レシピエント）の組織を攻撃する同種免疫反応である．

GVHDには大きく分けて，移植後おおむね100日以内に起こる急性GVHDと，それ以降に起こる慢性GVHDがある．急性GVHDは，細胞傷害性T細胞（CTL）がその反応の主体と考えられている．これがperforin-granzyme B pathway, Fas-Fas ligand systemを介して細胞傷害を来したり，サイトカインによる直接的な細胞傷害がGVHD発症のメカニズムと考えられているが，その詳細はまだ不明な部分が多い．

急性GVHDにおける攻撃対象臓器は皮膚・消化管・肝臓がほとんどであり，その重症度は皮疹の程度，下痢量，Bilの上昇度で規定される（表参照）[1]．重症な急性GVHDは予後不良であり，同種造血幹細胞移植における重要な治療のポイントとなる．遺伝学的に一致した同胞間の移植での急性GVHDの発症率は50％であり，HLA A, B, DR座一致非血縁ドナーからの急性GVHD発症率は65％と増加する[2]．GVHDの程度は，ドナーとレシピエントのHLAの一致度が低いほど強く，レシピエントの年齢が高い方が急性GVHDの頻度と重症度が上がる．自家移植や同系移植でも，頻度は低いものの急性GVHDが起こる．移植後，胸腺内で自己反応性のT細胞が除去

急性GVHDの病期分類および重症度（日本造血細胞移植学会ガイドライン1999年7月）
(a) 病期分類

stage	皮膚	肝臓	消化管
	皮疹(%)	総ビリルビン(mg/dl)	下痢(ml/日)
1	<25	2.0〜2.9	500〜1,000 または持続する嘔気
2	25〜50	3.0〜5.9	1,000〜1,500
3	>50	6.0〜14.9	>1,500
4	全身性紅皮症（水疱形成）	≧15.0	高度の腹痛・出血（腸閉塞）

(b) 重症度

grade	皮膚 stage		肝臓 stage		消化管 stage
I	1〜2		0		0
II	3	or	1	or	1
III	—		2〜3	or	2〜4
IV	4	or	4		

されず発症するものである．しかし，このGVHDはほとんど皮膚に限られ，程度も軽い．非血縁者間臍帯血移植後はGVHDが軽度であり，HLAの不一致度とGVHDの発症およびその重症度に関連はない．これは臍帯血中のT細胞が幼弱であるため，同種免疫反応が起きにくく，起きた場合も程度が軽くなるものと考えられている．移植する骨髄液や末梢血からT細胞を除去したり，強力な免疫抑制をかけることにより，移植後の急性GVHDは抑制することは可能であるが，生着不全，移植後再発，感染症の増加などから，必ずしも移植成績の向上につながるとは限らない．

慢性GVHDは，発症する時期だけではなく，その発症メカニズムも臨床症状も急性GVHDとは大きく異なっている．移植後，レシピエントの胸腺内において，T細胞の前駆細胞がドナーおよびレシピエントの抗原に対して寛容を獲得するが，前処置により，あるいはGVHD予防の免疫抑制剤，急性GVHD，加齢などの影響により胸腺微小環境の異常が起こり，自己反応性T細胞クローンが排除されず発症するもの

と考えられている．慢性GVHDの症状は急性GVHDとは大きく異なっており，膠原病様の病態が主体である．最も多い症状はSjögren症候群様のdry eye, dry mouthなどの乾燥症状である．肝臓症状，消化器症状を呈することもあり，自己抗体を有する自己免疫疾患になる場合もある．慢性GVHDで最も予後不良なのは，閉塞性細気管支炎（bronchiolitis obliterans：BO）である．非可逆的，進行性で，死に至る症例も多く，効果的な治療もない．慢性GVHDは，BO以外では直接死につながることは少ないが，治療には長期の免疫抑制剤が投与され，それによる感染症が死因になることがある．また，慢性GVHDは患者のQOLの低下につながる．

■ GVL効果

白血病に対する一卵性双生児間移植，自家移植では，再発が多いこと，同種移植でもT細胞除去移植で再発が有意に高いこと，同種移植後GVHDの発症した症例に再発が少ないことから[3]，ドナーT細胞による同種免疫反応が抗腫瘍効果をもつことが知られており，これをGVL（graft-versus-leukemia)効果と呼んでいる.同種造血細胞移植は,このGVL効果を利用した免疫療法としての側面が強いと考えられている.この免疫学的抗腫瘍効果を利用したのが,ドナーリンパ球輸注(donor leukocyte infusion：DLI)[4]である.これは,同種造血細胞移植後の白血病の再発に対して,ドナーの白血球を輸注し,ドナー細胞の免疫反応により白血病細胞を駆逐しようとするものである.またミニ移植(mini transplantation)は,従来の大量抗癌剤,放射線療法による前処置を行わず,ドナーの幹細胞の生着を主目的とした強力な免疫抑制を主体とした前処置で移植を行うものであり,このGVL効果を主目的とした移植法である.同種造血細胞移植後の抗腫瘍効果は白血病細胞のみならず,固形腫瘍に対しても認められており[5],これはGVT(graft-versus-tumor)効果とも呼ばれている.

白血病の再発の際のDLIで全くGVHDが起こっていないにもかかわらず,明らかな抗腫瘍効果のみられるケースがあり,一部のケースではGVHDとGVL効果は異なることが明らかになっているが,GVHDとGVL効果がほぼ同時に起こることが多く,現時点では明確に分離することはできない.ドナーとレシピエントの遺伝子多型に由来する,多型ペプチドに対する同種免疫反応がGVHD,GVL効果の主体と考えられている.T細胞が攻撃する対象は,MHC(major histocompatibility complex,主要組織適合遺伝子複合体)に対するもの,HLA以外の同種多型性のうち,HLA分子上に多型ペプチドとして提示され,同種免疫反応を引き起こすmHA(minor histocompatibility antigen),および腫瘍特異的遺伝子異常により産生される,いわゆる癌特異抗原などがある.動物実験ではGVHDとGVL効果を担うエフェクター細胞は別であることが示されているが,ヒトでは明らかになっていない.

現在,このGVL効果を高めるための手段として,GVHD予防薬の減量ないし早期中止,DLI,IL-2などのサイトカインの投与が行われているが,いずれもGVHDの悪化をもたらす可能性のある両刃の剣である.GVHDを抑えながらGVL効果を引き出す方法として,自殺遺伝子を組み込んだT細胞を用いてDLIを行い,GVHDが起こったところでガンシクロビルを投与してGVHDを抑える遺伝子治療や,腫瘍特異抗原あるいは高発現蛋白に対する選択的なGVL効果の誘導などの試みが始まっている.

■文献
1) Kernan NA et al：Analysis of 462 transplantations from unrelated donors facilitated by the National Marrow Donor Program. *N Engl J Med*, **328**(9)：593-602, 1993.
2) 日本造血細胞移植学会：平成13年度全国調査報告書, 2001.
3) Horowitz MM et al：Graft-versus-leukemia reactions after bone marrow transplantation. *Blood*, **75**(3)：555-562, 1990.
4) Kolb HJ et al：Donor leukocyte transfusions for treatment of recurrent chronic myelogenous leukemia in marrow transplant patients. *Blood*, **76**(12)：2462-2465, 1990.
5) Childs R et al：Regression of metastatic renal-cell carcinoma after nonmyeloablative allogeneic peripheral-blood stem-cell transplantation. *N Engl J Med*, **343**(11)：750-758, 2000.

100 リンパ球輸注療法

山崎宏人

慢性骨髄性白血病（chronic myelogenous leukemia：CML）は同種骨髄移植によって根治する代表的な疾患であるが，移植直後からbcr/abl mRNAを指標とした分子遺伝学的寛解が得られる例は少ない．これは，移植前に行われる超大量化学療法や全身放射線照射だけでは腫瘍細胞が根絶されていないことを意味する．移植前処置による傷害を免れた白血病細胞は，移植後にドナー由来のリンパ球によって免疫学的に排除されていると考えられており，このような抗白血病効果をGVL（graft-versus-leukemia）効果と呼ぶ．ドナーリンパ球輸注（donor lymphocyte infusion：DLI）療法は，このGVL効果を人為的に誘導した初めての細胞治療である．

■移植後再発例に対するDLI
(1) 適応疾患と治療成績

日本および欧米の治療成績を表に示す．CMLの慢性期再発に対しては，70%以上の症例に永続的寛解をもたらす．しかし，CMLの移行期・急性転化再発や急性白血病の再発に対してはほとんど効果は期待できず，DLIのみでの寛解率は低い．欧米に比べてわが国では骨髄異形成症候群に対する寛解導入率が高いが，いずれの症例も短期間で再発していることから，再移植などの追加治療が必要と思われる．

(2) 合併症

DLIは非特異的な同種免疫を誘導する治療法であるため，全身の組織に分布しているマイナー組織適合抗原（minor histocompatibility antigen：mHA）を認識する細胞傷害性T細胞（cytotoxic T lymphocyte：CTL）が輸注リンパ球中に含まれている場合には，移植片対宿主反応病（graft-versus-host disease：GVHD）を起こす危険性がある．わが国ではGVHDの合併は比較的少ないが[1]，欧米では，急性GVHDは40～60%，慢性GVHDは約60%に合併し，このうち約10%が致死的であると報告されている．特に，同種骨髄移植後6カ月以内の早期にDLIを受けた例は致死的なGVHDを起こしやすい．

また，DLI施行例の約20%に汎血球減少がみられる．CMLの再発例では，造血の一部を担っていたフィラデルフィア染色体陽性の造血幹細胞が傷害されるため，汎血球減少が出現しやすい．

(3) 輸注リンパ球数

CML慢性期再発に対しては，移植後6カ月以内の場合には患者の体重あたり1×

DLI療法の疾患別治療成績　　（　）：%

疾患名	ヨーロッパ (Kolb, 1997)	米国 (Collins, 1997)	日本 (Shiobara, 2000)
慢性骨髄性白血病			
慢性期	107/140 (76)	28/37 (76)	10/12 (83)
移行期・急性転化	6/ 27 (22)	5/18 (28)	4/13 (31)
急性骨髄性白血病	12/ 42 (29)	6/39 (15)	5/20 (25)
骨髄異形成症候群	3/ 9 (33)	2/ 5 (40)	6/11 (55)
急性リンパ性白血病	1/ 22 (5)	2/11 (18)	6/22 (27)
多発性骨髄腫	4/ 11 (36)	2/ 4 (50)	
非ホジキンリンパ腫		0/ 6 (0)	

10^7/kg,移植後6カ月以上経過している場合には$5×10^7$/kgのT細胞（CD3陽性細胞）で開始する．その後GVL効果やGVHDの発現を注意深く観察し，これらが認められなければ8〜12週間後に$1×10^8$/kg以上のT細胞を追加する．その他の疾患の再発に対しては，少量投与は全く効果がないため，最初から$5×10^7$/kg以上のT細胞を輸注する．

■ 移植後免疫不全状態に対するDLI

同種骨髄移植後の患者には，拒絶反応やGVHDの予防や治療を目的として種々の免疫抑制剤が投与されるため，高度の免疫不全状態にある．このため，一部の患者ではEBV（Epstein-Barr virus）に特異的なCTLが誘導されず，本来排除されるべきドナー由来のEBV感染B細胞が腫瘍性に増殖してEBV-BLPD（EBV associated B-cell lymphoproliferative disorder）を発症する[2]．一般に，EBV-BLPDは化学療法には反応せず，極めて難治性である．しかし，ドナーの末梢血中にはもともとEBVに対するCTLが存在するので，このCTLを含むDLIを行うと，EBVに対する免疫力が再構築され，EBV-BLPDは速やかに消失する．EBV-BLPDに対するDLIでは，通常，患者の体重あたり$1×10^6$/kgのT細胞を輸注する．なお，最近では，サイトメガロウイルスによる間質性肺炎や，アデノウイルスによる出血性膀胱炎など，他の重症ウイルス感染症に対してもDLIの有効例が報告されている．

■ DLIにおける新たな試み

(1) GVHDの回避

GVL効果の担当細胞は主としてCD4陽性T細胞，GVHDの担当細胞はCD8陽性T細胞と考えられている．そこで，GVHDを最小限にとどめGVL効果だけを誘導するための工夫として，輸注リンパ球からCD8陽性T細胞を除去したり，CD4陽性T細胞を純化して直接輸注する試みが行われている．Boniniらは，ドナーのリンパ球にあらかじめ単純ヘルペスウイルスのHSV-TK（thymidine kinase）自殺遺伝子を導入し，重症GVHDを合併した際に，抗ウイルス剤であるガンシクロビルを投与することでドナーリンパ球を破壊し，GVHDを抑える方法を開発した．

(2) CTLによるGVL効果の誘導

Falkenbergらは，CMLの移行期の細胞で刺激後増幅したドナーのT細胞を輸注することによって，移植後再発例の寛解導入に成功した．また最近では，白血病細胞での発現が亢進しているWT1やproteinase 3といった抗原や，血液細胞が優勢に発現しているmHAを標的抗原としたCTL療法も注目されている．

■ おわりに

GVL効果を臨床的に証明したDLIの成功は，現在広まりつつある「ミニ移植（骨髄非破壊的前処置を用いた同種造血幹細胞移植）」の開発につながっている．

■文献

1) Shiobara S et al：Donor leukocyte infusion for patients with relapsed leukemia after allogeneic bone marrow transplantation：lower incidence of acute graft-versus-host disease and improved outcome. *Bone Marrow Transplant*, **26**：769-774, 2000.
2) 山崎宏人他：血液疾患合併感染症（正岡 徹編），pp201-207，最新医学社，大阪，2002.
3) Dazzi F et al：Donor lymphocyte infusions. *Curr Opin Hematol*, **6**：394-399, 1999.
4) Peggs KS et al：Cellular therapy：donor lymphocyte infusion. *Curr Opin Hematol*, **8**：349-354, 2001.

101 抗体を用いた治療法

飛内賢正

■抗体療法の原理

現在，悪性腫瘍に対する抗体医薬は，非抱合型抗体，immunotoxin もしくは chemoimmunoconjugate, radioimmunoconjugate の3種類に大別される．非抱合型抗体の主な作用機作は，抗体依存性細胞介在性細胞傷害反応（ADCC）と，補体依存性細胞傷害反応である．immunotoxin は toxin を，chemoimmunoconjugate は抗癌剤を抱合した抗体であり，抗体が反応した際に細胞内に internalize される標的抗原が選択されることが多い．

■キメラ抗体の利点

マウス型抗体には異種抗体産生によるアナフィラキシーや抗腫瘍効果が低いなどの問題があった．これらを克服するために開発されたのが，抗原と結合する可変部がマウス由来で，補体や ADCC effecter cell と結合する定常部がヒト由来のキメラ抗体である．

リツキシマブ（rituximab）は，ヒト IgG1κ の定常部と，IgG1型マウス抗 CD20抗体重鎖および軽鎖の可変部が，キメラ化された抗体である（図参照）[1]．異種抗体産生低下のほかに，血中半減期が長くなる利点もある．ヒト補体系や ADCC effecter cell の活性化効率が約1,000倍に増強される．

■米国におけるリツキシマブの臨床開発

1) 単回投与による第Ⅰ相試験[2]　15例の再発Bリンパ腫患者を対象に，単回投与で，10, 50, 100, 250, 500 mg/m² と，段階的に増量が行われた．発熱，悪心，震え，

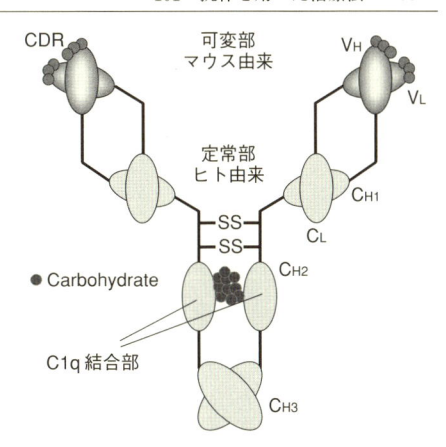

リツキシマブの構造

起立性低血圧などの ADR（adverse drug reaction）を認めたが，grade 2以下で血液毒性は軽微であり，異種抗体は検出されなかった．15例中6例に腫瘍縮小効果を認めた．

2) 週1回4週投与による第Ⅰ/Ⅱ相試験　47例の再発Bリンパ腫患者に対して段階的増量が行われ（第Ⅰ相部分），安全性を確認した375 mg/m² に37例が登録された（第Ⅱ相部分）．

全179回の輸注により，のべ234件の ADR が認められた．そのうち13件（6％）が grade 3で，震え，倦怠感，血小板減少，疼痛，貧血，気管支攣縮などで，grade 4 の ADR は2件のみであった．375 mg/m²/w × 4 weeks で治療された37例中34例が低悪性度Bリンパ腫であり，3例（9％）に CR, 14例（41％）に PR が得られ（奏功率50％（17/34）），奏功例の TTP（time to progression）中央値は10.2カ月であった．

3) 大規模第Ⅱ相試験[3]　再発低悪性度Bリンパ腫166例中79例（48％）が奏功した．そのうち9例が CR で，奏功79例の TTP 中央値は13.0カ月であった．ADR の大半は初回投与時に観察され，grade 2 までの発熱や悪寒が主であった．リツキシマ

ブの血中半減期は投与回数が増すほど延長し，奏功例ほど，腫瘍量の小さな例ほど，血中濃度が高くなる傾向を示した．

■ わが国におけるリツキシマブの臨床開発

1996年，わが国において第I相試験が開始された[4]．250 mg/m^2/w × 4 weeksに4例，375 mg/m^2/w × 4 weeksに8例の計12例の再発Bリンパ腫症例が登録された．主なADRは，grade 2までの感冒様症状や発疹であり，多くは初回投与時に認められた．末梢血中のB細胞は初回投与2時間後にはほぼ血中から消失したが，日和見感染は認められず，異種抗体は検出されなかった．適格11例中2例にCR，5例にPRを得た．リツキシマブの血中半減期は445±361 hoursと長く，投与を重ねるごとに血中濃度の上昇傾向を認めた[4]．

引き続き，第II相試験が行われ，低悪性度Bリンパ腫適格61例中CR 14例，PR 23例，奏功率61％（37/61）という高い抗腫瘍効果が得られた．マントル細胞リンパ腫例の奏功率は46％（6/13）であった[5]．

■ リツキシマブの将来性

リツキシマブはアポトーシスを誘導し，抗癌剤耐性のヒトリンパ腫細胞株の薬剤感受性を増強することが確認された．骨髄毒性が軽度である点から有望視されるのが，化学療法との併用である．未治療低悪性度Bリンパ腫を対象に，CHOP療法とリツキシマブの併用第II相試験が行われた．奏功率は95％（38/40）であり，22例がCRに達した．

さらに，中悪性度Bリンパ腫に対するリツキシマブ単独の有効性（奏功率31％（17/54））が報告された．未治療高齢者中悪性度Bリンパ腫に対するランダム化第III相試験（GELA study）によると，リツキシマブとCHOP療法併用群が完全寛解率，event-free survival，生存のいずれにおいてもCHOP単独群にまさっていた[6]．

■ 文献

1) Reff ME et al：Depletion of B cells in vivo by a chimeric mouse human monoclonal antibody to CD20. Blood, **84**：435, 1994.
2) Maloney DG et al：Phase I clinical trial using escalating single-dose infusion of chimeric anti-CD20 monoclonal antibody (IDEC-C2B8) in patients with recurrent B-cell lymphoma. Blood, **84**：2457, 1994.
3) McLaughlin P et al：Rituximab chimeric anti-CD20 monoclonal antibody therapy for relapsed indolent lymphoma：half of patients respond to a four-dose treatment program. J Clin Oncol, **16**：2825, 1998.
4) Tobinai K et al：Feasibility and pharmacokinetic study of a chimeric anti-CD20 monoclonal antibody (IDEC-C2B8, rituximab) in relapsed B-cell lymphoma. Ann Oncol, **9**：527, 1998.
5) Igarashi T et al：Factors affecting toxicity, response and progression-free survival in relapsed patients with indolent B-cell lymphoma and mantle cell lymphoma treated with rituximab：a Japanese phase II study. Ann Oncol, **13**：928, 2002.
6) Coiffier B et al：CHOP chemotherapy plus rituximab compared with CHOP alone in elderly patients with diffuse large-B-cell lymphoma. N Engl J Med, **346**：235, 2002.

102
造血器腫瘍に対する放射線治療法

笹井啓資

　造血器腫瘍は基本的には全身疾患であり，化学療法が重要な役割を担っていることはいうまでもない．放射線治療は，化学療法と比較してはるかに強力な局所治療法であり，また，その効果は多剤耐性遺伝子産物などの発現と無関係で，薬剤と交差耐性を示さない場合が多い．合併症も照射野内にのみ発生することがほとんどであり，このため高齢者や全身状態の不良な場合でも治療可能である．このように，放射線治療は化学療法とは異なった特徴があり，血液疾患の治療に放射線治療の長所をいかに活かすかが重要である．

■放射線治療が成立する条件

　放射線治療が有効に作用するためには，病変周囲の正常組織の放射線による障害が許容できる範囲で，病変に十分な効果が得られる線量が照射できることが必要である．造血器腫瘍は放射線感受性が一般に高いため，扁平上皮癌や腺癌に用いる60 Gy/30回に比較して，30〜50 Gy/15〜25回程度の総線量で制御可能である．しかし，大きな照射野を用いる場合が多く，含まれる正常組織の体積が大きいため注意が必要である．また，化学療法との併用がしばしば用いられるため，化学療法による放射線効果の増強にも留意する必要がある．放射線単独での病変の治癒は，照射野内に浸潤巣や転移巣などを含むすべての病変が含まれ，かつそれらの病変に必要な線量が照射できる場合に限られる．ホジキン病におけるマントル照射法と逆Y字照射法を組み合わせた，いわゆる全リンパ節照射は，この典型である．

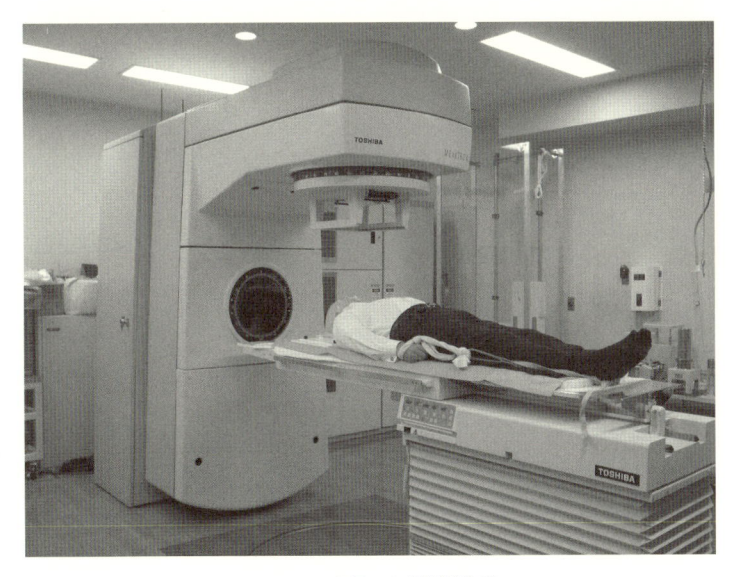

リニアックを用いた放射線治療

■ 放射線治療に用いる放射線

放射線治療には，光子（X線，γ線）および電子線が主に使用される．生物学的効果はほとんど等しいが，到達深度が線種およびエネルギーにより異なる．X線，電子線を発生させる装置としては，直線加速器（リニアック）（図参照）やマイクロトロンが用いられる．

放射線治療は通常，分割照射によって行われる．照射線量の決定因子である正常組織の晩期反応は，1回線量の大きさに強く依存するのに対し，急性反応および腫瘍の反応は1回線量の大きさの影響が小さい．特に悪性リンパ腫では，1回線量の影響が大きくないと考えられ，大照射野を用いる場合，1回線量を$1.5 \sim 1.8\,\mathrm{Gy}$程度にする場合が多い．

■ 造血器腫瘍における放射線治療の意義（表参照）

近年，造血器腫瘍の病態に関して広く知識が集積し，個々の疾患に対する理解や，トライアルの結果，放射線治療の意義が再認識されている．種々の造血器腫瘍において，放射線治療は単独あるいは薬剤との併用による根治的治療や，症状を改善する目的で有用である．

主な血液疾患に対する放射線治療の役割

疾患名	根治的治療	対症的治療
ホジキン病	単独または併用*	○
非ホジキン病	単独または併用	○
多発性骨髄腫	──	○
単発性形質細胞腫	単独または併用	○
急性白血病		
ALL	予防的全脳照射 骨髄移植時の全身照射	○
AML	骨髄移植時の全身照射	○
慢性白血病		
CML	骨髄移植時の全身照射	○
骨髄異形成症	骨髄移植時の全身照射	○
GVHD	──	○

○：適応有り．*化学療法との併用．

1) ホジキンリンパ腫 I，II期では，亜全リンパ節照射または全リンパ節照射による放射線治療単独でも十分な治療成績を達成することができる．しかし，試験開腹が必要な場合が多く，また心血管病変，肺癌，乳癌などの二次癌による死亡が比較的高頻度であるため，第一選択の治療法は薬剤と放射線治療との併用になりつつある[1]．

2) 非ホジキンリンパ腫 marginal zone B-cell lymphomaは局所に長くとどまる傾向が強い．比較的低線量の放射線治療単独治療でコントロール可能である．

鼻腔初発のextranodal NK/T-cell lymphoma, nasal typeが高頻度で認められ，予後が不良である．多剤耐性で薬剤の効果が期待できない場合が多く，十分量の放射線を広範囲に確実に照射する必要がある[2]．照射線量は化学療法を併用しても減量すべきではない．

I，II期びまん性大細胞型B細胞リンパ腫（diffuse large B-cell lymphoma：DLBCL）の予後因子の良好な症例では，CHOP療法および放射線治療の併用療法が標準的治療と考えられる[3]．

3) 骨髄移植のための全身照射 骨髄移植法の前処置として，全身照射が施行される．この場合，全身に均等に放射線を照射する必要があるため，それぞれの施設に合った方法が行われる．照射は通常，$4 \sim 8$回分割照射で$10 \sim 14\,\mathrm{Gy}$を照射する．1回照射を用いた時代もあるが，間質性肺炎の頻度が高く，現在は分割照射が主流である．

4) 対症的治療 腫瘍形成に伴う気道狭窄，上大静脈症候群，疼痛，中枢神経系浸潤，脳神経症状，多発性骨腫瘍などによる骨病変による疼痛，脊髄圧迫，骨折の予防などがあげられる．

脊髄圧迫による脊髄横断症状は患者のQOLを悪化させる．造血期腫瘍による場合は，放射線治療により症状の改善が期待

される．脊髄圧迫症状が出現した場合は，速やかに（時間の単位で）治療を開始すべきである．

■放射線治療の合併症

放射線治療に伴う合併症は，照射部位，照射野の大きさ，1回線量，総線量，化学療法の併用の有無，患者の全身状態や遺伝形質などにより影響される．化学療法との併用では通常重篤化する．合併症には治療中および治療終了後1カ月，長くとも6カ月までの急性期のものと，6カ月以後に出現する晩期合併症があるが，急性期の悪心，嘔吐，全身倦怠感などを除いては照射野内に発症する．急性合併症は可逆的であるが晩期合併症は改善しないため，放射線治療計画は重篤な晩期合併症を起こさないように決定する．

造血器腫瘍の放射線治療で頻度の高い晩期合併症には，唾液腺障害や味覚障害，甲状腺機能低下，心毒性，二次発癌などがある．特に10～20歳代の女性に対するマントル照射では，照射10年以降に乳癌の頻度が増加する．

■おわりに

放射線治療は強力な局所療法であり，高い治癒率と治療後の高いQOLを達成するために，放射線治療の特徴を理解しながら全身療法である化学療法と有機的に組み合わせることが重要である．

■文献

1) Adult Hodgkin's Disease(PDQ[r]) : Treatment http://www.cancer.gov/cancer_information/doc_pdq.aspx?version=1&summaryid=208_00003
2) Shikama N et al : Clinical stage IE primary lymphoma of the nasal cavity : radiation therapy and chemotherapy. Radiol, **204** : 467, 1997.
3) Miller TP et al : Chemotherapy alone compared with chemotherapy plus radiotherapy for localized intermediate- and high-grade non-Hodgkin's lymphoma. N Engl J Med, **339** : 21, 1998.

103 多剤併用化学療法

上田孝典

■total cell kill

血液癌の化学療法の目標は，すべての癌細胞を死滅させる，すなわちtotal cell killにある．Skipperらは，マウスを使った実験動物モデルにおいて，悪性腫瘍は1個の突然変異した腫瘍細胞から発症することを示した．このことは，逆に発症した腫瘍を治療する際，1個でも腫瘍細胞が残存すると再発する可能性のあることを意味し，腫瘍細胞を完全に死滅させるか，少なくとも生体における免疫機構により排除可能なレベルまで著減させることが必要である．このためには，それぞれ作用機序の異なる薬剤を組み合わせ，相乗的，少なくとも相加的な抗腫瘍効果を目指すとともに，副作用を分散する多剤併用化学療法が基本となる．

■Goldie-Coldman仮説

例えば成人急性骨髄性白血病（AML）患者が，いったんその血液所見が正常化し，社会復帰可能となる状態を完全寛解（CR）といい，その率は，専門施設では80～90％に達している．しかし，そのうち治癒する率は全体の30～40％である．残りの患者のうち，多くは再発する．血液癌の場合，治療は寛解後も継続して一定期間行われるので，このことは薬剤耐性の発現を意味する．薬剤耐性は，腫瘍細胞があたかも抗癌剤の投与に反応して出現するかのようであるが，実際には，遺伝的に不安定（genetic instability）な腫瘍細胞に起こる突然変異として，確率論的に，ある一定の割合で出現すると考えられている．これら

のことより，血液癌治療には，いくつかの原則が考えられる．一つは，腫瘍量が増加するほど耐性細胞の数も増すと考えられるので，早期治療が重要である．もう一つは，腫瘍の増殖あるいは薬剤の効果は指数関数的に認められるので，薬剤耐性の面から多剤併用療法が重要なことである[1]．例えば，薬剤A, Bに対する耐性細胞がそれぞれ100個に1個存在すると仮定すると，AとBの併用効果により，両者に共通の耐性細胞は100＋100＝200個に1個ではなく，100×100＝1万個に1個にまで，理論的には減少する．ただし，抗癌剤耐性には交差耐性といって，一つの薬剤に耐性化すると他の薬剤にも共通に耐性化する現象があるので，併用薬の選択が重要であり，またその種類を増やせば増やすほどよいわけではない．例えば，ビンカアルカロイド（ビンクリスチンなど）耐性の際に，P糖蛋白という薬剤を細胞外へ能動輸送するポンプの発現が知られている．この蛋白の発現した癌細胞は，ダウノルビシンなどのアンソラサイクリン系薬剤や，タキソールなどのタキサン系薬剤にも耐性を示す．したがって，作用機序の異なることに加え，交差耐性を示さない薬剤の組合せも重要である[2]．

■ fractional cell kill hypothesis

一般に急性白血病などの血液癌では，発症時，$10^{12} \sim 10^{13}$個，重さにして数kgの癌細胞が存在すると推測されている．先に癌細胞の増減が指数関数的であることを述べた．すなわち，例えば100万個の細胞を10万個に減少させる治療をすると，90万個の細胞を死滅させうるわけであるから，あと1回の治療で，残りの10万個は容易に死滅するように思える．しかし実際には，同じ治療ではone logすなわち10万個の細胞を1万個に，次いで1万個の細胞を1,000個にしか減少できない．白血病，リンパ腫などの治療を寛解後も繰返し行うのはこのためである．化学療法では，とかく注目されがちな寛解導入療法のみならず，全体としての評価が重要である．

■ DIの増強

抗癌剤は，理論的には，毒性に耐えうる範囲内でできるだけ大量に投与する方が有効である．この指標が，1回に用いる量を投与間隔で除した値であり，DI（dose intensity）と呼ばれる．例えばダウノルビシン80mgを2週ごとに用いると，そのDI

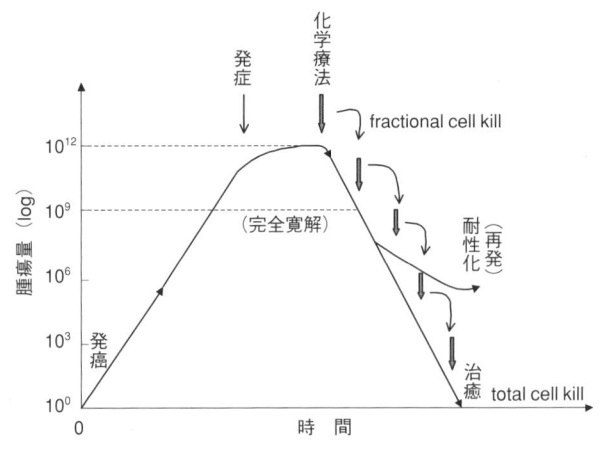

血液癌の発症と化学療法の効果の模式図

は40mg/週となり，40mgを毎週用いるのと同じ効果を示す．DI増強による抗腫瘍効果の改善も，臨床的に明確なエビデンスは意外に少なく，血液癌ではAMLにおけるAra-C大量療法の効果が代表的である．また多剤併用療法で重要な点は，各併用薬のDIの合計（summation DI：SDI）をできるだけ高くすることである[1]．このためには，副作用を分散させ，特に血液毒性の少ない薬剤を選択する必要がある．例えば，ともに血液毒性を示すA, Bを単剤投与の際の半量ずつ併用すれば，SDI = 0.5 + 0.5 = 1で変わらない．しかし，血液毒性のないCを用いるならば単剤投与と同量の併用が可能であり，この際A + CのSDI = 1 + 1 = 2と2倍に上昇する．

■ **多剤併用化学療法の多様性**

多剤併用化学療法は，前述したごとく，一般的には各薬剤の相乗・相加効果をねらって行う．もう一つの併用法として，一つの薬剤の効果を併用薬剤により増強したり，副作用を減弱することを目的とする場合がある．生化学的機序による生化学的修飾（biochemical modulation）は，その代表である[2]．併用薬剤も，フルダラビンによるAra-Cの効果増強（併用によるAra-C活性型Ara-CTPの産生増強）のごとく抗腫瘍剤である場合と，ロイコボリンによるMTXの副作用減弱（葉酸拮抗剤MTXの阻害部位より下流で活性葉酸として代謝系に入り，正常細胞をレスキュー）のごとく非抗腫瘍剤である場合とがある．これに加えて，免疫賦活剤が近年注目されている．また，例えば慢性骨髄性白血病におけるbcr-ablチロシンキナーゼの特異的阻害剤であるイマチニブなど，いわゆる分子標的治療剤の併用も検討されている．多剤併用化学療法には，治癒に向けての大きな飛躍が期待される．

■ **文献**

1) Frei Ⅲ E and Antman KH：Cancer Medicine (Holland JF and Frei Ⅲ E eds), 5th ed, pp556-568, B.C.Decker, Hamilton, 2000.
2) Kaufman DC and Chabner BA：Cancer Chemotherapy and Biotherapy：Principles and Practice (Chabner BA and Longo DL eds), 3rd ed, pp1-16, Lippincott Williams & Wilkins, Philadelphia, 2001.

104
白血病の分化誘導療法

木崎昌弘

■白血病の治療法と分化誘導療法

急性白血病と診断された際には，体内に10^{12}個（体重にして約1kg）の白血病細胞が存在し，白血病の治療は，この体内に存在するすべての白血病細胞を根絶しない限り治癒は得られないとする，Skipperの実験白血病における結果をもとにした"total cell kill"の概念に基づいて行われている．実際の臨床においても，治癒を目指して複数の抗癌剤を用いて徹底的に治療する化学療法が主体となる．しかしながら，抗癌剤は腫瘍細胞への特異性が低く，正常造血も障害するために，骨髄抑制による感染症，出血などの致死的な合併症や副作用などの問題，あるいは抗癌剤に耐性を示す難治性白血病の増加など，様々な問題を抱えている．これに対して，分化誘導療法は白血病の基本的な病態は血球細胞の分化がブロックされた状態であることに注目し，このブロックを解除し，幼若な白血病細胞を成熟細胞に誘導することを目的としている（図参照）．

■分化誘導療法の利点

抗癌剤による治療とは異なり，分化誘導療法では基本的に骨髄抑制を来さないために，感染症や出血などの合併症のリスクが少ない．また抗癌剤治療では，しばしば嘔気，食欲不振，脱毛などの副作用や臓器障害が認められ，ときとして致命的になることや，患者のQOLを著しく低下させるこ

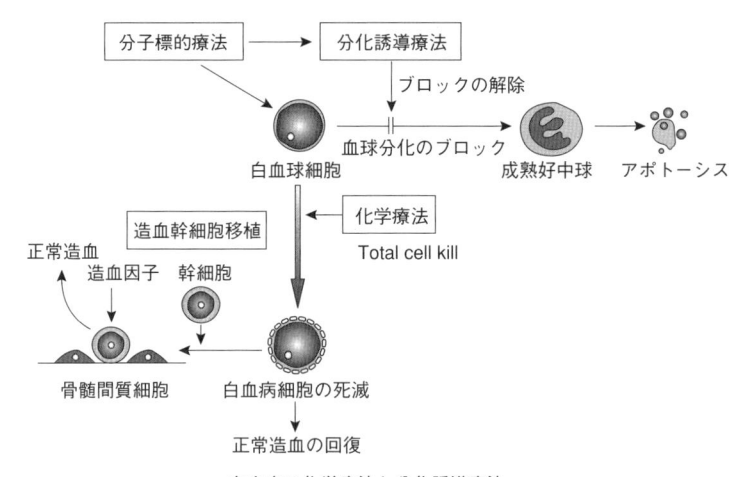

白血病の化学療法と分化誘導療法

白血病の治療は"total cell kill"の理論により抗癌剤による化学療法にて白血病細胞を根絶させることを目的に行われる．さらに大量の抗癌剤や全身照射の後に種々の血液細胞に分化する能力を有する造血幹細胞を移植する造血幹細胞移植も広く行われている．一方，白血病の基本的な病態は血球細胞の分化ブロックにより幼若な細胞が増殖することにあり，このブロックを解除し成熟細胞に誘導する分化誘導療法は，APLに臨床応用されている．さらに，最近の研究により少なくともATRAによるAPLの分化誘導療法は分子標的療法と考えられている．

とも多い．一方，分化誘導療法ではそのような副作用や合併症の出現頻度は極めて低く，それゆえに抗生物質や輸血製剤の使用頻度が減少するために医療費の軽減につながっている．また後述するが，急性前骨髄球性白血病（APL）の際にほぼ100％に必発する播種性血管内凝固症（DIC）も，抗癌剤治療によっては一時的に悪化して脳出血などの致死的出血を来していたものが，オールトランス型レチノイン酸（ATRA）による分化誘導療法では悪化させることなく治癒に導くことで治療成績の向上がみられている．

■ 分化誘導療法の実際

実際に臨床的に導入された分化誘導療法は，APLに対して導入されたATRAである．1988年に上海第2医科大学グループにより報告されて以来，ビタミンA誘導体ATRAはAPLの寛解導入療法として標準的な治療法と考えられるようになった．分子生物学的研究の進歩により，ATRAの作用機構が明らかにされるにつれ，今日ではATRAはAPLに特異的な染色体異常t(15;17)転座の結果生じるPML/RARαキメラ遺伝子をターゲットにした分子標的療法として位置づけられ，また臨床的にもAPLの標準的な寛解導入療法として確立された．

わが国でも，ATRAはJALSG（Japan Adult Leukemia Study Group）を中心に臨床研究が進められた．化学療法のみでAPLの治療を施行したJALSG-AML87, AML89での完全寛解（CR）率はそれぞれ80％，70％であったのに対し，ATRAを導入したAML-92でのAPLのCR率は88％と有意に高く，さらにATRAはAPLに必ずといってよいほど合併するDICのコントロールが容易であるために，治療開始30日以内の早期死亡もAML-89の20％に対し，AML-92では8％と低かった．また4年無病生存率もAML-87, AML-89の40％，45％に対して，AML-92では62％とATRAを用いた治療が有意に優れていた．

しかしながら，寛解導入療法でATRA単独療法の場合，その寛解持続期間が短く，また呼吸不全を主徴とする致命的なレチノイン酸症候群（retinoic acid syndrome）の合併が多いなどの問題点が指摘されるようになった．そこで，現在日本や欧米などの主要な臨床研究グループでは，ATRAに化学療法の併用がAPLの寛解導入療法として一般化しつつある．

■ ATRAの作用機構

APLにおいては特異的な染色体異常，t(15;17)によって生じるPML/RARαキメラ遺伝子が病因に大きく関与することが知られ，原因遺伝子の一つと考えられている．このキメラ遺伝子は，血球分化に関与すると考えられる正常のPML遺伝子，およびRARα遺伝子をdominant negativeに抑制する結果，顆粒球系細胞の分化がブロックされ，APLが発症すると考えられている．ATRAは，最終的にこのキメラ遺伝子を分解し，その結果，顆粒球系細胞の分化ブロックが解除され，骨髄球，後骨髄球，そして成熟好中球へと分化を誘導するものと考えられている．さらに最近の研究では，PML/RARαキメラ遺伝子は，ATRAが存在しない状態では転写抑制因子であるN-CoR/Sin3Aといったコリプレッサーと複合体を形成し，ヒストン脱アセチル化酵素活性を有し，APLの発症に関与することが明らかになった．高濃度のATRAはコリプレッサーを遊離させ，コアクチベーターであるSRCなどの分子をリクルートし，その結果標的遺伝子の転写が活性化され白血病細胞の分化が誘導されることが明らかになった．さらに，これらの事実よりヒストンアセチル化による転写制御機構を応用し，ヒストン脱アセチル化酵素阻害剤による新たなAPLの治療法の可能性も示されている．

■おわりに

　白血病の治療の基本は，白血病細胞を根絶することによって治癒を目指すことにある．白血病は他のどんな癌に比べても治癒指向性の高い治療法が選択される．事実，白血病の治療成績は抗癌剤による化学療法や支持療法の進歩により，この20年の間に格段に進歩した．さらに，造血幹細胞移植が導入されるに至り，これまで治癒が難しかった症例や再発例に対しても効力を示すようになってきた．しかしながら，その過程では治療法が強力になればなるほど，副作用や合併症の問題がクローズアップされるようになり，高齢者や全身状態の不良な症例，さらには再発を繰り返し治療法のなくなった患者に対する新たな概念の治療法の開発が望まれていた．そのような中でATRAによる分化誘導療法の導入は画期的であり，ここから発展した分子標的療法は次世代の白血病の治療法として大いに期待される．白血病の治療成績のさらなる向上のためには，白血病の分子レベルでの病態をより明確にし，病態に即した新たな治療法を開発するとともに，臨床的に層別化した個々の症例に対して適切な治療法の選択が必要である．

105
血管新生とサリドマイド

柿本綱之

　血管新生とは，既存の血管から新たな血管網が形成される現象である．生理的血管新生は，生体組織が必要とする血液供給量とバランスがとれた血管構造および機能を備えており，固体発生時の血管樹形成，組織傷害後の創傷治癒過程において不可欠な生体反応の一つである．一方，病的血管新生は，過剰な血管増生により基礎疾患の病態（腫瘍性，炎症性疾患）が悪化する正の病的血管新生と，血管の減少による組織傷害を来す負の病的血管新生とがある．近年，血管新生の分子機構が明らかとなり，種々の疾患に対する血管新生および再生療法，また腫瘍に対する抗血管新生療法が臨床応用されつつある．本項では病的血管新生について概説する．

■腫瘍血管新生について

　腫瘍における血管新生は，腫瘍の増大・転移・浸潤に関与していることが多くの知見から明らかにされている．形成過程は生理的血管新生と同様と考えられている．

①血管新生促進因子による内皮細胞の活性化
②活性化された内皮細胞による基底膜，間質の消化と遊走，増殖
③内皮細胞の分化，管腔形成と基底膜再生
④血管支持細胞（周細胞，平滑筋細胞）による血管壁の構築

　これらの反応は血管新生促進因子＞抑制因子となった際に開始されるが，腫瘍においては，生理的血管新生因子の関与以外に，炎症性サイトカインやケモカイン，凝固線

溶系関連因子，蛋白分解酵素など多様な因子が複雑に関与している．

1) 血管新生促進因子　腫瘍から産生された種々の増殖因子やサイトカインであり，腫瘍血管の内皮細胞は活性化・増殖が行われる．特にVEGF (vascular endotherial growth factor), bFGF-2 (basic fibroblast growth factor), HGF (hepatocyte growth factor), PDGF (platelet derived growth factor), Ang1 (angiopoietin-1), TNF-α* (tumor necrosis growth factor-α) などがよく知られている．

2) 血管新生抑制因子　血管新生を抑制することによりその増殖を阻害する因子である．TGF-β_1* (angiostatin, endostatin, thrombospondin, transforming growth factor β) などである．

*TNF-α，TGF-β_1は逆に作用する場合がある．

■ 抗血管新生療法

血管新生を抑制することにより腫瘍の増大・転移・浸潤が抑制され，その結果腫瘍増殖が止まり続ける（あるいは，増殖とアポトーシスのバランスがとれ，腫瘍が増大しない）．殺細胞効果による抗癌剤治療とは全く別の概念であり，新しい癌治療法である．

① 血管新生促進因子の阻害（VEGF，bFGF-2に対するモノクローナル抗体，受容体阻害剤，シグナル伝達阻害剤など）
② 抑制因子の投与
③ 血管内皮細胞増殖の阻害（TNP-470, Suramin, Neovastat, endostatin）
④ 血管内皮細胞遊走の阻害（matrix metalloproteinase inhibitor：MMP阻害剤）
⑤ 細胞接着因子の阻害（インテグリン阻害剤など）

■ サリドマイドと血管新生

1994年Amatoらによりウサギ角膜を用いた in vitro の実験系において，サリドマイドがbFGFによる血管新生を抑制することが報告された．さらに，催奇形性はないが鎮静作用を有するサリドマイド誘導体，あるいは免疫抑制作用をもつシクロスポリンでは，血管新生は抑制されないことが判明した．このことから催奇形性はサリドマイドの鎮静・免疫抑制作用とは独立して，血管新生抑制作用に基づくものであると考えられた．この際の電子顕微鏡では，サリドマイドは内皮細胞の形態異常を引き起こしており，血管内皮細胞を直接抑制することが考えられた．しかしながら，現在もサリドマイドによる血管新生抑制作用の詳細な機序は不明である．

■ サリドマイドの臨床応用

サリドマイドは，免疫抑制作用，TNF-αやIL-12の産生抑制作用などを有することから，結節性紅斑（ENL），慢性移植片対宿主病（cGVHD），慢性関節リウマチ，Behçet病に対する治療薬として実際に臨床投与（臨床試験を含む）されている．

血管新生阻害剤として固形腫瘍（脳腫瘍，腎細胞癌，カポジ肉腫，乳癌など）に対して臨床試験が行われているが，これまで報告されている範囲内では若干の効果が認められるものの，抗腫瘍剤として期待した効果が得られていない．造血器腫瘍においては近年，活動性または進行病期の骨髄腫において，骨髄における腫瘍血管新生の亢進が明らかにされ，抗血管新生阻害作用を有するサリドマイドによる治療の可能性が示唆された．1999年，サリドマイドが骨髄腫に対して有効であることが確認されて以来数多く報告されているが，当初考えられた血管新生抑制作用は血管新生促進因子の抑制はみられるものの，骨髄における微小血管密度（MVD）は明らかではなく，抗血管新生とは異なった作用機序の存在も示唆されている．また，急性白血病，骨髄異形成症候群，慢性骨髄増殖性疾患，B細胞性非ホジキン病の一部においても腫瘍血管

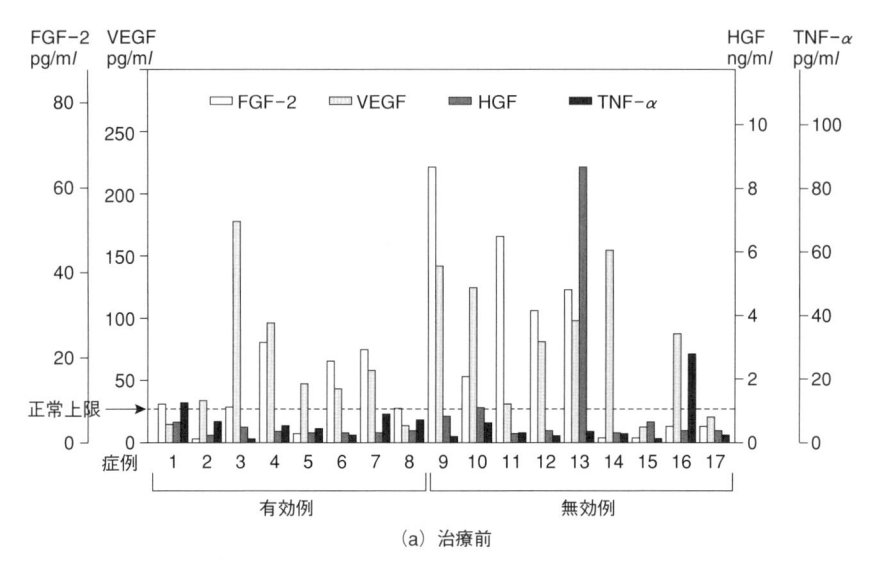

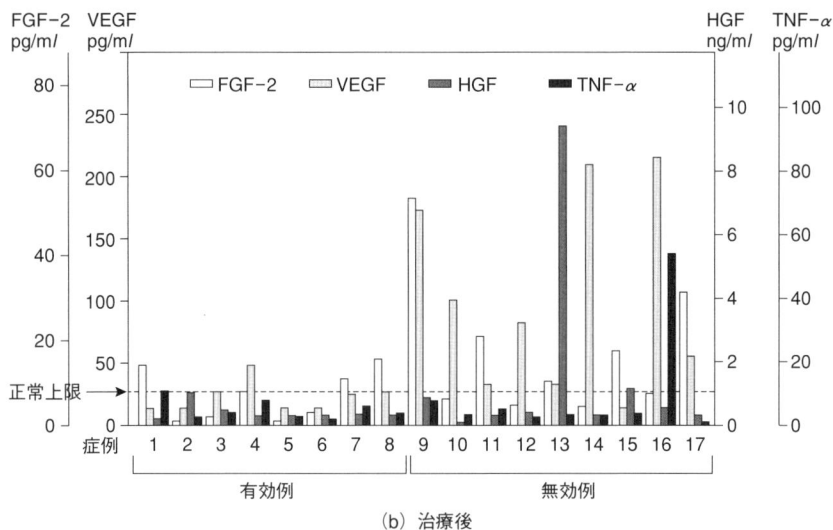

サリドマイド投与前後における血管新生促進因子の血漿中濃度

治療前では多くの症例において，血管新生促進因子の血漿中濃度の上昇が認められる．治療後は有効例において血漿中濃度はほぼ正常化するが，無効例では依然高値のままの傾向がある．

106
造血器腫瘍の支持療法

吉田　稔

新生の亢進が明らかにされており，血管新生促進因子の上昇および予後との負の相関などが報告されている．これら造血器腫瘍においても血管新生阻害剤としてサリドマイドは単剤，あるいは化学療法との併用療法など，治療応用が期待されている薬剤である．

■文献
1) Kakimoto T et al : Thalidomide for the treatment of refractory multiple myeloma : association of plasma concentrations of thalidomide and angiogenic growth factors with clinical outcome. Jpn J Cancer Res, **93** : 1029-1036, 2002.
2) Singhal S et al : Antitumor activity of thalidomide in refractory multiple myeloma. N Engl J Med, **341** : 1565-1571, 1999.
3) Vacca A et al : Bone marrow angiogenesis and pogression in multiple myeloma. Br J Haematol, **87** : 503-508, 1994.

■ 造血器腫瘍合併感染症の特徴

造血器腫瘍合併感染症のリスクファクターとして，好中球減少，液性免疫低下，細胞性免疫低下がある．好中球減少は急性白血病で多く，この場合はグラム陰性菌やグラム陽性菌による敗血症や肺炎，および深在性真菌症が多い．液性免疫低下は多発性骨髄腫などでみられ，莢膜を有する細菌（肺炎球菌など）の感染症が多い．細胞性免疫の低下は成人T細胞リンパ腫や造血幹細胞移植が代表的で，この場合は細菌，真菌，原虫，ウイルスなど多彩な感染症を併発する．

■ 感染症の予防[1]

好中球減少期の細菌感染の予防には，腸管滅菌としてニューキノロン剤，PMX-B（polymyxin-B），ST（sulfamethoxazole-trimethoprim）合剤などの内服を行う．対象は急性白血病と造血幹細胞移植であるが，その臨床的意義は必ずしも明確ではない．それ以外の疾患では必要ない．

真菌感染予防には，造血幹細胞移植でのFLCZ（fluconazole）投与の有用性が確立している．一方，急性白血病での有用性は明確ではないが，わが国ではFLCZ, Am-B（amphotericin-B），itraconazoleなどの内服を行う施設が多い．最近増加している肺アスペルギルス症の予防には，患者を個室に収容し簡易無菌ベッドを使用することが望ましい．

カリニ肺炎予防には，ST合剤が造血幹細胞移植で投与される．リンパ系腫瘍患者でステロイドを長期または大量投与する際

もときに必要となる．造血幹細胞移植では，ほかに単純ヘルペス感染予防としてアシクロビルも投与される．サイトメガロウイルス感染は，近年は予防より先制攻撃的治療（preemptive therapy）が推奨されている．ウイルス感染予防は移植以外の領域では必要ない．

■好中球減少時の発熱の経験的治療

　好中球減少患者が発熱したら，全身の診察および血液培養と胸部X線撮影を行い，速やかに広域抗生物質の投与を開始する（経験的治療，empiric therapy：ET）．抗緑膿菌作用のあるセフェムまたはカルバペネムの単剤療法か，これにアミノ配糖体を加えた2剤併用療法が一般的である[1]．欧米でときに推奨されるvancomycin（VCM）の初期投与は，わが国では本剤の適応がメチシリン耐性黄色ブドウ球菌（MRSA）感染症に限定されることから行われない．なお最新の米国感染症学会（IDSA）のガイドラインでは，経口抗生物質によるETが軽症例で考慮されている[2]．経済効率より安全性を重視するわが国の医療状況では未だ一般的ではないが，今後医療制度の変化によってわが国でも普及する可能性がある．

　3日ないし4日間臨床症状を観察し，この間に培養結果で起炎菌が判明すれば，それに合った薬剤に変更する．菌が不明の場合は解熱効果が得られるか，解熱せずとも病状が安定している場合にはETをそのまま継続してよい．病状が増悪する場合は抗生物質を変更する．通常は単剤療法の場合には併用療法に，併用療法の場合も薬剤の変更を行う．MRSAが検出されればVCMを加える．それでも解熱しない場合，あるいは好中球減少が遷延することが想定される場合には真菌感染症対策を考慮する．欧米では，Am-Bの投与によるETが推奨されているが，わが国では副作用の少ないFLCZが汎用される．ただし本剤はアゾール系薬剤の予防を行っている場合や，肺浸潤影のみられる場合には適応とならない．また最近発売されたMCFG（micafungin）は，Am-B同様の有用性が期待される．図にわが国でのETの標準的な流れを示す．

■深在性真菌症の診断と治療

　カンジダ症とアスペルギルス症が大半で，病型では前者は敗血症，慢性播種性カンジダ症（肝・脾膿瘍），肺炎が，後者は侵襲性肺アスペルギルス症が代表的である．深在性真菌症は一般に確定診断が困難であり，血清診断や遺伝子診断を用いた早期診断が試みられている．それらには真菌菌体成分（1→3)-β-D-グルカン，アスペルギルスのガラクトマンナン抗原，PCR法を用いた真菌DNAの検出などがある．また肺アスペルギルス症の早期発見にはCTスキャンが有用である．

　治療はカンジダ症ではFLCZ，Am-B，MCFGが，アスペルギルス症ではAm-B，MCFGが有効である．本症の診断と治療のわが国のガイドラインが作成・発表されている[3]．カリニ肺炎の治療はST合剤が有効である．

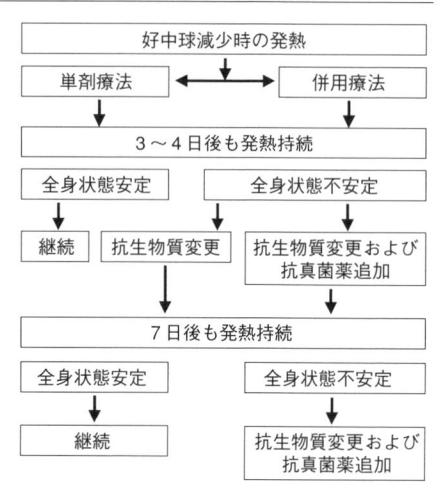

好中球減少時の発熱に対する抗菌薬治療法

107 輸血

高本 滋

■ウイルス感染症の診断と治療

サイトメガロウイルス感染症はCMV pp65抗原やPCR法による遺伝子診断による早期診断が可能で，それを指標とした先制攻撃的治療が確立している．治療は，GanciclovirまたはFoscarnetを投与する．単純ヘルペス感染症や帯状疱疹は臨床的に診断可能で，その治療にはアシクロビルが有用である．

■感染症治療と顆粒球コロニー刺激因子

顆粒球コロニー刺激因子（granulocyte-colony stimulating factor：G-CSF）は好中球を増加させ，その機能を増強する．臨床的には骨髄移植や難治性白血病での感染予防効果が認められている．しかし，好中球減少時の発熱の抗生物質療法とG-CSFの同時併用は推奨されない[4]．その理由は，上記のETにより大多数の症例が解熱するため，本剤を併用する意義が乏しいからである．現時点では，G-CSFは敗血症や肺炎など重症感染症の場合にのみ併用すべきであろう．

■文献

1) Hughes WT et al：1997 guidelines for the use of antimicrobial agents in neutropenic patients with unexplained fever. *Clin Infect Dis*, **25**：551-573, 1997.
2) Hughes WT et al：2002 guidelines for the use of antimicrobial agents in neutropenic patients with cancer. *Clin Infect Dis*, **34**：730-751, 2002.
3) 深在性真菌症のガイドライン作成委員会編：深在性真菌症の診断・治療ガイドライン，pp1-47, 医歯薬出版，東京，2003.
4) Ozer H et al：2000 update of recommendations for the use of hematopoietic colony-stimulating factors：evidence-based, clinical practice guidelines. *J Clin Oncol*, **18**：3558-3585, 2000.

■不適合輸血

1900年，ランドスタイナー（Landsteiner）によってABO血液型が発見され，約1世紀が経過する．この間，血液型としてはRh型をはじめとし，MNS型，Lewis型，Duffy型など20種類以上が発見された．ただし，輸血に際し重要視されるのはABO型である．それはヒトがABO型に対してのみ，生後まもなく自然抗体を獲得するからである．残念ながら獲得機序は不明であり，解明すればノーベル賞ものである．ABO型以外に対する抗体は，輸血，妊娠により生ずる免疫抗体（不規則抗体）であり，Rh型，Lewis型に対するものが多く，陽性者の頻度は数％程度である．ただし，Rh型のD（Rho）抗原に対する抗D抗体が生じると，わが国ではD（－）人口が極端に少なく（0.05％），適合血が見つかりにくいため，ABO型以外に予防的にD抗原も適合させ，輸血が行われている．これら赤血球型のほか，白血球型（human leukocyte antigen：HLA），血小板型（human platelet antigen：HPA），さらに免疫グロブリン，ハプトグロビンなどの血清型も発見され，血液成分それぞれに型が同定されている[1,2]．これら血液型に関する基礎知識を背景に，今日では理論に基づいた輸血が行われている．ただし，輸血時に適合させているのはABO型とRh型のD抗原のみであり，その他の血液型（赤血球型），HLA，HPAは一切適合させていない．すなわち，厳密な意味では，われわれは「不適合輸血」を行っており，患者を同種抗原

に曝露させているという認識が必要である．

■献血者スクリーニング

血液製剤がヒト由来である以上，輸血による感染症の可能性は否定しきれない．輸血の歴史が感染症の歴史と換言される所以でもある．そのリスクを極力減少させるため，日本赤十字社では献血者に対し各種スクリーニング検査を導入してきた．重要な病原体として，古くは梅毒，HBV, HCV, HIV, HTLV-Ⅰ，最近ではプリオンがあげられる．これらに対し，抗体を中心とする各種マーカーの導入により感染症は減少し，特に受血者の半数といわれた輸血後肝炎の発生率も激減した．しかし，最近，スクリーニング検査陰性，すなわち抗体産生前のウィンドウ期での献血，輸血によるHIV感染が発生した．これに対し，ウイルス核酸を直接検出する核酸増幅検査（nucleic-acid amplification test : NAT）が導入され（2000年2月），ウィンドウ期が短縮され，安全性がさらに向上した．なお，プリオンに関しては輸血による感染証拠はなく（ヒツジでは有り），有効な対策も確立されていないため，各国とも問診でドナーを制限するにとどまっている．現在，わが国ではHBV, HCV, HIVの三者（欧米では後二者）に対してNATを導入しており，世界でも最も安全な血液製剤の一つといえる．しかし，ウィンドウ期を完全に消失させることはできず，vCJD（variant Creutzfeldt-Jakob disease）など，新しい感染症の可能性も否定できない．実際，NAT導入後も年間数例ではあるものの，ウイルス感染が生じている事実を肝に銘じ，不必要な輸血は極力避けなければならない．

■血液製剤の自給自足とわが国の現状

血液製剤については，売血ではなく献血から（WHO, 1975年），各国の自給自足（国際輸血学会，1983年）によりまかなおうという国際的な申合せがある．わが国では輸血用血液製剤は自給率100%であるものの，アルブミン，グロブリンなどの血漿分画製剤は未だに輸入に依存している．

ちなみに平成13年度の統計[3)]では，わが国の献血者数は580万人，最高時（870万人，昭和60年）の2/3に著減しているが，幸いなことに献血量は194万 l と微増している．これは400 ml，成分献血の増加に負うところが多い．ただし，今は充足しているものの，献血者数の減少は明らかであり，最近の欧米のごとく，赤血球製剤の慢性的な不足状態が危惧される．輸血用血液製剤の内訳は，赤血球製剤575万単位（そのうち，全血製剤は0.5%前後），新鮮凍結血漿365万単位，血小板製剤は790万単位（ほぼ100%成分献血由来）であり，総計は1,730万単位である．一方，血漿分

輸血に関する基準

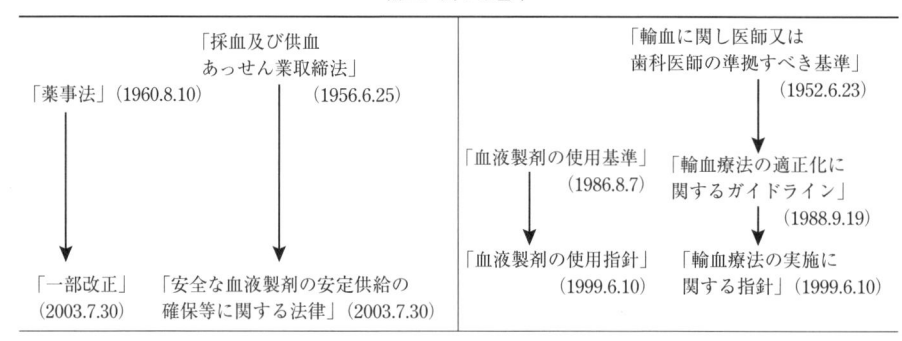

		「採血及び供血 あっせん業取締法」		「輸血に関し医師又は 歯科医師の準拠すべき基準」	
「薬事法」(1960.8.10)		(1956.6.25)		(1952.6.23)	
			「血液製剤の使用基準」 (1986.8.7)	「輸血療法の適正化に 関するガイドライン」 (1988.9.19)	
↓	↓		↓	↓	
「一部改正」 (2003.7.30)	「安全な血液製剤の安定供給の 確保等に関する法律」(2003.7.30)		「血液製剤の使用指針」 (1999.6.10)	「輸血療法の実施に 関する指針」(1999.6.10)	

画製剤の自給率はグロブリン80%，アルブミン30%である[4]．自給自足を達成するには，供給量の増加が期待できない現状から，医療現場における適正使用を推進し，使用量削減に頼らざるをえない．凝固因子製剤は自給率50%[4]ながら，残り半分をリコンビナント製剤で対応しており，原料血漿の輸入は0%といえる．しかし，2001年の特定の海外メーカーによる輸出制限は，わが国の血友病患者，医師に不安を与え，図らずもわが国における血液製剤の安定供給の重要性を明示することとなった．

最後に，輸血に関する基準を表にまとめた．わが国の血液事業はもっぱら日本赤十字社を中心に行われてきたが，2002年7月に血液新法〔「改正薬事法」および「安全な血液製剤の安定供給の確保等に関する法律」(血液法)〕[4]が制定され，血液事業については国が責任をもつこと，実施は従来どおり日赤が中心となること，各医療施設では適正輸血を推進することが明記され，2003年7月に施行された．一方，医療施設における適正使用については，1999年6月に二つの指針[5]が策定され，周知されているところではあるが，今後は血液新法によりさらに推進されるものと期待される．

■文献
1) 三輪史朗他編：血液病学．輸血と血液型，pp1445-1457, 文光堂, 東京, 1995.
2) 遠山　博編著：輸血学，改訂第2版，中外医学社, 東京, 1989.
3) 日本赤十字社血液事業部：血液事業統計四季報（平成13年度）, 2002.
4) 「安全な血液製剤の安定供給の確保等に関する法律」(厚生労働省, ホームページ)
5) 血液製剤調査機構編：血液製剤の使用にあたって, 第2版, 血液製剤調査機構, 1999.

108
輸血の副作用

津野寛和

輸血の副作用は大きく，非感染性輸血副作用と感染性輸血副作用に分けられる．非感染性輸血副作用は，さらに即時型（反応が数秒から数時間以内）と遅延型（反応が数時間以降から数日週月），溶血性と非溶血性に分類される（表参照）．

■非感染性輸血副作用

1) 溶血性輸血副作用　ABO不適合赤血球輸血は，溶血性副作用の中では最も重篤である．少量の輸血でも，早急に激しい溶血反応を起こし死亡する例も報告されている．死亡率は20%前後で，受血者と供血者の血液型の組合せや抗体価によって異なる．

また，ABO式血液型以外の赤血球抗原に対する抗体（不規則抗体）によって起こる副作用もあるが，ABO不適合赤血球輸血に比べると遅発性である．輸血歴，妊娠歴のある患者に多くみられ，特にKidd系（抗Jka抗体，抗Jkb抗体）がよく知られている．

その他の溶血性副作用の原因として，輸血用血液の加熱や手荒い取扱い，ローラーポンプや細いチューブ・針の使用，他の輸液（蒸留水や5%ブドウ糖溶液など）との同時輸注，輸血用血液の細菌汚染などがあげられる．

2) 非溶血性副作用　非溶血性副作用の最も多い原因は，白血球や白血球に対する抗体，白血球より放出されるサイトカインである．そのほか，血漿蛋白や血漿蛋白に対する抗体もその原因となりうる．輸血後即時に起こる副作用としては，非溶血性

輸血副作用の分類

非感染性副作用	溶血性	即時型	ABO不適合赤血球輸血 赤血球製剤の過熱，加圧，細菌汚染などによる溶血	
		遅延型	不規則抗体による不適合赤血球輸血（Rh系，Kidd系）	
	輸血非溶血性	即時型	発熱性副作用 輸血関連急性肺障害 アレルギー反応，アナフィラキシー（様）反応 細菌汚染によるエンドトキシンショック 急速大量輸血による循環負荷の過剰，クエン酸中毒，高カリウム血症，低体温	
		遅延型	輸血後紫斑病 血小板輸血不応状態 輸血後GVHD 新生児血小板減少性紫斑病 ヘモジデローシス	
感染性副作用	ウイルス性		輸血後肝炎	Hepatitis virus（HBV, HCV, HGV） Cytomegalovirus TTV
			後天性免疫不全症候群（AIDS）	Human immunodeficiency virus（HIV）
			成人T細胞性白血病	Human T-cell Leukemia virus（HTLV-I）
			伝染性単核球症	Epstein-Barr virus（EBV）
			胎児水腫，赤芽球癆	Human Parvovirus B19
	輸血細菌性		梅毒	*Treponema pallidum*
			腸チフス	*Salmonella*
			赤痢	*Shigella*
			菌血症，肺炎	*Pseudomonas*
			敗血症（エンドトキシンショック）	*Yersinia enterocolitica*
			ブルセラ症	*Brucella*
	原虫性		マラリア症	*Malaria*
			バベシア症	*Babecia*
			シャーガス病	*Trypanosoma cruzi*

発熱反応（febrile nonhemolytic reactions：FNH），蕁麻疹，アナフィラキシー（様）反応，輸血関連急性肺障害（transfusion-related acute lung injury：TRALI）などがある．特に，アナフィラキシー（様）反応およびTRALIは，発症すると患者は重篤な状態に陥るので注意が必要である．

そのほか，輸血用血液に混入した異物によるもの（発熱物質，細菌汚染によるエンドトキシンショック）や，輸血の方法・手技に起因するもの（循環負荷の過剰，クエン酸中毒，低体温度の輸血用血液の急速輸血，空気塞栓，高カリウム血症など）が原因となる．

輸血数週間後に起こる副作用には，輸血後移植片対宿主病（post-transfusion graft-versus-host disease：PT-GVHD），血小板輸血の際に抗血小板抗体（抗HPA抗体）や抗HLA抗体が原因で起こる輸血後紫斑病（post-transfusion purpura：PTP）や，血小板輸血不応状態（platelet transfusion refractoriness：PTR）などがある．また，慢性赤血球輸血患者はヘモジデローシスになることがある．

PT-GVHDは，供血者（輸血用血液）と受血者のHLAのone-way matchが原因と

なり，ほとんどが致命的である．発症が確認されてからの治療は困難であるため，発症予防が重要である．現在，輸血用血液の放射線照射が最も確実な予防法であり，放射線照射が徹底的に実施されるようになってからPT-GVHDの報告は激減した．

■ 感染性輸血副作用

感染性輸血副作用は，最近の検査法の進歩，核酸増幅検査（nucleic-acid amplification：NAT）の導入などにより，輸血感染症の危険性は今日では過去に比べ激減した．また，ウイルスが発見されるまでの期間（ウィンドウ期）は短縮している．しかし，未だその期間はゼロではなく，検査によって発見できない感染も存在する．また，現在確認されていない感染症が存在する危険性も否定できない．

1）ウイルス性感染症　輸血によって感染するウイルスには，輸血後肝炎を引き起こすB型肝炎ウイルス（HBV），C型肝炎ウイルス（HCV），G型肝炎ウイルス（HGV），TTウイルス（TTV），重篤な免疫不全症を引き起こすヒト免疫不全ウイルス（HIV），成人T細胞性白血病を引き起こすヒトT細胞性白血病ウイルス（HTLV-Ⅰ），免疫機能が低下した患者が発症すると重篤な肺炎や肝炎を引き起こすサイトメガロウイルス（CMV），伝染性単核球症や肝炎を引き起こすEBウイルス（EBV），伝染性紅斑や急性赤芽球を引き起こすヒトパルボウイルスB19，などがある．

2）非ウイルス性感染症　非ウイルス性感染症には，細菌性や原虫性のものが含まれる．細菌性には，性行為感染症（STD）の一種である梅毒（*Treponema pallidum*），低温でも生存可能で敗血症を引き起こすエルシニア・エンテロコリチカ（*Yersinia enterocolitica*），そのほかサルモネラ菌，シゲラ菌，リケッチア，ブルセラなどがある．輸血により伝播する原虫性には，赤血球に寄生するマラリア，日本での報告例はないが，中南米では流行するシャーガス病（*Trypanosoma cruzi*），そのほかバベシア，トキソプラズマ，フィラリアなどが含まれる．また，感染型プリオン蛋白は，CJD（Creutzfeldt-Jacob disease）の原因となる．

109
血　液　型

石田　明

　血液型は血液細胞の表面抗原の中で特に遺伝的多形性を有するものを総称した呼び方であり，臨床的意義の高いものとして，赤血球特異抗原，ヒト白血球抗原（human leukocyte antigen：HLA），ヒト血小板抗原（human platelet antigen：HPA），抗好中球抗原などがあげられる．赤血球特異抗原は重篤な輸血後溶血反応や新生児溶血反応の原因となり，HLAは同種移植患者において拒絶反応や移植片対宿主病（GVHD）との関連が重要である．血小板表面上のHLAやHPAは血小板輸血効果に関与し，好中球抗原は輸血関連急性肺障害（TRALI）の原因の一つとして知られている．しかし，日常臨床では赤血球の血液型を狭義の血液型と表現する場合が多い．以後は赤血球の血液型に絞って説明する．

■赤血球の血液型

　現在までに，赤血球膜の蛋白，糖蛋白，糖脂質など，合わせて256種類もの赤血球特異抗原が国際輸血学会（ISBT）で認定されている．これらの多くは抗原特異性を

血液型システム（文献1,2より改変）

血液型	No.	シンボル	抗原数	抗原を規定する遺伝子	遺伝子産物	染色体
ABO	001	ABO	4	ABO	糖転移酵素	9q34
MNS	002	MNS	40	GYPA, GYPB	グリコフォリンA, B	4q28-q31
P	003	P1	1	P1	糖転移酵素	22q11-qter
Rh	004	RH	45	RHD, RHCE	D, CcEe ポリペプチド	1p36-p34
Lutheran	005	LU	18	LU	免疫グロブリンスーパーファミリー	19q12-q13
Kell	006	KEL	22	KEL	糖蛋白	7q33
Lewis	007	LE	3	FUT3	糖転移酵素	19p
Duffy	008	FY	6	FY	ケモカインレセプター	1q22-q23
Kidd	009	JK	3	JK	尿素輸送体	18q11-q12
Diego	010	DI	7	AE1	陰イオン輸送体	17q12-q21
Yt	011	YT	2	ACHE	アセチルコリンエステラーゼ	7q22
Xg	012	XG	1	XG	糖蛋白	Xp22.3
Scianna	013	SC	3	SC	糖蛋白	1p36.2-p22.1
Dombrock	014	DO	5	DO	PIアンカー型蛋白	?
Colton	015	CO	3	AQP1	アクアポリン1	7q14
Landsteiner-Wiener	016	LW	3	LW	免疫グロブリンスーパーファミリー	19p13-p11
Chido/Rodgers	017	CH/RG	9	C4A, C4B	補体成分（C4）	6p21.3
Hh	018	H	1	FUT1	糖転移酵素	19q13
Kx	019	KX	1	XK	糖蛋白	Xp21.1
Gerbich	020	GE	7	GYPC	グリコフォリンC, D	2q14-q21
Cromer	021	CROM	10	DAF	CD55	1q32
Knops	022	KN	5	CR1	CD35	1q32
Indian	023	IN	2	CD44	CD44	11p13

決定する遺伝子（遺伝子産物）が同定されており，遺伝子座によって23の血液型システムに区分され，201種類の抗原が分類されている（表参照）．

各血液型の陽性率は人種や国によって異なるが，集団の99％以上で陽性を示すものは高頻度抗原，逆に陽性率1％未満のものは低頻度抗原と呼ばれている．また赤血球特異抗原に対して生体内で産生される抗体は不規則抗体と呼ばれ，明らかな抗原刺激がなくとも存在する自然抗体と，輸血や妊娠による同種抗原刺激の感作によって産生される免疫抗体の二つに分けられている．不規則抗体の一部は溶血反応の原因となる．すなわち，赤血球特異抗原陰性の患者が輸血や妊娠などの抗原曝露で感作されると，不規則抗体が陽性化する可能性があり，特に高頻度抗原に感作された場合は，①輸血時に抗原陰性血液（まれな血液）を供給する必要があること，②妊娠歴のある女性は次の出産時に新生児溶血反応に注意する必要があることの2点に留意しなければならない．

■ **ABO式血液型**

ABO式血液型はH, A_1, A_2, Bの四つの糖鎖からなる抗原で構成され，これらはすべて共通の前駆物質から生成される．すなわち，前駆物質にH型転移酵素が作用してH抗原が，H抗原にA型転移酵素が作用してA_1（A_2）抗原が，H抗原にB型転移酵素が作用してB抗原が，それぞれ生成される．ABO抗原は各種臓器や分泌液にも存在することが知られている．新生児は成人に比べて抗原数が少なく，幼児期に成人とほぼ同数にまで増える．ABO型を規定するA型転移酵素とB型転移酵素の遺伝子座は，染色体9p34.1-34.2上に存在し，一方H型転移酵素の遺伝子座は19p13.3上に存在する．ABO型はMendelの法則に従って遺伝し，遺伝子ハプロタイプA/AおよびA/O，B/BおよびB/O，A/B，O/Oは血清学的検査によってそれぞれA型，B型，AB型，O型と判定される．またLandsteinerの法則に従って自然抗体を産生し，A型のヒトは抗B型を，B型のヒトは抗A抗体を，O型のヒトは抗A抗体と抗B抗体をもつ．ただし生下時は母親由来のIgG抗体のみで，生後3～6カ月後から生体内で産生されたIgMタイプの自然抗体が観察されるようになる．ABO型は臨床上非常に重要であり，不適合輸血によって致死的溶血性副作用が出現する．

■ **Rh血液型**

Rh血液型は非常に多形性に富んだ血液型であり，染色体1p34-36上にある*RHD*と*RHCE*，染色体6p11-22.1上にある*RHAG*遺伝子の産物である三つの糖蛋白（RhD, RhCE, RhAG）の多形性の組合せにより，これまでに45種類の抗原が知られている．主な遺伝子型のプロタイプはCDE, CDe, CdE, Cde, cDE, cDe, cdE, cdeの8組であり，特殊なものを除くとそれぞれ2組ずつを組み合わせた計32組の遺伝子型から，CCDee, ccdeeなどの計九つの表現型が存在する．ちなみに臨床の場で用いられているRh型という表現はRhD型を意味する場合が多く，ABO型に次いで臨床的に重要で，遅発性溶血反応の原因となる．RhDは日本人の約99.9％が陽性であり，いわゆる高頻度抗原である．したがって，RhD陰性妊婦は第一子妊娠時に感作されて抗D抗体陽性となる可能性が高く，その場合は第二子出産時に新生児溶血反応が問題となる．

■ **その他の血液型**

表に示した血液型システムのうち，ABO, MNS, P, Rh, Lewis, Duffy, Kidd, Diegoなどは溶血反応を起こす可能性があるとされている．しかし，溶血反応を事前に正確に予測することは難しいため，不規則抗体陽性の患者は対応抗原陰性の血液製剤を投与することが望ましい．

110
血液疾患と遺伝子治療

花園　豊

■ 血液型関連検査について

血液型検査は，ABO型とRhD型を抗間接グロブリン法で行うのが通常である．不規則抗体スクリーニングは，緊急時を除き必ず輸血開始前に行うようにする．頻回輸血患者は，不規則抗体スクリーニングを随時繰り返す必要がある．クロスマッチ検査は，検体や製剤の取り違えなどの人為的ミスを予防するために行う．最近は自動輸血検査機器が普及し，上記の検査を短時間でより正確（客観的評価のもと）に行うことが可能になった．

■ 文献

1) Geoff D：Human Blood Group, p2, Blackwell Science, Oxford.
2) 常山初江他：その他の血液型とまれな血液型．検査と技術，**25**(7)：96, 1997.

■ 重症複合型免疫不全症の遺伝子治療

重症複合型免疫不全症（SCID）は液性および細胞性免疫の機能が低下する先天性免疫不全症であり，アデノシンデアミナーゼ（ADA）や共通γ鎖の欠損などが原因になって起こる（前者はADA欠損症，後者はX-SCIDと呼ばれる）．ADA欠損症に対するリンパ球遺伝子治療は世界で最初に行われた遺伝子治療であり（1990年）[1]，X-SCIDに対する造血幹細胞遺伝子治療は世界で最初に明らかな成功をおさめた遺伝子治療である（2000年）[2]．

1) リンパ球を使う　リンパ球は，採取が容易であること，体外で増幅培養ができること，レトロウイルスベクターによって比較的高い遺伝子導入効率（約50%）が得られることから，遺伝子治療の標的として都合がよい．1990年，米国国立保健衛生研究所（NIH）で実施されたADA欠損症に対するリンパ球遺伝子治療では，レトロウイルスベクターでADA遺伝子を導入したリンパ球を患者に戻す治療が約10回繰り返された[1]．わが国でも1995年，北海道大学でNIHと同様の遺伝子治療が行われた．日米いずれの患者もリンパ球数およびADA活性の上昇や免疫力の回復が認められ，遺伝子治療は成功したといえる．しかし，同時にADA酵素補充療法を受けていたため，遺伝子治療単独でどの程度効いたかは評価できない．

2) 造血幹細胞を使う　造血幹細胞は，自己複製能と多分化能をあわせもち，骨髄，末梢血，臍帯血から比較的容易に採取でき

ることから，遺伝子治療の理想的な標的である．2000年にフランスのグループによってX-SCIDに対する造血幹細胞を用いた成功例が報告された[2]．これはほかに併用治療を行っておらず，遺伝子治療単独として初めての成功例であった．続いて2002年にイタリアのグループによってADA欠損症に対する成功例が報告された[3]．いずれもレトロウイルスベクターを用いて患者のCD34$^+$細胞に治療用遺伝子（ADAや共通γ鎖の遺伝子）を導入して自家移植した．造血幹細胞への遺伝子導入効率は低く，今まで造血幹細胞を用いた治療の多くは臨床的有効性が得られていなかった．X-SCIDやADA欠損症で成功した最大の理由は，遺伝子を導入したリンパ球が非導入リンパ球に比べて高い生存優位性をもっていたからである．したがって移植後，遺伝子導入細胞は，当初たとえ少数でも時間の経過とともに次第に増加したのである．

3）レトロウイルスベクターによる挿入変異　2002年10月4日，衝撃的なニュースが伝えられた（*Science*誌）．フランスのX-SCID遺伝子治療を受けた11人の患者の1人にT細胞白血病が認められた．その後の同誌の報道（10月18日）によると，レトロウイルスベクターが*LMO2*遺伝子（造血発生に関係する遺伝子で，その異常発現は白血病発症にも関与する）の配列内に挿入されていたことが判明し，それが白血病化の原因と考えられている．最も華々しい成功をおさめた遺伝子治療が最初の発癌症例を出したのは皮肉である．この事故に対してただちに米国FDAの委員会が開かれ声明が発表された（2002年10月10日）．この致死性疾患に対する本遺伝子治療の劇的効果を考えると，X-SCID遺伝子治療は継続すべきだとされた．しかしその後，もう1名白血病を発症し，計2名になった．現在，レトロウイルスベクターを用いる造血幹細胞遺伝子治療は日米欧で中止になっている（2003年11月現在）．

■移植片対宿主反応病と自殺遺伝子

ミラノでは興味深いリンパ球遺伝子治療が行われた（図参照）[4]．用いたレトロウイルスベクターには選択マーカー遺伝子と自殺遺伝子が組み込まれている．選択マーカーとして，細胞内領域を除去した神経成長因子受容体（NGFR）遺伝子を利用した．したがって，NGFR抗体を用いれば，遺伝子導入がうまくいったリンパ球を回収して患者に戻すことができる．自殺遺伝子としてヘルペスウイルスチミジンキナーゼ（HSV-TK）遺伝子を利用しているので，リンパ球の輸注後，移植片対宿主反応病（GVHD）が起こったら，ガンシクロビル投与によって遺伝子導入リンパ球を体内から排除することが可能である．

こうして遺伝子導入されたリンパ球を骨髄移植後の患者8名に同種輸注した．その

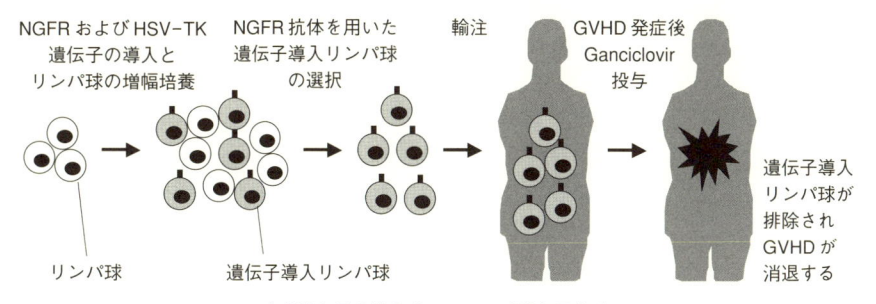

自殺遺伝子を導入するリンパ球遺伝子治療

111
分子標的療法

木崎昌弘

うちの1人はEBV感染症の治療目的で，その他の患者は白血病再発に対する移植片対白血病（GVL）効果を期待した．輸注後GVHDが3人の患者にみられ，これらの患者にガンシクロビルが投与された．その結果，遺伝子導入リンパ球は末梢血から急速に消失し，それとともにGVHDも消退したという．わが国では筑波大学が同種の遺伝子治療を計画している．

■血友病Bの遺伝子治療

血友病Bに対して，第IX因子遺伝子を搭載するアデノ随伴ウイルス（AAV）ベクターを筋肉内に投与する遺伝子治療が米国で行われている[5]．この導入遺伝子は宿主染色体にあまり組み込まれないが，筋肉細胞が非分裂細胞なので，長期間にわたる発現が期待される．実際，ベクターの投与を受けた患者では輸血回数の減少などの臨床効果を認めたという．患者数のより多い血友病Aの遺伝子治療については，第VIII因子遺伝子が大きすぎるため，AAVベクターの中に入りきらない問題があって，まだ実現していない．

■文献
1) Blaese RM et al : T lymphocyte-directed gene therapy for ADA-SCID : initial trial results after 4 years. Science, **270** : 475-480, 1995.
2) Cavazzana-Calvo M et al : Gene therapy of human severe combined immunodeficiency (SCID)-X1 disease. Science, **288** : 669-672, 2000.
3) Aiuti A et al : Correction of ADA-SCID by stem cell gene therapy combined with nonmyeloablative conditioning. Science, **296** : 2410-2413, 2002.
4) Bonini C et al : HSV-TK gene transfer into donor lymphocytes for control of allogeneic graft-versus-leukemia. Science, **276** : 1719-1724, 1997.
5) Kay MA et al : Evidence for gene transfer and expression of factor IX in haemophilia B patients treated with an AAV vector. Nat Genet, **24** : 257-261, 2000.

■白血病治療の問題点

白血病の治療は，フロントラインの治療法として治癒を目指した治療が行われ，数種類の抗癌剤による強力な化学療法が行われてきた．この結果，急性骨髄性白血病の予後は改善し，現在30～40%の長期生存例が得られているが，初回治療で寛解に至らなかった症例や再発症例の予後は依然不良である．また，成人急性リンパ性白血病においても80%程度の寛解が得られるものの，再発が多く小児例に比較すると長期予後は不良である．さらに，年齢は極めて重要な予後因子であり，高齢者白血病の予後は厳しく長期生存例はほとんどない．したがって，今後の白血病の治療成績をさらに向上させるためには，再発を繰り返す難治性白血病や高齢者白血病をどのように治療していくかが大きな課題である．

抗癌剤をベースにした治療の最大の問題は，抗癌剤が腫瘍細胞への特異性が低いことである．そのために抗癌剤は正常造血細胞にも作用し，骨髄抑制による血球減少を来し，往々にして致命的な感染症や出血などの合併症を来す．さらに，抗癌剤特有の副作用も患者のQOLを著しく低下させるために高齢者には適応がないことも多い．

■分子標的療法とは

白血病を含む多くの癌は遺伝子の変異によって生じ，その結果産生される異常な遺伝子産物が細胞の分化や細胞死，いわゆるアポトーシスを阻害し，一方的に細胞増殖シグナルを伝える．そのために細胞増殖の制御が破綻する結果，白血病などの癌が発

症すると考えられている．分子標的療法は，正常細胞には発現せず癌細胞の増殖に必須な分子のみをターゲットとし，いずれも白血病や癌の発症の分子機構やバイオロジーに基づいた理論的妥当性を有する治療法である（図参照）．したがって，分子標的療法は副作用が少なく，高齢者にも適応可能で，効率よく腫瘍細胞の根絶を目指した治療法として注目されている．

■ 分子標的薬剤

分子標的薬剤としては，対象とする白血病細胞のみに特異的に発現し，その増殖に必須な分子を抑制する物質でなくてはならない．その結果，細胞増殖のみを一方的に伝達するシグナルを阻害する物質がシグナル伝達阻害剤である（図参照）．

慢性骨髄性白血病（CML）に対するimatinib（STI 571）はABLキナーゼに特異的なチロシンキナーゼ阻害剤である．その他，細胞増殖に必須なRAS/MAPキナーゼを阻害するRAS阻害剤（ファルネシルトランスフェラーゼ阻害剤）やJAK/STAT系シグナルに対するJAK2阻害剤，PI3キナーゼ阻害剤，PKCに対する阻害剤なども開発されている．固型癌に対しては，癌細胞の増殖に必須な上皮成長因子（EGF）レセプター類似のレセプターチロシンキナーゼであるHER-2/erbB2に対する抗体（ハーセプチン）が臨床的に有用であり注目されている．また，EGFレセプターチロシンキナーゼ阻害剤であるZD1839（イレッサ）は，imatinibと同様に，ATPとの競合阻害によりチロシンキナーゼの自己リン酸化を抑制することで癌細胞の増殖を抑制し，海外では非小細胞肺癌に明らかな効果を認めており注目されている．癌細胞の細胞周期を調節し，細胞増殖を抑制する因子も分子標的となるために注目されている．細胞周期の調節因子としてはp53, Rb, p16, CDK（cyclin dependent kinase）などがある．p53, Rb, p16は癌抑制遺伝子で，細胞周期を止める作用を有している．これらの作用を促進する物質や，これらの因子に関連する蛋白の酵素活性を調節する物質も分子標的薬剤と考えられている．

細胞増殖に必須なシグナルは，最終的には特有の転写因子を介して核内の標的遺伝子の転写を調節することにより細胞増殖を制御する．最近，AML M2に認められるAML/MTG8やPML/RARαなどの転写因子は，ヒストンアセチル化による転写制御を受けていることが明らかになった．この

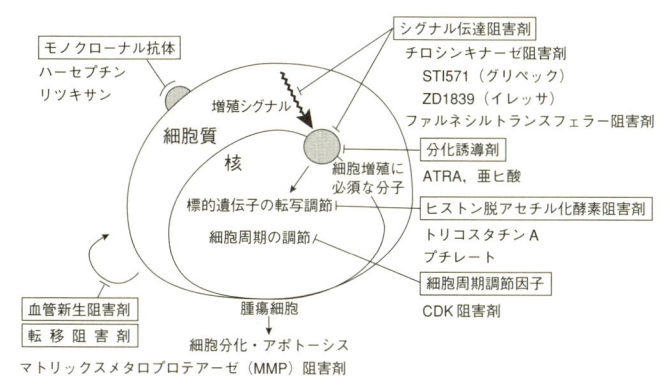

分子標的療法と治療薬剤

分子標的療法に用いられる治療薬は腫瘍細胞の増殖にのみ関与する種々の分子に作用し，その増殖を阻止し死滅させる．一方で，それらの分子を抑制しても正常細胞に影響を及ぼさないことが重要である．

ヒストンアセチル化は転写制御のみならず，DNA複製や再配列などのクロマチン構造の変化を伴う様々な生物反応に関わっている．したがって，ブチレートやトリコスタチンAなどのヒストン脱アセチル化酵素阻害剤（HDACI）は，転写制御によりAML/MTG8やPML/RARαなどを有する白血病細胞の増殖を抑制することが知られており，今後の新しい白血病の治療薬として注目される．造血器腫瘍においても血管新生が病態の一つと考えられているが，腫瘍細胞の増殖に必須な血管の新生を抑制する阻害剤も注目されている．多発性骨髄腫に対するサリドマイドは血管新生阻害により効果を示すとされ，現在難治性骨髄腫の治療に臨床応用されている．

腫瘍細胞の表面に発現し，増殖に関わる抗原をターゲットとした抗体療法も分子標的療法と考えられる．抗体療法が可能となったのは，ヒト化抗体の作製が可能になったためであり，乳癌に対するハーセプチンのほかにも，B細胞型悪性リンパ腫に対するCD20モノクローナル抗体（リツキサン）はすでに臨床の現場で大きな成果をあげ，さらに急性骨髄性白血病に対してはCD33に対するヒト化モノクローナル抗体も開発され，臨床試験が進んでいる．

抗癌剤に比べて分子標的薬剤は腫瘍細胞への特異性が高く，有害事象が少なく，より効率よい治療法として期待される．しかしながら，ATRAやimatinibの経験からは，必ずしも万全な治療薬ではなく，耐性症例の出現なども含め使用例が増加するにつれ，多くの問題も指摘されるようになった．これらを克服しより優れた分子標的薬剤を開発するためには，より詳細な造血器腫瘍の発症機構の解明が望まれる．また，これまでに開発された分子標的薬剤に関しては，抗癌剤との併用なども含めて今後より効果的な使用方法を臨床的に明らかにしなくてはならない．

112 チロシンキナーゼ阻害剤

田内哲三

チロシンキナーゼ阻害剤（imatinib mesylate）は，ABLチロシンキナーゼのATP結合領域に親和性を高めるように合成された2-phenylaminopyrimidineの誘導体であり，ABLチロシンキナーゼのATPと拮抗することによりキナーゼ活性を選択的に阻害する[1]．imatinibは，ABLチロシンキナーゼ以外にも，platelet derived growth factor受容体やc-Kit受容体のチロシンキナーゼ活性も阻害するため，慢性骨髄単球性白血病（CMML）やGIST（gastrointestinal stromal tumor）の一部の症例でも有効性が報告されている．本項では，imatinibの現時点までの臨床上での成果および問題点について言及する．

■imatinibの臨床上での成果

imatinibの，インターフェロン不応性の慢性骨髄性白血病（CML）慢性期患者454人に対して行われた臨床第Ⅱ相試験では，細胞遺伝学的大寛解（major cytogenetic response）60%，細胞遺伝学的完全寛解（complete cytogenetic response）41%と驚異的な成績が報告され，現在CML慢性期患者に対する第一選択薬剤として位置づけられている[2]．imatinibはCML移行期症例に対しても有効であり，235人に対して行われた第Ⅱ相臨床試験では，細胞遺伝学的大寛解24%，細胞遺伝学的完全寛解17%と慢性期症例よりその成績は劣るものの，投与量を1日600mgに増加することによって，細胞遺伝学的効果の改善が見込まれる[3]．imatinibはCML慢性期症例に対しては安定した効果を示すものの，急性転化症

例に対しての効果は単剤では不十分である．米国では化学療法不応性Ph陽性ALL，CML-blastic crisisを対象としたimatinib単剤による第Ⅱ相試験が行われた．CML-myeloid crisisでは血液学的完全寛解は22％であったのに対し，Ph陽性ALL，CML-lymphoid crisisでは60％の症例で血液学的な寛解がみられ，17％に細胞遺伝学的完全寛解が得られた[4]．しかし，Ph陽性ALL，CML-lymphoid crisisでは，ほとんどの症例は3カ月以内に再発し，平均生存期間は4.9カ月，1年生存率はわずか7％であった[4]ことから，imatinib単剤では急性期のPh陽性白血病の予後の改善を期待することは困難である．hyper-CVAD療法にimatinibを併用した治療法は，長期的な解析はまだなされてはいないものの，非血液毒性も含めてコントロール可能な範囲であり，CML-lymphoid crisis，Ph陽性ALLの標準的治療法となる可能性が高い．

■imatinib抵抗性獲得の克服に向けて

Sawyersらは，imatinibにて加療中にCML-blastic crisisを起こした症例で，Fish法を用いてBCR-ABLの遺伝子増幅を報告した[5]．imatinib抵抗症例ではBCR-ABLは10倍以上に増幅されており，増幅したBCR-ABLチロシンキナーゼをimatinibが抑制できないことが再発の原因と考えられる．また，imatinib再発症例の中にはBCR-ABLのATP結合領域でのアミノ酸変異が11カ所（F211L, M244V, G250E, Y253H, Y253F, E255K, E255V, T315I, F317L, M351I, F486I）報告されており，BCR-ABLの遺伝子増幅およびBCR-ABLのATP結合領域でのアミノ酸変異は，imatinib再発症例の7割を占めるものと思われる．さらに，imatinib再発症例の中にはPh染色体陰性のクローンがみられることから，クローンの増殖の過程で，BCR-ABL以外の遺伝子変異によりimatinib抵抗性を獲得したことが推察されている．米国を中心に，imatinibとinterferonあるいはcytarabineをCMLの慢性期から併用することにより，imatinib耐性クローンの出現を抑制する試みが行われている．

■文献

1) Druker B et al : Effects of a selective inhibitor of the ABL tyrosine kinase on the growth of BCR-ABL positive cells. *Nature Med*, **2** : 561-566, 1996.
2) Kantarjian H et al : Hematologic and cytogenetic responses to imatinib mesylate in chronic myelogenous leukemia. *N Engl J Med*, **346** : 645-652, 2002.
3) Talpaz M et al : Imatinib induces durable hematologic and cytogenetic responses in patients with accelerated phase chronic myeloid leukemia : results of a phase 2 study. *Blood*, **99** : 1928-1937, 2002.
4) Ottmann OG et al : A phase 2 study of imatinib in patients with relapsed or refractory Philadelphia chromosome-positive acute lymphoid leukemias. *Blood*, **100** : 1965-1971, 2002.
5) Gorre ME et al : Clinical resistance to STI-571 cancer therapy caused by BCR-ABL gene mutation or an amplification. *Science*, **293** : 876-880, 2001.

113
免疫抑制療法

末永孝生

血液疾患では，再生不良性貧血（以下，再不貧とする）や特発性血小板減少性紫斑病（ITP）などで，免疫学的な機序が疾患の発症と進行に強く関わっていることが推定されており，治療面においてもこれらの免疫学的な機序の抑制を目的とする免疫抑制療法の有効性が報告されてきている．ここでは，血液疾患，特に再不貧，ITPの治療に用いられる免疫抑制療法を薬剤別に概説する（表参照）．

■シクロスポリン

シクロスポリン（CSP）はT細胞の機能，特にヘルパーT細胞機能を抑制することが知られている．わが国での再不貧に対する有効性は，造血障害研究班の成績では，8週後で13.8％，16週後で28.0％と報告されている．抗胸腺細胞グロブリン（ATG）による治療と交叉耐性はみられず，CSPは再不貧ATG不応例の約50％に有効と報告されている．このような再不貧に対するCSPの有効性は，HLA-DRB1*1501を有する例で有効率が高いことが知られているが[1]，最近，骨髄異形成症候群（MDS）でも同様であることが示唆されている[2]．CSPによる治療は再不貧では一般的には6カ月間の治療が望ましいとされているが，離脱できない例や投与中止により再燃する症例もある．

ITPに対しては，最近サルベージ療法としてのCSP投与の有効性を示す報告がみられる．Emiliaらの報告によれば，治療抵抗性のITP 12人中10人で有効であったとされている[3]．これらの報告については今後さらに大規模なprospectiveな検討が必要であろう．

■抗胸腺細胞グロブリン

抗胸腺細胞グロブリン（ATG）の再不貧に対する有効性は，単剤での成績はおおむね45～50％前後である．再不貧の原因がheterogenousであるにもかかわらず，ATGの治療効果は，その原因や染色体異常の有無で差がないとされている．また，その有効率は罹病期間により影響され，発症後1年未満の症例では極めて高い有効率が報告されている．また，MDSに対してもその有用性がいくつか報告されているが[4]，なかには白血病への移行を来した報告もある．このようなATGの効果は，T細胞への抑制効果に加えて，リンパ球へのマイトゲンとしての刺激作用も重要であることが指摘されている．ATGは，一般的にはウマをヒトの胸腺細胞または胸管リンパ球で免疫して作製されるが，一部ではウサギで作製されたものも使用されてきている．

血液疾患に使われる免疫抑制剤とその使用量

薬剤名	投与量	適応
シクロスポリン	6 mg/kg/日 p.o.	再不貧, MDS, GVHD, ITP
ATG（ALG）	10～15 mg/kg×5日 div (horse)	再不貧・拒絶反応の予防
	5 mg/kg×5日 div (rabbit)	GVHD
cyclophosphamide	1～2 mg/kg/日 p.o.	ITP, AIHA
	1.0～1.5 g/m²/4W div	ITP, AIHA
副腎皮質ホルモン	0.5～2.0 mg/日 p.o.	ITP, AIHA, GVHD
	1.0～2.0 g/日 div 通常3日連続	再不貧, ITP, AIHA, GVHD

ATGの効果は通常2〜3カ月以内にみられるが，それ以後で認められる場合もある．ATG投与の副作用としては，①直接的なアレルギー反応（発熱，発疹，体液貯留など），②血清病，③一過性の血球減少がある．これらに対しては抗ヒスタミン薬やステロイド，利尿剤の投与が行われる．再不貧のATG療法ではアンドロゲンやステロイド大量療法を併用してもその有効率は改善しないが，シクロスポリンの併用により有効率が高まるという報告が多くみられる．最近，BacigalupoらはALG後4カ月以内の症例ではALG, CSP, G-CSFの三者を併用することで，約4カ月で82％，18カ月で97％の患者に反応が得られたと報告している[5]．

■エンドキサン大量療法

エンドキサンは強い免疫抑制作用を有することが知られており，幹細胞移植における移植前処置に広く用いられている．再不貧では大量療法により有効例も認められたが，副作用のため治療薬としての有用性は確立されなかった．一方，ITPに対しては$1〜1.5g/m^2$を4週間ごとに4〜5回行う大量療法が，治療抵抗例に対して行われている．このようなエンドキサンの副作用としては脱毛，吐気，骨髄抑制のほかに，出血性膀胱炎，間質性肺炎，SIADH（50mg/kg以上投与したとき）などが知られている．また長期的には催奇形性，発癌性，不妊などについても留意しておく必要がある．

■副腎皮質ホルモン

副腎皮質ホルモンは，強力な抗炎症作用と免疫抑制作用を有している．これらの作用は，この薬剤のサイトカインや接着因子に対する効果や，アラキドン酸代謝回路のホスホリパーゼA_2を抑制することで発揮されると考えられている．血液疾患では，ITPや自己免疫性溶血性貧血では通常0.5〜1.0mg/kg/日が経口で用いられる．また軽症あるいは中等症の再不貧や治療抵抗性ITPなどの場合では，1.0g/日を3日間連続で投与するといった大量療法（パルス療法）が用いられるが，この場合は比較的作用時間の短いプレドニンやメチルプレドニンが使われることが多い．ステロイドホルモンの使用は様々な副作用をもたらすことはよく知られているが，特に大量療法を用いた場合には将来大腿骨頭壊死を高率に来す可能性があり，留意が必要である．

■その他の薬剤

血液疾患では，その他イムラン（ITP，自己免疫性溶血性貧血），タクロリムス（GHVD；移植片対宿主反応病）などが免疫抑制剤として用いられているが，詳細は割愛する．さらに最近ITPに対して抗B細胞抗体であるリツキサンが有効である症例も報告されており，今後さらに様々な免疫抑制療法が行われるようになるものと思われる．

■文献

1) Nakao S et al：Identification of a specific HLA class Ⅱ haplotype strongly associated with susceptibility to cyclosporine-dependent aplastic anemia. Blood, **84**：4257-4261, 1994.
2) Okamoto T et al：Good response to cyclosporine therapy in patients with myelodysplastic syndromes having the HLA-DRBI*1501 allele. Leukemia, **14**：344-346, 2000.
3) Emilia G et al：Long-term salvage therapy with cyclosporin A in refractory idiopathic thrombocytopenic purpura. Blood, **99**：1482-1485, 2002.
4) Molldrem JJ et al：Antithymocyte globulin for patients with myelodysplastic syndrome. Br J Haematol, **99**：699, 1997.
5) Bacigalupo A et al：Antilymphocyte globulin, cyclosporine, prednisolone, and granulocyte colony-stimulating factor for severe aplastic anemia：an update of the GITMO/EBMT study on 100 patients. Blood, **95**：1931-1934, 2000.

114
造血器腫瘍の病理診断

竹内賢吾

病理診断学的に，造血器は骨髄とリンパ組織に大別されている．したがって造血器を専門とする病理医（hematopathologist）も，骨髄を得意とする病理医とリンパ組織を得意とする病理医に大別される．もちろん両者を得意とする病理医もいる．造血器腫瘍ということでは，骨髄においては白血病，リンパ組織においては悪性リンパ腫が主な対象となる．わが国では骨髄のスメア像は血液内科医が読み，クロットや針生検の組織像は病理医が読むことが一般的である．白血病の診断に関しては，病理診断はときに"補助的な"ものであり，最終診断は血液内科医がつけることが一般的である．これに対して，リンパ組織は病理医が読み病理診断（≒最終診断）をつけるのが一般的となっている．

通常，病理診断といえば組織切片を用いた検索法（形態学，免疫組織染色など）によってなされる病理組織診断を指す．免疫組織染色は造血器腫瘍の病理診断，特に亜型の鑑別に欠かせないものである．従来，新鮮凍結検体にしか施行できない抗体が多かったが，ホルマリン固定・パラフィン包埋検体（通常の病理保存検体）に対する抗原賦活化法＊はこの状況を一変させた．

＊ホルマリン固定によってアミノ酸間に架橋が生じる．このことにより抗原によっては抗体の結合を阻害されるものがある．未だ詳細な機序は不明であるが，抗原賦活化の原理はこれらのブロックされた抗原を再び抗体結合が可能な状態に"露出"させることと考えられている．最初に導入されたのは蛋白分解酵素処理であり，1976年に報告された．ただし，適用できる抗原が限られていた．この状況は1993年の熱処理による抗原賦活化法の導入以降一変した．クエン酸緩衝液，EDTA緩衝液などに組織切片を漬けて，電子レンジ，オートクレーブ，あるいはwater bathなどで数分から数十分加熱するという簡単なものである．この技術により，現在は多くの抗体が病理保存検体（100年前の検体でも）に適用可能である．ただし，抗原によっては賦活化しえないもの，賦活化処理をしてはいけないものもあるし，最適な賦活化法が標準的な方法（pH6.0の0.01Mクエン酸緩衝液を用いることが多い）と異なるものもある．

現在では，日常診療に限っていえば，むしろフローサイトメトリーで汎用されるものの中でホルマリン固定・パラフィン包埋検体に使用できないものをあげる方が手っ取り早い．逆に，細胞内抗原などはむしろ組織染色の方が得意とする抗原である．ホルマリン固定・パラフィン包埋検体に適用可能の抗体の一覧はNovocastra社のホームページ（http://www.novocastra.co.uk/）によく整備されている．

現在，造血器腫瘍の診断には2001年に刊行されたWHO分類（文献参照）が使われる．新WHO分類は，造血器腫瘍全般を形態・免疫形質・遺伝子学的特徴・臨床病態に基づき分類しており，実地臨床および臨床研究において必要不可欠なものである．悪性リンパ腫の診断に限っていえば，前述の抗原賦活化法の普及により，組織切片を用いた検索法のみで難解例を除く大半の症例はWHO分類によった診断が可能な状況になっている．

しかし，悪性リンパ腫ほど，組織切片を用いた検索法以外の多くの検索法から，診断確定に有用な情報が得られる腫瘍は，現在のところほかにはない．腫瘍細胞の免疫学的マーカー（免疫組織染色，フローサイトメトリーなど），病型に特徴的な遺伝子・染色体異常（分染法，FISH，PCR，RT-PCR，サザン法など）の検索は日常診療のレベルでごく普通にされているものである（造血器腫瘍に対し，PCR法，LCR

法，サザン法を施設基準に適合した保健医療機関で適用した場合，診療点数が算定される）．そして，何よりも他の腫瘍と異なる点は，免疫グロブリン遺伝子やT細胞受容体遺伝子の再構成の検索により（PCR，サザン法），クローナリティが簡便に証明できる点であろう．

　これら形態学以外の"客観"情報は診断に関する議論の余地を狭め，主観的要素の介入を減じた．もちろん，それらの情報は病理医だけでなく臨床医にも入手可能なものである．したがって，その場合，臨床医は病理組織診断以外の有力な診断根拠をもつことになる．すなわち，他臓器の腫瘍と異なり造血器腫瘍の分野では，病理組織診断＝確定診断という"公理"が，白血病においてはもとより，悪性リンパ腫にも当てはまらなくなっていることを示している．病理組織診断が他の検索法から得られた情報に矛盾するものであれば，病理医はその診断の再考を余儀なくされるからである．

　悪性リンパ腫の診断に用いることのできる情報は形態学（細胞診，組織診），マーカー（フローサイトメトリー，免疫組織染色），遺伝子・染色体および臨床情報などである．これら個々の情報の有効性と限界を正しく認識しあわせて勘案して導かれた総合判断こそが，悪性リンパ腫の最終診断に値する"病理診断"たりえる．すなわち造血器腫瘍の診断には，このような総合判断をする知識と経験を有することが，臨床医・病理医の双方に求められる．

■文献
1) Jaffe ES *et al*（eds）: Pathology and Genetics of Tumours of Haematopoietic and Lymphoid Tissues, IARC Press, Lyon, 2001.

115
血球計数と形態検査

佐藤尚武

■ 血球計数（血算）

　血球計数とは，単位容積あたりの血液中に存在する赤血球数（RBC），白血球数（WBC），および血小板数（Plt）の測定に加え，ヘモグロビン濃度（Hb）やヘマトクリット値（Hct）を計測することである．通常は血算という用語が用いられる．かつて血算は用手法で測定されていたが，現在ではほとんどの場合自動機械で計測される．自動血球計数機では，大多数の装置が上記項目に加え，平均赤血球容積（MCV），平均赤血球ヘモグロビン量（MCH），平均赤血球ヘモグロビン濃度（MCHC），平均血小板容積（MPV）なども算出している．MCV，MCHおよびMCHCはウィントローブ（Wintrobe）赤血球指数と呼ばれ，このうちMCVとMCHCは貧血の分類に利用される．

　Hctは血液全体の容積に対する赤血球容積の比率で，もともとは遠心法で測定していたが，自動血球計数機では異なる原理を用いて測定している．遠心法で測定されたHctに対しては，正式にはPCV（packed cell volume）という用語（略語）を用いる．

　また機種によっては，赤血球粒度分布幅（RDW）や，血小板粒度分布幅（PDW），血小板クリット（Pct）など，さらに多くの指標を出力するものもある．網赤血球は，骨髄から末梢血へ移行したばかりの若い赤血球であるが，これも近年自動計測が可能になった．網赤血球数（比率；Ret）の測定を組み込んだ自動血球計数機もあ

る．

血算値の変動を来す疾患・病態は多岐にわたるので，生体内に生じた異常を知るためのスクリーニング検査として，広く利用されている．

■血球形態検査

血液細胞の形態検査は通常，塗抹染色標本（4項参照）を使って行う．末梢血液に対する検査と骨髄液に対する検査があり，それぞれ末梢血液像，骨髄像と呼ばれる．赤血球と血小板は単一種の細胞であるが，白血球は数種の細胞の総称である．末梢血白血球を形態学的に分類し，比率で表したものを白血球分画（hemogram）という．骨髄には多種の造血細胞が存在するが，これを形態学的に分類したものが骨髄有核細胞分画（myelogram）である．

末梢血白血球は好中球（Ne），好酸球（Eo），好塩基球（Ba），単球（Mo），リンパ球（Ly）に5分類されるが，好中球はさらに分節核球（Seg）と桿状核球（Band）に分けることがある．多くの自動血球計数機では，血算だけでなく白血球5分類もできるようになっている．ただし，原則的にSegとBandの識別はできない．なお近年，SegとBandの区別は行わない傾向にある．標本上の細胞を画像解析して自動分類する装置も開発されたが，検査効率が悪いなどの問題であまり利用されていない．

■全血球計数

通常の血算に加えて，Retや白血球5分類まで行うことを全血球計数（complete blood count：CBC）という．近年は前述のごとく，単に血算値にとどまらずCBC値を広く出力できる自動血球計数機が，一般的になってきている．CBC値の基準範囲の目安を表に示す．ただし実際の基準範囲は，原則として検査施設ごとに設定されるべきものである．なお，自動血球計数機には機種間差が認められるが，各方面の努力によりこの差は縮小傾向にある．

成人CBC値の基準範囲（目安）

項目		判定の目安となる範囲	単位（SI単位）
RBC	♂	4.30〜5.50	$\times 10^6/\mu l\ (\times 10^{12}/l)$
	♀	3.80〜5.00	
Hb	♂	13〜17（130〜170）	$g/dl\ (g/l)$
	♀	12〜16（120〜160）	
Hct	♂	40〜50（0.40〜0.50）	%（l/l）
(PCV)	♀	35〜45（0.35〜0.45）	
MCV		80〜100	f/
MCHC		31〜36（310〜360）	$g/dl, \%\ (g/l)$
Ret		0.2〜2.0（0.002〜0.02）	%（l/l）
WBC		3.5〜10.0	$\times 10^3/\mu l\ (\times 10^9/l)$
Ne		40〜70（0.40〜0.70）	%（l/l）
Eo		1〜7（0.01〜0.07）	%（l/l）
Ba		0〜2（0.00〜0.02）	%（l/l）
Mo		2〜10（0.02〜0.10）	%（l/l）
Ly		25〜45（0.25〜0.45）	%（l/l）
Plt		150〜400	$\times 10^3/\mu l\ (\times 10^9/l)$

単位は慣用単位．（　）内はSI単位で表記したもの．

■自動血球計数機の特性

用手法と比較した場合，自動血球計数機は分析細胞数が桁違いに多いので，測定精度（再現性）が用手法よりも明らかに高い．これは白血球分画についても当てはまる．しかし自動血球計数機でも種々の過誤が認められ，自動血球計数機特有のものも少なくない．そのため正確度は，用手法に対して必ずしも高いとはいえない．偽性血小板減少はその代表例である．これは抗凝固剤存在下の試験管内で血小板が凝集する現象であり，自動血球計数機ではPltが低値を示す．しかし生体内でのPltは減少しておらず，用手法では凝集形成が簡単にわかる．測定精度が高いことをもって，得られた結果も正確であると誤解してはいけない．

■血算および血球形態検査の目的

CBCや血球形態は検体検査としては基本的なものであり，スクリーニング的に利用されることも多い．血算や血液形態検査が有用な代表的病態には，以下のようなものがある．①各種貧血症や多血症，造血器

116 造血器腫瘍の表面マーカー診断

一迫 玲

腫瘍などの血液造血器疾患，②出血傾向の鑑別，③炎症など反応性の血液変化や二次性貧血を来す疾患・病態，④造血障害を来す可能性のある薬剤や放射線治療の副作用チェック．これらの疾患では，病態に応じて様々なCBCや血球形態の異常が認められるが，これについては関連各項や文献を参照されたい[1〜3]．

■ 文献
1) 三輪史朗他：検査血液学（藤巻道男他編），pp4-6, 120-129, 160-173, 202-223, 280-305, 408-415, 臨床病理刊行会（金原出版），東京，1994.
2) 巽 典之他：血液検査実践マニュアル（大久保昭行他編），pp663-668, 676-721, 728-796, 医学書院，東京，2000.
3) Barbara J B：Blood Cells, 2nd ed, pp15-183, Blackwell Science, London, 1995.

■ 免疫学的表現型検索における位置づけ[1]

造血器腫瘍の免疫学的表現型検索法には，免疫組織化学とフローサイトメトリー（FCM）があり，いずれも抗原抗体反応を利用して細胞における目的物質の有無をみる．前者（主に固型腫瘍）では細胞断面での反応性を光学顕微鏡下で観察するのに対して，後者では流体－光学－電気系統からなる機器（フローサイトメーター；迅速に数万個単位のデータ取得が可能）によって主に浮遊細胞の表面物質を検出するため，FCMは表面マーカーの解析と同義語的に使用されることもある．ただしFCMは細胞表面のみならず，細胞膜を適切に処理すれば細胞質や核に局在する物質（MPOやTdTなど）も検出できる．

■ 診断学的意義

表面マーカーとは，血液系細胞の機能や活性化状態などに関連した細胞膜表面に存在する分子群の中で，細胞帰属や分化段階の同定や，細胞性状の把握などの指標や目印になりうるものを指す．それらにはCD（cluster of differentiation）番号が付されている分子以外にも多数（各種の受容体や免疫グロブリンなど）存在するが，血液系細胞の性格上，その数や機能分担は他臓器の細胞より豊富かつ多彩である．

造血器腫瘍ではそれらの形質がおおむね保持されており，検体の取扱いは癌腫などよりも容易である．それゆえに，造血器腫瘍の細胞ではその起源や分化段階を表面マーカーを解析して診断を行うこと，すなわち「造血器腫瘍の表面マーカー診断」が現

実的に可能であり，癌腫や他の肉腫に比べてかなり普及・頻用されるに至っている．

■ 対象と有用性

① 慢性骨髄性白血病や骨髄異形成症候群では，それぞれ急性転化やovertな病変の場合に表面マーカー診断がより有用となる．

② 急性白血病における表面マーカー診断は染色体分析や細胞化学（特にMPO）とともに必須であり，発現するマーカーの種類によって，リンパ球系，骨髄芽球系，赤芽球系，巨核芽球系に分類する基盤をなす．mixed lineageやbiphenotypeであることを示すには多重染色が欠かせない．

③ 骨髄腫細胞の表面に発現するマーカーは比較的少ないが，反応性の形質細胞との区別，亜群や分化度の分類に使用される．ただ，M蛋白としての免疫グロブリンは免疫組織化学的な同定が実用的である．

④ 悪性リンパ腫は固型腫瘍であるが，構成細胞が浮遊状態になりやすいことから欧米では免疫組織化学と表面マーカー診断の併用が一般化しており，WHO分類[2]にもその重要性が記載されている（表参照）．

悪性リンパ腫の表面マーカー診断における基本4原則

IPT-base：forward scattergramによって「リンパ腫細胞は原則的に反応性リンパ球よりも大きい」ということを確認する．

IPT-Ⅰ：免疫グロブリン軽鎖の発現における偏り（light chain restriction）の有無．
Bリンパ球が反応性の場合は，κ鎖とλ鎖の陽性細胞は混在している（下図 (a)）が，B細胞性リンパ腫ではいずれかに偏ることから，UCPが存在するものと判断できる（下図 (b)）．これをlight chain restrictionといい，一般的にκ鎖がλ鎖の3倍以上か，λ鎖がκ鎖の2倍以上陽性を示す細胞が存在することをもって判定する．
Tリンパ球系にはこのような偏りはなく，CD4ないしCD8のいずれかに極端に偏っていても，それのみでは腫瘍性を示す根拠に直結しない．

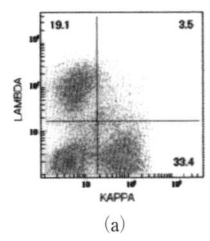

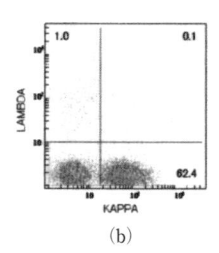

(a)　　　　　　　(b)

IPT-Ⅱ：正常細胞とは異なる抗原発現様式を示す群の有無．
a. 欠　失：汎T細胞系抗原（CD2, CD3, CD5, CD7, TCR-$\alpha\beta$鎖）や，汎B細胞系抗原（CD19, CD20, 免疫グロブリン）のうち，一つないし二つの抗原が発現していない場合である．
b. 強　弱：病変に混在する正常細胞群に比して，抗原の発現強度に明瞭な強弱がある場合を示し，どの抗原でも生じうる．
c. aberrancy：T細胞性リンパ腫にCD56やまれにBリンパ球系抗原がaberrantに発現することがある．

IPT-Ⅲ：正常組織での存在率を大きく越える群の有無．
末梢のリンパ装置や病変ではCD34$^+$細胞，CD1a$^+$Tリンパ球，CD4$^+$CD8$^+$リンパ球，$\gamma\delta$型Tリンパ球，NK細胞，CD10$^+$Bリンパ球，CD5$^+$Bリンパ球，顆粒球や単球などがその対象となる．

IPT：immunophenotyping

⑤組織球系腫瘍やmast cell diseaseでは，免疫組織化学や細胞化学的による検索が主である．
⑥微量残存腫瘍（MRD）の検出：急性白血病や悪性リンパ腫症例の末梢血や骨髄血，あるいは移植用末梢血幹細胞などについてMRDの評価を行う場合には，原病変の表面マーカー診断が十分なされている必要がある．

■基本と留意点

造血器腫瘍の表面マーカー診断における第一の基本は，「正常ないし反応性病変では出現しえない異常細胞群（unusual cell population：UCP）を見出すこと」である．一般的に急性白血病や骨髄腫の多くは腫瘍細胞が検体中で優勢であるため，百分率表示でもUCPを認識しやすい．しかし，白血病細胞が少ない症例や混在するリンパ球などが多い悪性リンパ腫の検索，MRDの検出の場合は，UCPが"希釈"されて検出しにくくなってしまうため，次のような操作が必要となる．

1）急性白血病の場合　白血病細胞ではCD45の発現が弱陽性であることが多く，それによって正常細胞とUCPを区別することができる．具体的には多重染色の一色素でCD45弱陽性群をとらえ，他の蛍光色素でその群の表面マーカーをみる．

2）悪性リンパ腫の場合　大型細胞群のみのデータをみることによってUCPを浮彫にすることができ，少数のUCPを見出すためには百分率表示の数字よりも「陰性対照と比較しながらscattergramをパターン認識する方法」が適している．しかし，それでもホジキンリンパ腫のすべてやanaplastic large cell lymphomaの多くは感度以下になってしまうので，反応性パターンだからといって正常であると判断してはいけない．

第二に，「表面マーカー診断では，腫瘍細胞の形態学的所見（塗抹標本や組織標本による）と総合した上で最終的な判断をすること」が必要である．FCMでは機器がとらえた電気的信号をみているので，腫瘍細胞の形態とマーカー発現との間に乖離がないことを常にチェックしなければならない．また，腫瘍がそれに対応する正常細胞と全く同じマーカーを発現しているとは限らない．重要な抗原の一部が欠けることや，逆に他の系のマーカーが発現すること（aberrancy）もあり，その場合は細胞帰属の決定が遺伝子診断に委ねられることもある．

■文献

1) Knowles DM：Neoplastic Hematopathology, Williams & Wilkins, Baltimore, 2000.
2) Jaffe ES et al：WHO classification of tumours. Pathology & Genetics, Tumours of Haematopoietic and Lymphoid Tissues, IARC Press Lyon, 2001.

117
微少残存病変(微量残存腫瘍)

直江知樹

急性白血病では,化学療法によって高率に完全寛解が得られるにもかかわらず,その多くの患者が再発することは臨床上の大きな課題である.白血病初診時の体内にはおおよそ10^{12}個の白血病細胞(体重1kgに相当)が存在するが,寛解中にも相当数が残存している.これを微少残存病変あるいは微量残存腫瘍(minimal residual disease:MRD)と呼ぶ.治癒をもたらすためには,白血病細胞を体内から限りなく減少させる必要がある.しかし顕微鏡下で5%以下の白血病細胞の残存を正しく診断することは容易ではない.寛解中の残存白血病を数量的に評価することができれば,寛解や寛解後治療の評価および予後の予測などに大いに役立つと期待される[1].

現在MRDの同定に用いられている方法は,1)モノクローナル抗体の組合せを用いて,白血病細胞分画を同定しておき,これをフローサイトメトリーで測定する方法,2)蛍光色素による染色体転座の in situ ハイブリダイゼーション(FISH法)で白血病特異的な転座を同定する方法,3)キメラ遺伝子あるいは免疫グロブリン遺伝子など,白血病クローンに関連した遺伝子あるいは遺伝子発現を定量PCR法で測定する方法の3種類である.

1)免疫学的なマーカー(モノクローナル抗体)を複数用いたフローサイトメトリーで,寛解時のMRD測定に用いることが可能である.しかし,数%以下の細胞集団については,正常の分化段階にある細胞群であるのか,白血病の残存であるのかを判断することは極めて困難である.そこで急性骨髄性白血病(AML)の場合,芽球におけるCD45発現が正常単球に比べて低いことを利用したCD45/side scatterゲーティングによって,初診の芽球分画のマーカーを詳細に解析し,異常抗原発現を白血病細胞マーカーとする方法が考えられている[2].たとえばAMLでは,CD13,CD33陽性,かつCD2,CD4,CD7,CD19,CD56のいずれかが陽性の場合が,これに相当する.B細胞系の急性リンパ性白血病(ALL)では,CD45の発現低下に加えて,CD10の発現亢進がある場合や,T細胞ALLではCD3の発現低下やTdTの同時発現が認められ,これらをマーカーとする.感度は0.1〜1%ぐらいである.再発時に必ずしも同じ形質を有するとは限らないが,治療後早期における残存腫瘍の量は予後に関連するという報告も出ており,特別な遺伝子マーカーがない場合に行いうることや迅速に行えることが利点である.

2)染色体異常の解析は白血病の診断上極めて重要であり,白血病のマーカーとなりうる.しかし,染色体分析は分裂中期核を解析するので,感度や検出までの時間に問題があり,MRDのフォローには使用できない.FISH法による染色体解析では,培養を行うことなく,間期核で遺伝子の存在と核内の場所の情報が比較的短時間で得られるので,転座,欠失,付加などの染色体異常を%の感度で検出できる.

t(9;22)をFISH法で同定する場合,BCR遺伝子5'領域とABL遺伝子3'領域に相当するDNA断片に,それぞれ緑と赤で蛍光標識し,スライド上で染色体DNAとハイブリダイズさせる.蛍光色素を特定の波長で発色させ,その蛍光部位を染色体上のシグナルとして蛍光顕微鏡下で検出する.健常人では緑と赤のシグナルは別々に2個ずつ検出されるが,フィラデルフィア染色体上で赤と緑の蛍光シグナルが混ざっ

て黄色のシグナルが1個, さらに緑と赤の
シグナルがそれぞれ1個検出される. 別の
例として, 8トリソミーなどPCR法の使え
ない染色体異常のフォローにも有用であ
る.

3) 白血病では病型に特異的な染色体転
座が多く知られている. キメラ型転座を逆
転写酵素でmRNAからcDNAを合成した
のち, PCR法にてキメラ遺伝子を増幅・
同定する方法である. 特に定量PCR法
は, ゲル電気泳動が不要で迅速であるこ
と, 定量が広いレンジで可能であり, 高い
信頼性と再現性を有していることから,
MRDの検出に不可欠となっている. 一方,
極めて感度のよい方法であるので, 検査段
階でのコンタミや偽陽性に注意することは
もちろん, 定量方法・内部標準の設定など
について注意を払う必要がある. 検査の対
象となる遺伝子は, 再構成した免疫グロブ
リン (Ig) 遺伝子, あるいはT細胞受容体
(TCR) 遺伝子, 染色体転座によるキメラ
遺伝子mRNA (BCR/ABL, PML/RARα,
AML1/MTG8など) (表参照), 白血病関
連遺伝子 (WT1) 発現である. IgやTCR
遺伝子では, 症例ごとに異なった配列を検
出する必要があり, 一般化が困難である.
各転座白血病における定量PCR法を用い
たMRDの減少速度には違いが認められる
ものの, 長期間の寛解中には, いずれのキ
メラ遺伝子であっても発現は減少し, 消失
する. WT1は正常の骨髄系前駆細胞の一
部にも発現が認められ, 正常骨髄において
は50〜500コピー/μg RNA程度であるの
に対して, 白血病では10,000〜1,000,000
コピーと著増する.

MRD診断を臨床に応用する際, それぞ

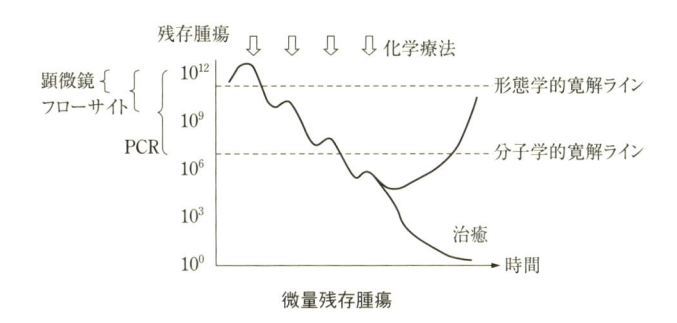

染色体転座によるキメラ遺伝子mRNAの検出頻度

単位：%

キメラ遺伝子	染色体転座	AML	CML	成人 ALL	小児 ALL
BCR/ABL	t(9;22)	〜2	〜90	〜30	〜5
PML/RAR-α	t(15;17)	10〜15			
AML1/MTG8	t(8;21)	10〜15			
CBF-β/MYH11	t(16;16), inv(16)	5			
MLL/AF4	t(4;11)	<5			
MLL/AF9	t(9;11)	<2			
TEL/AML1	t(12;21)			<2	25
E2A/PBX	t(1;19)			<3	5

れの方法の感度と特性を十分見極めた上で，①対象遺伝子によって，初診・寛解中のコピー数や減少速度が異なること，②MRDの経過を追うことが必要がある．また，臨床応用において，治療反応性や予後予測に役立つという報告は多いが，再発の早期診断には一致した見解が得られていない．白血病細胞は均一な細胞集団ではなく，白血病の維持や増殖には特定の未分化な細胞集団が関わるという報告もあり，この集団を特定するような新たなマーカー分子が求められる．

■文献
1) Szczepanski T et al：Minimal residual disease in leukaemia patients. Lancet Oncol, **2**：409-417, 2001.
2) Hrusak O et al：Antigen expression patterns reflecting genotype of acute leukemia. Leukemia, **16**：1233-1258, 2002.

118 骨髄検査

内田秀夫

■骨髄検査とは

骨髄は健常成人において唯一の造血の場であり，造血幹細胞とそれらが分化した全系統の血球細胞，さらに間質細胞，血管内皮，骨代謝を行う細胞群から構成される．これらの細胞のうち造血細胞に異常が生じた場合，末梢血には血球の数的異常や異常細胞の出現など，多くは何らかの形で反映される．したがって骨髄検査とは，造血器に異常を来す疾患の診断や病期決定と治療効果の判定のための基本的な検査である．

■骨髄検査の適応[1,2]

骨髄検査には，穿刺法と生検法がある．穿刺法は骨髄液を吸引し，細胞数の測定や個々の細胞の形態を観察したり，細胞の染色体や表面抗原の同定などを行う．生検法は骨髄を組織切片として採取する検査であり，異常細胞の集簇や細胞密度（cellularity），線維化を客観的に評価できる．

骨髄検査の第一の適応は，造血器悪性腫瘍や再生不良性貧血など，造血障害を来すすべての疾患である．再生不良性貧血や骨髄異形成症候群は，細胞密度の評価のために穿刺と生検の両者が必須である．一方，リンパ腫や骨髄腫など，病理組織や生化学検査で診断がつく疾患でも，骨髄検査により病期を決定したり，末梢血よりも多量の腫瘍細胞を得て遺伝子解析が可能となる．

第二の適応は，特発性血小板減少性紫斑病や溶血性貧血など，他の疾患を除外することが必要な場合である．

第三に，代謝性疾患（Gaucher病などの蓄積病）や，癌腫の転移，粟粒結核などの

肉芽腫性疾患が疑われた際の確定診断として行う．特に転移性腫瘍や結核の診断のためには，生検が重要である．

■骨髄検査で検索すべき項目

骨髄検査は，採血と異なり簡単にできないため，あらかじめ必要な検査項目を決めて，採取漏れのないようにする．

基本検査項目は，有核細胞数・巨核球数算定，塗抹標本による有核細胞百分率である．そのほか，造血器腫瘍では染色体分析，表面マーカー検査，遺伝子解析が必須となる．遺伝子解析では特定の遺伝子や染色体に対する FISH（fluorescent in situ hybridization）法と，BCR/ABL や AML1/ETO などのキメラ型 mRNA の検索を行う．また急性巨核芽球性白血病では電子顕微鏡により血小板ペルオキシダーゼの有無を観察する．健康保険上の制限はあるが，末梢血検査では診断がつかない単なる血球減少の場合でも，初回は白血病を想定して，なるべく多岐にわたって検査を提出する．

■骨髄検査法の実際

成人の造血組織は脊椎骨，骨盤骨などの体幹部と，四肢の近位端に限られるため，骨髄検査可能な部位は，(a)胸骨正中の第2肋間，(b)腸骨稜，(c)上前腸骨棘の3カ所である（図参照）．胸骨では生検は施行できないが，細胞数は腸骨より多い．脊髄に放射線照射の既往があったり，腹臥位が不可能で生検が必要な場合は，(c)で施行する[3]．

骨髄検査は少なからず患者に苦痛を強いるため，検査の説明と麻酔は入念に行う．穿刺針，生検針はディスポーザブル製品が入手可能である．

1) 穿刺法　①皮膚から骨が最も近い部位をマークし，消毒して局所麻酔をする．痛みを感じる箇所は皮膚と骨膜であり，骨膜はやや広めに麻酔する．→②深さに合わせて穿刺針のストッパーを調節する．皮膚を指で固定しながら穿刺針を立て，手で左右に旋回させながら骨に刺し，さらに数 mm 針を進める．→③針が骨髄腔内に達すると，急に抵抗がなくなる．針が骨に固定されたら内筒を抜き，10～20 ml のシリンジをつけ，陰圧をかけて一気に骨髄液を吸引する．この瞬間，被験者は不快な痛みを訴えるため，息を止めさせる．1回の吸引量は 0.2 ml とし，初回の検体は細胞数算定と塗抹標本用とする．多項目の場合は数回に分けて吸引する．穿刺液の凝血塊（clot section）はホルマリン固定して，生検の

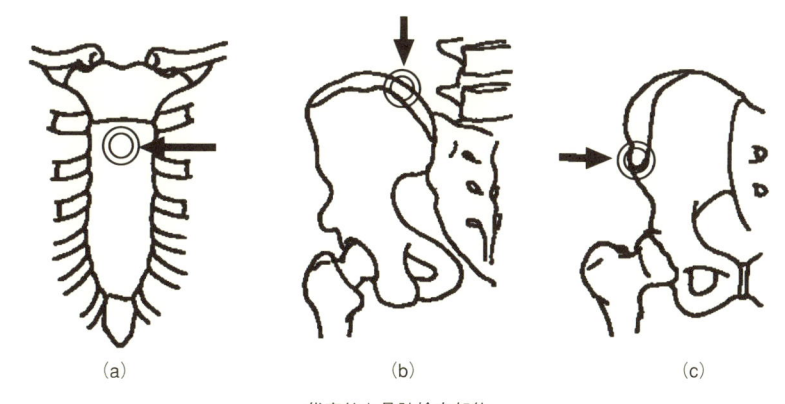

代表的な骨髄検査部位
(a) 胸骨正中第2肋間，(b) 腸骨稜，(c) 上前腸骨棘．

119
CD34陽性造血幹細胞の性状とその検査法
中塩屋千絵・小林信昌・安藤泰彦

代用とする．→④抜針，圧迫止血し，被験者を背臥位で1時間程度，安静にさせる．

2）生検法　①穿刺と同様に消毒，麻酔後，生検針（Jamshidi針）を垂直に骨に刺し，固定されたら内筒を抜去する．そのまま外筒を左右に旋回させ，1～2cm刺入する．→②外筒を2～3mm戻し，わずかに方向を変えて，さらに数mm進ませる．→③外筒をすばやく回転させたり，軸に沿って斜めに回旋させながら徐々に抜く．→④付属のプローブを用いて検体を対側から押し出す．骨髄の線維化が著明であったり，白血病細胞の増殖が顕著な場合は，吸引で骨髄液が採取されない（dry tap）．このときは，穿刺針の先端に付着した骨髄液や，生検材料のスタンプ標本を作製する．

■骨髄検査の合併症と禁忌

骨髄検査は数回の実施指導を受ければ高度な手技を必要としないが，DICなど出血傾向が強い場合は，止血困難となる．胸骨では，針が貫通すると縦隔血腫や心タンポナーデを合併することがある．また，腸骨の穿刺は比較的安全ではあるが，筋膜内で血腫をつくり，周囲組織の壊死を起こすgluteal compartment syndromeというまれな合併症の報告がある[4]．血友病などの凝固異常症では，凝血学的検査で診断がつくこと，また穿刺後の止血が困難になることがあり，一般に骨髄検査は禁忌である．

■文献
1) Bain BJ：Bone marrow aspiration. *J Clin Pathol*, **54**(9)：657-663, 2001.
2) Hodges A and Koury MJ：Needle aspiration and biopsy in the diagnosis and monitoring of bone marrow diseases. *Clin Lab Sci*, **9**(6)：349-353, 1996.
3) Beutler E *et al*：Williams Hematology, 6th ed, pp17-25, McGraw-Hill, New York, 2001.
4) Roth JS and Newman EC：Gluteal compartment syndrome and sciatica after bone marrow biopsy：a case report and review of the literature. *Am Surg*, **68**(9)：791-794, 2002.

■CD34陽性造血幹細胞の性状

造血幹細胞（hematopoietic stem cell）とは，赤血球，白血球，血小板，リンパ球，破骨細胞，樹状細胞などすべての成熟血液細胞を作り出す能力（多分化能）と，自分自身を複製する能力（自己複製能）をもつ血液細胞の母細胞である．

一方，CD34は，分子量115kDaの糖蛋白質であり，幹細胞（前駆細胞）の骨髄ストローマ細胞との接着に関与していると考えられている．CD34は，ヒト骨髄単核細胞の1％，末梢血単核細胞の0.01％，臍帯血単核細胞の0.3％に発現しており，造血幹細胞のマーカーとして用いられている．CD34陽性細胞の中に造血幹細胞が含まれていることは明らかであり，CD34陽性細胞を用いた造血幹細胞移植が実際に行われ，成功している．しかし，CD34陽性細胞の大部分はより分化した造血前駆細胞と呼ばれるべきである．分化マーカー陰性の未分化な多能性造血幹細胞は少数であると考えられている．単離したCD34陽性細胞は，核/細胞質比が大きく，核小体を有する芽球様形態を示す．最近，マウスの造血幹細胞がCD34陰性細胞分画に存在するとの報告があり，ヒト造血幹細胞についてもCD34陰性の分画があると考えられ，研究されている．

■造血幹細胞の測定法

*in vivo*の方法としては，免疫不全マウスSCID/Hu，あるいは糖尿病・免疫不全マウスNOD/SCIDマウスなどにヒト細胞を移植して，マウス末梢血，骨髄における

ヒト血液細胞の出現（長期骨髄再構築能）を観察する方法，ヒツジ胎仔腹腔にヒト細胞を移植する方法がある．in vitroの方法として，サイトカインを添加したメチルセルロースや軟寒天などの半固定培地に細胞を培養し，CFU-E，BFU-E，CFU-GMなどのコロニー形成をみる方法があるが，いずれも結果を得るまでに長時間を要する．臨床的にはCD34，CD45のモノクローナル抗体とフローサイトメトリーを用いる方法が頻用されているので，ここでは，レファレンスビーズを用いて直接CD34陽性細胞数を算定する方法について記載する．

■フローサイトメトリー法：ProCOUNT法（BECTON DICKINSON社）

【特徴】 造血幹細胞移植を成功させるには，CD34陽性細胞絶対数の正確な測定が必須である．特に末梢血幹細胞移植においては，幹細胞動員成功の確認，あるいはアフェレーシス施行開始，施行後の評価を行う上で非常に重要である．しかし，従来行われてきたCD34陽性細胞の比率（％）と血算値より絶対数を算出する方法では，施設間で著しい差がみられる．ProCOUNT法では，検体量あたりの既知数のレファレンスビーズが入った絶対数測定専用試験管（TRUCOUNT Tube）を用いて，細胞解析と同時に絶対数測定をすることで変動要因を排除できる．また，溶血後洗浄不要であるため細胞洗浄による細胞損失もなく，より正確なCD34陽性細胞絶対数を得ることが可能である．

【使用機器】 FACS Calibur（BECTON DICKINSON社）

【使用試薬・器具】 ProCOUNT試薬kit（BECTON DICKINSON社）
・CD34試薬：核染色剤のDNA-Dye（FL1）/PE標識CD34抗体（FL2）/PerCP標識CD45抗体（FL3）
・コントロール試薬：CD34抗体の代わりにPE標識マウスγ1（FL2）添加
・TRUCOUNT Tube，溶血剤，CaliBRITE beads

【検体】 抗凝固剤入り全血．サンプル量は1検体あたり100μL使用．白血球数が$5.0 \times 10^4/\mu L$以上の場合は2％BSA，0.1％アジ化ナトリウム加PBSで希釈する．

【サンプル調整】 測定する患者検体ごとにTRUCOUNT Tubeを2本用意して，CD34のチューブにCD34試薬を20μL，コントロールのチューブにコントロール試薬20μLを加える．検体50μLを加え，試薬と混和するようにvortexする．室温，暗所で15分間インキュベーションする．10倍希釈した溶血剤450μLを加えvortexする．室温，暗所で30分間インキュベーションする．測定まで2〜8℃暗所にて保存し，測定は24時間以内に行う．

【データ取込み】 調整したサンプルを機器にセットする．閾値をFL1に設定し，デブリスを除くように調整したのち，60,000 cells取り込む．

【解析方法】 フローサイトメトリー法．解析における造血前駆細胞の特徴は，以下のとおりである．

①CD34弱から強陽性，②CD45弱から陰性，③核酸染色剤の取込み比較的明るい染色，④前駆細胞は直径8〜10μmで，前方散乱光上では大型の顆粒球と同じ位置，⑤側方散乱光上では，リンパ球や大型の顆粒リンパ球と同じくらい低い位置．

図(a)のR2によりデブリスを除去する．図(b)のR1によりCD45で強く染まるイベントが除去される．図(a)，(b)，(d)の側方散乱光（SSC）の使用により，前駆細胞の特徴とは異なる高いSSCをもつイベントが除去される．

図(c)はR1とR2領域（およびR3領域）に含まれるイベントのみを示す．このゲート設定によって，FL1（核酸染色）/FL2（CD34）のドットプロット上にある他のイベントから前駆細胞を明確に分離できる．

(a) (b) (c) (d)

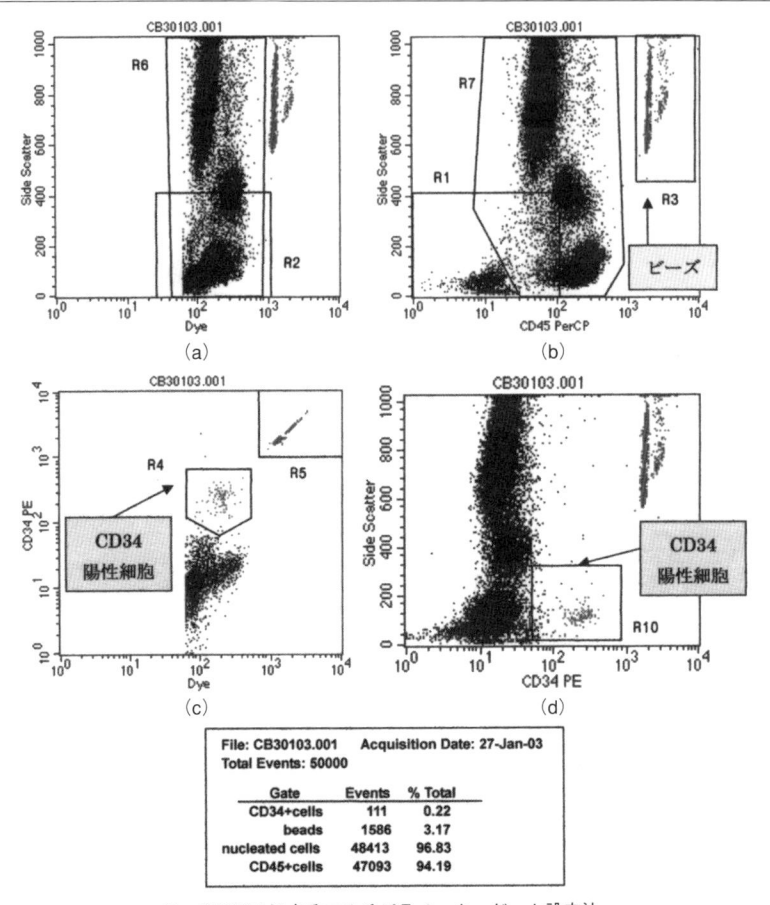

Gate	Events	% Total
CD34+cells	111	0.22
beads	1586	3.17
nucleated cells	48413	96.83
CD45+cells	47093	94.19

File: CB30103.001　Acquisition Date: 27-Jan-03
Total Events: 50000

ProCOUNTによるマルチパラメーターゲート設定法

【CD34陽性細胞数計算式】

$$\frac{\text{測定CD34カウント数}}{\text{測定ビーズカウント数}} \times \frac{\text{試験管あたりのビーズ数}^*}{\text{検体量}(\mu l)} \times \text{検体希釈率} = \text{CD34細胞数}/\mu l$$

*この値はTRUCOUNT Tubeのラベルに記載されており,ロットによって異なる.

例) $\dfrac{111}{1,586} \times \dfrac{51,700}{50} \times 1 = 72.37 \text{cells}/\mu l$

120
造血幹細胞移植後のキメリズムとその評価法

岡本真一郎

　キメリズム（chimerism）とは，ギリシャ神話の中に出てくる怪物（Chimera）に由来する言葉であり，同一固体内に遺伝的に異なる他の固体由来の細胞が混在している状態を指していう．同種造血幹細胞移植においては，造血細胞だけがドナーに由来する細胞となるが，造血細胞が完全にドナー由来である場合を完全キメラ（complete chimera），ドナーおよびレシピエント由来の造血細胞が共存する状態を混合キメラ（mixed chimera），そして骨髄系とリンパ系細胞の由来が異なる場合を分裂キメラ（split chimera）と定義する．一部の先天性免疫不全症を除いては，同種造血幹細胞移植では，完全キメラを達成することが目的となる．

■ 同種造血幹細胞移植におけるキメラ評価の意義

　同種造血幹細胞移植後のキメラの定量的評価は，生着不全と拒絶の鑑別，再発の評価，骨髄非破壊的前処置を用いた移植後のモニタリングとして極めて有用な手段である．

　骨髄非破壊的移植では，従来の骨髄破壊的前処置を用いた移植と異なり，移植後混合キメラの状態を経て完全キメラに移行することが多い．この移植法は移植後の同種免疫反応による抗腫瘍効果を期待する治療法であるので，完全キメラの達成は不可欠である．そこで，疾患の状態あるいは混合キメラの推移に応じて，免疫抑制剤の早期中止あるいはドナーからのリンパ球輸注などの措置をタイムリーに行う必要があり，キメラ状態を移植後モニターすることが重要となる．

　悪性腫瘍の場合，移植後の再発の診断に迷うことはないが，形態あるいは染色体の検査のみでは診断が難しい場合がある．また，移植後のリンパ増殖性疾患や，頻度は低いがその他の白血病においてもドナー由来の細胞による再発も報告されている．このような場合，疾患特異的なキメラ遺伝子を標的としたFISH法などに加えて，混合キメラの検討が診断に役立つ．

　移植後造血回復が著しく遅延する場合，移植されたドナーの造血幹細胞の増殖が薬剤，微小造血環境の異常などによって障害されているのか，あるいは免疫学的機序によりドナー由来の細胞が排除（拒絶）されたのかを鑑別することが重要である．ここではキメリズムの解析でレシピエント由来の細胞が確認できれば拒絶と診断される．

　最近では，HLA不適合ドナーの選択の指標として，NIMA（non-inherited maternal antigen）相補的同胞間のマイクロキメリズムが検討されている．分娩時にはすべての母児間で相互キメリズムが成立しているが，そのキメリズムは分娩後も長期に維持されることが証明されている．したがって，母子間とある種のHLA-haploidenticalな同胞（父親由来のHLAハプロタイプの各抗原IPA（inherited paternal antigen）を共有する同胞）間では，不適合HLA型に対する寛容が成立する可能性があり，これらの組合せはミスマッチといえどもSCTのドナーとなりうる可能性がある．この仮説を裏づける臨床データとして，母子間移植は父子間移植の約2倍の生着が得られていること，そして臍帯血移植ではHLA不適合であっても骨髄移植と比較して生着の可能性が高いことなどがあげられる[1]．現在NIMAを共有すると考えられる同胞間および母子間で，末梢血有核細胞よりDNAを抽出し，そこにNIMAと考えられるハプ

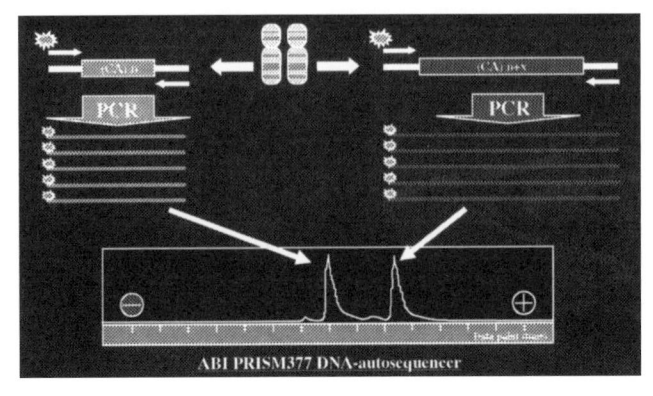

図1　fluorescence-based PCR法

ロタイプの一つのアリルが存在するかをPCR法を用いて検討し，その結果と移植成績との相関が検討されている．

■キメリズム確認のための検査

いくつかの方法がこれまでに用いられてきた．例をあげると，性の異なる移植の場合，染色体分析のほかに，Y染色体特異的DNA配列をFISH法やサザンブロット法により検出する方法が，その他の場合には，制限酵素処理断片をいくつか組み合わせてドナーとレシピエント間の違いを見出して，その相違を利用する方法（restriction fragment length polymorphisms：RFLPs），多型性の著しいtandem repeat配列（microsatellites）をPCR法によって検出する方法があげられる．しかし，これらの方法は特定のペアにのみに応用が可能であったり，迅速性および定量性の点で優れた定量法とはいいがたい．また，血液型抗原，HLA抗原，免疫グロブリンのallotypeなどを用いる方法もあるが実用性に欠ける．現在，最も広く用いられている方法は，STR多型をfluorescent-based PCR法で検出するキメリズムの定量法である．

STR（short tandem repeat）多型は，2～8塩基からなる基本反復配列が繰り返す

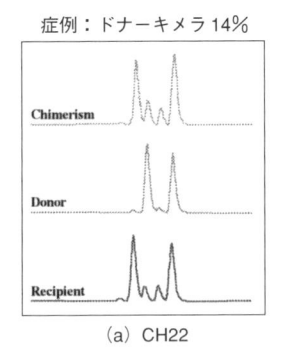

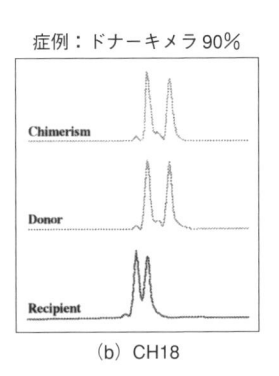

図2　(a) CH22 (D22S684) の，(b) CH18 (D18S51) のSTR領域を用いたキメリズム解析
　　　%はtotal peak areaに対するドナーのpeak areaの占める割合を示す．

領域で，その反復回数がアリルにより異なることで多型性を示し，ヒト染色体上で5～10万カ所に存在すると推定されている．STR領域をPCR増幅すると，反復回数の差が各PCR産物の長さの差として検出可能となる．STR多型は少量のDNAからでも，PCR法を用いることにより簡単迅速に感度よく個人識別が可能であり，血縁者間移植で88％，非血縁者間移植で95％のペアでDNAの識別が可能であったことが報告されている[2]．図1，2にこの方法を用いたキメリズム解析の方法と具体例を示した．この方法は，informativity，正確性の点で優れた定量法といえるが，感受性がやや低い点が問題であり（detection level 0.2～5％），最近ではリアルタイムPCR法を用いた方法が開発されている[3]．

■文献
1) van Rood JJ et al：Effect of tolerance to noninherited maternal antigens on the occurrence of graft-versus-host disease after bone marrow transplantation from apparent or an HLA-haploidentical sibling. *Blood*, **99**：1572-1577, 2002.
2) 斉藤明子他：マイクロサテライト多型を利用したmixed chimerismの迅速定量診断法の確立. 臨床血液, **43**：327-332, 2002.
3) Alizadeh M et al：Quantitative assessment of hematopoietic chimerism after bone marrow transplantation by real-time quantitative polymerase chain reaction. *Blood*, **99**：4618-4625, 2002.

121
DNAチップとその応用

細川好孝

■DNAチップ

　DNAチップは遺伝子の発現様式を包括的かつ大規模に解析する技術であり，ポストゲノム時代の研究を担うものと期待されている．Affymetrix社によって開発されたオリゴDNAチップ（いわゆるGeneChip）と，スタンフォード大学のグループによって開発されたcDNAマイクロアレイに大別される（表参照）．
　GeneChip, cDNAマイクロアレイともに大量の遺伝子発現データが蓄積できるが，大量のデータから意味ある情報を得るには新しい信頼される情報処理技術が必要である．大量のデータを解析するためのアルゴリズムやプログラムを開発するのも重要な課題の一つとなっている．現在では，一般的に多変量解析と呼ばれる解析が行われる．具体的には，クラスター分析と呼ばれる方法を用いて，類似した発現様式を示す遺伝子群に分類し，その結果は類似した遺伝子ほど近接して存在する樹形図として提示される．

■造血器腫瘍の診断治療への応用

　癌の発症や薬剤の感受性の機構をDNAチップを用いて解析しようとする試みが，ここ1～2年で盛んになってきている．造血器腫瘍においても，多数の検体を用いたDNAチップ解析が進行中である．GolubとLanderらは，GeneChipを用いて造血器腫瘍を分類することを試みている[1]．クラスター分析を行うことで，まず27例の急性骨髄性白血病と11例の急性リンパ性白血病の間で発現様式が異なる遺伝子群を

同定した．次いで，これらの遺伝子群によって，急性白血病の診断が可能であることを示した．急性骨髄性白血病と急性リンパ性白血病の診断にGeneChipを用いたことには意義はないが，分子生物学的手法によって分類可能であることが示された点で意義があると考えられる．

また，最近T細胞性およびB細胞性急性リンパ性白血病の遺伝子発現様式が詳細に解析され，リンパ性白血病の分類や予後の検定に非常に有用であることが示されている[2,3]．

BrownとStaudtらはcDNAマイクロアレイ法を用いた解析により，びまん性大細胞型B細胞性リンパ腫（DLBCL）をサブタイプに分類することを試みた[4]．DLBCLはヘテロな疾患単位から構成されていると考えられているため，これらが分子生物学的に分類されることは極めて意義深い．実際，彼らはクラスタリングによる遺伝子発現様式の分類から，DLBCLがgerminal centre B-likeとactivated B-likeの2群に分割できることを示した．さらに，前者は後者に比べて優位に予後が良好であることが示された．このように，これまで不明な点が多かったDLBCLが，cDNAマイクロアレイ法によって，臨床的に二つの疾患単位に分類可能であることが明らかとなった．2001年の米国国際血液学会の報告によると，症例数をさらに増やすと，この2群に分類されない例も存在することが報告されている．

一方，Shippらも最近，DNAチップを用いてDLBCLの遺伝子発現様式を解析している[5]．supervised learning classificationという手法を用いて5年生存率70％と12％のグループに患者を分けることができ，さらに13種類の遺伝子の発現様式を解析することで予後予測が可能であることを示した．この技術により患者に適した個別治療が可能になることが期待される．一方で，このような手法にも統計学的手法の限界があることは考慮しておく必要がある．

cDNAマイクロアレイ法を用いて，ホジキンリンパ腫の細胞株とEBウイルスで不死化した正常B細胞株との比較も行われている．その結果，ホジキンリンパ腫の細胞株でIL-5やIL-13が高発現していることが見出され，これらのインターロイキンがホジキンリンパ腫の発症・進展に関与していることが示唆された．

造血器腫瘍で高頻度にみられる転座がほとんど解析されつつある現在，cDNAマイクロアレイ法による発現様式の差によって疾患単位の分類や治療への応用が今後一段と進展するものと思われる．しかし，多数の遺伝子群から疾患単位の分類や予後を予測できる遺伝子を抽出する情報科学の手法には今なお議論すべき点が多く，今後の開発・改善の余地のある最も重要な課題となっている．DNAチップ技術，情報科学による解析の進歩によって，科学的根拠に基づく造血器腫瘍の層別化や個別治療に関する新たな展開がますます期待される．

オリゴDNAチップとcDNAマイクロアレイの比較

	オリゴDNAチップ	cDNAマイクロアレイ
作 製	光リソグラフ法	アレイヤーによるスポット
キャプチャー	oligonucleotide（20～25mer）	cDNA（PCRなど）
ラベリング	total RNA T7 polymeraseによるcRNA合成	mRNAの逆転写
検出方法	単色蛍光	二色蛍光（Cy-3, Cy-5）
その他	2枚のチップ使用	1枚のスライド使用，2サンプルの競合

122
P-セレクチン

半田　誠

■文献
1) Golub TR et al：Molecular classification of cancer：class discovery and class prediction by gene expression monitoring. *Science*, **286**：531, 1999.
2) Yeoh E-J et al：Classification, subtype discovery, and prediction of outcome in pediatric acute lymphoblastic leukemia by gene expression profiling. *Cancer Cell*, **2**：133-134, 2002.
3) Ferrando AA et al： Gene expression signatures define novel oncogenic pathways in T cell acute lymphoblastic leukemia. *Cancer Cell*, **1**：75-87, 2002.
4) Alizadeh AA et al：Distinct types of diffuse large B-cell lymphoma identified by gene expression profiling. *Nature*, **403**：503, 2000.
5) Shipp MA et al：Diffuse large B-cell lymphoma outcome prediction by gene-expression profiling and supervised machine learning. *Nature Med*, **8**：68-74, 2002.

■歴史とあらまし
　1984年，通常は細胞内部の分泌顆粒膜に内在し，ひとたび血小板が活性化されるとその表面に再分布する膜蛋白として報告された．その後，この分子は血管内皮細胞にも存在し，それらの細胞と白血球との可逆的接着（テザリング/ローリング）を仲介することが明らかとなった．1990年，cDNAクローニングの結果，白血球（L）-ならびに血管内皮細胞（E）-セレクチンとともに新たな細胞接着分子ファミリーの一員として，主に分布する細胞種により血小板（P）-セレクチン（以下PS）と名付けられた．初期炎症反応の中心的接着分子として抗炎症療法の標的，あるいは血小板活性化の分子マーカーとして注目されている．

■分子構造
　PSの遺伝子は，ヒト1番染色体長腕（q21-24）上に存在し，他の二つのセレクチンとともにクラスターを形成し，全長はおよそ50Kbpで17個のエクソン（Ex）より構成されている．プロモーター領域は，TATAボックスを欠如した遺伝子に特徴的で，巨核球-血小板系と血管内皮細胞に限定して発現する蛋白遺伝子に共通するGATAエレメントやETSモチーフが，またp52もしくはp50ホモダイマーと結合するNFκB/rel反応性エレメントが存在する．成熟蛋白のアミノ末端には，カルシウム依存性の特異糖鎖結合部位であるC（Ca^{++}）タイプレクチン様ドメイン（LEC）が，次に，この分子の高親和性リガンド結合能に参加するEGF様ドメイン（EGF）と補体

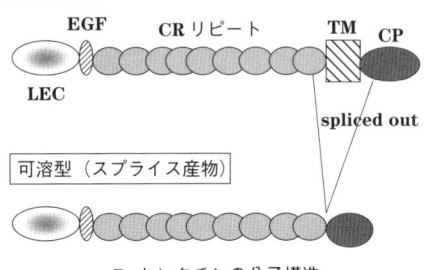

```
膜結合型
   EGF    CRリピート      TM   CP
   LEC                    spliced out

可溶型（スプライス産物）
```

P-セレクチンの分子構造

結合ドメインを有する9個の繰返し構造（CRリピート）が続く．膜貫通ドメイン（TM）に続き，わずか40個あまりのアミノ酸で構成された短いが，アシル化，セリン・スレオニンやチロシンリン酸化，そして哺乳動物では初めて発見されたというヒスチジンリン酸化などの翻訳後修飾を受けている細胞内ドメイン（CP）が続く．

血小板や臍帯静脈由来血管内皮細胞より同定されたmRNAには，3,124 bpの膜結合型蛋白（シグナルペプチドの41個を含む789個アミノ酸に相当，成熟型は相対的分子量非還元/還元下約140/145 kDa）をコードするもの以外に，第11および第14Exをスプライシングにより欠如したアイソフォーム蛋白をコードするものが含まれ，検出されるシグナル量が多い後者からは，膜貫通部分を欠く可溶型蛋白が実際生体内で生成されている．

■P-セレクチンの機能

PSは，血小板と血管内皮細胞の分泌顆粒であるそれぞれα顆粒とWibel-Palade小体の膜に内在し，血小板の母細胞である巨核球ではその分化後期に発現する．一方，血管内皮細胞では特に細小静脈系に分布するものに発現がみられる．PSは，それらの細胞が刺激を受け，脱顆粒とともにエクソサイトーシスにより原形質膜と融合して細胞表面に表出し，炎症の初期反応である白血球のテザリング/ローリングを仲介する．血小板では，トロンビンなどの生理的刺激により即座に表出する．血管内皮細胞では，トロンビン，バソプレシン，ヒスタミン，活性化補体，酸化LDLなどの刺激で，PSの表出は2～5分をピークとして30分以内にはエンドサイトーシスにより表面より消失する．しかし，低酸素状態や活性化酸素あるいはLPS刺激ではその表出は遷延する．NFκB結合部位を介した新たな蛋白合成系の関与も，マウスの系では知られているがヒトでは明らかでない．

PS分子の表出量（密度）は，血管内皮細胞に比べ活性化血小板では単位表面積あたり10倍以上と推定され，好中球の活性化酸素生成を亢進させたり，単球上の組織因子の発現を誘導し，局所でのフィブリン生成を助ける．

PSは，そのLECならびにEGFを介して，白血球上に存在するリガンド（カウンター受容体）であるPSGL（P-selectin glycoprotein ligand）-1のそれぞれ糖鎖構造（シアリルLexなど）ならびにペプチド構造（硫酸化チロシン残基など）を特異的に認識する．

PS遺伝子欠損マウスでは白血球数の増加がみられ，人工的腹膜炎に対し白血球の腹腔内への初期遊出障害が観察された．しかし炎症は最終的に消退し，マウスの寿命も見かけ上問題なかった．これは，PS以外に他の二つのセレクチンを含む複数の接着因子が関与し，互いに補助し合っているからと考えられる．また，この動物では，皮膚微小循環での好中球ローリングの低下，皮膚遅延型アレルギー反応における単核球の集簇障害，そして腹腔静脈での血小板ローリングの欠損が報告されている．

■疾病との関わり，臨床応用

ラットの急性呼吸窮迫症候群モデルでのPSの中心的関与の報告が最初である．コブラ毒素を投与して補体を活性化し，肺の微小血管床における白血球を中心とした急

性非可逆性炎症反応を起こさせた．そして抗PSモノクローナル抗体は，このモデルでの肺障害を著明に抑制した．虚血再還流障害は心筋梗塞や脳梗塞などの増悪因子として臨床的に重要で，抗PS抗体が再還流障害に対し保護的に作用することが明らかにされた．上記の病態を対象に，PSを含んだセレクチン分子を標的とした中和抗体や合成糖鎖などの新しい抗炎症剤の開発が進んでいる．

また，PSは in vivo, in vitro での活性化血小板の表面マーカーとして，また血漿に存在する可溶型分子も市販EIAキットを用い炎症や血栓疾患での分子マーカーとして，臨床応用が盛んになされている．

123
トロンビン受容体

丸山征郎

トロンビンは周知のごとく，血液凝固カスケードの最終産物として，多くの凝固因子に作用し，①フィブリン形成作用，②第XIII因子活性化作用，③第V, VIII因子活性化作用（凝固カスケードへの正のフィードバック）など，止血・血栓に最重要な役割を果たす強力な蛋白分解酵素（セリンプロテアーゼ）である．しかし，トロンビンはこれらの凝固因子類を活性化するのみならず，血小板の活性化，さらには血管内皮細胞，血管平滑筋細胞，神経細胞など種々の細胞にも作用する．どのようにしてプロテアーゼが微量で血小板をはじめとする各種細胞に作用するのかに関しては永らく不明であったが，その受容体が同定されたのである[1]．これがトロンビン受容体である．

■ トロンビン受容体の構造

トロンビン受容体（thrombin receptor：TR）は図に示したように，7回膜貫通型，G蛋白共役型の受容体である．この受容体のユニークな点は，この受容体自身がトロンビンの基質であるという点である．すなわち，トロンビンはTRの細胞外のN末端を認識して限定分解する．すると新たにむき出しになったN末端がアゴニストとしてTRにシグナルを入れる．すなわちTRは基質型であり，アゴニスト内包型である．その後，このTRのホモログ受容体がそのほかに3個発見され，現在これらはPAR（protease activated receptor）と呼ばれる．そして最初に発見されたTRをPAR-1という．ちなみにPAR-2は，トリプシン，トリプターゼ，凝固因子Xa－組織因子－

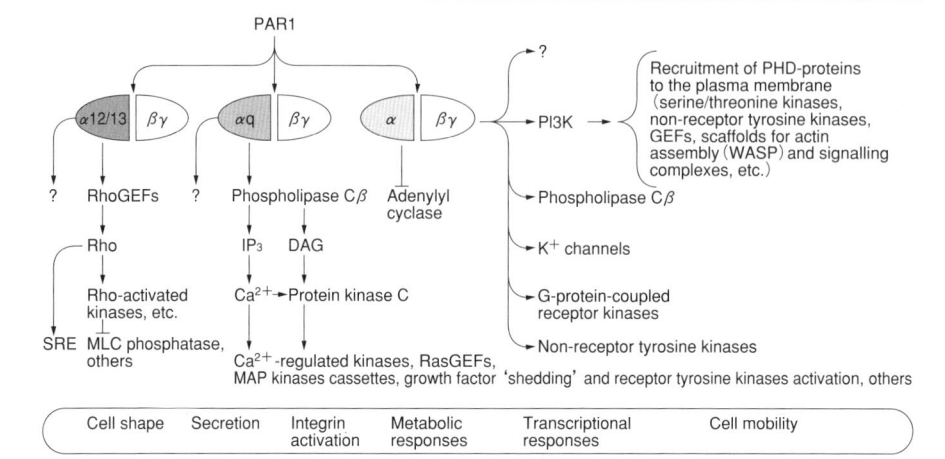

```
                                    PAR1
                    ┌────────┬────────┼────────┬────────┐
                    │        │        │        │        ↓ ?
                 ┌──┴──┐  ┌──┴──┐  ┌──┴──┐           ┌──────┐   ┌ Recruitment of PHD-proteins
                 │α12/13│ βγ │ │ αq │ βγ │ │ α │ βγ │──→│ PI3K │──┤  to the plasma membrane
                 └──┬──┘     └──┬──┘     └──┬──┘           └──────┘   │ (serine/threonine kinases,
                    │           │           │                         │  non-receptor tyrosine kinases,
    ?  RhoGEFs   ?  │  Phospholipase Cβ  Adenylyl                     │  GEFs, scaffolds for actin
                    │     │                cyclase                    │  assembly (WASP) and signalling
       Rho          │    IP3  DAG                     → Phospholipase Cβ  complexes, etc.)
                    │                                                 └
       Rho-activated│    Ca²⁺ → Protein kinase C      → K⁺ channels
       kinases, etc.│
                    │                                 → G-protein-coupled
    SRE  MLC phosphatase,                               receptor kinases
         others         Ca²⁺-regulated kinases, RasGEFs,
                        MAP kinases cassettes, growth factor 'shedding' and receptor tyrosine kinases activation, others
                                                      → Non-receptor tyrosine kinases

     Cell shape  Secretion  Integrin   Metabolic    Transcriptional      Cell mobility
                            activation responses    responses
```

トロンビン受容体（**PAR-1**）からのシグナル伝達と細胞応答（文献3より）

第VIIa因子によって活性化され，細胞からサブスタンスPやCGRP（calcitonin gene related peptide），サイトカイン（IL-6, IL-8など）やマトリックス分解酵素（MMP-3, MMP-9）の産生放出を促し，炎症，浮腫，疼痛などに関係する[2]．PAR-3，PAR-4の生理的役割については不明である．

■ **トロンビン受容体（PAR-1）の機能とシグナル伝達**

トロンビンがPAR-1のN末端を限定分解し，新たなアゴニスト活性をもったN末端をむき出しにすると，活性をもったアゴニスト部分が細胞内にシグナルを入れる[3]（図参照）．結果として，血小板の場合には，形態変化，放出反応（セロトニン，von Willebrand因子など），凝集などが起こる．このようにトロンビンはフィブリン形成と同時に，強力な血小板活性化を惹起し，止血血栓に中心的役割を果たすものと考えられる．また内皮細胞や血管平滑筋細胞の場合には，プロテインCキナーゼ→NFκB活性化を経て，炎症性サイトカイン（IL-1, -6, -8など），細胞接着因子（ICAM-1, P-セレクチンなど），凝固線溶系因子（組織因子, PAI-1など）が発現してくる．これも止血血栓形成にあずかるほか，損傷した血管壁細胞の遊走・増殖反応を介して創傷治癒に働くものと考えられる．

■ **トロンビン受容体（PAR-1）と病態**

トロンビン/PAR-1からのシグナルは血小板の強い活性化（放出，形態変化，凝集など）を引き起こすので，生理的には止血とそれに引き続く創傷治癒に働くが，病的な場合には心筋梗塞や脳血栓などの血栓，さらには播種性血管内凝固（DIC）の原因となる．また成人呼吸窮迫症候群（ARDS），炎症などにも促進的に働くものと考えられている．さらに脳神経細胞などの場合には，トロンビン/PAR-1からのシグナルは，細胞内ラジカル産生亢進→p38→ミトコンドリア→カスパーゼカスケード活性化→アポトーシスの反応を惹起する．これは脳血管障害後の神経細胞死や遅発性神経細胞死に関わるものと考えられる．このように血栓症をはじめとする諸病態にトロンビン/PAR-1が作用することが判明したので，この経路をブロックするための薬剤開発が試みられているが，現在のところ臨床応用が可能なものは見出されていない．

■文献

1) Vu TK, Huang DT and Coughlin SR：Molecular cloning of a functional thrombin receptor. *Cell*, **64**：1057-1068, 1991.
2) Vergnolle N *et al*：Protease-activated receptor-2 and hyperalgesia. A novel pathway. *Nature Med*, **7**：821-826, 2001.
3) Couglin SR：Thrombin signaling and protease-activated receptors. *Nature*, **407**：258-264, 2000.

124
血小板インテグリン

冨山佳昭

■血栓形成と血小板インテグリン

血小板は，正常血管内では血栓を形成することはないが，動脈硬化など血管病変が進展し血管が狭窄してくると，血小板はより高いずり応力にさらされるようになり，動脈硬化プラークの破綻時にはコラーゲン線維などの血管内皮下組織（＝細胞外基質）へ曝露されるとともに，トロンビンやADPなどの血小板アゴニストの刺激によりさらに活性化され，病的血栓を形成し血管を閉塞させる．これら一連の過程は，血小板と細胞外基質との粘着反応，および血小板同士の凝集反応という細胞接着現象から成り立っていると理解される．これらの過程には表に示している血小板表面上の膜糖蛋白が関与しているが，なかでもインテグリンは血小板機能において極めて重要な役割を担っている．

インテグリンは接着分子ファミリーの一つであり，α鎖とβ鎖の異なる二つのサブユニットよりなる二価イオン依存性のヘテロダイマーで，細胞と細胞外基質および細胞・細胞間の接着を司っている．一般的に$\alpha_x\beta_y$という形で表現され，現在までに少なくとも19種類のα鎖と8種類のβ鎖が知られており，25種類を超えるインテグリンが存在しており，血小板にはβ_1インテグリンとβ_3インテグリンが存在している（表参照）．インテグリンの立体構造は長い間不明であったが，2001年に$\alpha_v\beta_3$の結晶構造が初めて明らかにされた．α鎖とβ鎖のN末端部分同士で形成される球状頭部部分が機能部位として重要である．

血栓は，①血小板の細胞外基質への粘着反応，②血小板活性化と放出反応，③血小板凝集反応の過程を経て形成される．血小板膜糖蛋白異常症の解析などにより，血小板粘着には細胞外基質としてvon Willebrand因子（VWF）およびコラーゲン線維が，それらの受容体としてGPⅠb-Ⅸ-Ⅴ複合体（VWF受容体），および$\alpha_2\beta_1$，GPⅥ（どちらもコラーゲン受容体）が重要であることが示されている．また一方，$\alpha_{IIb}\beta_3$は粘着後の血小板同士の凝集に必須であることが明らかにされている．

■ **インテグリン$\alpha_{IIb}\beta_3$（GPⅡb-Ⅲa）**

$\alpha_{IIb}\beta_3$は血小板/巨核球系に特異的に発現し，血小板あたり約80,000分子と，血小板において最も豊富に存在する接着分子である．$\alpha_{IIb}\beta_3$は，フィブリノゲン（Fg），VWF，フィブロネクチン（Fn），ビトロネクチン（Vn）の受容体として機能し，$\alpha_{IIb}\beta_3$とこれらの接着性蛋白との結合の一部はリガンド側に存在するArg-Gly-Asp（RGD）配列を介していることが明らかにされている．α_{IIb}とβ_3は1：1の比率でCaイオン依存性の複合体を形成しており，α_{IIb}（約140 kDa；1,008個のアミノ酸残基よりなる）はH鎖（約125 kDa；859残基）とL鎖（約22 kDa；149残基）より構成されており，H鎖には四つのCa結合ドメインが存在している．

血小板無力症は，$\alpha_{IIb}\beta_3$の量的もしくは質的異常に起因する先天性血小板機能異常症であり，常染色体劣性遺伝形式をとる．血小板無力症では，幼少時より皮膚粘膜出血を中心とした出血傾向を呈するため，このインテグリンが血小板機能において重要であることは容易に理解できる．血小板無力症の血小板では，血小板粘着後の扁平・伸展化の低下や血小板凝集塊形成が欠如することが，流動条件下でのフローチャンバーを用いた実験により示されている．また血小板凝集検査において，血小板無力症ではADPやコラーゲンなどで惹起されるFg依存性の血小板凝集がすべて欠如する．以上のように，$\alpha_{IIb}\beta_3$は血小板と血小板の細胞間接着現象である血小板凝集に必要不可欠な分子である．一方，血小板は$\alpha_v\beta_3$も

血小板膜糖蛋白

種類	リガンド	血小板機能	分子数/血小板
インテグリンファミリー			
β_1インテグリン			
$\alpha_2\beta_1$（GPⅠa-Ⅱa）	コラーゲン	粘着	約2,000
$\alpha_5\beta_1$（GPⅠc-Ⅱa）	Fn	粘着	?
$\alpha_6\beta_1$（GPⅠc'-Ⅱa）	ラミニン	粘着	?
β_3インテグリン			
$\alpha_{IIb}\beta_3$（GPⅡb-Ⅲa）	Fg, VWF, Fn, Vn	凝集	約80,000
$\alpha_v\beta_3$		?	50〜100
LRM（leucine-rich repeat motif）ファミリー			
GPⅠb-Ⅸ	VWF, トロンビン	粘着	約25,000
GPⅤ	?	活性化の抑制？	約12,000
イムノグロブリンスーパーファミリー			
GPⅥ	コラーゲン	粘着と活性化	約1,000
IAP/CD47	TSP-1, SHPS-1	活性化	20,000〜60,000
その他			
GPⅣ（CD36）	TSP-1, コラーゲン	粘着	12,000〜19,000

TSP-1：トロンボスポンジン-1，SHPS-1：SH2-domain containing phosphatase substrate-1.

125 血小板膜糖蛋白質 Ib-IX複合体

宮田茂樹

発現しているが,その発現量は少なく血小板機能における役割は明らかではない.

$\alpha_{IIb}\beta_3$は血小板表面に常に発現しているが,非活性化血小板が凝集することはない.このことは$\alpha_{IIb}\beta_3$の機能がアゴニスト刺激によりダイナミックに変化することを示している.$\alpha_{IIb}\beta_3$がその受容体機能を発現するためには,少なくとも①アゴニストによる血小板内から外へのinside-outシグナルによる$\alpha_{IIb}\beta_3$の活性化,②Fg結合,③Fg結合後の血小板外から内へのoutside-inシグナルよる血小板細胞骨格の再構築の,三つの過程が必要であると考えられている.

$\alpha_{IIb}\beta_3$は上記のように血小板凝集に必須であるため,抗血小板療法の分子標的として注目されており,$\alpha_{IIb}\beta_3$に対するヒト化抗体(Abciximab)の急性冠症候群への有用性が示されている.

■インテグリン$\alpha_2\beta_1$(GPIa-IIa)

血小板粘着の主役はGPIb-IX-VとVWFであるが,コラーゲンとその受容体との結合も血小板粘着および血小板活性化に重要な役割を果たしている.コラーゲン受容体として,GPVI以外にインテグリン$\alpha_2\beta_1$が知られている.

$\alpha_2\beta_1$欠損症では,出血時間の延長,コラーゲンに対する血小板凝集および粘着が特異的に欠如しているが,コラーゲン以外のアゴニストに対する反応は正常である.α_{IIb}とは異なりα_2は一本鎖であり,アミノ酸約200残基よりなるIドメインが存在し,この部位がα_2の機能を担っている.

■文献

1) 冨山佳昭:血栓形成における接着分子.臨床病理,特 **102**:153, 1996.
2) 冨山佳昭:血小板無力症—インテグリン$\alpha_{IIb}\beta_3$異常症.Annual Review血液2000(高久史麿他編),pp223-230,中外医学社,東京,2000.
3) 冨山佳昭,松澤佑次:血小板インテグリン$\alpha_{IIb}\beta_3$(GPIIb-IIIa)の機能発現と血小板機能.臨床科学,**34**:68, 1998.

■血小板膜糖蛋白質Ib-IX複合体の構造と機能

血小板膜糖蛋白質(glycoprotein:GP)Ib-IX複合体は,GPIbα,GPIbβ,GPIX,GPVの4種類のサブユニットが2:2:2:1の割合で結合した七量体として構成されている(図下).leucine-rich repeat protein superfamilyに属し,巨核球-血小板系に特異的に発現している膜蛋白である.この複合体は,von Willebrand因子(VWF)ならびにトロンビンに対する受容体として,血栓止血機構に重要な働きを担っている.この複合体が量的・質的に低下した患者は,Bernard-Soulier症候群(BSS)を呈する.原因となる様々な遺伝子異常が報告されているが[1,2],多くはリガンド結合能を有しているGPIbαに集中している.GPIbβ,GPIXにおける遺伝子異常も報告されており,GPIb-IX複合体の生合成,もしくは細胞内での成熟から細胞表面への発現に影響を与えることでBSSを呈することとなる.機能亢進を伴う遺伝子異常も存在し,血小板型von Willebrand病(VWD)を呈する.

■GPIbαの機能および機能部位

GPIbαとVWFの反応は,流動状況下における血小板の初期粘着に必要不可欠であり,止血,血栓に重要な働きを担っている.高い結合定数を示し,高ずり応力下においても固相化されたVWFを介して血小板粘着を引き起こすという他の血小板膜受容体がもちえない特性を有している[3].一方,この反応は高い解離定数をもってお

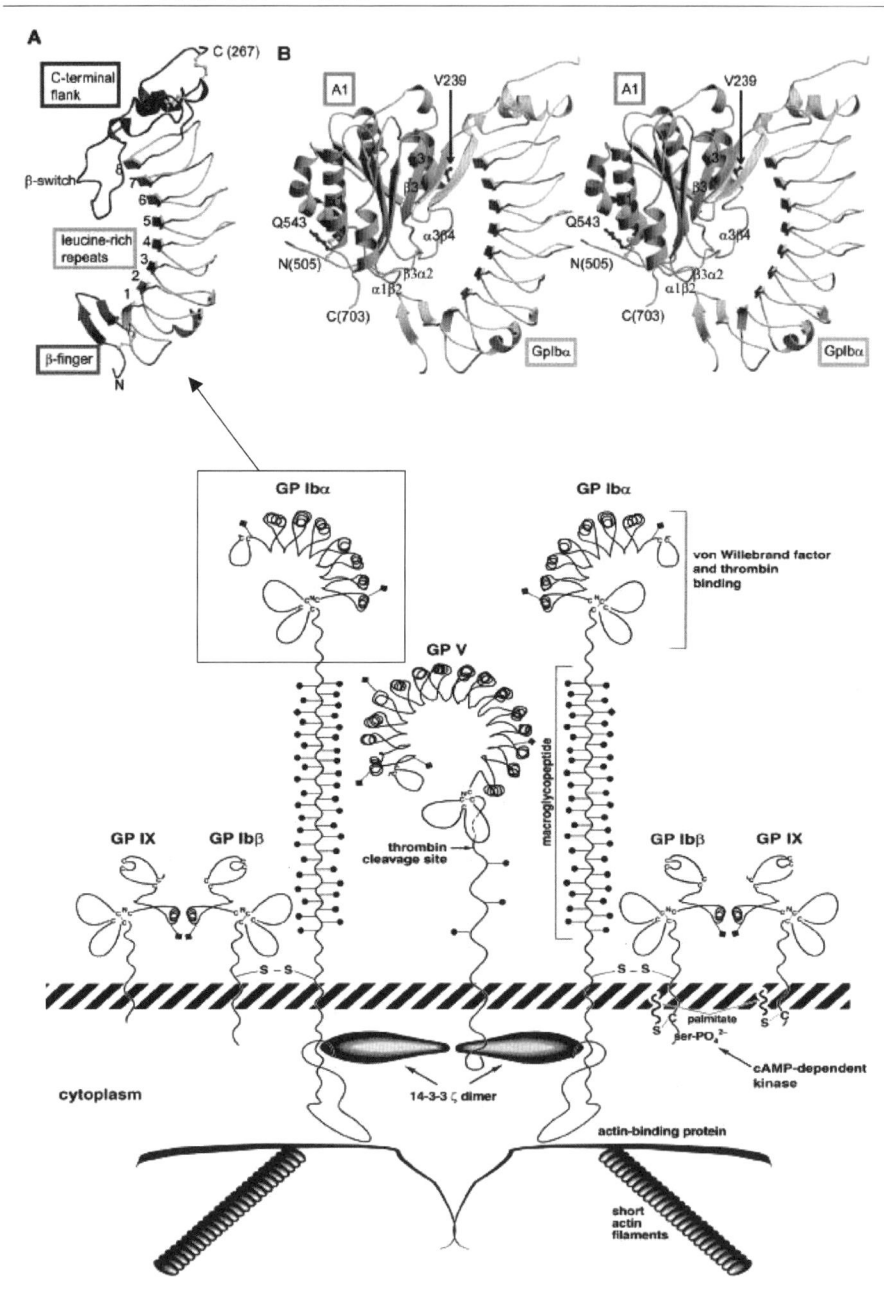

GPIb-IX複合体の構造ならびにGPIbαとVWF A1ドメインとの反応機序（文献2, 4より許可を得て改変）

り，GPIbαとVWFの反応で起こる血小板粘着は，血小板の移動（rolling）を伴う．血小板の移動の間に，GPIa/IIaならびにGPVIとコラーゲンとの反応など，他の膜受容体と粘着蛋白の反応が可能となり，血小板は活性化され，粘着，凝集を引き起こす．

GPIbα N末端45-kdフラグメントとVWF A1ドメイン（GPIb結合ドメイン）との反応機序が，結晶構造解析から明らかにされた（図上）[4]．2カ所の不連続な結合部位をもち，一つは，LRR（leucine-rich repeat）の5〜8番目とそのC末端側に続くアミノ残基227〜241から構成されるβ-switchと呼ばれる部位が，VWF A1ドメインのα3 helix，α3β4 loop，β3 strandと結合する．血小板型VWDを来す遺伝子異常（G233V, M239V）は，β-switch領域をβ-hairpin構造に安定化することで，機能亢進を獲得している．もう一つの機能部位として，GPIbα N末端側のCys[4]とCys[17]のジスルフィド結合の間に構成されるβ-fingerと呼ばれる部位と最初のLRRが，VWF A1ドメインのα1β2，β3α2，α3β4 loopと結合することが明らかにされた．これらの結合部位の中で，β-switchの構造変化がGPIbαのVWFへの親和性を規定する重要な因子であるとされている．BSSを来す遺伝子変異はLRRの構造を維持する部分に存在し，GPIbαの三次構造を乱すことによりVWFへの親和性を低下させると考えられている．

■GPIb-IX複合体のシグナリング

GPIb-IX複合体は，VWFなどのリガンド結合をトリガーとして血小板活性化に関与している．GPIbα，GPIbβ鎖の細胞内ドメインに結合する14-3-3ζ蛋白を介して，またITAM（immune receptor tyrosine activating motif）をもつFcγRIIa，FcRγ鎖との相互作用により血小板の刺激伝達系と連動し〔Sykのリン酸化，細胞内カルシウム動員，PI-3（phosphatidylinositol-3）kinase 伝達系など〕，actin-binding proteinなどを介する細胞骨格との相互作用により，インテグリンαIIbβ3の活性化に依存して血小板の形態変化，凝集を引き起こすものと考えられている（図下）．GPIb-IX複合体の膜表面での集積（clustering）が血小板活性化に関与しているとの報告もあるが，GPIb-IX複合体が惹起するシグナリングの詳細は今なお明確ではない．

■GPIb-IX複合体とvascular biology

GPIb-IX複合体のvascular biology領域での広範囲な役割が明らかになりつつある[5]．トロンビンの高親和性結合部位として，GPVによる調節などを介して，トロンビン受容体（PAR-1）による血小板活性化ならびに血小板のもつ凝固活性に関与している．最近，トロンビン-GPIbαN末端フラグメント複合体の結晶構造が解析され，トロンビンが直接GPIb-IX複合体のclusteringもしくは血小板凝集に関与する可能性も示された[6]．凝固第XI，XII因子ならびに高分子キニノゲンも，GPIb-IX複合体との結合を介して，トロンビンの活性化反応を調節している．また，活性化された血管内皮細胞上に発現したP-セレクチンとGPIb-IX複合体との反応は，血管内皮細胞上の微小血栓形成に関与する．白血球Mac-1は，VWF A1ドメインと相同性をもつI-ドメインを介してGPIb-IX複合体に反応し，白血球を血栓部位へ誘導し，炎症機構に関与する．このように，GPIb-IX複合体は血小板，血管内皮細胞，白血球の相互反応にも重要な働きを担っている．

■文献

1) http://www.bernard-soulier.org/
2) Lopez JA *et al* : Bernard-Soulier syndrome. *Blood*, **91** : 4397-4418, 1998.
3) Savage B, Saldívar E and Ruggeri, ZM : Initiation of platelet adhesion by arrest onto fibrinogen or translocation on von Willebrand

factor. *Cell*, **84**：289-297, 1996.
4) Huizinga EG *et al*：Structures of glycoprotein Ibα and its complex with von Willebrand factor A1 domain. *Science*, **297**：1176-1179, 2002.
5) Berndt MC *et al*：The vascular biology of the glycoprotein Ib-IX-V complex. *Thromb Haemostasis*, **86**：178-188, 2001.
6) Sadler JE： A ménage à trois in two configurations. *Science*, **301**：177-179, 2003.

126
血小板コラーゲンレセプター

諸井将明

　血管内皮細胞の損傷に伴って露出される血管内皮下組織にはコラーゲンが含まれており，血小板はこの露出されたコラーゲンと反応して活性化し，凝集塊の形成に至る．血小板とコラーゲンの反応は血小板血栓形成の最初の反応といえる．古くから，血小板膜表面にはコラーゲンと特異的に反応するコラーゲンレセプターが存在し，血小板とコラーゲンの粘着・凝集反応に関与していると考えられてきた．コラーゲンと反応する多くの蛋白が血小板のコラーゲンレセプターではないかと報告されているが，欠損患者血小板の研究からインテグリン$\alpha_2\beta_1$と糖蛋白（glycoprotein：GP）Ⅵが生理的に意味のあるコラーゲンレセプターとして現在一般的に認められている．

■インテグリン$\alpha_2\beta_1$（GPⅠa/Ⅱa）

　インテグリン$\alpha_2\beta_1$は血小板以外の細胞においても発現しており，一般的なコラーゲンレセプターとして働いている．$\alpha_2\beta_1$が生理的条件下で血小板とコラーゲンの反応に関与していることは，①強い出血性傾向を示す欠損患者の血小板はコラーゲンとの反応性を全く欠いている，②$\alpha_2\beta_1$の抗体がコラーゲン凝集を阻害する，③$\alpha_2\beta_1$の自己抗体をもつ患者が出血性傾向を示すことなどより明らかである．一方，$\alpha_2\beta_1$のノックアウトマウスは全く正常であり，人間で得られた結果と矛盾している．種特異性が考えられるが，$\alpha_2\beta_1$の生理機能に関してより詳細な研究が必要である．

　$\alpha_2\beta_1$の構造の特徴はα鎖が一本鎖であることであり，一本鎖インテグリンに特徴

的なIドメインが挿入されている．このIドメインにコラーゲンとの結合部位が存在しており，組換えIドメインを用いた$\alpha_2\beta_1$のX線結晶構造解析を可能にした．コラーゲン類似ペプチドとの複合体を用いた立体構造解析が成功しており，コラーゲンと$\alpha_2\beta_1$の結合様式の詳細が分子レベルで明らかにされている．

$\alpha_2\beta_1$の反応性に関しては，他のインテグリン蛋白と同様な活性化機構が存在する．すなわち，静止期の血小板上の$\alpha_2\beta_1$はコラーゲンとの結合活性はほとんどないが，血小板を刺激剤で刺激するとコラーゲンとの強い結合活性を示すようになる．これは各種アゴニストの刺激が血小板の各種シグナル伝達系を活性化し，最終的にコラーゲンと高い親和性を示すコンフォメーションに変換することを意味している．血小板の主要なインテグリンであるインテグリン$\alpha_{IIb}\beta_3$（GPIIb/IIIa）も同様な反応機構によって活性化するが，これらインテグリンの活性化機構の詳細はまだ明らかでない．活性化により放出されたADPがADPレセプターを介して強く関与していることが示されている．

血小板の$\alpha_2\beta_1$の発現量には大きな個人差があり，これは遺伝子多型によるものである．$\alpha_2\beta_1$密度の高い血小板はコラーゲンへの粘着能が上昇しており，特に若年者における心筋梗塞や脳梗塞発生の危険因子の一つであると報告されている．

■ GPVI

GPVIは分子量約6万の血小板特異的蛋白であり，Fcレセプターγ鎖と複合体を形成して血小板膜上に存在している（図参照）．その構造は細胞外ドメインに2個のIgG様構造を有した，いわゆるimmunoglobulin super familyに属するレセプターである．特徴としては，膜貫通部分にArg残基が存在しており，このArg残基とγ鎖のAsp残基が静電結合を形成し複合体形成

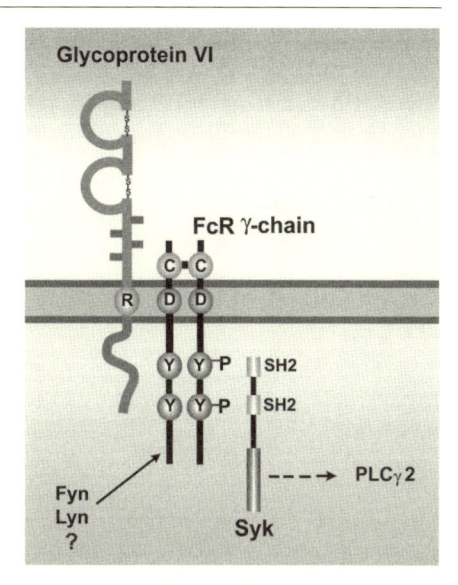

GPVI複合体の活性化モデル

に強く関与していることが示されている．GPVIはコラーゲン以外にも，抗GPVI抗体や蛇毒convulxin，コラーゲン様ペプチドCRPなどと特異的に結合し，血小板の活性化を引き起こす．これは，これらの物質によりGPVIが架橋されることにより，γ鎖のITAM（immunoreceptor tyrosine based activation motif）のチロシン残基がリン酸化されるためと考えられている．リン酸化チロシンにチロシンキナーゼSykが結合することにより，SLP-76, LAT, PLC-γ2などの情報伝達蛋白がリン酸化され，最終的な血小板の活性化に至るというモデルが考えられる．

GPVIは不溶性のコラーゲン線維とは結合特性をもっているものの，インテグリン$\alpha_2\beta_1$と異なり，可溶性のコラーゲンとは反応しない．このことは血小板が可溶性コラーゲンと反応しないこととよく相関している．すなわち，コラーゲンによる血小板凝集反応はGPVIが主に関与している．生理的条件に近い流血下において，GPVIは

127
血小板トロンボキサン受容体

布施一郎

血小板は種々の刺激により活性化されると，膜リン脂質より遊離したアラキドン酸を基質としてトロンボキサンA_2（thromboxane A_2：TXA_2）を産生する．TXA_2は強力な血小板凝集惹起作用と血管収縮作用をもち，他の血小板に作用して放出反応や二次凝集を惹起することから，生体の一次止血機構において中心的な役割を担っている．

トロンボキサン受容体は血小板のみならず，血管平滑筋細胞や血管内皮細胞にも発現しており，TXA_2と結合すると，それぞれ固有のシグナル伝達経路を介してその生理作用を発揮する．

■トロンボキサン受容体の構造

ヒトトロンボキサン受容体（以下，TP）は当初，胎盤および巨核球細胞株からクローニングされたが，すべてのG蛋白共役型受容体に共通の7回膜貫通型の構造をしている．しかし，その後の薬理学的検討からTPにはisoformが存在することが示唆され，ヒト臍帯静脈内皮細胞から第2のTPがクローニングされた．前者をTP-α，後者をTP-βとしているが，両者の構造をみるとN端から328アミノ酸は共通で，C端のみが異なった構造をしている．この二つのisoformはTP遺伝子第3エクソン内のalternative splicingによって生じ，両者の構造の相違が機能上の差異となって出現するが，血小板ではTP-α，血管内皮細胞ではTP-β，血管平滑筋細胞では両者が発現している．ここでは血小板TP-αを中心に概説する．

コラーゲン表面への粘着反応には関与しないものの，粘着反応に引き続いて起こる血小板凝集塊の形成に強く関与していることが示されている．一方，インテグリン$\alpha_2\beta_1$の活性化は流血下における血小板のコラーゲン表面への固定に関与している．

GPⅥの欠損患者が3例，およびGPⅥに対する自己抗体を有する患者が2例，いずれも日本人に報告されている．自己抗体を有する患者血小板ではGPⅥが欠損しており，またマウスでも同様の現象が観察されている．欠損患者は温和な出血時間の延長を示し，強い出血傾向は示さない．同様な現象は欠損マウスでも観察されており，血栓形成がトロンビンなどの他の刺激物質によって補われていると考えられる．GPⅥ欠損患者血小板はコラーゲンによる凝集反応が欠損しているものの，ADPなど他の刺激剤による凝集反応はすべて正常であり，この点が本欠損者同定の基本となる．本欠損患者の病態が温和であることから，もっと多くの欠損患者が存在しているのではないかと推測される．

■文献
1) 諸井将明，Jung S M：血小板とコラーゲンの相互作用. *Connective Tissue*, **31**：31-39, 1999.
2) Siljander P R-M and Farndale RW：Platelet receptors： collagen. In： Platelets in Thrombotic and Non-Thrombotic Disorders. Pathophysiology, Pharmacology and Therapeutics（Gresele P et al eds), pp158-178, Cambridge University Press, 2002.

■ 血小板TP-αを中心とする活性化機構

TXA$_2$で血小板を刺激するとTXA$_2$は血小板膜上のTP-αと結合し，Gq蛋白を介してPLC-β（phospholipase C-β）が活性化される．PLC-βは主として血小板膜リン脂質であるPIP$_2$（phosphatidylinositol-4,5-bisphosphate）を水解し，DG（diacylglycerol）とIP$_3$（inositol-1,4,5-triphosphate）を産生する（図参照）．DGはPKC（protein kinase C）を活性化し，主として47K蛋白をリン酸化し，IP$_3$は細胞内カルシウムの動員を介して，Ca^{2+}-calmodulin依存性のmyosin light chain kinase（MLCK）を活性化して，20K蛋白をリン酸化する．

一方，IP$_3$によって惹起された細胞内Ca濃度の上昇はPLA$_2$（phospholipase A$_2$）活性化の引き金となり，また直接TXA$_2$により G蛋白を介してPLA$_2$が活性化され，主として膜リン脂質のPC（phosphatidylcholine）に作用してアラキドン酸を遊離させる．遊離したアラキドン酸はcyclo-oxygenaseの作用によりプロスタグランジンG$_2$, H$_2$に変換され，さらにthromboxane synthaseの作用でTXA$_2$が産生される．産生されたTXA$_2$は，前述の47K，20K蛋白のリン酸化と協同して血小板放出反応を惹起するものと考えられている．

■ 血小板トロンボキサン受容体異常症

血小板自身のアラキドン酸代謝，すなわちTXA$_2$産生能は正常で，産生されたTXA$_2$の血小板への結合も正常であるが，G蛋白を介したPLC-β活性化に結び付かないシグナル伝達異常症が存在する．本症の病因解析が血小板TP-αの生理的意義を解明す

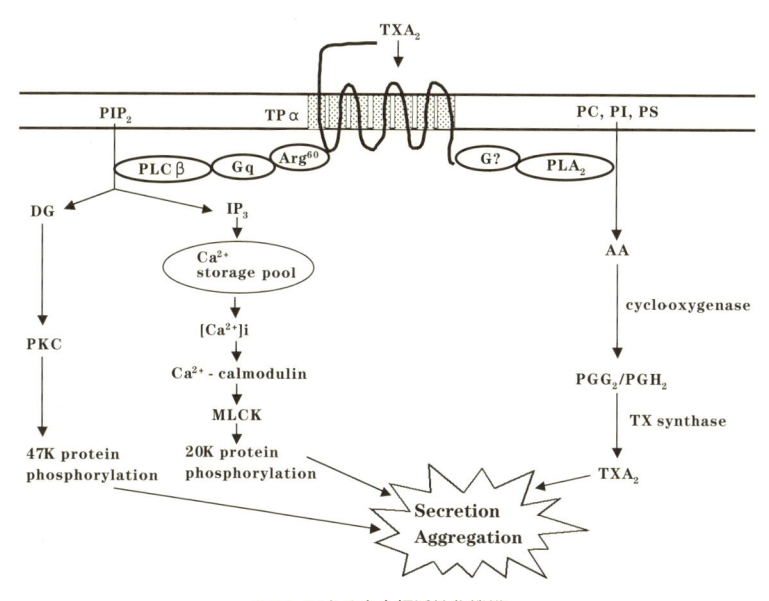

TXA$_2$による血小板活性化機構

TXA$_2$：thromboxane A$_2$，TP-α：TX受容体α，Gq, G：G蛋白質，PLC-β：phospholipase C-β，PIP$_2$：phosphatidylinositol-4,5-bisphosphate，IP$_3$：inositol-1,4,5-triphosphate，DG：diacylglycerol，PKC：protein kinase C，MLCK：myosin light chain kinase，PC：phosphatidylcholine，PI：phosphatidylinositol，PS：phosphatidylserine，AA：arachidonic acid，PGG$_2$/PGH$_2$：prostaglandin G$_2$/H$_2$．

る大きな手がかりとなったので，ここに紹介する．

本症は軽度〜中等度の出血傾向を有する常染色体性優性遺伝の疾患である．出血時間の延長と血小板凝集能検査でTXA_2アナログによる凝集欠損，および内因性TXA_2産生に依存した凝集（ADP二次凝集，コラーゲン凝集，アラキドン酸凝集など）の欠如を特徴とする．本症血小板TP-αの遺伝子解析および発現実験から，その病因はTP-αの7回膜貫通型構造のうち，first cytoplasmic loopに存在するArg^{60}のLeuへの変異であることが明らかにされた[1〜3]（図参照）．この事実は，TP-αのfirst cytoplasmic loopに存在するArg^{60}およびその近傍が，G蛋白-PLC-β活性化への刺激伝達機構に関与する重要な部位であることを示唆している．

現在までに，本症と同様の異常，すなわちTXA_2との結合は正常にもかかわらずPLC-βの活性化を惹起しないTP-αの異常としては，third cytoplasmic loopのCys^{223}→Ser, second cytoplasmic loopの^{138}Phe→Aspや^{138}Phe→Tyrが報告されているが，いずれも *in vitro* での構成実験の結果で，natural mutantとしての臨床症例の報告は，first cytoplasmic loopの^{60}Arg→Leuの報告しかない．

■文献

1) Fuse I et al：Defective signal transduction induced by thromboxane A_2 in a patient with a mild bleeding disorder：impaired phospholipase C activation despite normal phospholipase A_2 activation. *Blood*, **81**：994-1000, 1993.
2) Hirata T et al：Arg^{60} to Leu mutation of the human thromboxane A_2 receptor in a dominantly inherited bleeding disorder. *J Clin Invest*, **94**：1662-1667, 1994.
3) Higuchi W et al：Mutations of the platelet thromboxane A_2 (TXA_2) receptor in patients characterized by the absence of TXA_2-induced platelet aggregation despite normal TXA_2 binding activity. *Thromb Haemost*, **82**：1528-1531, 1999.

128
血小板顆粒

鈴木英紀

血小板にはα顆粒,濃染顆粒,ライソゾームの3種類の顆粒が存在し,それぞれの内部,膜上には種々の生理活性物質,糖蛋白質が存在している.それらは血小板活性化時に細胞外に放出,または表面膜に発現する.

■ α顆粒

α顆粒（α-granule）は直径$0.3 \sim 0.5 \mu m$の球状体で,約50個存在する.電顕下では,電子密度が高いヌクレオイド（核様体）と基質に分別され,基質はさらにやや暗調な中間調部と明るい明調部に識別される（図参照）[1].先天的のα顆粒欠損症（α-storage pool deficiency：α-SPD）としてgray platelet syndromeがある[2].顆粒内には,20種類以上の蛋白質と,少なくとも10種類の膜糖蛋白が同定されている（表参照）[3].α顆粒内蛋白質の中でも,PF4 (platelet factor 4) とβ-TG（β-thromboglobulin）は骨髄巨核球で産生され,血小板特異蛋白として血小板に移行する[4].その他の蛋白質は,他の細胞で産生,血漿中に放出されたものを取り込んで,α顆粒中に貯蔵される[4].膜糖蛋白質のP-セレクチン,GMP（granule membrane protein）-33およびGLUT（glucose transporter）-3はα顆粒膜にのみ存在し,これらは放出反応を伴う血小板活性化時に,α顆粒膜から表面膜に発現する.

■ 濃染顆粒

濃染顆粒（dense granule,δ-granule）はα顆粒よりやや小さい直径$0.2 \sim 0.3 \mu m$の球状体で,ヒト血小板あたりわずかに4～8個しか存在しない.電顕下では,高電子密度で,顆粒膜から分離した牛眼,または芯状様の基質が存在する（図参照）.先天性の濃染顆粒欠損症（δ-storage pool deficiency；δ-SPD）として,色素異常に由来するHermansky-Pudlak症候群およびChédiak-Higashi症候群がある[5,6].さらに,Wiskott-Aldrich症候群など他の遺伝性疾患でも濃染顆粒を欠損する.また,濃染顆粒膜は存在するが,内容物を欠損するempty sack syndromeも存在する[6].本顆

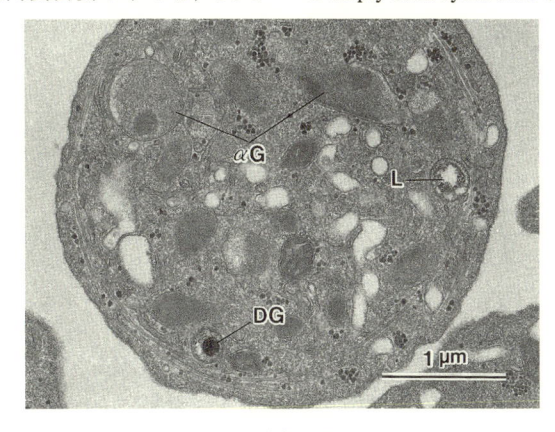

ヒト血小板の顆粒
G：α顆粒,DG：濃染顆粒,L：ライソゾーム

血小板顆粒の内容物質と膜糖蛋白質

	内容物質	膜糖蛋白質
α顆粒	proteoglycan： 　platelet specific：PF-4, β-TG 　serglycin, HRGP 　β-TG Ag molecule：PBP, CTAP-Ⅲ, NAP-2 adhesive protein： 　fibronectin, vitronectin, vWF, thrombospondin haemostasis factor and cofactor： 　coagulation factor Ⅴ, Ⅷ, ⅩⅠ, ⅩⅢ 　fibrinogen, kininogen, protein S, plasminogen, osteonectin cellular mitogen： 　PDGF, TGF-β, ECGF, EGF, VEGF/VPF, IGF, interleukin-β protease inhibitor 　α_2-macroglobulin, α_2-antitrypsin, PDCI, α_2-antiplasmin, 　PAI-1, TFPI, α_1-PI, PI ⅩⅠ, PN-2/APP, C1 inhibitor miscellaneous： 　albumin, multimerin, clathrin 　immunoglobulin：IgG, IgA, IgM 　low-molecular G-protein：Rab, Rap 1	P-selectin, GMP-33, GP Ⅰ b- V-Ⅸ, GP Ⅱ b-Ⅲ a ($\alpha_{Ⅱb}\beta_3$), GPIV (CD36), GP Ⅵ, vitronectin receptor ($\alpha_V\beta_3$), CD9, PECAM-1, GLUT-3,
濃染顆粒	nucleotide： 　adenine：ATP, ADP 　guanine：GTP, GDP amine： 　serotonin (5-HT), histamine bivalent cation： 　calcium, magnesium pyrophosphate	LIMP-1 (CD63)
ライソゾーム	acid protease： 　cathepsin D, cathepsin E, carboxypeptidase (A, B), 　prollnecarboxypeptidase, collagenase, acid phosphatase, 　arylsulphatase glycohydrolase： 　heparinase 　β-N-acetyl-glucosaminidase, β-N-acetyl-galactosaminidase 　β-glucuronidase, β-galactosidase, β-glyceophosphatase, 　α-D-glucosidase, β-D-glucosidase, α-L-fucosidase, 　β-D-fucosidase, α-L-arabinosidase, α-D-mannosidase	LAMP-1, LAMP-2, LIMP-1 (CD63)

粒中には蛋白質は存在せず，Ca^{2+}，ADP (adenosine diphosphate), ATP (adenosine triphosphate), セロトニン (5-hydroxytryptamine：5-HT) などが存在する（表参照）．ADPおよびセロトニンは凝集促進作用がある．膜糖蛋白質としては，後述するライソゾーム膜糖蛋白質のLIMP (lysosome integral membrane protein)-1（別名 CD63, granulophysin）が存在する．一方，P-セレクチン，GP Ⅰ b，GP Ⅱ b-Ⅲ aも濃染顆粒膜上に存在するとの報告がある[5]．

■ライソゾーム

ライソゾーム (lysosome) は直径約0.2 μmの小顆粒で，その数は極端に少ない．

129
血小板シグナル伝達

尾崎由基男

電顕下の顆粒内基質は概してhomogeneousなので，ときにα顆粒との識別に困難を伴う．しかし，酸性ホスファターゼを染色することで識別できる．本顆粒内には，前記の酵素のほかに多種の水解酵素を含んでいる（表参照）．なかでもβ-N-acetylglucosaminidase，β-N-acetylgalactosaminidase，β-glucuronidase，およびβ-galactosidaseは比較的含有量が多い．これらのライソゾーム酵素は血小板刺激によって放出され，凝集塊および血栓に取り込まれた不要物質を"clearing"または"digestion"するとされる[5]．一方，ライソゾームの膜糖蛋白質はLAMP（lysosome-associated membrane protein）として分類され，ヒト血小板にはLAMP-1，LAMP-2および前述のLIMP-1（CD63）が存在している（表参照）．LIMP-1は血小板活性化でライソゾーム膜上から表面膜上に発現する．

■文献
1) Suzuki H, Yamazaki H and Tanoue K：Immunocytochemical aspects of platelet adhesive proteins and membrane glycoproteins during activation. *Prog Histochem Cytochem*, **30**：1-109, 1996.
2) Smith MP, Cramer EM and Savidge GF：Megakaryocytes and platelets in α-granule disorders. *Baillieres Clin Haematol*, **10**：125-148, 1997.
3) Suzuki H *et al*：Intracellular localization of glycoprotein Ⅵ in human platelets and its surface expression upon activation. *Br J Haematol*, **121**：904-912, 2003.
4) George JN：Platelet immunoglobulin G：its significance for the evaluation of thrombocytopenia and for understanding the origin of α-granule proteins. *Blood*, **76**：859-870, 1990.
5) Rendu F and Brohard-Bohn B：The platelet release reaction：granules' constituents, secretion and functions. *Platelets*, **12**：261-273, 2001.
6) McNicol A and Israels SJ：Platelet dense granules：structure, function and implications for haemostasis. *Thromb Res*, **95**：1-18, 1999.

■血小板活性化

血管の内面は血管内皮細胞にて覆われ，血小板付着，血小板凝集を阻止する機序が働いている．しかし，血管傷害が起きると，血管内皮下組織のコラーゲンが露出し，破壊された細胞からADPが放出され，また凝固系因子活性化物質の放出によりトロンビンが形成される．コラーゲン，トロンビン，ADPなどの生理的血小板活性化物質は，それぞれ特異的な細胞内信号伝達系路をもち，血小板を活性化させることが明らかになってきている．活性化された血小板自身も自らをさらに活性化するトロンボキサンA_2を産生し，また同様にADPを放出することにより，positive feedbackを形成し，短時間に多数の血小板を活性化することができる．このように血小板が活性化されるまでの経路は複数あり，またそれぞれの信号分子の詳細，機能分担などまだ不明な点が多い．本項では，最近急速に理解が深まったADP受容体，またコラーゲン受容体であるGPⅥを介した血小板シグナル伝達について説明する．

■ADP受容体を介したシグナル伝達

血管の損傷部位にて破壊された細胞などよりADPが放出され，血小板膜上のADP受容体に結合し，血小板の活性化が起きる．血小板には少なくとも3種類のADP受容体があり，$P2X_1$，$P2Y_1$，および$P2Y_{12}$と命名されている（図参照）．$P2X_1$はCa^{2+}チャンネルとして機能するとされているが，生理的意義はまだ明らかにされていない．$P2Y_1$は7回膜貫通型受容体であり，GTP結

合蛋白であるGqを介してphospholipase Cを活性化する．phospholipase C-βは，phosphatidylinositolを分解し，diacylglyceroとinositol trisphosphateを産生する．さらにdiacylglycerolはprotein kinase Cを活性化し，inositol trisphosphateは細胞内カルシウム貯蔵庫よりカルシウムを放出させ，細胞内カルシウム濃度の上昇を引き起こす．これらの活性化信号はさらなる下流の信号伝達系路を活性化し，最終的にはGPⅡb/Ⅲaというフィブリノゲン受容体を活性化させ，血小板が凝集するわけであるが，GPⅡb/Ⅲa活性化の機構は未だ解明されていない．

P2Y$_{12}$もP2Y$_1$と同様7回膜貫通型ADP受容体であるが，Gi2を介して細胞内cAMPを産生するadenylyl cyclaseを抑制する．血小板機能を抑制する細胞内cAMP濃度が低下する結果，血小板機能が亢進することになる．P2Y$_1$は形態変化，細胞内Ca^{2+}上昇などの初期の血小板活性化，P2Y$_{12}$は血小板凝集の増強，後期の現象のサポートをするらしい．これら3種のADP受容体から伝達される信号が総合して血小板を活性化，凝集と導くが，血小板活性化に伴いさらに血小板よりADPが放出されるというpositive feedbackを形成させるため，ADPは生理的に非常に重要な血小板凝集惹起物質である．抗血小板剤であるチクロピジン，クロピドグレルは肝臓で代謝され，その代謝産物がP2Y$_{12}$とS-S結合することによりADPによる血小板活性化を阻害することが明らかにされている．

■GPⅥを介したシグナル伝達

コラーゲン受容体としては，GPⅠa/Ⅱa，GPⅥなど複数の分子が同定されているが，これについては126項に詳しい解説がある．GPⅥは，その中でも最も強い血小板活性化信号を起こすものである．血小板膜上でGPⅥはFc受容体（免疫グロブリンのFc部位に対する受容体）のサブユニットであるγ鎖と結合して存在する．GPⅥとコラーゲンの結合が起きると，Srcファミリーチロシンキナーゼ Lyn, Fynの活性化によりγ鎖がチロシンリン酸化される．γ鎖がチロシンリン酸化されると，そこにやはりチロシンキナーゼであるSykが結合し，活性化される．Sykの下流の信号伝

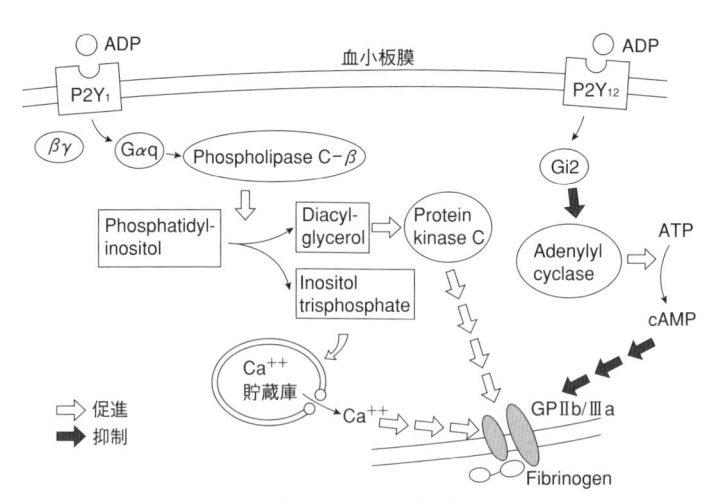

ADP受容体を介した信号伝達

130
ビタミンK依存性凝固因子

森田隆司

達分子としては、SLP-76（SH2 domain-containing leukocyte protein of 76）、LAT（adapter protein linker for activator of T cell）が存在するが、これらの信号分子が形成する信号伝達系路により細胞内カルシウムの動員を起こすphospholipase Cγ-2が活性化される。ADP受容体やトロンビン受容体を介する細胞内カルシウム増加にはphospholipase C-βが関与するが、GP Ⅵ刺激の場合はphospholipase Cγ-2がその役割を担う点が、通常の血小板活性化物質による刺激と異なる。このように、コラーゲン受容体GP Ⅵは、γ鎖という免疫系に関与する信号分子を核とする非常にユニークな信号伝達系路を利用し血小板を活性することが、これまでに明らかにされている。

■文献

1) Gachet C : Identification, characterization, and inhibition of the platelet ADP receptors. *Int J Hematol*, **74** : 375-381, 2001.
2) Gibbins J et al : Tyrosine phosphorylation of the Fc receptor γ-chain in collagen-stimulated platelets. *J Biol Chem*, **271** : 18095-18099, 1996.
3) Poole A et al : The Fc receptor γ-chain and the tyrosine kinase Syk are essential for activation of mouse platelets by collagen. *EMBO J*, **16** : 2333-2341, 1997.

■ ビタミンK依存性凝固因子の生合成（Gla残基の生合成）

血漿中に含まれる血液凝固因子の多くはその生合成段階がビタミンK依存性であるので、ビタミンK依存性凝固因子と称される。図1に示したように、肝臓で生合成されるビタミンK依存性凝固因子（前駆体）は、還元型ビタミンK、O_2、CO_2の存在下、ビタミンK依存性カルボキシラーゼの作用により、前駆体のN末端領域のグルタミン酸残基にCO_2が導入され、活性のある正常ビタミンK依存性凝固因子が生合成される[1]。グルタミン酸のγ位に炭酸が固定されることにより、プロトロンビンなどのビタミンK依存性凝固因子はカルシウム結合能を獲得し、生理的に活性のある凝固因子となる。しかし、ビタミンK拮抗薬である抗凝固薬ワルファリンの服薬により肝細胞がビタミンK欠乏状態になると、プロトロンビン前駆体にCO_2が導入されず、不活性なプロトロンビン前駆体（PIVKA-Ⅱ）が血漿中に流出してくる[2,3]。正常なビタミンK依存性凝固因子のNH_2末端領域には、10～12残基のγ-カルボキシグルタミン酸（Gla）が含まれている。ビタミンK依存性凝固因子はCa^{2+}が結合したGla含有領域（Glaドメイン）を介して、血小板や血管内皮細胞上のリン脂質に結合することにより、血液凝固反応が進行する（図2と3）。その際、図3に示したVa因子などの補助因子とも複合体を形成し、各段階の反応速度を著しく促進させる。

| ビタミンK依存性凝固因子の前駆体 (特定のグルタミン酸) | → 還元型ビタミンK, O_2, CO_2 / ビタミンK依存性カルボキシラーゼ → | 正常のビタミンK依存性凝固因子 (γ-カルボキシグルタミン酸, Gla) |

図1　ビタミンK依存性蛋白質の生合成過程

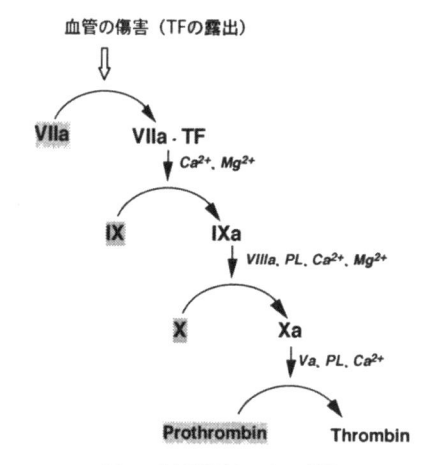

■ 新規の改良された血液凝固カスケード[4]

血液凝固カスケードには，内因系と外因系の二つのカスケード経路が存在するといわれ，多くの医学書や生化学の教科書では内因系と外因系が対等に記述されてきた．しかし，最近の研究から，外因系の組織因子-凝固第VIIa因子複合体を引き金とする一連のビタミンK依存性凝固因子の活性化経路の方が生理的な経路であることが明らかとなってきた．図2に示したのは，従来の外因系カスケードに改良を加えた新しいカスケードである[4]．生理的な凝固カスケードの基本的な流れは，図2に示したような凝固第VIIa因子-組織因子複合体→IX因子→X因子→プロトロンビン→フィブリノゲンの段階的な活性化反応である[4]．Ca^{2+}イオンのみならず，Mg^{2+}イオンが重要な働きをしていることに注目したい．血漿中にはCa^{2+}イオン（遊離イオンの濃度は約1mM）に加え，Mg^{2+}イオン（約0.5mM）も高濃度に含まれている．すなわち，第VIIa因子-組織因子複合体によるIX因子の活性化，およびIXa因子によるX因子の活性化の両反応速度に対し，血漿Mg^{2+}イオンは著しい促進効果を与える．従来，内因系凝固因子とされてきた凝固第IX因子と凝固第VIII因子の異常症や欠損症は強い出血性素因であることから，両因子が生理的に重要なのは明らかである[5]．

■ 血漿中の活性型凝固第VIIa因子（第VIIa因子）の存在意義

血液凝固は組織因子の血中への露出（曝露）と第VII因子の活性化反応により開始される．今日，第VII因子を第VIIa因子に変換するアクチベーターとしては，凝固第VIIa因子や凝固第IXa因子，凝固第Xa因子，トロンビンなどが知られている．これらの活性型の凝固因子が生ずるためには，あらかじめ血液凝固反応が多少とも活性化されていなければならない．この矛盾を説明できる事実として，血中にはすでに活性型第VII因子（第VIIa因子）が極微量（2.6～2.7 ng/ml）存在することが知られている．したがって，血中に含まれる凝固第VIIa因子の発生機序は動脈硬化性の疾患との関連から重要な課題である．

```
血管の傷害（TFの露出）
    ↓
VIIa → VIIa・TF
         ↓ Ca²⁺, Mg²⁺
  IX  → IXa
         ↓ VIIIa, PL, Ca²⁺, Mg²⁺
   X  → Xa
         ↓ Va, PL, Ca²⁺
Prothrombin → Thrombin
```

図2　血液凝固カスケード[4]

図中のシャドーをかけたVIIa, IX, Xはそれぞれ，ビタミンK依存性血液凝固VIIa因子，IX因子，X因子を示す．血液凝固制御因子であるプロテインC，プロテインS，プロテインZもビタミンK依存性凝固因子である．

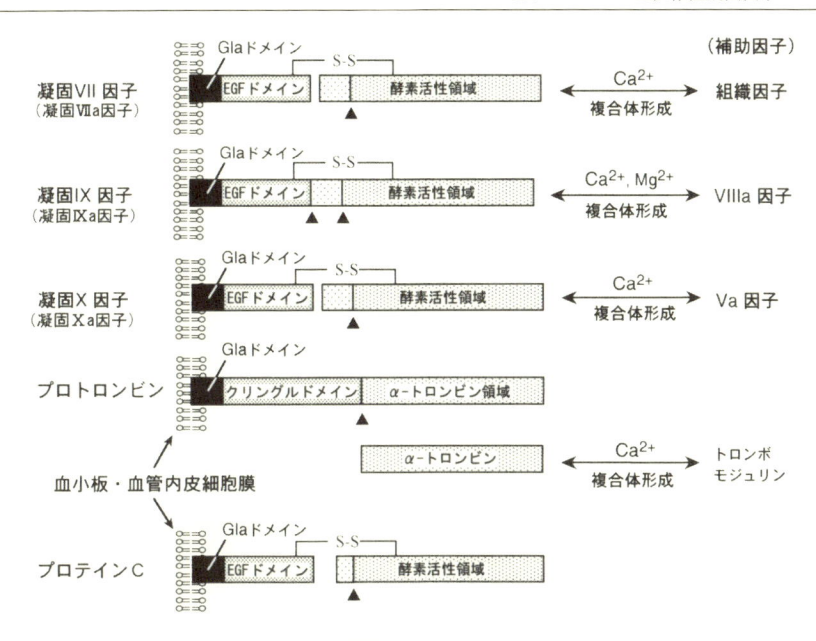

▲ 活性型凝固因子により切断される部位

図3 ビタミン依存性凝固因子前駆体（プロ酵素）の構造と補助因子の相互作用
膜結合型凝固因子の前駆体（第VIIa因子など）の活性型も膜結合型である．

■文献
1) 岩永貞昭，斎藤英彦，松田道生編：「ビタミンK」医学・生物学領域における新展開（改訂版），pp1-490, メディカル・ジャーナル社，東京，1994.
2) 前川　正他：ワーファリン（改訂版），pp1-319, メディカル・ジャーナル社，東京，1998.
3) 櫻川信男他編：抗凝固薬の適正な使い方，pp1-324, 医歯薬出版，東京，2002.
4) Sekiya F et al : Magnesium (II) is a crucial constituent of the blood coagulation cascade. Potentiation of coagulant activities of factor IX by Mg^{2+} ions. *J Biol Chem*, **271** : 8541-8544, 1996.
5) 阿刀田英子，森田隆司：血液・造血器疾患．疾病と病態生理（橋本隆男，佐藤隆司，豊島聰編），pp173-199, 南江堂，2001.

131
組織因子（CD142）

中村　伸

　組織因子（tissue factor；TF, CD142）は，Ⅶ/Ⅶa因子の補助因子として，細胞表面あるいはリン脂質層上でⅦ/Ⅶa因子との複合体を形成し，Ⅶa因子生成とX因子活性化など凝固反応の初期相を始動する[1]．一方，TFの止血凝固以外の役割として，ノックアウトマウス実験からTFの発生生物学的重要性が明らかにされた．加えて，TFは癌細胞の転移や浸潤，血管新生，炎症，免疫応答，および細胞の分化増殖などとも深く関わることが知られ，その多機能性が注目されている．

■遺伝子特性

　TF遺伝子は図1に示ように，第1染色体短腕上（1p21.1-p22.2）の約14Kbを占め，その中に発現調節に関わるプロモーター領域と，6個のエキソンが備わっている．第6エキソンの3′側にはATタグが付加され，新生mRNAの分解・消失を速めている．プロモーター領域の中では，－298～＋2のDNA配列は種を越えてホモロジーが高く，それぞれ二つのAp-1とκBからなるLRR（LSP response region），および，それぞれ三つのSp-1とEgr-1をもつSRR（serum response region）など，転写因子との結合部位のcis-elementが局在している[2]．また，プロモーター領域にはDNAメチル化サイトのCpG島が密集しているが，メチル化/脱メチル化による遺伝子発現制御（epigenic regulation）はなさそうである．イントロン部分にもCpG島が散在し，それらのほとんどがメチル化されているが，遺伝子発現には影響ない．

　血液細胞では，骨髄球系幹細胞から派生する単球と好中球でTFが発現誘導される．また内皮細胞でも同様にTFの発現誘導がみられる．こうした発現誘導は，多くの炎症応答遺伝子と同様，上記のLRRを介した遺伝子活性化による．一方，リンパ球系由来のリンパ球ではTFの発現誘導はみられない．この非発現性の理由としては，DNaseⅠ感受性実験の結果から，転写が

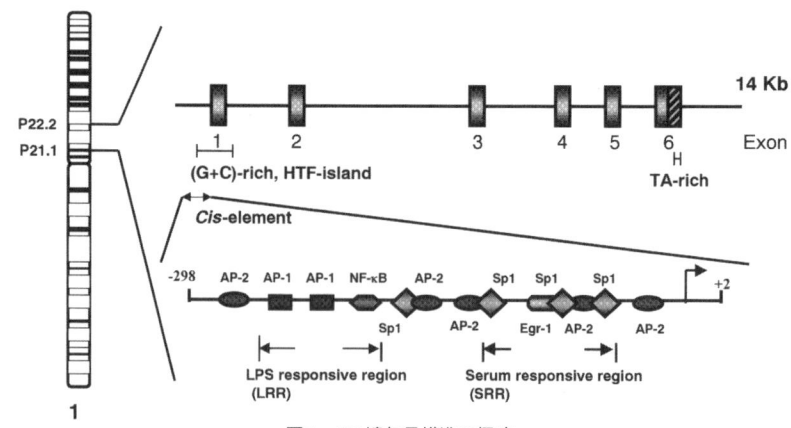

図1　TF遺伝子構造の概略
第1染色体の短腕上（p21.1-p22.2）の14Kbに局在．

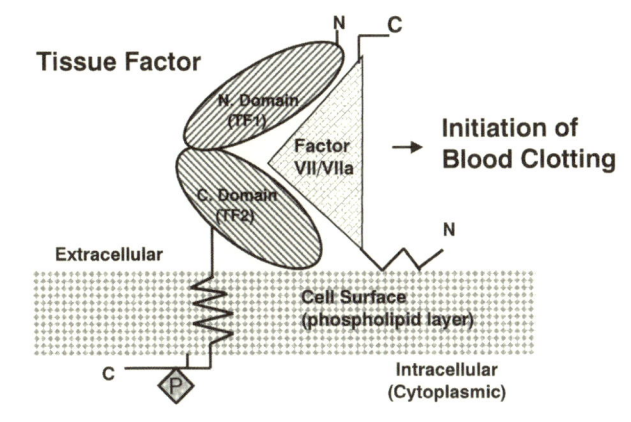

図2 TF蛋白質の二次構造の概略
IFN-γ受容体様のドメイン構造を示す．

不活性化されていることが考えられる．なお、間質系筋芽細胞由来の血管平滑筋細胞や線維芽細胞では、恒常的なTF発現がみられ、SRR関与のTF遺伝子活性化が示唆されている．TFは上皮細胞でも恒常的に発現しているが、生殖組織のそれは性ホルモン（ステロイドホルモン受容体）によって発現調節されることが示唆されている．

■ 蛋白質性状

TFは263残基のアミノ酸で構成される糖蛋白質で、構造上の特徴は図2に示すように、細胞外領域に約100残基のアミノ酸からなるN末端側（TF1）およびC末端側（TF2）ドメインからなる．各ドメインには接着分子、免疫グロブリンおよびサイトカイン受容体ファミリーで知られる"type-III module"がみられ、TFがこれらと共通の祖先蛋白質から派生したことがうかがえる．特に、サイトカイン受容体ファミリーのIFN-γ受容体との構造類似性が高い．

細胞質領域はC末端21残基からなり、塩基性アミノ酸とCys残基のパルミチン酸化によって膜リン脂質に強くアンカーリングされている．この領域自身には蛋白質のリン酸化/脱リン酸化に関与する部位は認められないが、他の因子と会合して、細胞内シグナル伝達に関わっていることが予想される．

種々の体液中（脳髄液、尿、羊水、精液）には、膜結合性TF（m-TF）とその部分が欠けた可溶性TF（s-TF）が存在する．特に精液（前立腺液由来）中のTF含量は高く、しかもその95％がm-TFである．そのため、血中のTFレベルは男性の方が女性よりも20～30％高い．脳髄液では90％程度がs-TFで、脳の障害・損傷に伴いm-TFが増大するため、脳髄液中のm-TFは脳組織の損傷を知る分子マーカーとして有用である．

TFの相手のVIIa因子は他の凝固因子と異なり限定分解・活性化を受けても依然"zymogen-like"で、TFとの複合体形成によって"enzyme-like"に変換され、その酵素活性（X因子活性化作用）を8×10^4倍促進する[1]．TFのVIIa因子相互作用に関わる領域は、TF1ドメインからTF2ドメインに至るかなり広い領域を占めており、VIIa因子側に三つの結合部位が同定されている．先のs-TFもTF1およびTF2ドメインをもってるのでVII/VIIa因子との結合性は

保持し，細胞表層TFとⅦ/Ⅶa因子との複合体形成を競合する．

■機能・生理的意義

TFの構造がIFN-γ受容体に類似することから，細胞機能への関与が推測され，事実その受容体・シグナル伝達機能が明らかにされている．さらに，アクチン結合蛋白質などと連携して細胞の接着や運動性，雄副生殖器（精囊，前立腺）上皮細胞の細胞生存など新たな役割も浮かび上がり，しかもこれらはⅦ/Ⅶa因子非依存性の機能である．

癌細胞ではTFの高発現が特徴であるが，TFは癌細胞の増殖・転移を支えている．また，癌細胞だけでなく正常組織での血管新生への寄与が考えられている．ことにTF-/-マウス胚では，血管の発達が不全で胚発生の途中で出血死し，TFが血管形成（間充織集積？）に不可欠であることがノックアウト実験で示されている[3]．

また，筆者らは好中球でのTF発現（TF mRNA発現および蛋白質生成）を新たに見出した[4,5]．好中球は単球同様，細胞性免疫応答を担うことを考えると，好中球・単球でのTF発現は，凝固系と炎症や免疫との連関など新たなパラダイムを暗示している．

TFの機能に関してはまだブラックボックスの部分が多い．今後，decoy DNAやRNA interferenceなど，新しい遺伝子制御技術を駆使したTF発現抑制を *in vitro, ex vivo* あるいは *in vivo* で試み，TFの生理的意義や病態との関連についてさらなる展開が期待される．

なお，第6回国際HLDA（Human Leukocyte Differentiation Antigen）ワークショップにおいて，TFにCD（cluster of differentiation）番号がつけられ，CD142として登録された[6]．ちなみに，トロンボモジュリン（TM）にはTFの一つ手前のCD141がつけられた．

■文献

1) Morrissey JH：Tissue factor：an enzyme cofactor and a true receptor. *Thromb Haemost*, **86**：66-74, 2001.
2) Mackman N：Regulation of the tissue factor gene. *Throm Haemost*, **78**：747-754, 1997.
3) Carmeliet P et al：Role of tissue factor in embryonic blood vessel development. *Nature*, **383**：73-75, 1996.
4) Todoroki H et al：Tissue factor expression in monkey and human neutrophils. *Surgery*, **127**：209-216, 2000.
5) Nakmura S et al：Tissue factor in neutrophils (polymorphonuclearleukocytes)-Yes. *J Thromb Haemost*, **2**：214-217, 2004.
6) Morrissey JH et al：CD142 (tissue factor) workshop panel report. Leukocyte Typing IV, White Cell Differentiation Antigens（Kishimoto T et al eds）, pp742-746, 1997.

132 フィブリノゲン

山角健介

■フィブリノゲンの構造

フィブリノゲン（fibrinogen：Fbg）は肝臓で合成・分泌され，血漿中に存在する分子量約340 kDaの巨大糖蛋白質である．3種類のポリペプチド鎖Aα，Bβ，γがジスルフィド結合（S-S結合）してつくられる分子半量体が，そのアミノ基末端（N末端）でS-S結合した，化学的二量体（Aα-Bβ-γ)$_2$として存在している．各サブユニットを構成するアミノ酸残基数は，Aα鎖（610），Bβ鎖（461），γ鎖（411）であり，γ鎖の約8％にはmRNAのalternative splicingのため，408位以下に20残基が添加された427残基からなるバリアント（γ'鎖）が認められる．Fbgの三本鎖を規定する遺伝子は第4染色体，長腕の遠位側1/3に互いに近接して存在する．Fbg1分子には58残基のシステイン（Cys）が含まれ，ポリペプチド間，あるいはポリペプチド内で29対のS-S結合を形成し，二量体やドメインの構成に関与する．S-S結合はN末端およびカルボキシル基末端（C末端）領域に集中してみられ，対をなす3本のポリペプチド鎖による球状構造の中央部Eドメイン，およびBβ鎖とγ鎖による2個の小球状から構成され，左右対称に位置する2個のDドメインを形成する．これらの3個の球状部分は三本鎖の螺旋構造（coiled coil）により連結されている[1]．

■フィブリノゲンの機能

Fbgの生理的固有な機能には，次のようなものがあげられる．

①トロンビンによる限定分解により，Aα鎖およびBβ鎖N末端のフィブリノペプチドA, Bが切断・放出され，フィブリン（Fbn）モノマーに転換する．Fbnモノマーは互いに規則正しく重合し，二本鎖原線維を形成する．さらに二本鎖原線維が一定の長さになると，側々結合などによりFbn線維束，Fbn網を形成する．また，活性型凝固第ⅩⅢ因子（ⅩⅢa）による分子間架橋結合（γダイマー，αポリマー）を形成し，安定化Fbnに転じる[2]．

②血小板凝集過程において，RGD（アルギニン-グリシン-アスパラギン酸）依存性あるいは非依存性に，血小板膜糖蛋白質（GPⅡb-ⅢA）と結合する．

③線溶過程では，組織型プラスミノゲンアクチベーター，プラスミノゲン，α_2-プラスミンインヒビターと結合し，プラスミンにより限定分解される．

④FbnはフィブロネクチンとⅩⅢaにより架橋結合し，フィブロネクチンはコラーゲンとも架橋結合するため，安定化したFbnマトリックスが形成される．引き続き，細胞接着，進展，移動活性などが起こり，炎症反応や組織修復に関与する．

■フィブリノゲンの測定法

採血は1/10容の3.8％クエン酸ナトリウム液を用いて行い，遠心分離した血漿で測定する．現在，Fbgの活性を調べるトロンビン時間法（Clauss法）が一般的に行われ，これは希釈検体に一定濃度のトロンビンを添加し，凝固時間からFbg量を測定する．あらかじめFbg濃度既知の標準血漿を用いた検量線を作製する必要があるが，迅速性，再現性に優れている．抗原法で測定するパルチゲン法（一次元免疫拡散法，SRID），チロジン法，ローレル法などはほとんど施行されていない状況である．しかし，先天性異常Fbg血症が疑われる場合には不可欠であり，抗原法では正常，トロンビン時間法では低値と測定されることが多い．ヒトの血漿Fbgの正常値は200～400

mg/d*l*で，加齢とともに増加する傾向にあり，血中半減期は3〜5日である．また，妊娠でも増加し，分娩直後にピークに達し，出産後1カ月で妊娠前レベルに戻る．

■**臨床的意義**（表参照）

Fbgは凝固カスケードの最終基質であり，生理的には止血という重要な役割を担っている．一方，CRPと同様の急性期反応蛋白でもあり，感染症，悪性腫瘍，ネフローゼ症候群などの腎疾患，糖尿病，血栓症急性期では血漿Fbg値の上昇を伴うことがあり，これらの病態での病勢のパラメーターとして測定される．また，血漿Fbg量は虚血性心疾患，脳梗塞の独立した予知因子であることが一般に支持され，血栓傾向のスクリーニング検査として重要である．最近，血漿Fbg量を増加させる遺伝子多型が報告され，虚血性心疾患との相関に対して検討されているが，見解の一致はみられていない[3]．

一方，血漿Fbgの低下する病態としては，肝臓での蛋白合成能が低下している場合や，Fbg消費が亢進している場合にみられることが多い．

前者では肝硬変などの**重症肝障害**，後者では播種性血管内凝固（DIC）がそれぞれの代表疾患で，出血傾向の病態診断のため測定される．しかし，敗血症にみられる凝固優位のDICの場合，むしろ血漿Fbg量は高値を示すことが多い．また，後天的基礎疾患が認められずFbgの低下を示す場合には，遺伝性疾患である**先天性無（低）Fbg血症**や，**先天性異常Fbg血症**を考慮する．前者は常染色体劣性遺伝形式をとり，治療の対象となるのは出血時，外科的処置の際であり，血漿Fbg値が50〜100 mg/d*l*になるように補充療法を行い，また，妊娠時も補充療法なしではほぼ全例が流産する[4]．

後者は常染色体優性遺伝で，構造異常を有する分子が存在するため，前述したよう

血漿フィブリノゲン値の異常を呈する病態

【高　値】
(1) 血栓症（脳梗塞，虚血性心疾患の予知因子）
(2) 血栓症急性期
(3) 感染症
(4) 糖尿病
(5) 腎疾患（ネフローゼ症候群）
(6) 悪性腫瘍
(7) ホルモン剤（エストロゲン）内服
(8) 凝固優位のDIC（敗血症）

【低　値】
(1) 先天性
　　①無（低）フィブリノゲン血症
　　②異常フィブリノゲン血症
(2) 後天性
　　①肝臓での産生低下：重症肝障害（肝硬変）
　　　　　　　　　　　L-アスパラギナーゼ投与
　　②消費亢進　　　　：非代償性DIC
　　　　　　　　　　　一次線溶

にトロンビン時間法と抗原法との測定値に解離がみられる．

本症の約半数は臨床的に無症状であり，外科的観血的処置の際にも治療の対象にならないが，出血傾向，創傷治癒不全がみられる場合には補充療法を行う．また，血栓症を合併することもあり，通常の抗凝固療法が中心となるが，その起因もプラスミノゲン，トロンビンとの結合性異常に基づくなど複雑である[5]．

■**文献**

1) Mosesson MW, Siebenlist KR and Meh DA：The structure and biological features of fibrinogen and fibrin. *Ann NY Acad Sci*, **936**：11-30, 2001.

2) Spraggon G, Everse SJ and Doolittle RF：Crystal structures of fragment D from human fibrinogen and its crosslinked counterpart from fibrin. *Nature*, **389**：455-462, 1997.

3) Hansen AT *et al*：A common mutation（G-455→A）in the β fibrinogen promoter is an independent predictor of plasma fibrinogen, but not of ischemic heart disease. *J Clin Invest*, **99**：3034-3039, 1997.

4) 小林隆夫，寺尾俊彦，高松純樹：先天性無フィブリノゲン血症―妊娠，分娩管理を中心に．血栓止血誌，**12**：57-65, 2001.
5) Matsuda M and Sugo T：Hereditary disorders of fibrinogen. *Ann NY Acad Sci*, **936**：65-88, 2001.

133
第 XIII 因子

一瀬白帝

第XIII因子はトランスグルタミナーゼの酵素本体であるAサブユニットと，その保護に働くBサブユニットのそれぞれ二つずつからなる異種四量体として血漿中に存在する．Aサブユニットは骨髄系細胞で，Bサブユニットは肝臓で生合成されて，血中で複合体をつくる．Bサブユニットは分泌のためのシグナルペプチドをもっているが，Aサブユニットにはなく，単球/マクロファージ，巨核球/血小板の細胞質にも存在する．

■ 遺伝子特性

Aサブユニット遺伝子は6p 24-25に局在し，サイズは約180 kbで15のエクソンと14のイントロンからなる．Bサブユニット遺伝子は1q32に局在し，約28 kbで12のエクソンと11のイントロンを含む．

■ 蛋白質特性

Aサブユニットは731アミノ酸残基からなり，X線結晶解析によると，その三次元構造は活性化ペプチド，βサンドイッチ，コア，βバレル1，βバレル2の五つのドメインから構成されている[1]．N末端に活性化ペプチド，コアドメインにカルシウムイオン結合部位，システイン残基を含む活性部位などがある．一方，Bサブユニットは641アミノ酸残基からなり，10個の繰返し構造"寿司ドメイン"から構成されている．

■ 寿司ドメイン

これは筆者が，アミノ酸配列とS-S結合のパターンから想像して命名したものである．寿司ドメインの三次元構造は，核磁気

共鳴（NMR）実験やX線結晶解析によって，握り寿司に似た構造であることが確かめられている[2]．

■ 役割と機能

Aサブユニットは凝固反応の過程で生じたトロンビンにより活性化され，さらにカルシウムイオン存在下でBサブユニットから解離して，フィブリン，α_2-プラスミンインヒビター，フィブロネクチンなどの蛋白質を共有結合で架橋させて安定な複合体を形成する．その結果，フィブリンネットワークのプラスミンによる早期溶解を防いだり，細胞外マトリックスの要素を連結して創傷治癒過程を促進する．

活性型Aサブユニットは，基質となる蛋白質のグルタミニル基に結合して別の基質蛋白質のリジル基に連結し，分子間架橋結合を形成する．その際にアンモニアを放出する．

■ 先天性欠損症

出血傾向と創傷治癒の遅延が主な臨床症状である．特に外傷に伴う出血では，一時的に止血するが，24〜36時間後に"後出血"がみられる．初発症状としては出生時の臍帯出血が多い．女性では習慣性流産もまれではない[3]．頭蓋内出血，腹腔内出血が死因の大部分であり，これらを示唆する症状には注意を要する．

■ ノックアウト動物

最近，筆者らとドイツの研究グループは，第XIII因子のノックアウトマウスを作製した．Aサブユニットのノックアウトマウスは，出生後重篤な出血症状で死亡する傾向がある．雌のホモ接合性マウスは，妊娠後膣から大量出血して，死ぬものが多い（久野，一瀬他：*Blood*, 2003）．これは，ヒトの女性患者にみられる自然流産と同様の症状で，その病態解明に貢献すると期待される．一方，Bサブユニットのノックアウトマウスを作製したのはわれわれのみであるが，外見上野生型との相違が認められず，今後，各種の刺激，負荷実験を実施する必要がある．

■ 遺伝的多型性

アミノ酸配列決定，cDNA，遺伝子クローニングを行って結果を比較したところ，Aサブユニットの多くの部位に多型性があることが判明した（図参照）[4]．また，国内外の先天性欠損症の遺伝子解析をしたところ，白人の症例とその家族，健常人の遺伝子にVal34/Leu多型が同定された．フィンランドのグループも，別個にこの多型性を同定している．ちなみに，日本人，韓国人，中国人は100％ Val34タイプであり，モンゴロイドは共通の遺伝子をもっている（奥村，一瀬他：*J. T. H.*, 2003）．

■ 血栓症

英国のGrantらは，Val34/Leu多型が血栓症や動脈硬化と相関しており，Leu34型は逆に脳出血を起こしやすいと執告したが，このデータには異論がある．Leu34型はVal34型より活性化の速度が大きいが，完全に活性化されたのちの比活性は同じである．Grantらは，Leu34型の第XIII因子によって架橋結合されたフィブリンネットワークの構造は，Val34型のそれより微細で，より細い線維の間隙（孔）は狭いという．

■ その他の疾患と第XIII因子

Schönlein-Henoch紫斑病では第XIII因子が減少しており，第XIII因子の補充により症状が軽快する例があるので，病因との関係が追究されている．クローン病や潰瘍性大腸炎でも第XIII因子が減少しており，第XIII因子の補充により症状が軽快する例がある．また，進行性全身性皮膚硬化症も第XIII因子の補充により軽快する傾向がある．スイスのWozniakらは，新生児の心臓手術後の毛細血管漏出症候群によって惹起される心筋浮腫は，第XIII因子の減少と関係があり，第XIII因子の補充によって予防できるという．最近，熊本大学の山本らは，慢性関節リウマチの滑液中のリボソーム

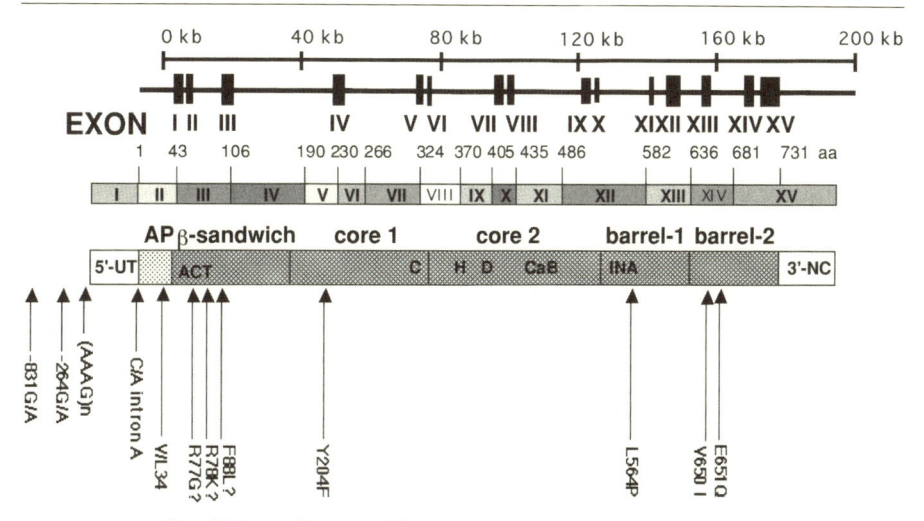

第XIII因子Aサブユニット遺伝子の構造と同定された多型性（一部のみ）

エクソンは縦の太い棒とローマ数字で（上段），構造機能単位は長方形で（中段）示した．短い矢印と長い矢印は，それぞれ非翻訳領域の多型性と翻訳領域のアミノ酸置換を伴う多型性を表している（下段）．

19蛋白質は第XIII因子によって二量体になり，単球走化活性を獲得するので，慢性炎症化を促進すると報告している[5]．

■ 先天性欠損症の治療

出血時，手術の前後に新鮮血漿，ヒト血液由来の第XIII因子（あるいは胎盤由来のAサブユニット；現在は市販されていない）製剤を用いて補充療法を行う．第XIII因子の半減期は約10日間と長い．血液製剤は両サブユニットの複合体を含むので，Bサブユニット欠損症患者の補充療法に最適である．

■ フィブリン糊

各種の手術時の止血，創傷治癒促進や瘻孔の閉鎖を目的として，フィブリノゲンと第XIII因子を混合した製剤にトロンビンを加えるものが生体糊として広く使用されている．フィブリノゲン単独の製剤にも第XIII因子が含まれているが，含有量が一定でないため第XIII因子を追加/補充する場合が多い．

■ 組換え蛋白質

AサブユニットのcDNAを利用して酵母に発現させた組換え蛋白質を開発中である．血液由来の製剤に比べてウイルスによる汚染の心配がなく，再現性が高いので，将来，第一選択の薬剤になると期待される．

■文献

1) 一瀬白帝：凝固XIII因子の立体構造．日本血栓止血学会誌，**11**：377-384，2000．
2) 後藤裕児他：立体構造から見たスシドメイン．日本血栓止血学会誌，**10**：457-462，1999．
3) 一瀬白帝他：各種の凝固第XIII因子欠乏症の分子病態学的解析．日本血栓止血学会誌，**7**：193-198，1996．
4) 惣宇利正善他：第XIII因子AおよびBサブユニット欠損症．日本臨床，血液症候群，pp464-467，日本臨床社，東京，1998．
5) 一瀬白帝他：トランスグルタミナーゼ関連疾患の分子病態．実験医学，**18**：1421-1425，2000．

134
プロテインCとプロテインS

鈴木宏治

■血液凝固系とプロテインC凝固制御系

血管の傷害部位に露呈した組織因子(TF)依存性（外因系）に活性化された血液凝固反応，ならびに陰性荷電リポ蛋白表面や血小板上などでTF非依存性（内因系）に活性化された血液凝固反応は，活性化血小板などの細胞上での凝固増幅反応によって大量のトロンビンを生成する．この凝固反応の過程で産生されるプロテアーゼの第IXa, Xa因子とトロンビンは，傷害部位以外の血管内皮細胞上のヘパラン硫酸などに結合したアンチトロンビンによって阻害される．また，TF依存性活性化反応に関わる第VIIa因子と第Xa因子は外因系凝固阻止因子（TFPI）によって阻害される（137項参照）．他方，正常な血管内壁上には，第Xa因子やトロンビンの生成を阻害するプロテインC（PC）凝固制御系と呼ばれる凝固反応のネガティブフィードバック機構が存在する（図1)[1]．トロンビンはそれ単独では，血小板表面のトロンビン受容体（protease-activated receptor-1：PAR-1）（123項参照）を活性化して血小板凝集を惹起し，また血漿中のフィブリノゲン，第

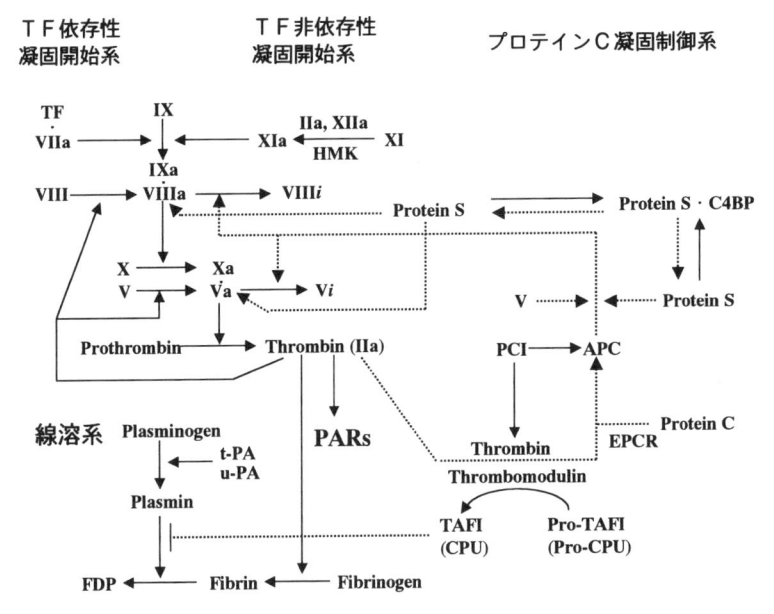

血液凝固線溶系とプロテインC凝固制御系の概略

TF依存性およびTF非依存性に開始された血液凝固反応は血小板などの細胞膜リン脂質上での反応増幅過程で合流し，第IX, X因子，プロトロンビンなどが順次活性化される．こうして生成したトロンビンによってプロテインC凝固線溶系が活性化され，この制御系によって凝固反応はネガティブフィードバックを受ける．おおむね実線は凝固線溶促進系，点線は凝固線溶制御系を示す．

VIII因子などを活性化して凝固血栓を形成する．しかし，内皮細胞上の高親和性受容体のトロンボモジュリン（TM）に結合したトロンビンは，内皮プロテインC受容体（endothelial protein C receptor：EPCR）（135項参照）に結合したPCを選択的に限定分解して活性化する．活性化プロテインC（APC）は，内皮細胞や血小板の細胞膜リン脂質に結合した第Va因子および第VIIIa因子を限定分解して失活し，凝固反応を強く阻害する．このAPCの凝固阻害作用はプロテインS（PS）の存在下に発揮される．なお，APCによる第VIIIa因子の失活化には未活性化第V因子も関与する．一方，トロンビン-TM複合体は，トロンビン活性化線溶阻止因子（TAFI）（143項参照）と呼ばれるカルボキシペプチダーゼU（unstableの意）を活性化して線溶系も制御する．さらに最近，APCおよびPSに抗炎症作用のあることが認められた．したがって，PC制御系は生体内の凝固・線溶・炎症反応の制御調節機構という重要な役割を担っていることが示唆される[2]．

■ プロテインC

プロテインC（PC）はビタミンK依存性血漿因子の一つで，62kDaの糖蛋白質として主に肝臓で産生されるが，PC mRNAの発現は血管内皮細胞や腎臓などの多くの組織で認められる．ヒトPC遺伝子は2番染色体p14-21に存在し，全長約11.2kbからなり，9個のエクソンに由来するmRNAの全長は1.8kbで，そのエクソン-イントロン構成は他のビタミンK依存性凝固因子（第VII，IX，X因子，プロテインZ）のそれと似ている．PCは一本鎖分子で産生されるが，血中PCの大部分は二本鎖分子（軽（L）鎖と重（H）鎖）として存在する．L鎖のN末端には，ビタミンK依存性蛋白質に特徴的なγ-カルボキシグルタミン酸（Gla）が存在する．PCの血中半減期（6〜8時間）は第VII因子（3〜5時間）と似ており，プロトロンビン（60〜100時間），第IX因子（20〜24時間），第X因子（24〜48時間）に比較してかなり短いため，これがクマリン系抗凝固剤の服用時にみられる一過性の凝固亢進状態の原因になることが示唆されている．

PCは，トロンビン-TM複合体によって，H鎖のN末端から12アミノ酸残基の活性化ペプチドが限定分解・除去されて活性化される．このPCの活性化は，PC受容体（EPCR）により促進される．APCは凝固系補酵素蛋白の第Va因子および第VIIIa因子を限定分解して失活し，第Xa因子の生成およびトロンビンの生成を阻害する．第Va因子の失活化には補酵素蛋白としてプロテインS（PS）を必要とし，また第VIIIa因子の失活化にはPSおよび第V因子を必要とする．APCにはこの抗凝固作用だけでなく，PAI-1（141項参照）を中和することによる線溶促進作用，炎症性サイトカイン（NFκB，IL-1βなど）の産生を阻害することによる抗炎症作用[3]，炎症性サイトカインによる増殖因子の産生を阻害する抗組織リモデリング作用[4]，細胞死促進遺伝子の発現を阻害し，細胞死阻止遺伝子群の発現を促進することによる抗アポトーシス作用[3]，創傷部位の血管新生促進作用など，多彩な生物活性が認められる．

最近，APCは敗血症に対する医薬品としての有用性が注目されている[5]．こうした細胞に対するAPC作用の発現にはEPCRが必要であり，EPCRの存在下に，APCがPAR-1を活性化することが示唆されている[6]．

PC遺伝子の異常による先天性PC欠損症は一般人の0.2〜0.5%に存在し，加齢に伴い易血栓性となり，主に静脈性の血栓塞栓症を発症する[7]．また，APCの基質である第V因子のAPC切断部位における異常症（Arg^{506}Gln変異）はAPCに抵抗性を示し（APCレジスタンス），加齢に伴い易血栓性になる[7]．この疾患は特に欧米白人に多く

（人口の5～10％）みられ，黒人や黄色人種には存在しない．

■プロテインS

プロテインS（PS）は80kDaの一本鎖のビタミンK依存性糖蛋白質で，血漿のほかに血小板や血管内皮細胞に存在し，肝臓，腎臓，内皮細胞，単球，骨髄巨核球などで産生される．PS遺伝子（α遺伝子）は15個のエクソンを含む80kb以上の大きさで，3番染色体p11.1-p11.2に存在する．PS分子は，そのN末端に存在する11個のGla残基を含むドメインを介して細胞膜ホスファチジルセリンに結合する．また分子内には，4個のEGF様ドメインとC末端側に性ホルモン結合グロブリン様（SHBG）ドメインが存在し，ここにC4BP（C4b-binding protein）と第V因子が結合する[8]．

PSはAPC依存性および非依存性に抗凝固活性を示す．前者は，APCによる第Va因子と第VIIIa因子の分解を促進するAPC補酵素活性であり，その作用機序はPSが血小板や内皮細胞に結合し，APCの結合蛋白質として機能するとともに，APCによるテンナーゼ複合体（第VIIIa因子＋第IXa因子＋リン脂質＋Ca^{2+}）の第VIIIa因子の分解およびプロトロンビナーゼ複合体（第Xa因子＋第Va因子＋リン脂質＋Ca^{2+}）の第Va因子の分解を促すことによる．APC補酵素活性は，遊離型PSだけにみられ，C4BP複合体型PSにはみられない．他方，APC非依存性の抗凝固活性は，PSが第Xa因子および第Va因子に直接結合し，テンナーゼ複合体およびプロトロンビナーゼ複合体を解離することによる．この作用は遊離型PSおよびC4BP複合体型PSともに認められる[8]．最近，PSがアポトーシス細胞のホスファチジルセリンに結合し，マクロファージによるアポトーシス細胞の貪食を促進する作用が見出され，PSがAPCとは異なる機構により抗炎症作用を示すことが示唆された[9]．PS遺伝子の異常による先天

性PS欠損症は一般人の0.5％程度に存在し，加齢とともに易血栓性になり，主に静脈性の血栓塞栓症を発症する[7]．また，妊婦，経口避妊薬服用者，ネフローゼ症候群患者などでは，遊離型PSレベルが低下して後天性のPS欠損症を来し，易血栓性になることが示唆されている[1]．また，抗リン脂質抗体症候群などの自己免疫性疾患ではPS活性中和抗体が出現し，血栓症を来す可能性がある[1]．

■文献

1) 鈴木宏治：プロテインC，プロテインS，APCレジスタンス，トロンボモジュリン．臨床検査ガイド2001-2002（和田 攻他編），pp708-714，文光堂，東京，2002．
2) Esmon CT：Role of coagulation inhibitors in inflammation. Thromb Haemost, **86**：51-56, 2001.
3) Joyce DE et al：Gene expression profile of antithrombotic protein C defines new mechanisms modulating inflammation and apoptosis. J Biol Chem, **276**：11199-11203, 2001.
4) Shimizu S et al：The Natural anticoagulant activated protein C inhibits the expression of platelet-derived growth factor in the lung. Am J Respir Crit Care Med, **167**：1416-1426, 2003.
5) Bernard GR et al：Recombinant human protein C worldwide evaluation in severe sepsis (PROWESS) study group. Efficacy and safety of recombinant human activated protein C for severe sepsis. N Engl J Med, **344**：699-709, 2001.
6) Riewald M et al：Activation of endothelial call protease activated receptor 1 by the protein C pathway. Science, **296**：1880-1882, 2002.
7) Bertina RM：Genetic approach to thrombophilia. Thromb Haemost, **86**：92-103, 2001.
8) Dahlback B：The protein C anticoagulant system：inherited defects as basis for venous thrombosis. Thromb Res, **77**：1-43, 1995.
9) Anderson HA et al：Serum-derived protein S binds to phosphatidyl-serine and stimulates the phagocytosis of apoptotic cells. Nature Immunology, November 25, 2002.

135
トロンボモジュリンとプロテインCレセプター

黒澤晋一郎

■プロテインC凝固制御系（プロテインCパスウェイ）の概要

　血液は正常状態では血管の中で凝固することはない．これは一つにはプロテインCパスウェイが働いているからである．傷害や炎症などにより組織因子が血液と接触すると凝固のカスケードを経て最終的に最も強力な凝固物質トロンビンが生成される．トロンビンは，フィブリノゲンをフィブリンに変えて血液を凝固させるほか，血小板を活性化したり，他の凝固因子を活性化するなどして，凝固カスケードを著しく促進する．しかし，正常血管内皮上では，トロンビンはトロンボモジュリン（thrombomodulin：TM）と高い親和性で結合し，トロンビン-TM複合体を形成する．TMと結合したトロンビンは，本来もっていた血小板活性化を含む，凝固促進作用をすべて失い，代わりにプロテインC（134項参照）とTAFI（procarboxypeptidase B）（143項参照）を活性化する[1]．活性化プロテインCは，プロテインSをコファクターとして凝固の律速因子である血液凝固第Va因子および第VIIIa因子を分解失活化し，凝固カスケードを強力に阻害する．逆にいうと，このプロテインCパスウェイに何らかの異常があると，血管内において血液の流動性を保つことができなくなり，血栓症の要因となる．実際，先天的要因として原因のわかっている血栓症の大半は，このパスウェイのメンバーの異常による．また，このパスウェイに属する他のメンバーはすべて血漿中に存在するのに比べて，TM，プロテインCレセプター（endothelial protein C receptor：EPCR）の両因子は，ともに血管内皮細胞表面に存在する．血液を血管の外へ取り出した場合，抗凝固剤を添加しないと凝固してしまうのは，上記の両因子を取り除いた結果とも解釈できる（14項参照）．ちなみにTM，EPCRそれぞれのノックアウト（−/−）マウスはどちらも胎仔期に死亡する．

■トロンボモジュリン

　TMは血管内皮細胞表面に発現するタイプ1膜糖白コファクターで，トロンビンと結合し，トロンビンの基質特異性を変化させる．生体にとってみると，最も強力な凝固物質トロンビンを全く正反対の抗凝固物質へ転換し，生存に不可欠なプロテインC抗凝固パスウェイをフィードバックループとしてイニシエートするという意味をもつ．TMはEGF様の構造が6個タンデムに連なった構造をもつが，最後の3個のリピート（第4, 5, 6）がコファクター活性に必要である．第6EGF様ドメインと膜貫通ドメインの間を結ぶセリン，スレオニンに富むS/Tリッチドメインには，翻訳後修飾の一つとしてコンドロイチン硫酸の糖鎖が非画一的に付加され，トロンビンとの親和性をさらに高める．N末端のレクチン様ドメインは好中球の接着を防ぎ，抗炎症作用をもつ[2]．

■可溶性トロンボモジュリン

　血漿および尿中にはTMの分解産物が存在する．これは上述の血管内皮細胞表面の親分子が，好中球エラスターゼなどの蛋白分解酵素によって切断された結果遊離した複数のフラグメントからなる．血漿TMは流血中を循環後，最終的には尿中に排出される．血漿レベルの測定は，内皮細胞傷害のマーカーとして利用されている．腎不全では内皮細胞傷害の有無にかかわらず高値となるので，成績の解釈上注意しなければならない．フラグメントのコファクター活

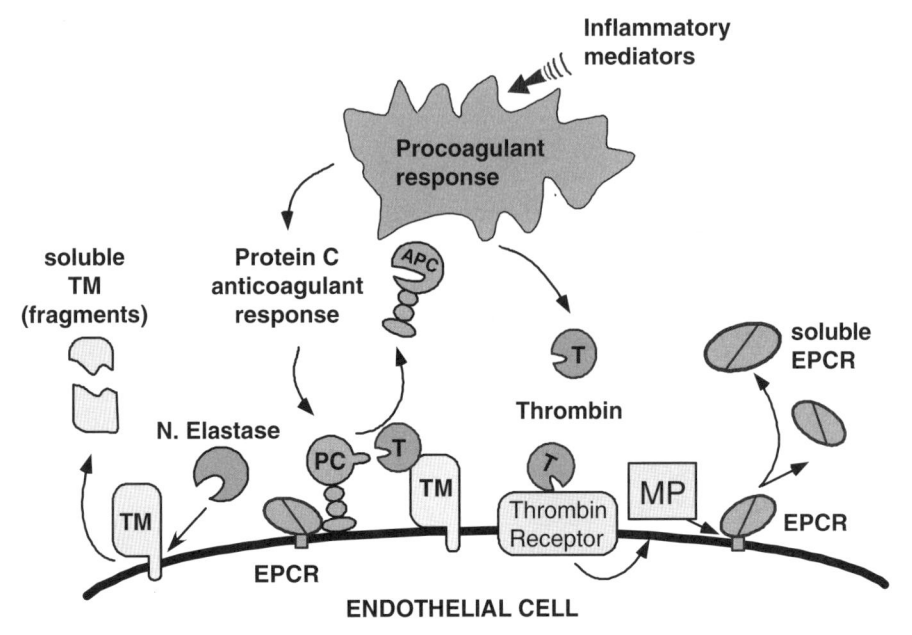

トロンボモジュリン，プロテインCレセプターの役割とそれぞれの可溶性分子の遊離
TM：トロンボモジュリン，EPCR：プロテインCレセプター，T：トロンビン，PC：プロテインC，APC：活性化プロテインC，N. Elastase：好中球エラスターゼ，MP：金属プロテアーゼ，Thrombin Receptor：PAR-1（protease-activated receptor-1）

性は親分子の1/10以下に低下しているが，それでも十分な活性を保持している．遺伝子組換えならびに尿中より精製したTMのフラグメントは，抗凝固療法を中心に薬剤としての利用が図られている．

■プロテインCレセプター

EPCRは上述のパスウェイのメンバーとして最近明らかにされたタイプ1膜糖蛋白レセプターで，TMとともに血管内皮細胞のカベオレと呼ばれる細胞膜の特殊構造をもったドメインに局在する．プロテインCは肝臓で生成されたのち，血漿蛋白の一つとして全身をめぐるプロテアーゼ前駆体である．EPCRの機能はこのプロテインCと血管内皮細胞表面で結合し，トロンビン-TM複合体に基質提示を行うことにより，

活性化を5～10倍促進する[3]．反応速度論的には，見かけ上のKmを低下させる．このようにEPCRとTMの機能は協力関係にあるが，両者が直接結合することはないようである．EPCRはCDldおよびMHCクラス1の分子と相同性が高い．このファミリーに属する分子は，おしなべて炎症免疫反応に重要な役割を果たす．霊長類の動物実験で，EPCRのブロッキング抗体を投与すると非致死量の細菌に対して致死反応を起こすことから，生体防御反応に関与した機能を有するものとみられている[4]．

■可溶性プロテインCレセプター

血漿中には可溶性EPCR（sEPCR）が存在する．その由来はやはり血管内皮細胞の膜蛋白であるが，その放出機序はTMのそ

136
アンチトロンビンIIIと
ヘパリンコファクターII

小嶋哲人

アンチトロンビンIII（現在ではアンチトロンビン（AT）と呼ぶことが推奨されている），ならびにヘパリンコファクターII（HCII）は，ともにアミノ酸配列や遺伝子構造の類似性が高く，共通の祖先蛋白質から進化したと考えられているセルピン（<u>ser</u>ine <u>p</u>rotease <u>in</u>hibitors superfamily：SERPIN）に属する血漿蛋白である[1]．表に，二つの分子についての比較を示す．血液凝固の制御因子として機能するセルピンファミリーの血漿蛋白には，このほか$α_1$アンチトリプシン，C1インヒビター，プロテインCインヒビターなどがある．とくにATとHCIIの欠損症患者においては明らかな血栓症の発症がみられることから，ともに血液凝固の制御因子として重要な血漿蛋白であることが知られている．この二つの分子の抗凝固活性はともにヘパリン存在下で著明な促進を受け，ヘパリン存在下での血中トロンビン阻害活性のうち約3/4をATが占め，残りの約1/4はHCIIによるものといわれている．ATとHCIIはともに主として肝臓で産生され，ヘパリン存在下での抗凝固活性の増強機作は，以下に述べるごとく異なるとされている．

■アンチトロンビン

アンチトロンビン（AT）は，その先天性欠乏症や異常症家系に重篤な血栓症が多発する血栓性素因であることから，極めて重要な血液凝固制御因子であることが臨床的にも裏づけられている．ヒトAT遺伝子は，染色体1q23-q25.1に存在する7個のエクソンから構成される約13.5kbの大きさ

れとは異なる．トロンビンは，PARレセプターを介して金属プロテアーゼをup-regulateする．金属プロテアーゼによって膜貫通部の直前で切断されたsEPCRは，N末端を含む細胞外ドメインのほとんどの部分からなり，SDS電気泳動上43kDaの単一のバンドを示す．プロテインCおよび活性化プロテインCとの結合は膜蛋白である親分子と同等であるが，プロテインC活性化を促進する能力はない．トロンビンはsEPCRの遊離を促進するところから，血漿sEPCRレベルは，体内におけるトロンビンの生成を反映するものと考えられている．実際に経口抗凝固療法を行うと，血漿sEPCRは低下する[5]．近年，sEPCRは活性化好中球と結合することが示された．

■文献
1) Esmon CT：Thrombomodulin as a model of molecular mechanisms that modulate protease specificity and function at the vessel surface. *FASEB J Jul*, **9**(10)：946-955, 1995.
2) Conway EM *et al*：The lectin-like domain of thrombomodulin confers protection from neutrophil-mediated tissue damage by suppressing adhesion molecule expression via nuclear factor KB and mitogen-activated protein kinase pathways. *J Exp Med*, **196**：565-577, 2002.
3) Stearns-Kurosawa DJ *et al*：The endothelial protein C receptor augments protein C activation by the thrombin-thrombomodulin complex. *Proc Natl Acad Sci USA*, **93**：10212-10261, 1996.
4) Taylor Jr FB *et al*：The endothelial protein C receptor aids in host defense against *Escherichia coli* sepsis. *Blood*, **95**：1680-1686, 2000.
5) Stearns-Kurosawa DJ *et al*：Plasma levels of endothelial protein C receptor respond to anticoagulant treatment. *Blood*, **99**：526-530, 2002.

アンチトロンビンとヘパリンコファクターⅡの比較

	分子量 （アミノ酸残基数）	mRNAの サイズ	遺伝子のサイズ （エクソン数）	遺伝子座	血漿中濃度 （mg/dl）	阻　害 プロテアーゼ
アンチトロンビン	58,000（432）	1.5 kb	13.5 kb（7）	1q23-q25.1	30	トロンビン， Xa, IXaなど
ヘパリンコファクターⅡ	66,000（480）	2 kb	14.5 kb（5）	22q11.21	10	トロンビン

をもち，約1.5kbのmRNAをコードしている（表参照）．ヒトAT蛋白は，58kDaの分子量をもち，その平均血漿中濃度は約30mg/dlである．ATは1：1のモル比で凝固反応に関わるトロンビンやXaと複合体を形成し，これらのセリンプロテアーゼ活性を阻害する．

ATのアルギニン残基はトロンビンのセリン活性基と結合しその活性を中和する．この反応は，ヘパリンの非存在下ではゆっくりとしか進行しないが，ヘパリン存在下ではその反応速度が劇的に促進されほとんど瞬時に平衡に達する．これには，ヘパリンがATのN末端領域に存在するアルギニン残基やリジン残基による塩基性アミノ酸の立体構造上のクラスターに結合することによりATの立体構造を変化させ，ATのアルギニン残基をトロンビンと反応させやすくさせている機序が想定されている[2]．

Ⅰ型AT欠損症のヘテロ接合体患者は数多く報告されているが，ホモ接合体患者の報告例はなく，Ⅰ型AT欠損ホモ接合体は致死的であることが予想されていた．最近，ジーンターゲティングの手法を用いたATノックアウトマウスの解析から，やはりATが完全に欠損した個体は致死的となって生まれてこないことが判明している[3]．ATの分子上，ヘパリン結合ドメインはN末端に，トロンビンとの反応部位はC末端にあるので，ヘテロ接合体のAT分子欠損症以外に，ヘパリン結合ドメインあるいはトロンビンとの反応部位に分子構造異常を示すAT分子異常症が数多く報告されている．

■ヘパリンコファクターⅡ

一方，ヒトヘパリンコファクターⅡ（HCⅡ）遺伝子は，染色体22q11.21に存在し，約14.5kb（5個のエクソンから構成される）の大きさをもち，約2kbのmRNAをコードしている（表参照）．ヒトHCⅡ蛋白は66kDaの分子量をもち，その平均血漿中濃度は約10mg/dlとヒトATの約1/3である．HCⅡはATと異なって，凝固因子ではトロンビンしか阻害できないが，HCⅡの抗トロンビン活性はヘパリン以外にも血管壁に存在するデルマタン硫酸により増強される．このHCⅡへのヘパリンの結合には，ATの場合のようなヘパリンの特異な硫酸化糖鎖構造を必要としない．HCⅡへの結合にはヘパリン分子サイズの大きいことが必要で，硫酸基含量の高いものほど活性促進効果があり，これにはヘパリンよりむしろデルマタン硫酸の方にその効果は大きい．ヘパリンによるHCⅡのトロンビン阻害促進効果について，van Deerlinらは次のような作用機序を提唱している．HCⅡのNH$_2$末端には酸性アミノ酸残基に富む領域があり，GAG（glycosaminoglycan）結合領域と分子内でイオン結合している．ヘパリンなどのGAG存在下では，GAGがトロンビンのGAG結合部位に結合すると同時にHCⅡのGAG結合部位にも結合するため，遊離状態となったNH$_2$末端の酸性領域はトロンビンの塩基性アミノ酸残基に富む領域に結合する．これらの結合によって，トロンビンの活性基部位はHCⅡの反応部位に指向されて，HCⅡ-トロンビン複合体形成速度は数千倍に

も増幅されることになる[2]．

HCⅡは，上述したようにATと同様に，ヘパリンに結合して抗トロンビン活性を示す凝固反応の生理的阻害物質で，HCⅡがホモで欠損した場合は，明らかに静脈血栓の発症が観察されている．しかしヘテロ接合体異常では，ATの場合のように明らかな血栓症の発症要因になるということはない．わが国で遺伝子解析を含め詳細に検討された2家系のHCⅡ欠損症では，興味あることに静脈血栓ではなく動脈系の血栓症が認められている．今後，症例の集積とその病態解明が待たれる．

■文献
1) 小出武比古：ヘパリン依存性トロンビンインヒビター．医学のあゆみ，**160**：599-600，1992．
2) 小嶋哲人：ヘパリンの作用機序．日常診療と血液，**3**：41-46，1993．
3) 石黒和博，小嶋哲人：凝固制御因子のノックアウトマウス．Annual Review 血液 2002（高久史麿他編），pp203-206，中外医学社，2002．

137
外因系凝固阻害因子

加藤久雄

血液凝固反応は，最終的には，プロテアーゼであるトロンビンの作用によりフィブリノゲンがフィブリンに変換する反応である．トロンビンの生成に至る過程には多くの凝固因子が関与し，細胞膜成分の一つである組織因子により開始される凝固反応が外因系反応，種々の負電荷物質により開始される反応が内因系反応である．臨床検査で用いられるPTは前者の反応，APTTは後者の反応を測定している．しかし，組織因子による開始反応によっても内因系因子である第Ⅸ因子が活性化され，さらに第Ⅺ因子の活性化反応も組織因子による活性化反応に含まれると考えられるようになり，現在では，図に示すように，ほとんどの凝固因子は外因系凝固反応に含まれると考えられる．したがって，外因系凝固の開始反応を阻害する作用をもつ因子は血液凝固反応を制御する重要な因子であり，ここでは，そのような作用をもつ外因系凝固阻害因子（tissue factor pathway inhibitor：TFPI）について，概要を記す．

■外因系阻害因子の性質

TFPIは276のアミノ酸残基からなる糖蛋白質であり，プロテアーゼ阻害領域としてKunitz型と呼ばれる特有な構造を三つ（K1，K2，K3）もっている．このうち，K1が第Ⅶa因子と，K2が第Xa因子と結合することにより，図に示すように組織因子による血液凝固の開始反応を阻害する．K3はプロテアーゼに対する阻害活性をもたないが，ヘパリン結合領域が存在する．Kunitz型の阻害領域を1～3個もつ蛋白質

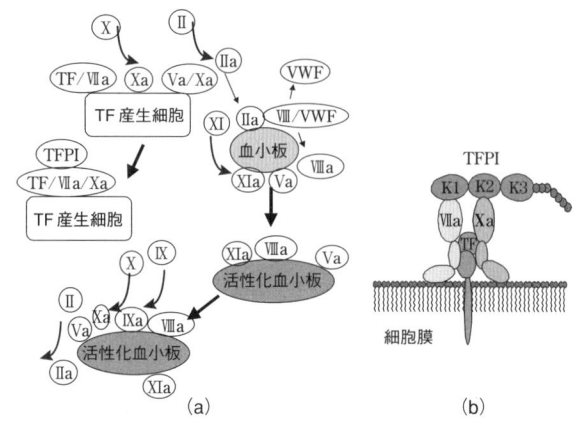

血液凝固のカスケード反応におけるTFPIの阻害機構
細胞膜上に発現した組織因子（TF）により活性化されたXa因子およびVIIa因子に結合してそれらを阻害するTFPIの模式図を(b)に示す．(a)については文献5)より引用．

は現在数多く知られており，TFPIと同様三つの阻害領域をもつ蛋白質はTFPI-2と呼ばれ，多くの研究が報告されているが，TFPIと異なり，外因系凝固の開始反応を阻害する活性は非常に弱いので，ここでは記さない．

TFPIの遺伝子構造や染色体上の位置のほか，三つのKunitz型阻害領域の立体構造についても明らかになっている．TFPIには，Kunitz型領域以外にアミノ末端側に酸性領域，カルボキシル末端側に塩基性領域が存在し，特にこの塩基性領域はヘパリンなどの多糖硫酸やリン脂質と結合する機能をもつ．TFPIは血漿中では遊離型としてのほか，リポ蛋白質結合型として存在し，その濃度は，それぞれ，約0.4 nM，1～2 nMである．しかし，さらに多くのTFPIが内皮細胞結合型として存在し，ヘパリン投与により増加する量として，約3 nMと計算されている．しかし，最近ではヘパリンにより遊離しない内皮細胞結合型TFPIがもっと多く存在することが明らかにされつつあり，内皮細胞結合型TFPIの量は，今まで考えられていた以上に多いと考えられる．そのほか血小板中にも少量存在し，その活性化により遊離される．TFPIの産生細胞としては，内皮細胞のほかに，平滑筋細胞や単球，線維芽細胞，心筋細胞など多くの細胞が報告されている．これらの細胞表面に存在するTFPIの存在様式については明らかでない点が多いが，細胞膜表面に存在するsyndecanや，glypicanなどのヘパラン硫酸プロテオグリカン，LDL-receptor related proteinなどが報告されている．そのほかに，TFPIはトロンボスポンジンや酸化LDLとも結合することが知られており，そのほかに未知のTFPI結合蛋白質が存在することが指摘されている．

■ **外因系阻害因子の臨床的意義**

TFPIの臨床的意義については，①凝固因子を組み合わせた反応系で，TFPIが強い凝固阻害効果を示すこと，②TFPIのノックアウトマウスでは，出血のため胎児が生まれないこと，③DICや多くの循環器疾患において血漿中濃度が増加していることなどから，血液凝固反応の制御に重要な

働きをしていることは明らかである．日本人にはないが，第V因子の変異した異常症（factor V Leiden）は静脈血栓症の一つの原因であるが，この場合，TFPIの血漿中レベルが下がると，さらに血栓形成が促進することが明らかにされている．また，TFPI遺伝子の多型（polymorphism）についての研究は多いが，TFPIの血漿レベルと直接関係するかどうかについては明らかでない．

一方，動脈硬化の進展との関係については，動脈硬化の進展に関係する細胞や種々の因子とTFPIが密接に関係していることが明らかになりつつある．これらの結果から，TFPIの臨床応用として，種々の疾患の診断や予知のために血漿中のTFPIを測定すること，種々の血栓性疾患の治療のために組換え体TFPIの投与やTFPI遺伝子の導入，などが検討されている．血漿中のTFPIの測定については，血漿中および血管壁での存在様式が多様であること，種々のプロテアーゼ（トロンビン，プラスミン，第Xa因子，mast cellプロテアーゼ，マトリックスメタロプロテアーゼ）により分解されることも考慮する必要がある．また，臨床応用については，すでに敗血症の治療への応用が検討されている．さらにTFPIが抗血栓性作用以外に細胞増殖阻害作用を示すことから，TFPIがバルーンカテーテルを用いた血管の再開通後の再狭窄を阻止できることが動物実験により確認されており，内膜肥厚による再狭窄の抑制への臨床応用が期待されている．

■文献

1) Kato H：Regulation of functions of vascular wall cells by tissue factor pathway inhibitor. Basic and clinical aspects. *Arterioscler Thromb Vasc Biol*, **22**, 539-548：2002.
2) 加藤久雄，円城寺慶一：Tissue Factor Pathway Inhibitor（TFPI）．動脈硬化，**23**：511-517，1996.
3) 加藤久雄，亀井加恵子：立体構造からみたTFPI（Tissue Factor Pathway Inhibitor）の作用機構．日本血栓止血学会誌，**10**：299-304，1999.
4) 加藤久雄，和田英夫，久米田幸介：内皮細胞結合型外因系凝固インヒビター（TFPI）と高脂血症．動脈硬化，**24**：461-467，1997.
5) Monroe DM, Hoffman M and Roberts HR：Platelets and thrombin generation. *Arterioscler Thromb Vasc Biol*, **22**：1381-1389, 2002.

138
プラスミノゲン

浦野哲盟

血液凝固の結果生じた血栓はフィブリン(線維素, fibrin：fn)でできており，これを溶解する現象を線維素溶解(線溶)現象という．プラスミノゲン(plasmino-gen：plg)はFnを加水分解するセリン酵素であるプラスミン(plasmin：plm)の酵素前駆体で，プラスミノゲンアクチベーター(plg activator：PA)により活性化される．様々な蛋白との相互反応による巧妙な機構で，過剰なFnを安全にかつ効率よく溶解する．また近年，線溶以外の機能も注目されている．

■プラスミノゲンの構造と線溶における役割

遺伝子は染色体6q26-q27にあり，全長52.5kbで，18個のイントロンと19個のエクソンより構成される．主に肝臓で合成され，19アミノ酸のシグナルペプチドの切断後，791アミノ酸からなる糖蛋白として分泌される．2カ所の糖鎖付加部位を有し，血漿中には，Asn289とThr346に糖鎖を有するformⅠと，Thr346のみに糖鎖を有するformⅡがほぼ等量存在する．血漿中濃度はおおよそ10～17mg/100ml (1.2～2μM)である．高次構造の維持に重要なN末端ペプチド(NTP)領域，約80個のアミノ酸から構成され3組のS-S架橋による特徴的な二次構造をもつ5個のクリングル領域(K1, K2, K3, K4, K5)，およびセリン酵素のプロテアーゼ領域からなる．活性中心はHis603-Asp645-Ser740で構成される．クリングル領域にはリジン(Lys)結合部位(LBS)が4～5個あり，Lysや類似物質，および一部分解されたFnやα_2プラスミンインヒビター(α_2-plasmin inhibitor：α_2-PI)のC末端のLysに結合する．Lysの側鎖のアミノ基とC末端のカルボキシル基が結合に重要であるため，ペプチド内のLysではGluやAspなどのカルボキシル基を側鎖に有する酸性アミノ酸が近傍に複数個存在することが必要になる．K1-3およびK4にLBSがあり，K5には分子内Lysにより強い親和性を有するaminohexyl siteがある．これらを介して基質であるFnに結合するが，血漿中では自身のNTP中のLys50がK4のLBSに結合し，tightな構造を維持している．

■プラスミノゲンの活性化機構

plgは，Arg561-Val562がPAによって限定分解されて二本鎖のplmとなる．生理的なPAとしては，組織型(tPA)およびウロキナーゼ型(uPA)があり，血管内での線溶活性の発現には主に前者が働く．血管内のtPA活性はPAI-1(PA inhibitor type 1)との濃度バランスで決まるが，plgの活性化はfnの存在により強く促進される．セリン酵素であるplmにより一部分解されたfnはC末端Lysを多く有し，plgとの結合能が高まる上にtPAもfnへ結合し，fn，plg, tPAが三者複合体を形成することによる．この際，K4のLBSもfn結合に関与することから，結合していたATFは遊離し，plgの高次構造はlooseで活性化されやすい構造に変化する．これによりさらに効率的に活性化される．種々の細胞の表面にもplg結合蛋白が存在し，細胞表面上でのplm活性の発現に重要であるとされているが，多くはLBSを介する結合であることが示唆されている．

一方，C末端Lysを特異的に除去し，plgの結合を阻害して線溶活性を抑制する酵素(carboxypeptidase)が血漿中に存在する．トロンビン(thrombin)によって活性化されることからTAFI(thrombin activa-

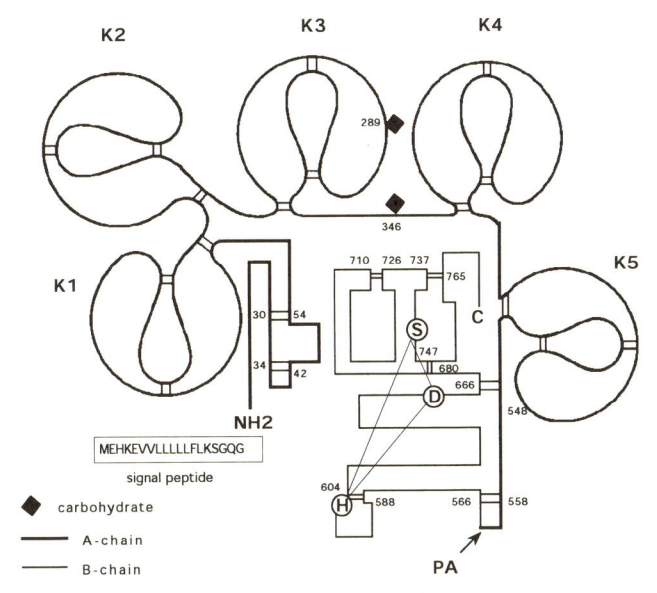

ヒトプラスミノゲンのアミノ酸一次構造（文献1より改変）
K1～K5：kringle 1～kringle 5, PA：プラスミノゲンアクチベーターによる限定分解部位，H：His603, D：Asp645, S：Ser740よりなる活性中心を表す．

table fibrinolysis inhibitor）と命名されており，早期の血栓溶解を防ぐと考えられている（143項参照）．

■インヒビター

plmは，血漿中では$α_2$-PI（142項参照）と高分子複合体を形成し，容易に不活化される．$α_2$-PIはセルピン（serine protease inhibitor superfamily：SERPIN）に属する他のインヒビターよりC末端部分が長く，同部のLys436およびLys452（C末端Lys）を介してplmのLBSと結合することにより，効率的に活性を阻害する．一方，fn結合のplmはそのLBSが占拠されているため$α_2$-PIのC末端Lysに結合できず，迅速な阻害を受けずに効率的にfnを分解できる．

■異常症

線溶系因子の分子異常に伴う活性の低下は，血栓症の危険因子となる．plgの遺伝子欠損マウスでも，軽微な刺激で臓器や血管にfnが産生されることが示されている．異常症は，活性値および抗原量が低下するⅠ型と，活性のみが低下するⅡ型に分類される．Ⅰ型の多くはヘテロ接合体で強い血栓傾向は示さない．ホモ接合体に特徴的な偽膜性結膜炎（lingneous conjunctivitis）は遺伝子欠損マウスでも認められ，結膜の修復などの組織修復の遅延によるものと考えられている．Ⅱ型はさらに，PAによって活性化されても十分な酵素活性を示さないA型と，活性化されないB型に分類される．A型には，日本人に多くみられる（人口比2.1%）Ala601-Thr変異（plg-Tochigi）が含まれる．単独でも血栓症の危険因子だが，特に他の危険因子と重なると血栓症発症の危険性が高まるとされる．

139 プラスミノゲンアクチベーター

松尾 理

　プラスミノゲンアクチベーター（plasminogen activator：PA）は，酵素活性のないプラスミノゲンを酵素活性を有するプラスミンに変換して，血栓の構成成分であるフィブリンの分解を促進する[1]．すなわち，PAは線溶系の活性化に寄与し，血栓溶解を惹起する酵素である．

■線溶系の活性化機序

　フィブリン親和性の低いPAは，循環血液中でただちに血液中のプラスミノゲンをプラスミンに活性化する．活性化されたプラスミンの大部分はプラスミンのインヒビターであるα_2-PI（α_2-plasmin inhibitor）によって失活化され，失活化を免れたわずかのプラスミンが血液中のフィブリノゲンを分解しながら血栓に到達し，そして血栓を溶解する．これに対し，フィブリン親和性の高いPAは，血栓を構成するフィブリンと特異的に結合し，血栓上でプラスミノゲンをプラスミンに活性化する．このように，フィブリン親和性の高いPAは血栓を特異的に溶解することから，出血傾向を抑えることができると考えられた（図1）．

■PAの種類とその作用機序

　1）ウロキナーゼ型PA　55kDaの二本鎖糖蛋白質である．ウロキナーゼ型PA（urokinase-type PA：uPA）のフィブリン親和性は低く，循環血液中で線溶活性を亢進させる．したがって，静脈内への全身性の投与は避けて，血栓近傍部位への直接投与が効果的である．また，同様の理由から，uPA投与によって生じる出血傾向にも注意を払わなければならない．

■関連蛋白

　1）アンギオスタチン　担癌マウスの尿中から精製された転移巣の増殖を抑える生理活性物質である．アミノ酸配列の分析から，マウスplgのVal98以降の配列と98％以上の相同性を認めるK1-K4（M.W. 38kDa）であり，生理的な血管新生阻害物質として注目されている．腫瘍組織における産生には，メタロエラスターゼ，uPAあるいはplmなどが関与するとされるが，詳細は明らかではない．K1-K3やK5にも同様な生理活性が認められており，不均一なplgの分解産物が総合して機能している可能性もある．

　2）apolipoprotein(a)（Lp(a)）　心筋梗塞や動脈硬化の強い危険因子として主に北欧で指摘されていた．アポ蛋白部は，plgのK4と高いhomology（遺伝子で75〜85％）を有するクリングル37個と，1個のK5様クリングル，およびセリン酵素の触媒領域（活性は有さない）から構成される．クリングル構造を介してplgのfnへの結合を競合阻害するなどの機能が報告されているが，生理的な線溶阻害活性は不明である．

■文献

1) Marsh NA：Fibrinolysis, pp18-36, John Willey & Sons, New York, 1981.
2) Petersen TE et al：Characterization of the gene for human plasminogen, a key proenzyme in the fibrinolytic system. *J Biol Chem*, **265**(11)：6104-6111, 1990.
3) Ploplis VA：Gene targeting in hemostasis. Plasminogen. *Front Biosci*, **6**：D555-D569, 2001.
4) 坂田洋一：プラスミノーゲン．止血・血栓・線溶（松田道生，鈴木宏治偏），pp275-279, 中外医学社, 1994.
5) 浦野哲盟：アンギオスタチン．日本血栓止血学会誌, **9**(3)：196-200, 1998.

2）一本鎖uPA　55kDaの一本鎖糖蛋白質で，そのアミノ酸配列はuPAと同じである．一本鎖uPA（single chain uPA：scuPA）にはほとんどPA活性が認められないが，Lys[158]-Ile[159]がプラスミンなどによって切断されると二本鎖に変換されて，その分子構造やPA活性などの生物学的性質はuPAと全く同一になる．二本鎖のuPAと違ってscuPAには，tPAほどではないもののフィブリン親和性が認められる[1]．

3）組織型PA　70kDaの一本鎖の糖蛋白質である．そして，Arg[275]-Ile[276]のペプチド結合がプラスミンなどにより切断されると二本鎖になる．組織型PA（tissue-type PA：tPA）には高いフィブリン親和性があり，血栓を特異的に溶解する．その発現には，finger(F)領域と2番目のkringle領域，および酵素活性発現領域のLys[296]-Arg[299]が関与しているとされている．また，一本鎖tPAにも酵素活性が存在し，フィブリン存在下における一本鎖tPAと二本鎖tPAの酵素活性はほぼ同等である．tPAは血栓溶解剤として臨床使用されているが，日本人は欧米人に比べて低用量のtPAで同等の血栓溶解効果が得られる．

4）改変型tPA　tPA分子の構造-機能解析をもとに，tPA分子内の特定の機能を有するアミノ酸や構造領域に改変を加えたE6010（モンテプラーゼ），SUN 9216（ラノテプラーゼ），YM 866（パミテプラーゼ）およびD-K2Pなどの開発が日本で行われた．また，国外でもBM 06.022（レテプラーゼ），TNK-rt-PA（テネクテプラーゼ）などの改変型tPAが開発された．これらの改変型tPAは，いずれも血液中での半減期が延長しており，総投与量を減らして急速単回静脈内投与が可能である．したがって，これらは出血傾向を抑制し，救急治療にも役立つと期待されている[2]．

5）ストレプトキナーゼとスタフィロキナーゼ　β-hemolytic streptococci由来のストレプトキナーゼ（streptokinase：SK）と，*Staphylococcus aureus*由来のスタフィロキナーゼ（staphylokinase：SAK）

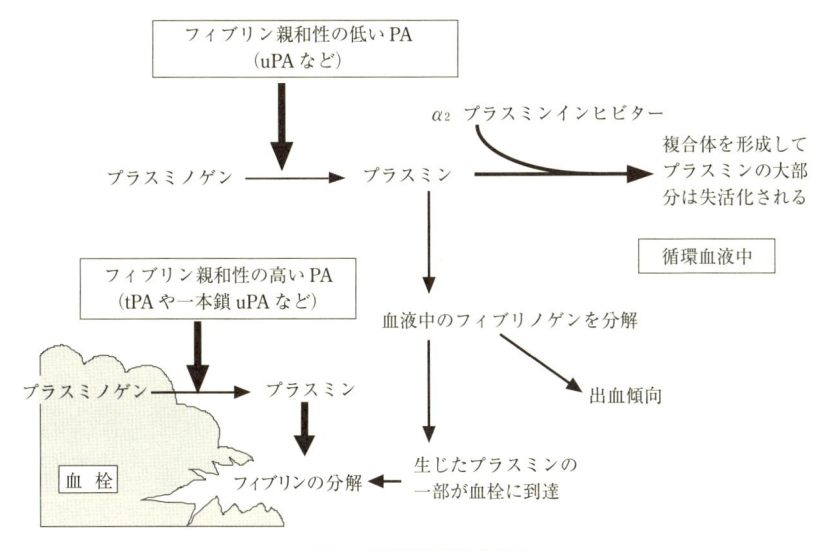

図1　線溶系の活性化機序

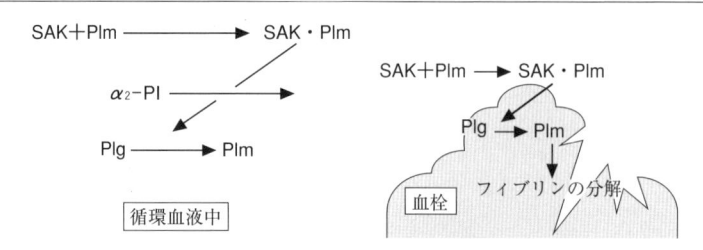

図2 スタフィロキナーゼ(SAK)の線溶活性化機序
循環血液中でSAKがプラスミン(Plm)と一対一の複合体を形成するも、SAK・Plm複合体が生じてもこの複合体のPA活性はα_2プラスミンインヒビター(α_2-plasmin inhibitor:α_2-PI)によって失活化される。しかし、血栓(フィブリン)上でSAK・Plm複合体が形成されると、α_2-PIによる失活化を受けにくく、フィブリン上でPlgをPlmに活性化して特異的に血栓を溶解する。

は、いずれも単独でPA活性を示さない。SKはプラスミノゲンと複合体を形成することによってPA活性を発現するが、そのPA活性にフィブリン特異性はない。SAKもプラスミンと1:1で結合することによって、その複合体中にPA活性を発現する。しかしSKの場合と異なり、この複合体中のPA活性は血栓に特異的に作用する[3](図2)。最近では抗原性を減弱させた組換えSAKや、その組換えSAKの血中半減期を延長させるためにpolyethylene glycolを導入したPEG-SAKが開発され、急性心筋梗塞症に対する欧米の臨床治験で良好な結果が報告されている。またSAKにサシガメ(*Dipetalogaster maximus*)由来のトロンビンインヒビター(dipetalin)を融合させた遺伝子組換え蛋白質を構築したところ、線溶活性と抗凝固活性が認められた。したがって、この融合蛋白質も血栓性疾患の治療薬として有用であると考えられる[4]。

6) DSPA (*Desmodus rotundus* salivary plasminogen activator) 吸血コウモリ (*Desmodus rotundus*)の唾液腺より発見されたPAで、現在、4種類のDSPAが同定されている。その中で、DSPA-α_1とDSPA-α_2のみがフィブリンに結合する。これらの酵素活性はフィブリン非存在下で非常に弱いが、フィブリン存在下で約5万～10万倍にも増強する。このフィブリンによる活性増強はtPAよりも高く、半減期も長いことから優れた血栓溶解効果が報告されている。また、tPAはカイニン酸などの興奮毒性物質による神経組織破壊を促進するが、DSPAにはそのような作用はなく[5]、脳梗塞の治療に有望であると考えられる。

7) 蛇毒由来のPA *Lachesis muta muta*由来のLV-PA、*Trimeresurus stejnegeri*由来のTsVPA、および*Agkistrodon halys*由来のHaly-PAがある。これらのPAは、SKと同じようにプラスミノゲンと結合することによってPA活性を発現する。さらにLV-PAには、それ単独でプラスミン活性が存在している。

■文献
1) Collen D:The plasminogen (Fibrinolytic) System. *Thromb Haemost*, **82**:259-270, 1999.
2) 上嶋 繁, 松尾 理:血栓溶解療法の新展開―第二世代tPA (上松瀬勝男, 松尾 理編), pp51-69, 医薬ジャーナル社, 東京, 2000.
3) Ueshima S and Matsuo O:Staphylokinase as a new thrombolytic agent. *Current Topics in Pharmacology*, **3**:77-83, 1997.
4) Icke C et al:Functional and structural studies of fusion proteins possessing anticoagulant and fibrinolytic properties. Abstract CD of 16th

International Congress of International Society for Fibrinolysis and Proteolysis（ISFP），vol 64, 2002.
5) Liberatore GT *et al*：Vampire bat salivary plasminogen activator（desmoteplase）—a unique fibrinolytic enzyme that does not promote neurodegeneration. Abstract CD of 16th International Congress of International Society for Fibrinolysis and Proteolysis（ISFP），vol 35, 2002.

140 プラスミノゲンアクチベーターレセプター

高橋　敬

　レセプターは細胞表面に存在し，生理的環境（milieu）中のリガンド（低分子や高分子）が結合することにより細胞生理機能に関与する．その応答反応には二つの生理学的モジュレーションが考えられる．

　①リガンドに特異的なシグナルを細胞核に伝達し，転写因子（54項参照）による遺伝子発現を制御する（シグナル伝達）（53項参照）．②リガンドが細胞外マトリックス（ECM）の場合は，細胞の接着や移動に関係する細胞生物学的な機能をもつ．プラスミノゲンアクチベーター（PA；ウロキナーゼ型（uPA）と，組織型（tPA）があるが，本項では主に前者を指す）の場合は，①のほかに②に関連して，細胞接着斑（adhesion plaque）に存在する接着レセプター（インテグリン）による接着反応とレセプター結合uPA活性による接着斑の分解・解離（局所プロテオリシス）の繰返しにより細胞移動を可能にする[1]．さらに，③uPAの基質であるプラスミノゲンが細胞表面のリジン結合サイト（LBS）に結合しているので，uPAの結合サイト的な役割を果たす場合が考えられている（表参照）．このように，uPAレセプターシステムによる細胞表面機能は二重構造的になっている．すなわちレセプター結合uPAは細胞表面結合プラスミノゲンを活性化することができ，活性化されたプラスミンやメタロプロテアーゼ（PUMP-1）はレセプター結合プロuPA（非活性型）を活性化することができる．表にみられるように，LBSはレセプターの性質によく似ている．レベ

プラスミノゲン結合細胞と uPA レセプター

Kd 値の異なるプラスミノゲン結合サイトが各種細胞に見出されている．細胞あたりの結合サイト数は uPA レセプターに比べて桁違いに多い．また親和性はレセプターの方が桁違いに大きい．この二つの結合サイトが uPA とプラスミノゲンの生理学的なコンビネーションに深く関与するものと考えられる．

cell type	Kd (μM)	sites/cell
【プラスミノゲン結合サイト*1】		
(1) 血液細胞		
非活性化血小板	1.9	37,000
トロンビン活性化-血小板	2.6	190,000
単核球	0.9	440,000
顆粒球	1.4	160,000
Tリンパ球	0.4	4,300,000
Bリンパ球	1.3	4,500,000
(2) 他の細胞		
内皮細胞	2.8	21,000,000
U937（単核球-マクロファージ）	0.8	16,000,000
肝細胞	0.6	14,100,000
【uPAレセプター*2】		
Detroit 562 (high affinity)	3.3×10^{-6}	1,300
Detroit 562 (low affinity)	4.6×10^{-4}	80,000
Detroit 562 clone-1	1.0×10^{-4}	36,000
Detroit 562 clone-2	9.0×10^{-6}	363

*1 文献2より改変
*2 ヘテロな細胞集団なので，uPA レセプターの親和性に違いがみられる．

ルは異なるが低親和性，高容量であり，それらを異にする結合サイトが各種の細胞に見出されている．血球系の細胞のほかに，内皮細胞や肝実質細胞などの結合サイトは興味深いものがある．これらの点は生理学的モジュレーションを考慮する場合には極めて重要なことを意味する．すなわち，レセプターや LBS に結合することは，細胞結合 uPA による ECM の分解やプラスミノゲンの活性化が局所でかつ高濃度で機能することになり，ハイスループットな反応が引き起こされるための必要条件になっている．

一般に凝固線溶というパラダイムを考えると，線溶酵素（uPA, tPA, プラスミン）はフィブリン分解に関わる酵素として血（溶液）中での現象を意味するだけで十分であった．重要な点は，細胞表面に結合したこれらの酵素が本来の線溶活性だけでなく，後述するように様々なプロテオリシスに関係する生物学的な現象に深く関わることである．むしろこの方が本来の基本的な特性なのかもしれない．細胞性線溶（cellular regulation of fibirinolysis）という表現はまことに要を得ているといえる[2]．

Roldan[3] らが uPA レセプター遺伝子を単離して以来，Danϕ[4] のグループとともに精力的に構造機能の探索を行った．その分子量は約 55 kDa の糖蛋白質であり，GPI（グリコシルホスファチジルイノシトール）アンカー型のレセプターである．uPA の N 末端に存在する増殖因子様ドメインの 13〜19 番と 31〜33 番のアミノ酸配列部位が，uPA レセプターの細胞外の第1ドメ

インの結合サイトになっている．合成されたレセプター分子はある種のプロテアーゼによって切断され，そのC末端のSGA（Ser-Gly-Ala）がGPIとリン酸結合することによって，細胞膜のDAG（ジアシルグリセリド）と相互作用する．その結果，レセプターは膜にアンカーされる点が特徴である．最近はTIFF（トリトン不溶性浮遊画分）に見出されており，リン脂質であるスフィンゴ脂質やコレステロールに富んだラフトと呼ばれる構造を形成し，膜上を筏のように移動することが知られている．ラフト上のレセプターは細胞表面での自由度（ラテラルな移動）が増大し，機能的許容量が大きくなるものと考えられている．さらにカベオリンと呼ばれる蛋白質によりカベオラという膜構造を形成する．この構造はレセプターがLRP（LDLレセプター関連蛋白質）とともに細胞内へ取り込まれるために重要な働きをする[5]．

PNH（発作性夜間血色素尿症）（40項参照）ではGPI生合成経路に障害が起こっており，その結果，GPI-アンカー型の膜蛋白質（補体制御膜蛋白質CD59など）が細胞膜にアンカーされないために，補体による慢性溶血性貧血が起こる．汎血球減少症を臨床的な特徴とする．PNHではuPAレセプター複合体も血中に見出される．

前述したように，uPAが細胞表面レセプターに結合しプロテオリシス活性をもつことは，プラスミノゲン活性化だけでなく様々な細胞生物学的現象に関係することがわかってきている．特に癌細胞の浸潤転移に関わる現象が重要である（他項参照）．その基本は，レセプターが細胞接着斑に局在するために膜結合プロテアーゼがECMを分解する点にある．したがって，癌細胞の浸潤は細胞移動と同じ現象であり，癌細胞は膜結合uPAによりECMを分解しながら移動できる．その結果，uPAレセプターやuPAの高発現は癌の予後のリスクファクターになっている．またuPAインヒビターであるPAI-1の高発現もリスクファクターになっているが，これは正常部位の細胞（マクロファージなど）による防衛反応であることで理解される．上述のように，uPAは線溶酵素としての特性をはるかに越えてプロテオリシス全般に関わる現象に広く見出されている．

■文献

1) Blasi F : Urokinase and uokinase receptor : a paracrine/autocrine system regulating cell migration and invasiveness. *BioEssays*, **15** : 105-111, 1993.
2) Plow EF, Felez J and Miles LA : Cellular regulation of fibrinolysis. *Thromb Haemost*, **66** : 32-36, 1991.
3) Roldan AL *et al* : Cloning and expression of the receptor for human urokinase plasminogen activator, a central molecule in cell surface, plasmin dependent proteolysis. *EMBO J*, **9** : 467-474, 1990.
4) Dan φ K *et al* : The urokinase receptor. Protein structure and role in plasminogen activation in cancer invasion. *Fibrinolysis*, **8** : 189-203, 1994.
5) Strikland DK *et al* : LRP receptor-related protein (LRP) : a multiligand receptor. *Fibrinolysis*, **8** : 204-215, 1994.

141 プラスミノゲンアクチベーターインヒビター

三室 淳

線溶系は血管内で血栓を溶解するばかりでなく，細胞の移動，組織の改築，血管新生，腫瘍細胞の浸潤増殖にも重要な役割を果たしている．血管内に生じた血栓溶解反応は，組織型プラスミノゲンアクチベーター（tissue-type plasminogen activator：tPA）により開始される．一方，細胞の移動など組織内ではウロキナーゼ型プラスミノゲンアクチベーター（urokinase-type plasminogen activator：uPA）が主要な役割をする．uPAレセプター（uPA receptor：uPAR）や，プラスミノゲンレセプターをもつ細胞は，uPAやプラスミノゲンを結合し，細胞の表面においてプラスミンを生成し，フィブリンや組織蛋白を分解しながら移動する．これらプラスミノゲンアクチベーターの活性を阻害することで，線溶系の活性化段階で制御調節する因子が，プラスミノゲン アクチベーターインヒビター（plasminogen activator inhibitor：PAI）である．4種類の分子（PAI-1, PAI-2, PAI-3, protease nexin 1）がPAI活性をもつとされてきたが，PAI-1とPAI-2がPAIとして生体内で機能していると考えられる．PAI-1にはtPAの阻害作用があるが，PAI-2はtPAの阻害作用が極めて弱く，血栓溶解速度はtPAとPAI-1のバランスにより律速される．uPAに対してはPAI-1もPAI-2も阻害作用をもち，PAI-1とPAI-2ともに組織内で起こる線溶反応の制御に関わってくる．

■プラスミノゲンアクチベーターインヒビター1

プラスミノゲンアクチベーターインヒビター1（PAI-1）は，セルピン（serine protease inhibitor superfamily：SERPIN）に属する379アミノ酸からなる一本鎖の糖蛋白として細胞から分泌される．生体内では，主に血管内皮細胞，脂肪細胞で産生される．PAI-1の血中半減期は数分以内と極めて短く，常に入れ替わる．PAI-1濃度は変動しやすく，血液PAI-1レベルが上昇すれば線溶活性が低下して血栓は溶けにくくなる．線溶活性の低下は血栓形成とそれに基づく血管閉塞・臓器障害に結び付く．PAI-1遺伝子のプロモーター領域にポリモルフィズム（4G/5G）があり，血液PAI-1レベル・心血管疾患との相関があると報告されている．PAI-1は，サイトカイン，TGF-β1, アンギオテンシンⅡ，インスリン，高脂血症など，いろいろな刺激により細胞での産生が増加し，糖尿病，高脂血症に合併する高PAI-1血症が心筋梗塞など血栓症のリスクの一因となっていると考えられる．高PAI-1血症は，敗血症での多臓器不全や骨髄移植後に発症する肝静脈閉塞症（veno-occlusive disease：VOD）のマーカーとして有用とされる．妊娠中にも血漿PAI-1濃度は上昇する．PAI-1は，37℃では半減期約2～3時間でPA阻害活性が失われる不安定な分子であるが，細胞接着因子の一つであるビトロネクチン（vitronectin：VN）と結合すると安定となる．このVNに結合したPAI-1は，PA以外にトロンビンや活性化プロテインCなども阻害するようになる．また，VNとインテグリンを介する細胞接着へも影響する可能性があり，細胞の移動，組織修復，血管新生などへも関わるとされる．実験系では，PAI-1は血管新生を抑制する場合と，促進する場合があり，血管新生にPAI-1による線溶系の厳密な制御が必要であると考えられる．

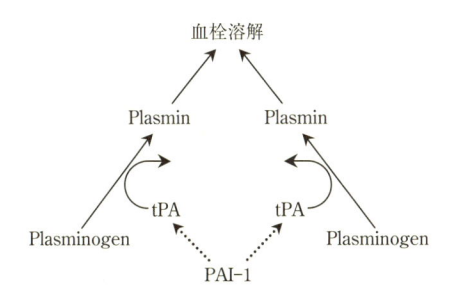

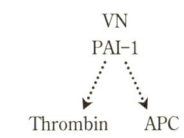

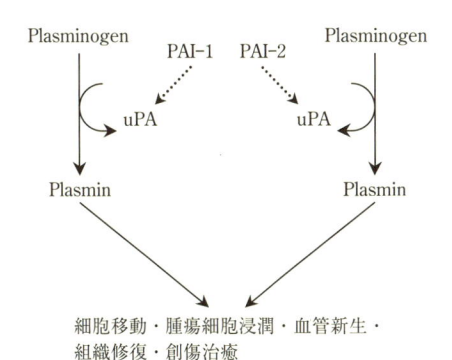

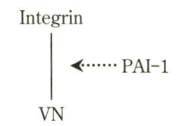

腫瘍細胞の浸潤・転移のプロセスにおける細胞外マトリックスの分解にはuPAを介する線溶系の活性化が関わり，PAI-1はuPAの活性を阻害するためPAI-1は腫瘍細胞の浸潤・転移を阻害すると予想されるが，腫瘍細胞でのPAI-1の発現と予後とは逆相関するとの報告が多い．これは，PAI-1の発現と腫瘍血管新生の関連から説明されている．

■プラスミノゲンアクチベーターインヒビター2

プラスミノゲンアクチベーターインヒビター2（PAI-2）は415アミノ酸からなる一本鎖の糖蛋白で，tPAに対する阻害活性は弱く，uPAに対するインヒビターと考えられるが，生体内での役割は明らかとなっていない．PAI-2は皮膚角化細胞，単球/マクロファージ，中皮細胞などで産生される．胎仔マウスの皮膚角化細胞でもすでに発現しており，胎仔マウスの保護に働いていると考えられるが，PAI-2を欠損するPAI-2ノックアウトマウスも胎生致死とならず，成長などへの障害もみられない．PAI-2は，細胞外に分泌されるより細胞内に蓄積される割合が高く，細胞内での役割が推定されている．TNF-αの細胞障害作用を抑制することや，PAI-2を皮膚に過剰発現させると化学刺激によるパピローマ形成が強く起こることから，アポトーシスに関係するとされる．正常人では血液中には検出されないが，敗血症では血液PAI-2レベルが上昇するとされ，サイトカイン刺激などにより単球/マクロファージでPAI-2の産生が増加するので，炎症などでは単球/マクロファージから放出されたPAI-2が線溶系の制御に関わってくる可能性がある．また急性単球性白血病，肝疾患などでも上昇することがある．妊娠中にも血液PAI-2レベルが上昇する．

プラスミノゲンアクチベーターインヒビターによる生体反応の制御

プラスミノゲンアクチベーターインヒビター（PAI）による血管内での血栓溶解反応の制御と組織内で起こる線溶反応の制御，さらには細胞接着を介する生体反応の制御を模式的に表す．実線はプラスミノゲンアクチベーター（tPA, uPA）などによる線溶促進反応を，点線はPAIによる制御・抑制作用を表す．

142
プラスミンインヒビター

廣澤信作

　フィブリン血栓を溶解するプラスミンを阻害する因子である．プラスミンインヒビター（plasmin inhibitor：PI）は，$α_2$プラスミンインヒビター（$α_2$-plasmin inhibitor：$α_2$-PI），あるいはアンチプラスミン（antiplasmin）とも呼ばれていた．フィブリン（線維素）血栓は出血を止める（止血）ために重要なものであるが，止血が十分に行われるとプラスミンによって除かれる（線維素溶解）．このプラスミンを制御するのがPIである．

　PIは，諸井，青木らにより，1976年にヒト血漿よりプラスミンの特異的阻害因子として，分離・同定された．分子量は約67kDaであり，血漿中に$69±0.6μg/ml$（約$1μM$）の濃度で存在し，これまでに明らかにされた働きは，①プラスミノゲンやプラスミンとの高い親和性，②プラスミンの活性中心の即時的阻害，③凝固第XIII因子を介するフィブリンの$α$鎖への結合による分解の制御，である[1]．プラスミノゲンは，フィブリンのリジン残基と結合する部位（lysine binding site：LBS）を有しており，この部位がPIのリジン残基（Lys436とLys452）と結合する．プラスミンの活性中心は，反応部位（reactive site）（Arg364とMet365）により共有結合して複合体を形成して阻害される．フィブリンへの架橋はグルタミン（Gln 2）を介して行われる．

　PIが欠乏している症例では，特異な出血症状がみられる．いったん止血するが，1〜2日して同部位から再度出血が起

■文献
1) Loskutoff DJ：PAI-1 inhibits neointimal formation after arterial injury in mice：a new target for controlling restenosis？ *Circulation*, **96**(9)：2772-2774, 1997.
2) Loskutoff DJ et al：Regulation of cell adhesion by PAI-1. *APMIS*, **107**(1)：54-61, 1999.
3) Loskutoff DJ and Mimuro J：Type 1 plasminogen activator inhibitor. In：Thrombolysis Basic Contributions and Clinical Progress (Haber E and Braunwald E eds), pp93-104, Mosby Year Book, St. Louis, 1991.
4) 三室　淳：Type-1 plasminogen activator inhibitor (PAI-1)．日本血栓止血学会誌, **1**：17-24, 1990.

プラスミンインヒビターの機能・遺伝子と欠乏症

分子量：約67kDa
血漿中の濃度：69 ± 0.6μg/ml（約1μM）
機　能：
　1）プラスミノゲンやプラスミンとの高い親和性
　2）プラスミンの活性中心の即時的阻害
　3）凝固第XIII因子を介するフィブリンへの結合によるフィブリン血栓分解の制御
遺伝子の局在：17番染色体（17p13）
遺伝子の大きさ：約16kb
構　造：10個のエクソン
mRNAの大きさ：約2.4kb
蛋白質：491個のアミノ酸，うち27個はシグナルペプチド
血漿中：メチオニンがN末端の蛋白質（Met-form）（464個のアミノ酸）
　　　　アスパラギンがN末端の蛋白質（Asn-form）（452個のアミノ酸）
欠乏症の遺伝子異常：第2イントロン内の1塩基の変異（スプライシング異常），第5エ
　　　　クソン内の1塩基の欠失（フレームシフト），第7エクソン内の3
　　　　塩基の欠失（1アミノ酸欠失），第10エクソン内の1塩基の挿入（フ
　　　　レームシフト），第10エクソン内の1塩基の変異（ミスセンス変異）
異常症の遺伝子異常：第10エクソン内の3塩基の挿入（1アミノ酸付加）

こるもので，"後出血"と呼ばれる．採血部位がいったん止血するが，翌日同部位から出血がみられる．これはフィブリン血栓が形成されても，阻害するPIが欠乏しているために，プラスミンが止血に必要な血栓まで溶解してしまうことを示している．

　PIのホモ接合体の患者では，中等度の臍帯出血あるいは外傷や手術後の遷延性の出血がみられる．ヘテロ接合体の患者では，全く出血傾向がみられていない例から，手術に際して，出血が多く輸血を受けたり，抜歯後に出血が遷延している例まである．

　PIの遺伝子は，17番染色体上（17p13）に存在し，全長は約16kbほどであり，10個のエクソンと9個のイントロンより構成されている[2]．mRNAは，全長で約2.4kbであり，491個のアミノ酸をコードする．細胞内で27個のシグナルペプチドがはずれて，メチオニン（methionine）をN末端とする464個のPI（Met-form）が分泌される．血液中で12個のアミノ酸がはずれ，アスパラギン（asparagine）をN末端とする452個のアミノ酸からなるPI（Asn-form）

となる．最近，Met-formをAsn-formに変換する酵素が同定され，antiplasmin-cleaving enzyme（APCE）と命名された．既に報告されているfibroblast activation protein（FAP）/Seprase（760個のアミノ酸からなるII型の膜蛋白質）と同じであった．血液中ではMet-formとAsn-formのPIの比率は大体4：6である．

　PI欠乏症の遺伝子解析は，日本の2家系，米国とフランスの各1家系，デンマークより1家系の解析結果が報告されている．異常症では1家系の解析結果が報告されている．

　日本の1家系の解析では，第10エクソンの領域の，439番と440番目の二つのプロリンをコードしている領域（CCC CCC）に1塩基（C）の挿入がみられた．この挿入はフレームシフト変異をもたらし，C末端の本来の12個のアミノ酸は異なる178個のアミノ酸に置換された．他の日本の家系の解析では，第7エクソンにおける137番目のグルタミン酸をコードする3塩基（GAA）の欠失が認められた．米国の症例

は第5イントロンにおける84番目のロイシンをコードするコドン（C<u>T</u>G）の2番目のTが欠失して，フレームシフトを起こし，83個のアミノ酸に新たに11個のアミノ酸が付加された変異蛋白（94個）ができてくる．フランスの症例は第2イントロンのスプライスドナー部位（<u>GT</u>）がGからAへの塩基置換を起こしていた．デンマークからの報告では，第10エクソン内の372番目のバリンをコードする領域（<u>G</u>TG）のGがAに変異する1塩基置換により，メチオニン（ATG）へのアミノ酸の置換がみられている．異常症は，354番から356番の四つ連続したアラニンをコードする領域（GCG）に3塩基（GCG）の挿入がみられることが明らかになった．

欠乏症の遺伝子を細胞に発現させると，mRNAから蛋白質までは産生されるが，分泌が阻害され，最終的には変異蛋白質はプロテアソームで分解されることが確認されている[3,4]．

検査所見では，出血時間，血小板数，凝固時間，血液凝固因子などは正常である．線溶系の検査では，ユーグロブリン溶解時間の短縮や全血クロット溶解時間も短縮する．出血のみられているときは，FDP，Dダイマー，PIC，TATなどが上昇する．ELISA法で抗原量を測定すると，欠乏症では低下がみられる．出血傾向がみられる場合は，線溶阻害剤として，トラネキサム酸やアミノカプロン酸を用いる．

ノックアウトマウスも作製されており，PIの遺伝子を両方欠いたマウスは正常に生まれてくる．成長や生殖も正常である．特に出血傾向もみられない．同マウスでは，PIのmRNAは腎臓や肝臓で検出できず，血漿でも検出できない．尾や足先を切っても，正常と同様に止血した．α_2マクログロブリンが軽度増加していた以外は，正常マウスと変わりなかった．ノックアウトマウスから作製した血漿クロットの溶解は速やかであった．エンドトキシン投与して，腎臓へのフィブリン沈着をみると，糸球体や髄質の毛細血管へのフィブリン沈着が著明に減少していた．

■文献
1) 青木延雄：線溶阻止因子アルファプラスミンインヒビター．日内会誌，**80**：1339-1356，1991．
2) Hirosawa S *et al*：Organization of the human α_2-plasmin inhibitor gene. *Proc Natl Acad Sci USA*, **85**：6836-6840, 1988.
3) Chung DH *et al*：Mannose trimming targets mutant α_2-plasmin inhibitor for degradation by the proteasome. *J Biol Chem*, **275**：4981-4987, 2000.
4) 廣澤信作：変異プラスミンインヒビターの分解―マンノーストリミングの重要性．臨床遺伝子学2000．最新医学，**55**：2174-2184，2000．

143
トロンビン活性化線溶阻止因子

石井秀美

トロンビン活性化線溶阻止因子TAFIは thrombin-activatable fibrinolysis inhibitor (EC 3.4.17.20) の略称で，従来から知られていたCPU (procarboxy-peptidase U)，CPR (procarboxypeptidase R)，またはCPB (plasma procarboxy-peptidase B) と同一の酵素前駆体であり，亜鉛を含有するmetallo-carboxypeptidaseのファミリーに属する．本酵素前駆体は肝臓で産生され，循環血漿中に放出される．TAFIが注目を集めるようになったのは，その名の示すように，本酵素前駆体がトロンビンで活性化を受けて生じるTAFIa（活性型TAFI）の線溶系を阻害する機能が明らかになったためで，血液凝固系と線溶系の両者をつなぐ調節因子として重要視されている．

■TAFIとTAFIaの生成

ヒトTAFI遺伝子は，クロモゾーム13q14.11にマッピングされており，そのcDNAは11のエクソンを含む48kbで構成されている．TAFI遺伝子のプロモーター部はTATA配列を欠いているのが特徴で，代わりにmultiple initiation start siteがみられる．これは肝臓で特異的に発現するビタミンK依存性凝固因子のプロモーター部位と共通で，進化の過程でそのプロモーター部位が肝臓に発現したものと考えられている．TAFIは423アミノ酸から構成されるprepro体としてまず生合成され，肝細胞内で22アミノ酸残基のシグナルペプチドが切断されたのち，401アミノ酸からなる55kDaのTAFIとして血漿中へ遊離する．TAFIは，N末端からArg92までのactivation peptideと，それ以降のcatalyticドメインからなる．TAFIは，Arg92でトロンビン，プラスミン，そしてトリプシンなどで切断されると，catalytic siteをふさいでいたactivation peptideがはずれて，36kDaのTAFIaとなる．TAFIaは，基質となるペプチドC末端のアルギニンおよびリジンなどの塩基性アミノ酸を特異的に加水分解するcarboxypeptidase B様の活性を示す．ただしTAFIaは分子構造上不安定で，その活性の半減期は37℃で10分，22℃で数時間である．

■TAFIaの線溶阻害作用

線溶はフィブリン表面に少量のプラスミンが結合してフィブリンの一部を分解し，フィブリンC末端にリジン残基を露出して開始される．そのC末端リジン残基へ，プラスミノゲンやプラスミノゲン活性化因子 (tPA) 中のリジン結合ドメインが高親和性に結合し，フィブリン表面上でフィブリン-プラスミノゲン-tPAの三者複合体が形成され，効率よくプラスミンを産生し，線溶を促進する．TAFIaは部分分解で生じたフィブリンC末端のリジン残基を切断するため，プラスミンやtPAがフィブリンに結合できなくなるため，プラスミン産生を抑制し，そのため線溶阻害因子として働く（図参照）．

■トロンビン-トロンボモジュリン複合体との関係

トロンボモジュリン (TM) はトロンビンによるプロテインC活性化の補酵素として知られていたが，トロンビンによるTAFIの活性化も促進する．すなわちTMは，プロテインC活性化を介しての凝固抑制と，TAFI活性化を介しての線溶抑制の相反する生理作用を示す．TAFIのトロンビンによる活性化はTMの低濃度 (5nM) で促進されるが，高濃度 (10nM) ではむしろ阻害を受けることから，トロンビン-TM複合体とTAFI活性化およびプロテイ

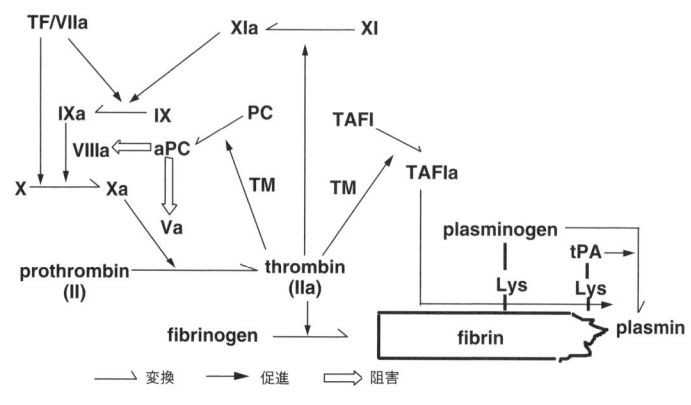

血液凝固カスケードとTAFI
TF：tissue factor, PC：protein C, aPC：activated protein C, TM：thrombomodulin, TAFI：thrombin-activatable fibrinolysis inhibitor, aPA：tissue plasminogen activator, Lys：lysine residue

ンC活性化の関係は，次のように考えられている．動脈（血管サイズ大）を流れる血液のように，血液と内皮細胞表面TMの接触割合が低い場合（低濃度）に凝固反応が開始されると，トロンビン，低濃度TMによってTAFIが活性化されやすく，線溶抑制に機能し，血栓維持に向かわせる．一方，毛細血管（血管サイズ小）を流れる血液のように，TMとの接触割合が高い場合（高濃度），凝固反応が開始されても，トロンビン，高濃度TMによってプロテインCの活性化が促進され，トロンビン産生が低下する．このため，TAFIの活性化は沈静化され，凝固抑制と線溶が始動しやすい方向へ向かう．すなわち，TMの発現量が大きな要因となり，内皮細胞が剥がれたり障害を受けてTMの発現量が低下している血管では線溶抑制（血栓維持）の方向に，内皮細胞が修復されTMの発現量が回復すると凝固抑制（線溶開始）の方向に向かう．

■ 血漿中TAFI濃度と疾患

健常者の血漿TAFI濃度は，サンドイッチELISA法で4〜15μg/mlである．血漿TAFI濃度は深部静脈血栓の危険因子として，また安定狭心症，冠動脈疾患そしてインスリン抵抗性2型糖尿病の線溶低下に関与すると報告されている．一方でTAFI濃度は，CRP，ハプトグロビンの動きと相関し，アナフィラトキシンや炎症ペプチド（C3a, C5a）を不活性化することから，炎症に関与するとも示唆されている．またTAFIノックアウトマウスでは，生後24カ月まで正常マウスと比べて何の異常も認められなかったという．TAFIは産生の増加に病態との関係が秘められているのかもしれない．

詳解は他の総説[1〜3]を参照されたい．

■ 文献

1) Biyma BN et al：Thrombin-activatable fibrinolysis inhibitor. Thromb Res, 101：329-354, 2001.
2) Bajzar L：Thrombin activatable fibrinolysis inhibitor and an antifibrinolytic pathway. Arterioscler Thromb Vas Biol, 10：2511-2518, 2000.
3) Nesheim M：Myocardial infarction and the balance between fibrin deposition and removal. Intal Heart J, 2：641-645, 2001.

144
フィブリン分解産物

川合陽子

　フィブリン・フィブリノゲン分解産物(fibrin/fibrinogen degradation product：FDP)は，フィブリンまたはフィブリノゲンが線溶活性を有するプラスミンの作用により切断されることにより生成される，起源や分解程度の異なる分解産物の混合物の総称である．1分子のフィブリノゲンにプラスミンが作用すると，フィブリノゲンのAα鎖およびBβ鎖の一部が切断され，X分画となり，さらにY分画とD分画に分解され，最終的に1分子のE分画と2分子のD分画(D-monomer)が生成され，一次線溶のFDP(FgDP)として産生される．一方，二次線溶では，凝固活性化に伴うトロンビンの生成により，フィブリノゲンから生成されたフィブリンモノマーは重合してフィブリンポリマーとなり，さらに，トロンビンで活性化された第XIII因子(FXIIIa)とカルシウムイオンの作用でγ鎖間とα鎖間で架橋化され，強固な安定化した架橋化(cross-linked)フィブリンポリマーとなる[1]．架橋化フィブリンにプラスミンが作用すると，高分子の中間分解産物を経て，異なった分子量のDD-E複合体が生成される．すなわち，Dドメイン2分子からなるDダイマー(D-dimer, XDP)と，Eドメイン1分子からなるE分画を最小単位とする，様々な(DD-E)nが産生される(図参照)．したがって，FDPは単一な蛋白ではなく，フィブリノゲン由来のFgDPと，フィブリン由来のFDP(Dダイマー，XDP)との種々の構成により存在している．近年，生体内に生成されるFDP(XDP)の大部分は高分子の分解産物であることが判明してきた．

■ 検査の目的

　FDPの測定法としては，総FDP，FDP-E，血漿FDPの三者とDダイマー(XDP)が普及している．FDPはフィブリノゲン由来(一次線溶と呼ばれる)とフィブリン由来(二次線溶)の両者をとらえ，Dダイマー(XDP)はフィブリン由来(二次線溶)のみを測定することで，異なるFDPの分別が可能となる．播種性血管内凝固(DIC)をはじめとする各種血栓症の診断や治療のモニタリングに不可欠な検査である．特に一次線溶亢進と二次線溶亢進の鑑別は，DICなどの病態診断において，凝固亢進により血栓形成が主体となり多臓器不全(multiple organ failure：MOF)を引き起こすタイプと，線溶亢進が主体で出血傾向の強いタイプを鑑別する上で重要である．Dダイマーの高値は生体内にフィブリン血栓が存在した証明となるので，DICにおける血栓傾向と出血傾向の鑑別や，広範な血栓症における血栓溶解程度や治療効果を判定するためのモニタリング検査として，臨床上測定意義は大きい[2]．

■ 試料の採取方法と保存条件

　総FDPやFDP-Eの測定試薬はフィブリノゲンと交差反応を起こすので，トロンビン・レプチラーゼ(凝固促進剤)，アプロチニン(線溶阻止剤)入りのFDP専用容器で採血し，遠心後の血清を測定に用いる．血漿FDPやDダイマーの試薬はフィブリノゲンと交差反応を起こさないので，検体は血清および血漿のどちらを用いても測定可能である．FDP専用容器で採血した血清は，冷蔵保存で翌日測定可能である．分離した血漿や血清は，−40℃以下で保存し，検査時に溶解し測定する．

■ 測定法と基準範囲

　総FDPやFDP-Eはポリクローナル抗体を，血漿FDPやDダイマーはモノクロー

144 フィブリン分解産物

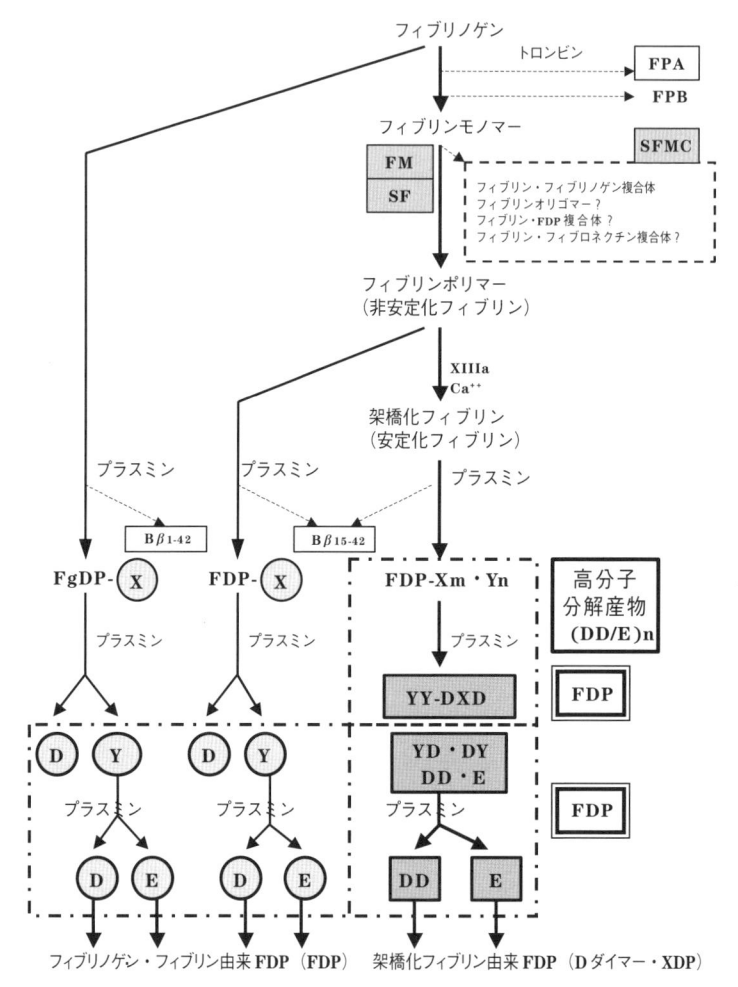

```
                    フィブリノゲン
                         │         トロンビン    ┌─────┐
                         │  ─ ─ ─ ─ ─ ─ ─ ─ ─→ │ FPA │
                         ↓  ─ ─ ─ ─ ─ ─ ─ ─ ─→ │ FPB │
                   フィブリンモノマー              └─────┘
                    ┌────┐                ┌──────┐
                    │ FM │                │ SFMC │
                    ├────┤    ┌ ─ ─ ─ ─ ─ ─ ─ ─ ─ ─ ─ ─ ─ ─ ─ ┐
                    │ SF │    │ フィブリン・フィブリノゲン複合体     │
                    └────┘    │ フィブリンオリゴマー？             │
                              │ フィブリン・FDP複合体？            │
                              │ フィブリン・フィブロネクチン複合体？   │
                              └ ─ ─ ─ ─ ─ ─ ─ ─ ─ ─ ─ ─ ─ ─ ─ ┘
                   フィブリンポリマー
                  （非安定化フィブリン）
                         │
                         ↓ XIIIa
                           Ca⁺⁺
                    架橋化フィブリン
                   （安定化フィブリン）
          プラスミン    プラスミン       │ プラスミン
                                      ↓
               ┌ Bβ1-42 ┐  ┌ Bβ15-42 ┐
```

（※図：FDPの生成過程）

FgDP-Ⓧ　　FDP-Ⓧ　　FDP-Xm・Yn　　　高分子分解産物 (DD/E)n

　プラスミン　　プラスミン　　プラスミン
　　　　　　　　　　　　　　　YY-DXD　　　FDP

　Ⓓ Ⓨ　　Ⓓ Ⓨ　　YD・DY
　　　　　　　　　　　DD・E　　　　FDP
　プラスミン　プラスミン　プラスミン

　Ⓓ Ⓔ　　Ⓓ Ⓔ　　DD　E

フィブリノゲン・フィブリン由来FDP（FDP）　　架橋化フィブリン由来FDP（Dダイマー・XDP）

FDPの生成過程

ナル抗体を用いて，ラテックス凝集法，またはEIA法で測定する（高IgM血症やHAMA；ヒト抗マウス抗体陽性者は偽高値となりやすいので注意が必要である）．

基準範囲は，用いる抗体の種類や標準物質によって異なるので注意を要する．汎用されているラテックス凝集法では，総FDPや血漿FDPは$5\mu g/ml$以下，FDP-Eは$100 ng/ml$以下，Dダイマーは$1\mu g/ml$以下が基準値として普及している．

■**臨床的意義：異常値を示す疾患**

FDPは高値となることが異常であり，低値となる病態は存在しない．FDPおよびDダイマー高値のときは，DICを疑う．FDPはDICの診断基準の一項目として採用されており，Dダイマーは補助診断項目

として必須項目である．特に敗血症やショックに伴うDICでは，MOFを合併しやすく，FDPと並行してDダイマーは高値となる．一方，急性前骨髄球性白血病や前立腺癌の全身転移では，FDPの高値に比してDダイマーはさほど高くないことが多く，一次線溶が示唆される．さらに，深部静脈血栓症や肺血栓塞栓症などの広範な血栓症でFDPは高値を呈す．これら血栓症の治療のモニタリングに血栓溶解の程度をとらえるマーカーとして，また，ウロキナーゼ型や組織型プラスミノゲンアクチベーター（tPA）などによる血栓溶解療法（線溶療法）施行中のモニタリングとしても不可欠である[3]．そのほか，血栓性血小板減少性紫斑病（TTP），溶血性尿毒症性症候群（HUS）などで高値を示す症例がある．忘れてはならないのは，肝硬変など網内系機能低下時にはクリアランスの低下のため軽度高値を呈す．胸水・腹水・血性心囊液貯留や脳出血・血腫などの吸収期においては，病巣内のFDP，Dダイマーが血中へ流入するために高値を呈する．また，異常フィブリノゲン血症では，血清FDPが偽高値を呈し，Dダイマーは基準範囲であるので，鑑別する上で念頭におかなければならない．まれな病態としては，α_2-PI欠乏症や蛇毒製剤投与で高値となることが報告されている．FDPおよびDダイマーの測定で診断困難な症例では，プラスミン-プラスミンインヒビター複合体（plasmin/plasmin inhibitor complex：PIC）が線溶亢進の指標に，可溶性フィブリン（soluble fibrin：SF, fibrin monomer：FM）が過剰なトロンビン生成の指標に有用である．

■文献
1) 川合陽子：架橋フィブリンのプラスミン分解産物．日本臨床，**57**：575-578，1999．
2) 川合陽子：DICにおける臨床検査の客観的有用性について．血栓と循環，**17**：297-300，1999．
3) 川合陽子：凝固線溶検査；データの読み方と検査診断の進め方―血液検査実践マニュアル．検査と技術，**28**：855-859，2000．

145
血小板と血管内皮細胞

矢冨 裕

流血中の血小板は，血栓/止血反応において中心的な役割を果たす．一方，血管内皮細胞は，血管の最内面を覆ってバリア機能を果たすとともに，プロスタサイクリン（prostacyclin：PGI_2），一酸化窒素（NO）などの生理活性物質の産生/放出，さらには種々の膜蛋白質の表出を介し，血栓，止血，循環，動脈硬化，炎症，癌転移などに関与する．血小板，血管内皮細胞の機能の逸脱・破綻によって，血栓症，動脈硬化性疾患を代表とする"血管病"が惹起されるわけであるが，生体内においては，これらの細胞同士のコミュニケーションが極めて重要である．本項では，血管生物学における一つの大きな柱である，血小板と血管内皮のクロストークについて記述する．血小板と血管内皮の物理的な接触においては，接着分子を介した血小板の内皮へのローリング・接着が重要である．また，陰性荷電を有する血管内皮細胞表面のヘパリン様物質が，同じく表面に陰性荷電を有する血小板の凝集を抑制していることも知られている．しかし，紙面に限りがあることもあり，ここでは，主に液性因子を介したクロストークについて述べる．

■血管内皮細胞による血小板機能の制御
（図参照）

1）プロスタサイクリン[1]　血管内皮細胞にはプロスタサイクリン（PGI_2）合成酵素が発現しており，血管作動物質やずり応力などの物理的刺激により膜リン脂質から切り出されたアラキドン酸は，PGH_2を介してPGI_2へと変換される．また，生体内においては，血小板からアラキドン酸，PGエンドペルオキシドが供給される経路があると考えられている．PGI_2は，血小板が産生するトロンボキサンA_2との拮抗作用を介して，血行動態のホメオスタシスの維持に重要な役割を果たしており，その強力な血小板機能抑制作用は，その血管平滑筋弛緩作用とともに，PGI_2による抗血栓作用・抗動脈硬化作用の主体を担っている．この血管内皮細胞由来PGI_2による血小板・血管機能に対する制御作用の解明が，今日の血管生物学の隆盛のきっかけになったといっても過言ではない．PGI_2は，その特異的受容体を介してアデニル酸シクラーゼを活性化し，血小板内にcAMPを蓄積させる．cAMPレベル上昇により活性化されるcAMP依存性蛋白質リン酸化酵素（Aキナーゼ）が種々の基質蛋白質をリン酸化し，これにより，細胞内カルシウムシグナルや細胞骨格再構成の制御などを主とするPGI_2の抗血小板作用がもたらされる．PGI_2受容体ノックアウトマウスの検討でも，血管内皮障害モデルにおけるPGI_2の抗血栓形成作用が明らかにされている．

2）一酸化窒素　血管内皮細胞には構成型の内皮型一酸化窒素（NO）合成酵素が発現しており，やはり血管作動物質やずり応力などの刺激により細胞内カルシウムイオン濃度が上昇すると，L-アルギニンを基質としてNOが産生される．NOは細胞膜を通って自由に拡散し，血小板内の可溶性グアニル酸シクラーゼを活性化してcGMP濃度を上昇させる．それに依存して活性化されるGキナーゼにより血小板機能が抑制される．この作用が，NOの抗血栓作用，抗動脈硬化作用の一つとして重要であり，血管内皮細胞の機能低下に基づくNO生成の低下は，易血栓性，動脈硬化の進行，血管のリモデリングにつながる．

3）ecto-ATPDase（ecto-ATP diphospho-hydrolase）[2]　CD39は恒常的に血管内

血管内皮細胞

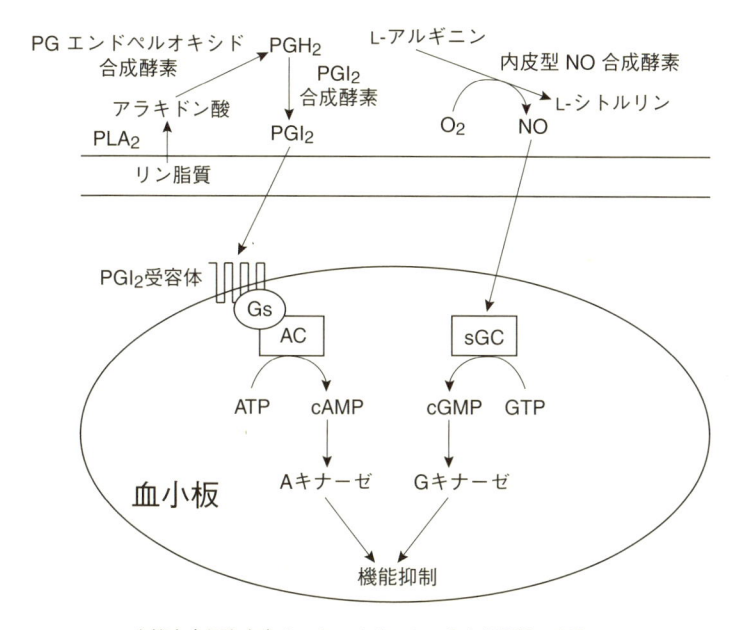

```
PG エンドペルオキシド        L-アルギニン
    合成酵素    → PGH₂                内皮型 NO 合成酵素
         ↗         ↓ PGI₂
  アラキドン酸      合成酵素      O₂  → NO → L-シトルリン
  ↑ PLA₂          PGI₂
  ───────────────────────────────────────────
         リン脂質
                    ↓
         PGI₂受容体
              ┃┃┃
              (Gs)
               AC              sGC
              ↓                ↓
         ATP  cAMP      cGMP  GTP
                ↓          ↓
              Aキナーゼ   Gキナーゼ
                 ↓         ↓
                  機能抑制
         血小板
```

血管内皮細胞由来オータコイドによる血小板機能の制御
PLA₂：ホスホリパーゼA₂, Gs：促進性G蛋白質, AC：アデニル酸シクラーゼ,
sGC：可溶性グアニル酸シクラーゼ

皮細胞上に発現している膜蛋白質であり，その酵素触媒部位が細胞外に突き出ており，エクト酵素として，細胞外のATPやADPなどのアデニンヌクレオチドの分解に関わっている．血小板のオートクライン的な活性化物質であるADPを分解することにより，血小板機能制御に関与していると考えられてきた．しかし，本酵素のノックアウトマウスは，予想に反し，出血時間が延長し，その血小板機能は低下していることが示された．現時点では，CD39はADPを分解することにより血小板の過度の活性化を回避する一方，アデニンヌクレオチドの分解により血小板の脱感作を防止しているとも考えられている．

■ 血小板由来生理活性物質の血管内皮細胞に対する効果

血管内皮細胞による血小板機能の制御に関しては，分子レベルでかなり実体が明らかにされているのに反し，血小板による血管内皮細胞の修飾に関しては，まだまだ知見は断片的である．ここでは，最近のトピックスを二つ取り上げたい．

1）VEGF（vascular endothelial growth factor）　*in vitro*では血管内皮細胞の増殖を引き起こし，個体レベルでは血管透過性亢進，血管新生を誘導する．最近，血小板が，循環血中におけるVEGFの貯蔵庫として働いていることが複数のグループにより報告されている．また，Crow-Fukase症候群症例では，血小板中にVEGFが多量

146
血液凝固と血管内皮細胞

中川雅夫

に含まれていることが示され，血小板の血管壁への粘着・接着による局所でのVEGF濃度の上昇が本症における血管透過性亢進（浮腫），血管新生などに関与していることが想定されている[3]．

2）Sph-1-P（sphingosine 1-phosphate）[4]
新規リゾリン脂質性メディエーターであるSph-1-Pは，活性化血小板から放出され，血管内皮細胞上に発現しているその高親和性受容体に作用することにより，遊走，増殖，血管新生などを惹起することが示されている．また，血管内皮細胞のNO産生を強く惹起することも示されており，血小板-血管内皮の複雑なクロストークの一例と考えられる．

■おわりに

上述した血小板-血管内皮クロストークは，実際の生体内でのそのほんの一端と思われる．生体内における血小板機能は血管内皮細胞を抜きに評価することはできず，内皮存在下の *in vitro* 血小板凝集能の評価[5]が将来的には注目されるようになると思われる．

■文献

1) 矢冨　裕，佐藤金夫，尾崎由基男：プロスタサイクリンの血管に対する作用（森下竜一編），pp40-49，メディカルレビュー社，大阪，2002．
2) 円城寺慶一：Vascular Biologyナビゲーター（安藤譲二，佐藤靖史，丸山征郎編），pp328-329，メディカルレビュー社，大阪，2001．
3) 有村公良，橋口照人，納　光弘：Crow-Fukase症候群の発症機序とVEGF．臨床神経学，**41**：1144-1146，2001．
4) 矢冨　裕他：マイクロドメイン形成と細胞のシグナリング．蛋白質 核酸 酵素，増刊号（五十嵐靖之他編），pp488-495，2002．
5) Rile G *et al*：Potentiation of ibudilast inhibition of platelet aggregation in the presence of endothelial cells. *Thromb Res*, **102**：239-246, 2001．

血液凝固系は血管破綻時における止血機序として作動するのみならず，血液循環を介する生体機能の維持調節に重要な役割を担っている．血管内での血液凝固の制御調節機序には，凝固因子のほかにも種々の血液成分，血管壁機能，さらには血流などの要因が関与しており，血栓性疾患や動脈硬化など血管病変の発症進展と密接に関連している．本項では血管内皮細胞を介する血液凝固の制御調節について概説する．

■血液凝固系と病態生理

血液凝固系を構成する凝固因子は主に肝臓で生成され，その多くはセリン（serine）残基をもつ蛋白水解酵素である．これら個々の凝固因子蛋白は一連の酵素反応系を形成し，それぞれ基質特異性をもって凝固活性の増幅機構として存在する．凝固因子の活性化の連鎖は一方通行の反応であり，それぞれの活性化過程には活性化凝固因子を特異的に阻害する阻止因子が存在し，これらはセルピン（serine protease inhibitor superfamily：SERPIN）に属している．凝固系の主たる制御調節因子としてはアンチトロンビンIII（antithrombin III：AT III）やプロテインC（PC）などが知られている．凝固因子の活性の低下あるいは凝固阻止因子活性の亢進は出血傾向をもたらし，凝固因子活性の亢進または阻止因子活性の低下は凝固亢進状態をもたらす．

血液凝固の活性化によって産生されるフィブリン（fibrin）あるいはフィブリノゲン（fibrinogen）を溶解させる反応系として，線溶酵素系（線溶系）が存在する．フ

ィブリンあるいはフィブリノゲンを直接水解する酵素はプラスミン（plasmin）であり，セリンプロテアーゼに属する蛋白水解酵素である．プラスミンは血液中でプラスミノゲン（plasminogen）が活性化酵素（plasminogen activator）によって生成され，フィブリノゲンやフィブリンがその基質となる．線溶系にも律速因子として阻止因子（α_2-plasmin inhibitor, plasminogen activator inhibitor）が存在し，線溶系活性化の制御機構として機能している．線溶能の亢進は血液の流動性を維持するために重要な機能を担っているが，線溶系の阻止因子活性が亢進する場合には血栓傾向を助長することになる．

■ 血管内皮細胞を介する血液凝固の制御

血管内皮細胞は血液と組織との間に位置し，血液関門（blood barrier）として存在して，物質の選択的な透過性（selective permeability），抗血栓面（antithrombotic surface）としての作用，血管壁緊張性（vascular tonus）の維持調節，免疫学的な刺激応答などの機能が知られており，種々の疾患の発症進展と密接に関連していると考えられている．これらの機能の発現には血管内皮細胞が産生放出する多くの生理活性物質が関連しており，主なものとしては，prostaglandin I₂（PGI₂），thromboxane A₂（TXA₂），endo-thelium derived relaxing factor（EDRF；NO），endothelin（ET），angiotensin I（AI），angiotensin II（AII），bradykinin（BK），tissue factor（TF），tissue plasminogen activator（tPA）のほか，selectin family, endothelial cell leukocyte adhesion molecule-1（ELAM-1）などの接着分子，さらには，VEGFや種々のcytokineなどの産生放出が知られている．これら血管内皮細胞で産生される物質は，autocrine/paracrine機序を介して血管壁に局所性にあるいは全身性に影響を及ぼし，障害血管の修復のみならず種々の病態や血管系疾患の発症進展に関与していると考えられている．

血液の流動性の維持には，抗血栓面としての機能が最も重要である．血液中のATIIIは，血管内皮細胞膜表面上に存在するheparan sulfateと結合することにより，主としてトロンビン（活性化第II因子，IIa）や活性化第X因子（Xa）などに対する阻害は加速される．血液中のプロテインC（PC）

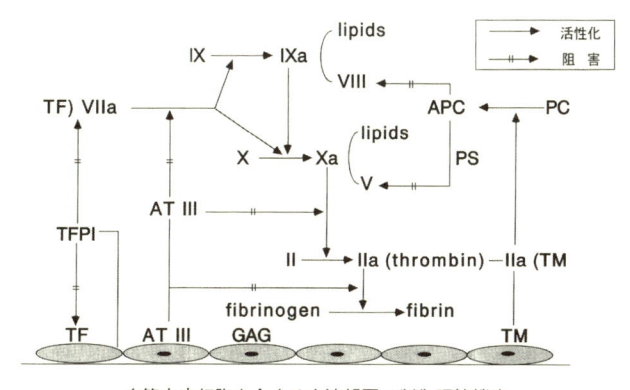

血管内皮細胞を介する血液凝固の制御調節機序
TF：tissue factor, TFPI：tissue factor pathway inhibitor,
PC：protein C, APC：activated protein C, PS：protein S,
GAG：glycosaminoglycans, TM：thrombomodulin.

は，血管内皮細胞膜上に存在する膜蛋白の一つであるトロンボモジュリン（TM）と結合したトロンビンによって活性化され（activated PC：APC），プロテインS（PS）を補因子として第Ⅴおよび第Ⅷ因子を阻害する．TMと結合したトロンビンは凝固活性を失い，PCをAPCに変換することにより凝固阻止の機能を発揮することになる．すなわち，TMはトロンビン受容蛋白であると同時に，それ自体凝固阻止因子として機能していると考えられる．このほか，血管内皮細胞の障害時に産生される組織因子（tissue factor：TF）に対して，特異的阻止因子として外因系凝固の阻止因子（tissue factor pathway inhibitor：TFPI）が血管内皮細胞で産生されていることも知られており，血液凝固の制御調節機構はこれらの諸因子と阻止因子の機能分担により成り立っていることになる．このような蛋白の機能は，人類の進化の過程で獲得された生体機能の調節機構として分子生物学的に確認されている．

■文献
1) 中川雅夫，澤田昌平：細胞生物学シリーズ：血管内皮細胞3，血管内皮細胞の刺激応答(1)．細胞，**33**(2)：58-59, 2001.
2) 中川雅夫，澤田昌平：細胞生物学シリーズ：血管内皮細胞3，血管内皮細胞の刺激応答(2)．細胞，**33**(3)：105-108, 2001.
3) 西村浩美他：血管内皮細胞における凝固線溶調節機構．日本臨床，**57**：7, 32-36, 1999.

147 アンチトロンビン欠損症

辻　肇

■アンチトロンビンの構造と機能

アンチトロンビン（AT）は，血液凝固に関与するトロンビン，活性化第Ⅹ因子などのセリンプロテアーゼに対する阻害因子である．主として肝臓で合成され，血漿中に約 $15\sim27\,mg/dl$ の濃度で存在する．セリンプロテアーゼ阻害作用は，プロテアーゼによってATのC末端近くの反応部位P1（Arg393）とP1′（Ser394）の間が切断され，P1とプロテアーゼの活性中心S1（Ser）との間で複合体が形成されることによる（プロテアーゼ阻害活性）．一方，ATⅢのヘパリン結合部位（Arg129，Arg47を含むヘリックスD）にヘパリンが結合すると，この複合体形成反応が速やかに進行し，プロテアーゼ活性が即時に阻害される（ヘパリンコファクター活性）．

■AT遺伝子

AT遺伝子は，染色体1q 23-25上に13.4 kbの長さで存在し，7個のエクソン（1, 2, 3A, 3B, 4, 5, 6）と6個のイントロンより構成され，機能単位であるヘパリン結合領域は第2および第3Aエクソン，反応部位は第6エクソンにコードされている．

■AT欠損症

ATは，先天的要因，あるいは血栓性疾患，肝硬変，ネフローゼ症候群などの後天的要因により低下する．

先天性AT欠損症は常染色体優性の血栓性素因の一つであり，その頻度は1/5,000〜1/600と，報告によりかなりの差が認められる．遺伝子異常は通常ヘテロ接合体として認められ，ホモ接合体は致死的と考え

られるが，ホモ接合体である分子異常症の例が少数ではあるが報告される．欠損患者の80〜90%に血栓症を認め，その約70%は外傷，手術，妊娠，経口避妊薬の内服などを契機として，10〜35歳（とりわけ14歳以降）に初発する．血栓症は下肢深部静脈における発症が最も多い．血流が緩徐な脳矢状静脈洞や上腸間膜静脈など，血栓症の発症が比較的まれな部位にも認められる．これらの血栓症の約60%は再発する傾向にあり，肺梗塞の合併が40%に認められる．

診断はATレベル（抗原量，活性）の低下によりなされるが，後天性欠損症を除外する必要がある．診断の確定においては，遺伝子異常の検索が行われる．

■ 先天性AT欠損症の分類（表参照）

AT欠損症は不均一な疾患であり，様々な分類が試みられる．概して，抗原量ならびに阻害活性（プロテアーゼ阻害活性，およびヘパリンコファクター活性）の両者が低下しているもの（type I）と，抗原量は正常であるが阻害活性に異常を認めるもの（type II）とに大別される．さらにtype IIは，遺伝子異常部位の相違により，type II-RS, HBS, PEに亜分類される．

（1）type I 欠損症

古典的AT欠乏症として知られ，AT抗原量と活性値の両者が低値（正常者の約50%）を示す．単一の塩基置換，少数塩基の欠失あるいは挿入，遺伝子の全欠損ある

いは部分欠損により引き起こされる．

単一の塩基置換による場合，以下のような機序で欠損が生じると推測される．シグナルペプチドでのアミノ酸置換を伴う変異は，蛋白の膜輸送障害などを引き起こすと考えられる．ジスルフィド結合部位であるCys128のTyrへの置換は立体構造を変化させ，またArg129の翻訳終止コドンへの変異では安定性に影響する不完全な蛋白が合成され，蛋白レベルが低下すると推測される．

（2）type II 欠損症

抗原量は正常であるが阻害活性（プロテアーゼ阻害活性，ヘパリンコファクター活性）に異常を認める，いわゆる分子異常症である．

1) type II-RS　反応部位を中心とした変異であり，プロテアーゼとの複合体形成が障害され，阻害活性が低下する．P1 (Arg393→Cys/His/Pro), P2 (Gly392→Asp), P1' (Ser394→Leu) などは，反応部位の変異である．反応部位周辺のP12 (Ala382→Thr), P10 (Ala384→Pro) の変異では，ATはプロテアーゼと安定した複合体を形成できず，プロテアーゼの基質として働くにすぎない．

2) type II-HBS　ヘパリン結合能に異常を認めるものである．Arg47→Cys/Ser/His, Arg129→Glnなどはヘパリン結合部位の直接的な変異であり，Leu99→Pheをはじめ Ile7→Asnなどの変異では，ヘパリ

先天性アンチトロンビン欠損症の分類

		抗原量	プロテアーゼ阻害活性	ヘパリンコファクター
type I		低下	低下	低下
type II	RS	正常	低下	正常
	HBS	正常	正常	低下
	PE	正常〜低下	低下	低下

RS : reactive site,　HBS : heparin binding site,
PE : pleiotropic effect.

148
先天性プロテインC欠乏症と先天性プロテインS欠乏症

宮田敏行

ンの結合に必要な立体構造に歪みを生じると考えられる．さらにIle7→Asnでは新たな糖鎖の付加部位が生じ，ヘパリン結合能に影響すると考えられる．

3）type II-PE　単一の変異が多面的な機能異常を示すものである．P9′（Phe402）〜P14′（Pro407）領域は反応部位に近接し，その変異はプロテアーゼ阻害活性のみならずヘパリン結合能にも影響する．

■AT欠損症の治療

血栓症発症の急性期の治療としてヘパリンを用いる場合，その抗凝固作用は血中のATレベルに依存するため，欠損者ではAT濃縮製剤による補充が必要である．

血栓症は，14歳以降に発症する頻度が高く，小児期には予防のための抗凝固療法は積極的に実施されない．血栓症を発症したAT欠損者においては血栓塞栓症の再発率が高いことにより，再発予防のためワルファリンが継続して投与される．非欠損者と比較して生命予後に有意な差は認められず，無症状の欠損者に対する長期間に及ぶ抗凝固療法では出血性合併症に注意するべきである．

■文献

1) Lane DA *et al*：Antithrombin mutation database：2nd (1997) update. For the Plasma Coagulation Inhibitors Subcommittee of the Scientific and Standardization Committee of the International Society on Thrombosis and Haemostasis. *Thromb Haemost*, **77**(1)：197-211, 1997.
2) van Boven HH and Lane DA：Antithrombin and its inherited deficiency states. *Semin Hematol*, **34**(3)：188-204, 1997.

■先天性プロテインC欠乏症の発症疾患

先天性プロテインC（PC）欠乏症のホモ接合体や複合ヘテロ体は，新生児期に電撃性紫斑病を呈する．電撃性紫斑病は皮膚出血斑に壊死巣を伴い，真皮から皮下組織に及ぶ出血巣と散在する動脈小血栓が特徴的である[1,2]．PC欠乏症ヘテロ接合体の発症疾患の多くは下肢の深部静脈血栓症であり，肺塞栓症を併発することが多い．浅在性血栓性静脈炎もみられる．PC欠乏症が静脈血栓症のリスクになるかに関して前向き研究が発表された．これによると，PC欠乏症は3.3倍のリスクを上昇させたが，アンチトロンビン欠乏症はリスクにならないという．

PC欠乏症ヘテロ接合体へのワルファリンのようなビタミンK拮抗薬投与時に，"warfarin-induced skin necrosis"がみられることがある．これは，PCの血中半減期（約8時間）が他の凝固因子（約40時間以上）より短いので，抗凝固療法を始めた日にPC量が低下することが原因であり，特にPC欠乏症患者に起こりやすい．

PC欠乏症は，抗原量と活性がともに低下するI型と，抗原量は正常であるにもかかわらず活性だけが低下するII型（分子異常症）に分類することがある．II型は，低分子合成基質の分解活性と抗凝固活性がともに低下するものと，抗凝固活性の低下を示すものの低分子合成基質の分解活性は正常値を示すものとに分類される．

■PC欠乏症の頻度

MiletichらやTaitらは，米国中西部およ

び英国スコットランドの健常人を対象にそれぞれPC抗原量あるいはアミド活性を測定し，一般人口におけるヘテロ接合体の頻度を算出した．前者は200〜300人に1人（頻度：0.3〜0.5%），後者は500人に1人以上（頻度：0.2%以上）と報告している．国立循環器病センターの患者におけるPC欠乏症の頻度は約500人に1人（0.2%）であった[3]．一方，GladsonらはPC血栓症患者141人の4%にあたる6人がPC欠乏症ヘテロ接合体で，本調査の対象地区であるフランクフルト市の静脈血栓症発症頻度を考えあわせ，PC欠乏症の頻度は36,000に1人と報告した．このことは，PC欠乏症が必ずしも血栓症を発症するものではないことを示している．したがって，PC欠乏症ヘテロ接合体を血栓症からみると，劣性遺伝形式であると考えられる．しかし，PC欠乏症の血栓症好発家系の存在が指摘されており，優性遺伝形式をとるものもある．この違いは明らかになっていない．欧米での研究では，静脈血栓症患者を対象として求めたPC欠乏症の頻度は3.2%であり，45歳以下の静脈血栓症もしくは反復性の静脈血栓症の患者を対象にすると，その頻度は1.4〜8.6%であった[1]．

■ **PC欠乏症の遺伝子解析**

PC欠乏症の遺伝子解析は，世界で数百家系，日本で67家系終了している．その多くは1アミノ酸変異を示すミスセンス変異であり，終止コドンが出現するナンセンス変異や，塩基の挿入や欠失によるフレームシフト変異は比較的少ない．日本人にも多くの種類の変異が同定されたが，なかでも五つの変異（Arg169Trp，Val297Met，Phe139Val，Met364Ileの各変異とG8857欠失）で日本人の変異の約半数を説明できる．これらの変異を欧米の遺伝子解析の結果と比較すると，前二者は欧米でもみられることから，これらの変異はPC遺伝子の変異のホットスポットであると考えられ

た．一方，後三者については日本人にだけみられたことから，日本人の祖先にこれらの変異が生じ，それらが広がった，いわゆるfounder effectであると考えられた[4]．

■ **先天性プロテインS欠乏症の発症疾患**

先天性プロテインS（PS）欠乏症ヘテロ接合体の発症疾患は，PC欠乏症の場合と同様に静脈血栓症であり，ホモ接合体や複合ヘテロ体は新生児期に電撃性紫斑病を呈する[1,2]．PS欠乏症は抗凝固薬，経口避妊薬，肝障害，腎障害，DIC，妊娠といった後天性が原因でもみられる．腎障害ではC4BPが排泄されずに高値を示し，一方遊離PSは排泄される結果，遊離PS量が低下する．また，妊娠時はPS量がヘテロ体でみられるまでに低下する．

Bertina博士らの分類に従うと，PS欠乏症は，抗原量と活性がともに低下するI型，活性は低値を示すものの抗原量は正常値を示すII型（分子異常症），全PS抗原量は正常であるものの遊離PS抗原量が低値を示すIII型に分類される．

■ **PS欠乏症の頻度**

Taitらは，スコットランドの健常人を対象にPS抗原量（全抗原量および遊離型抗原量）を測定し，地域一般住民におけるPS欠乏症の頻度を0.03〜0.13%とした．一方，大阪大学の研究では392人の抗原量および活性を測定し，8人（2%）にPS欠乏症を同定した．そのうち4人（1%）がII型PS欠乏症（分子異常症）であった．スコットランドの研究は抗原でのスクリーニングなのでII型は検出できない．このことを差し引いても，両者の頻度に大きな隔たりがあり，さらなる検討が必要である．欧米での研究によると，静脈血栓症患者における頻度は2.2%であり，45歳以下での静脈血栓症もしくは反復性の静脈血栓症の患者を対象にすると，その頻度は1.4〜7.5%であった[1]．

149 高ホモシステイン血症

小亀浩市

■PS欠乏症の遺伝子解析

PS欠乏症の遺伝子解析は，世界的に数百家系で終了している．遺伝子解析の結果，Ⅰ型とⅢ型が同一変異を有している例が判明した．そこでⅠ型とⅢ型をあわせて欠損症，Ⅱ型を分子異常型とする提案がなされている．これに従って99例を分類すると，94％が欠損症となり6％が分子異常症であった．日本人のPS遺伝子にはPS Tokushimaと呼ばれる頻度の高い（健常人の1.65％）ミスセンス変異（第2 EGF様ドメイン内のLys 155 Glu変異）が存在し[5]，この異常分子は抗凝固活性が低値を示すことが示されているので，日本人では分子異常症が多いのではないかと考えられる．

■文献

1) De Stefano V, Finazzi G and Mannucci PM：Inherited thrombophilia：pathogenesis, clinical syndromes, and management. *Blood*, **87**：3531-3544, 1996.
2) Lane D A *et al*：Inherited thrombophilia：Part 1. *Thromb Haemost*, **76**：651-662, 1996.
3) Sakata T *et al*：Prevalence of protein C deficiency in patients with cardiovascular problems in Japan. *Thromb Haemost*, **81**：466-467, 1999.
4) Miyata T *et al*：Genetic analysis of protein C deficiency in nineteen Japanese families：five recurrent defects can explain half of the deficiencies. *Thromb Res*, **92**：181-187, 1998.
5) Yamazaki T *et al*：A phenotypically neutral dimorphism of protein S：the substitution of LYS 155 by GLU in the second EGF domain predicted by an A to G base exchange in the gene. *Thromb Res*, **70**：395-403, 1993.

■高ホモシステイン血症の臨床症状

重度高ホモシステイン血症は新生児スクリーニングで検出され，しばしば高ホモシステイン尿症を伴う．このような重度の場合，眼症状として水晶体脱臼，虹彩震盪，近視，緑内障など，骨症状として骨粗鬆症，外反膝，蜘蛛指症など，神経症状として知能障害，痙攣，脳波異常などといった重篤な全身性症状がみられる．10～20代で血栓症を起こし，これによって致死となることが多い．一方，軽度高ホモシステイン血症では顕著な臨床症状は認められない．

■ホモシステイン

ホモシステイン（homocysteine）は含硫アミノ酸の代謝中間体であり，側鎖にSH基をもつ．$HSCH_2CH_2CH(NH)COOH$と表す．後述のように細胞内で生成されるが，血液中にも循環している．大部分は血清アルブミンなどの蛋白質とジスルフィド結合したり，ホモシスチン（ホモシステインの二量体）や，システインとのヘテロ二量体といった酸化型で存在している．ごくわずか（約1％）還元型ホモシステインの形態で循環している．

血漿中のホモシステイン濃度は，酸化型と還元型を合計した総量で表す．測定にはHPLCが多用されるが，ELISAでも定量可能である．正常値は5～15μMといわれている．日本人の場合では，欧米人より若干低い傾向がみられる．女性よりも男性，若年者よりも高齢者が比較的高い値を示す．血中ホモシステイン濃度が通常より高い状態を高ホモシステイン血症（hyperhomocysteinemia）と呼ぶ．15〜30μMを軽度，30〜100μMを中等度，100μM以上を重度と分類することがある．

■ ホモシステインの代謝経路

ホモシステインは生体のメチル基供給源として重要なメチオニンから生成される（図参照）．生じたホモシステインは，メチオニンに戻る再メチル化経路と，シスタチオニンを経てシステインへと変換されるイオウ転移経路によって回収される．このような代謝反応は細胞内で起こるので，血中のホモシステインは細胞から放出されたか，漏出したものと考えられる．

■ 高ホモシステイン血症の病因

1) 先天性要因　重度高ホモシステイン血症の責任遺伝子として最も古くから知られているのは，シスタチオニンβ合成酵素（cystathionine β-synthase：CBS）である．この酵素の欠損患者では，ホモシステインからシスタチオニンへのイオウ転移に障害が生じ，結果としてホモシステインが蓄積する．CBS欠損ホモ接合体の頻度は約20万人に1人である．また，ホモシステインがメチオニンに戻る経路を担うメチオニン合成酵素（methionine synthase：MS）や，メチオニン合成酵素還元酵素（methionine synthase reductase：MTRR），およびメチレンテトラヒドロ葉酸還元酵素（methylenetetrahydrofolate reductase：MTHFR）も責任遺伝子である．これらの酵素の欠損も重度高ホモシステイン血症の原因となる．一方，軽度高ホモシステイン血症の原因となる多型もいくつか報告されている．最も有名なのはMTHFRのC677T多型である．日本人の約1割はこの多型のホモ接合体である．

2) 後天性要因　ホモシステインの代謝に関わる酵素の多くは，葉酸やビタミンB_6, B_{12}を要求する．したがって，これらが不足すると軽度の高ホモシステイン血症となる．他の原因として，加齢，腎不全，悪性腫瘍，乾癬，薬剤副作用なども知られている．後天的に重度高ホモシステイン血症になる例はない．

■ 血栓症の危険因子と発症機構

重度高ホモシステイン血症患者はしばしば血栓症によって死亡するが，軽度の場合でも動静脈血栓症の独立した危険因子であることが疫学的に明らかにされている．ヨーロッパ多施設共同研究による結果では，

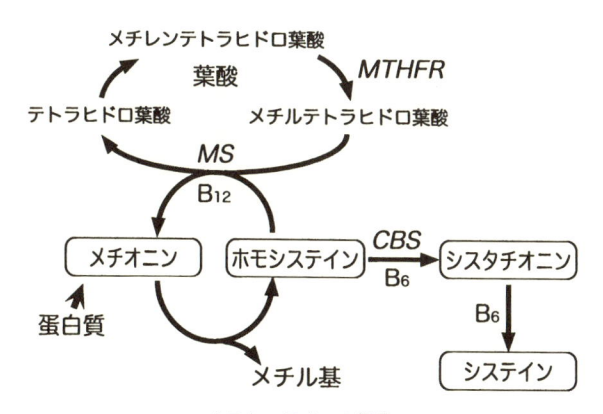

ホモシステインの代謝
CBS：シスタチオニンβ合成酵素，MS：メチオニン合成酵素，
MTHFR：メチレンテトラヒドロ葉酸還元酵素

心血管系疾患に対する危険度は高コレステロール血症より高く，喫煙と同程度らしい．高ホモシステイン血症が喫煙や高血圧と重なると，それぞれの危険度は2倍および5倍に増加する．米国の男性内科医を対象とした研究では，心筋梗塞に対する危険度は3倍である．

　高ホモシステイン血症が血栓症を引き起こす機構はまだ完全に解明されていないが，多くの研究から，ホモシステインがもつ様々な作用が見出されてきた．特に血管内皮細胞に機能障害をもたらす知見が多い．ホモシステインは血中で酸化されるが，このときに発生する活性酸素による酸化ストレスが内皮傷害の原因といわれている．また，細胞内に蓄積したホモシステインが小胞体ストレスを誘導するという考えもある．いくつかの要素が重なって細胞の機能障害を引き起こしていると思われる．

■ 高ホモシステイン血症の予防

　血中ホモシステイン濃度は葉酸摂取で下がる．妊娠初期の葉酸摂取は神経管奇形の発生を抑えることができる．葉酸補充が血栓性疾患の発症頻度を減少させることができるか否かが注目されている．

■文献

1) Steven RL：Mechanisms of thrombosis in hyperhomocysteinemia. *Curr Opin Hematol*, **5**：343-349, 1998.
2) 宮田敏行：ホモシステインと血栓症．最新医学, **55**：191-197, 2000.
3) 宮田敏行：高ホモシステイン血症と活性酸素．血液フロンティア, **11**：79-84, 2001.
4) 小亀浩市：高ホモシステイン血症と小胞体ストレス応答．日本血栓止血学会誌, **13**：17-25, 2002.
5) Marianne CV, Eric S and Ton JR：Folates and cardiovascular disease. *Arterioscler Thromb Vasc Biol*, **22**：6-13, 2002.

150
抗リン脂質抗体症候群

家子正裕

■ 抗リン脂質抗体症候群の概念と分類

　抗リン脂質抗体症候群（antiphospholipid syndrome：APS）の概念は，「血中に抗リン脂質抗体が証明され，動静脈血栓症，習慣流産などの臨床症状を来す症候群」であり，1986年に英国のG.H. Hughesにより提唱された[1]．自己免疫性疾患患者に血栓症を伴うことや，抗リン脂質抗体が血栓症に関連することは古くから知られていたが，現在ではAPSは動脈硬化症などに次ぐ重要な後天性血栓素因となっている．

　APSは大きく三つに分類されており，①明らかな基礎疾患をもたない原発性APS（primary APS），②自己免疫性疾患（主に全身性エリテマトーデス）などに合併して発症する続発性（二次性）APS（secondary APS），および③特殊型として劇症型APS（catastrophic APS）がある．劇症型APSは，腎臓を含めた3臓器以上の多臓器に動静脈血栓症を来し，致死的な経過をとる．疾患概念としては確立されていないが，まれに家族性に抗リン脂質抗体と血栓症状が出現し家族性APS（familial APS）と呼ばれることがある．

■ 抗リン脂質抗体

　APSで診断的意義のある抗リン脂質抗体は，抗カルジオリピン抗体（anticardiolipin antibody：aCL）と，ループスアンチコアグラント（lupus anticoagulant：LAC）である．酵素抗体法で測定されるaCLは，陰性荷電を有するリン脂質に結合し構造変化を起こしたβ_2-GPI（β_2-glycoprotein I

に新たに出現した構造を認識する自己抗体である．この β_2-GPI依存性aCLは血栓特異性を認めており，固相化されたカルジオリピンを直接認識する感染症由来の抗カルジオリピン抗体と区別される[2]．また，放射線照射処理をしたプレートに β_2-GPIを固相化して測定する抗 β_2-GPI抗体も血栓症との関連性が指摘されている．

LACは，個々の凝固因子活性を抑制することなくリン脂質依存性凝固反応を阻害する免疫グロブリンと定義されるが，その本体はまだ明確ではない．LACの測定法は国際血栓止血学会のガイドライン[3]に沿って行われ，以下の4項目を確認できた際にLAC陽性と判断する．①リン脂質依存性凝固反応〔活性化部分トロンボプラスチン時間（APTT），カオリン凝固時間（KCT），希釈ラッセル蛇毒時間（DRVVT），希釈プロトロンビン時間（DPT）など〕の延長，②正常乏血小板血漿との混合試験で延長した凝固時間が補正されない，③過剰のリン脂質の添加により凝固時間が補正または短縮される，④ヘパリンの投与や凝固第VIII因子のインヒビターが存在するなどの明らかな凝固異常を除外できる．

抗リン脂質抗体症候群患者に高頻度にプロトロンビンと結合する自己抗体，抗プロトロンビン抗体が検出される．この抗体はLACとの関連性が強く指摘されている．

■ APSの診断

APSの診断には，抗リン脂質抗体の証明と，血栓症や妊娠合併症の確認が必要であり，1998年国際抗リン脂質抗体シンポジウムで決定された診断基準案（Sapporo criteria）が用いられる[4]．すなわち，1）臨床所見として①画像で確認された血栓症，または②習慣流死産などの妊娠合併症のどちらか一つの所見を認め，かつ2）検査所見として①標準化されたELISA法による β_2-GPI依存性aCL（IgG，またはIgM），または②国際血栓止血学会のガイドラインに沿って測定されたLACのいずれかが6カ月以上離れた機会に2回以上検出されること，という条件が満たされた際に抗リン脂質抗体症候群と診断する．

診断の進め方として，原因を特定できない若年者の動静脈血栓症や，習慣流死産，子宮内胎児発育遅延の原因として，APSをまず疑う．加えて，血小板減少やaPTTの延長があれば強く本症候群が疑われる．

■ APSの症状および治療

抗リン脂質抗体に関連する症状は非常に多彩である．表に症状とわが国における頻度を示した[5]．血栓はあらゆる動静脈に繰り返し発症する．静脈血栓症が最も多く，特に下肢深部静脈血栓症（DVT）の頻度が高く，肺塞栓症の原因にもなる．動脈血栓症では脳硬塞が最も多く，脳の虚血に伴う舞踏病や偏頭痛なども症状として考慮される．習慣流死産も特徴的な症状であり，流産は妊娠中期以降に多い．

APSの原因治療は難しい．急性期ならウロキナーゼ型や組織型プラスミノゲンアクチベーターなどの血栓溶解療法を通常の血栓症に準じて行う．予防としては，動脈血栓症の既往例には少量アスピリンなどの抗血小板剤を投与する．静脈血栓症の既往例にはワルファリンを経口投与するが，その投与量は国際標準化プロトロンビン時間（PT-INR）で2.0～2.5程度にコントロールする．難治例には免疫抑制剤の投与や γ グロブリン大量療法も効果的である．喫煙や経口避妊薬の服用などは可能な限り避け，高脂血症や糖尿病のコントロールも厳格に行う．

■ APSの病態生理

抗リン脂質抗体による血栓機序は，現在のところ類推の域を出ていない．APSでは，aCLが血中プロテインCのもつ凝固抑制活性を β_2-GPI存在下で阻害することにより，活性化プロテインCレジスタンス（APCR）の病態にあることは，コンセンサ

抗リン脂質抗体症候群患者の臨床症状とその頻度（文献5より改変）

	罹患部位	症　状	頻度（％）
動脈血栓症			45.4
	脳	脳硬塞	25.2
		一過性脳虚血発作	5.3
	心　臓	虚血性心疾患	3.9
		心弁膜症	1.6
		心筋症	──
	皮　膚	皮膚潰瘍	5.6
	四　肢	四肢壊疽	2.3
	眼	網膜動脈血栓症	3.9
	腎　臓	腎微小血栓による腎症	3.2
		腎梗塞	1.9
	腸	腸梗塞	1.2
	肝　臓	肝梗塞	0.2
		肝機能障害	──
	その他	無菌性大腿骨頭壊死	1.9
		その他	7.0
静脈血栓症			32.6
	四　肢	四肢深部静脈血栓症	17.0
		血栓性静脈炎	6.1
	肺	肺梗塞，肺塞栓症	10.2
		肺高血圧症	──
	肝　臓	Budd-Chiari症候群	1.1
	眼	網膜静脈血栓症	2.6
	副　腎	副腎静脈血栓症	0
		Addison病	──
	皮　膚	網状皮斑	5.1
		皮膚結節	──
		その他	1.9
習慣流産，子宮内胎児死亡	胎　盤		38.5

スが得られている．また，抗β_2-GPI抗体がβ_2-GPIを介して血管内皮細胞や単球の細胞表面に組織因子の発現増加を促すことも確認されている．その組織因子による外因系凝固亢進も一つの血栓機序である．

■文献
1) Hughes GVR, Harris EN and Gharavi AE：The anticardiolipin syndrome. *J Rheumatol*, **13**：486-489, 1986.
2) Matsuura E *et al*：Anticardiolipin cofactor(s) and differential diagnosis of autoimmune diseases. *Lancet*, **336**：177-178, 1990.
3) Brandt JT *et al*：Criteria for the diagnosis of lupus anticoagulants：an update. *Thromb Haemost*, **74**：1185-1190, 1995.
4) Wilson WA *et al*：International consensus statement on preliminary classification criteria for definite antiphospholipid syndrome. *Arthritis Rheum*, **42**：1309-1311, 1999.
5) 秋元智博，小林茂人，橋本博史：抗リン脂質抗体症候群の疫学．リウマチ科，**23**：441-448, 2000.

151
動脈血栓

松尾武文・苅尾七臣

　血栓は，発生する血管によって動脈血栓（冠動脈，脳動脈，下肢動脈），静脈血栓（深部静脈），微小循環系血栓（DICなど）に大別される．動脈血栓の主体は血小板血栓（白色）ともいわれ，フィブリノゲンを介して結合した血小板凝集塊が主体で，血栓の成長に従い血流が変化すると，フィブリンと赤血球が取り込まれて血栓は赤色調を示す．冠動脈に発生した血栓は，管腔の狭窄や閉塞を起こし，心筋に虚血や壊死（狭心症，心筋梗塞）を発症する．脳動脈に発生した血栓は，発生部位はもちろんのこと，末梢流域で血栓塞栓となって脳虚血や脳梗塞を引き起こす．両下肢の慢性動脈閉塞症にも，動脈硬化を基盤とした血栓塞栓が原因となって発症する．

　粥状動脈硬化から血栓合併に至るプロセスは，冠動脈において病理的なエビデンスに加えて，血管内視鏡などによる研究により解明された．内皮細胞の透過性亢進に始まる脂質の沈着，マクロファージと平滑筋細胞の増殖，取り込まれた血小板などによって形成された粥状硬化性プラークは，さらに脂質の沈着や炎症が伴うと内圧が高まり不安定となる．不安定プラークの破綻は，心収縮力の増加などが引き金となる．プラークを被履している内皮細胞が失われると，内皮下のコラーゲン線維，脂質，マクロファージが露出する．プラークの破綻が動脈血栓の初期で，コラーゲンは血小板のGPⅠaレセプターの直接結合で血小板が粘着し，血小板のGPⅠbレセプターは内皮下に存在するvon Willebrand因子（VWF）と結合し血小板の粘着が起こる．血小板膜に最も多いGPⅡbⅢaレセプターが活性化して血小板凝集が始まり，同時にADP，セロトニン，トロンボキサンA_2（TXA_2）の放出が起こり，周辺の血小板の活性化やTXA_2による過剰の血管収縮も起こる．マクロファージの活性化で大量の組織因子が発現し，外因系の血液凝固が始まる．プラークを基盤として発生した血小板凝集塊は，過剰の血管収縮，プロスタサイクリンの産生減少，ずり応力の変化に伴い，血小板の活性化，凝固亢進とあいまって血小板血栓が成長し，次第に管腔を閉塞し，末梢流域の組織虚血や壊死が起こる．

　動脈血栓と関係のある虚血性心疾患（心筋梗塞，狭心症），脳梗塞を対象とした疫学研究が進められている．凝固因子の中でも特にフィブリノゲン，第Ⅶ因子（FⅦ）の増加が，虚血性心疾患の発症のリスクファクターとして考えられている．フィブリノゲンは喫煙で増加し，その増加状態での血栓サイズは大きく，たやすく閉塞に至る．外因系の凝固因子であるFⅦは，破綻したアテロームに発現する組織因子と複合体をつくり，FⅦを活性化（FⅦa）し，第Ⅹ因子と複合体をつくり，第Ⅹ因子の活性化や，第Ⅸ因子の活性化まで引き起こし，破綻部位でのトロンビン濃度が上昇し，さらにフィブリンが形成される．形成されたフィブリンは線溶系により分解されるが，虚血性心疾患では線溶阻害に重要な作用を示すプラスミノゲンアクチベーターインヒビター（PAI-1）の増加により線溶活性は低下し，血栓は管腔を閉塞する方向へと成長していく．最近では，凝固因子が酵素作用を受けて活性化されるときに出現する遊離ペプチドの測定や，活性化凝固因子であるFⅦaの直接定量が可能となった．FⅦaの測定は従来の抗原量を測定する方法に比較して，FⅦaがより直接的に虚血性心疾患の発症に関係することが明らかとなっ

動脈硬化と血栓形成

血流の異常	血液成分の異常	血管壁の異常
【局所血流】 ・粥状硬化による狭窄，内膜表面の不整に伴う乱流による内膜への強いずり応力 ・ずり応力の増加による血小板活性化	【血栓形成促進】 ・血小板粘着凝集亢進，続発性凝固亢進，線溶の低下，血液粘度の上昇 ・血流うっ滞による近位，遠位方向への血栓成長	【血栓の局在】 ・不安定プラークの潰瘍化や破綻 ・破綻部の血小板血栓とフィブリン形成による血栓の安定化 ・壁在血栓から閉塞血栓に伴う実質臓器の虚血，壊死
【治療】 ・スタチン系薬剤による粥状硬化の退縮(?) ・経皮的血管形成術	【治療】 ・抗凝固剤（ワルファリン，ヘパリンなど）	【治療】 ・抗血小板剤（アスピリンなど） ・血栓溶解療法 ・経皮的血管形成術

た[1]．

リン脂質に対する自己抗体の出現する抗リン脂質抗体症候群（APS），ヘパリンと血小板第4因子の複合体が抗原となって発症するヘパリン起因性血小板減少症（HIT），VWF因子の分解酵素（VWF-cleaving protease）に対する自己抗体の出現による血栓性血小板減少性紫斑病（TTP）は，抗体関連血栓症といわれ，いずれも動静脈に血栓症を合併する．APSの動脈血栓は，若年者の反復性の脳梗塞，一過性脳虚血発作（TIA）が特徴である．HITでは下肢静脈の血栓，心筋梗塞，脳梗塞がよくみられる．TTPは，細動脈や毛細血管の血小板由来の微小血栓が特徴で，様々な臓器に虚血をもたらす．そのほか，血管壁に対する炎症，感染，代謝異常，免疫不全，変性が原因となって動脈血栓が発生する．その疾患として，高安病，側頭動脈炎，結節性多発動脈炎，川崎病，Buerger病などがある．

粥状硬化性プラークの破綻に伴う血小板粘着，凝集を阻害する目的で，抗血小板療法が行われている．わが国で種々の抗血小板薬が用いられているが，その代表はアスピリンである．アスピリンは，動脈血栓の典型例である心筋梗塞の予防，急性期の治療，不安定狭心症の急性期の治療と，TIAと脳梗塞の二次予防に，低用量で有効なことが認められている．両下肢の慢性動脈閉塞症にも一部の抗血小板薬の有効なことが認められている．スタチン系薬剤（HMG-CoA還元酵素阻害薬）は，心筋梗塞や不安定狭心症の予防に有効であり，すでに完成したアテロームの退縮にも期待がもたれている．以上をVirchowの血栓発生三徴候説に従って表にまとめた．

■文献
1) Kario K et al : Fluorogenic assay of activated factor VII, plasma factor VIIa levels in relation to arterial cardiovascular diseases in Japanese. *Arterioscler Thromb*, **14** : 265, 1994.

152
血小板減少症

村田　満

■血小板減少症の病態，症状と鑑別診断

骨髄での巨核球-血小板の産生障害と，末梢での消費や破壊亢進・分布異常の二つが主な病態である．

症状は一般に皮膚の点状出血（petechia）が多いが，斑状出血（ecchymosis）も認める．血友病でしばしばみられる関節出血，筋肉内出血は通常認めない．血小板減少症で出血症状がみられるのは一般に血小板数2～3万以下であり，場合によっては1万ぐらいまで無症状のことがある．重症では尿路出血，消化管出血，脳出血を来すことがある．日常臨床では口腔内出血（血腫）がみられる場合には注意を要する．

血小板減少症患者に遭遇したら，図に従って鑑別診断を行う．まず偽性血小板減少症を除外する．これは採血後に試験管内で血小板が凝集する現象で，採血から測定までの時間に依存して凝集が進行する．塗抹標本で血小板数を確認するか，EDTA採血でみられることが多いので，クエン酸加採血で血小板数を算定する．骨髄穿刺で巨核球以外に異常がなく，巨核球数が正常または増加のとき，消費または破壊の亢進あるいは分布の異常と診断される．この場合，脾腫の有無，抗核抗体，末梢血塗抹標本で破砕赤血球，FDPを調べる．薬剤服用歴の聴取は最も重要である．

【診断に必要な検査】
① 血液学的検査（塗抹標本は必須．偽性血小板減少症と破砕赤血球の有無をみる）
② 生化学的検査（肝機能，腎機能，蛋白分画）
③ 凝血学的検査（APTT, PT, FDP）
④ 骨髄穿刺（骨髄生検，染色体を含む）
⑤ 免疫学的検査（抗核抗体，免疫グロブリン，血小板結合IgGなど）

■血小板減少患者の外科的処置への対応

血小板減少症患者の手術は日常頻回に遭遇する．通常，手術に必要な血小板数は他のリスクファクターの有無によっても異なるが，低リスク手術（抜歯や皮膚の小手術など）で50,000/μl以上，中リスク手術（腹部の一般手術など）で75,000/μl以上，そして高リスク手術（脳外科手術など）で100,000/μl以上を目安にする．血小板産生低下例では血小板濃縮液の輸注，免疫学的血小板減少（ITP）ではγグロブリンの点滴静注が必要である（下記）．

■特発性血小板減少性紫斑病の病態と診断

ITPは，明らかな原因や基礎疾患がないのに，血小板減少のため出血症状を呈する後天性の疾患であり，免疫学的機序による血小板破壊がその病態の基本である．急性型と慢性型の2型に分類される．急性型は小児に好発し，ウイルス感染などの先行疾患に伴って発症することが多く，ほとんどが6カ月以内（平均4～6週）に自然寛解する．慢性型は成人に多く，特に20～40歳代の女性に好発し，自然寛解は少なく経過は年余に及ぶ．

診断上重要なポイントは，血小板減少を来す基礎疾患を除外することである．検査所見上の重要な点は，血液学的検査において血小板減少のみが唯一の異常所見で，赤血球，白血球は，数，形態ともに正常であり（出血による鉄欠乏性貧血の合併を除く）骨髄所見は低形成を認めず，巨核球数が正常～増加で，赤芽球，顆粒球系の数や形態異常を認めないことである．血小板結合性IgG（PAIgG）の増加や，リンパ球サブセットの異常などは参考となるが，診断根拠

とはならない．血小板数の測定は，少なくとも初回は塗抹標本により目で確認すべきである．そのほか，血小板抗体（PAIgG，PBIgG），抗核抗体，抗リン脂質抗体，血液梅毒反応（TPHA，ガラス板法）なども検査する．PAIgG（血小板表面に結合しているIgG）は，血小板減少時には測定困難であるが，ITPの約9割で増加しており，血小板数と逆相関するという報告もある．しかし，ITPに特異的でなく，肝硬変，SLE，敗血病，そのほか幼若血小板が出現する病態で増加しうる．一方，PBIgG（血漿中のIgGで，血小板と結合しうるもの）は血漿で測定可能であるが，ITPの約4割で増加しており，血小板数との逆相関はなく特異性も低い．

■ 特発性血小板減少性紫斑病の治療

治療の原則は，出血傾向の改善を治療目的とする．すなわち，出血傾向がなければ血小板数が2～3万/μlでも，安定していれば治療目標達成と考える．ただし，患者には外傷や外科手術の際には特別の注意と治療が必要であることを十分説明する．消化管や膀胱などの粘膜出血の場合は必ず治療を必要とする．また薬剤投与は種類を問わずなるべく控えるようにする．難治例，特にステロイドや脾摘に全く反応しない例では，診断を今一度確認する．すなわちMDSなどの可能性を除外する．原則は，第一選択＝副腎皮質ホルモン（1mg/kgを4週間投与し，以降5～10mg/1～2週で減量する），第二選択＝脾摘（発病後6カ月は行わない．永続的寛解率は約50％である），第三選択＝免疫抑制剤である．

このほかに，一過性に血小板増加が必要な場合（抜歯，カテーテル検査，摘脾手術など）γグロブリン大量療法が行われる．インタクトタイプのγグロブリンを静注する．方法は400mg/kg/日の点滴静注を5日間連続して行う．80～90％に血小板上

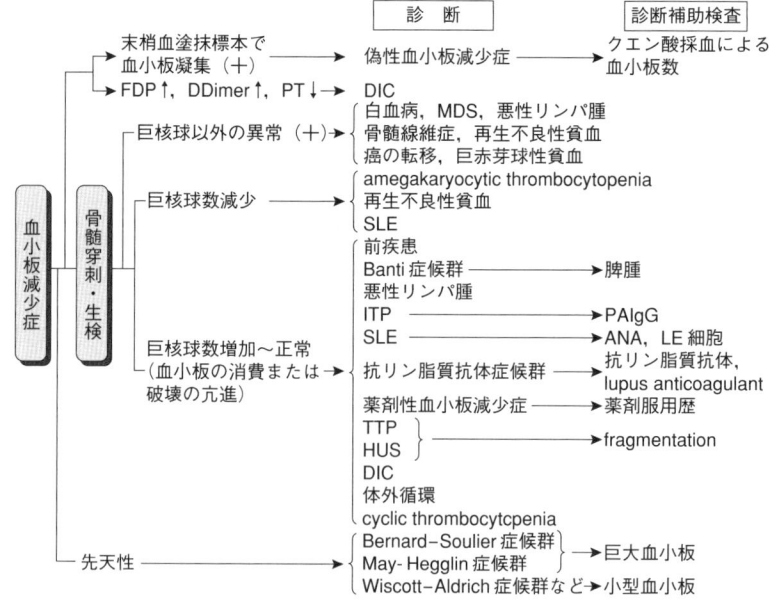

血小板減少症の鑑別診断

昇をみる．数週以内に血小板数はもとのレベルに戻るので，手術は5日間の点滴静注終了直前～直後に予定するとよい．

最近，ヘリコバクターピロリの除菌が一部の慢性ITPに有効であることが判明した．保菌者の30～50%に有効とされる．今後，ITP治療における位置づけが明らかにされると思われる．

■文献
1) 村田　満：出血凝固異常．内科研修マニュアル（慶應義塾大学病院内科編），pp953-956，南江堂，東京，1999．
2) 村田　満：止血異常．内科学実地診療必携（池田康夫，日比紀文，鈴木洋通編），pp355-364，朝倉書店，東京，1999．

153
血小板機能異常症

西川政勝

血小板数はほぼ正常であっても，血小板の機能（粘着，凝集，放出能）に異常がある場合には出血傾向を呈する．この血小板機能異常症（platelet dysfunctionまたはthrombopathy）は，先天的にも後天的にも出現するが，原因として血小板自体に異常がある場合（内因性機能異常症）と，血漿成分に異常があるために血小板機能が正常に機能しない場合（外因性機能異常症）とがある．狭義には前者のみを血小板機能異常症と呼ぶ．後者で先天性の場合には，無フィブリノゲン血症およびvon Willebrand病がある．血小板機能異常症の診断には，血小板凝集検査の測定が必要である（表参照）．

先天性血小板機能異常症は，止血血栓形成機構のそれぞれの段階の異常別に分類されることが多く，①血小板粘着の異常：Bernard-Soulier症候群，②血小板凝集の異常：Glanzmann血小板無力症，③血小板放出の異常：1）顆粒欠損症（α顆粒欠損症，濃染顆粒欠損症），2）放出機構異常症（phospholipase欠損症，cyclooxygenase欠損症，thromboxane（TX）合成酵素欠損症，TXA_2レセプター異常症），④血小板上でのprocoagulant activity発現の異常：Scott症候群である．

後天性血小板機能障害としては，アスピリン（aspirin）などの薬剤による場合，慢性腎不全・DICなどの全身性疾患，慢性骨髄増殖性疾患・骨髄異形成症候群などの血液疾患，抗血小板抗体などで認められる．

先天性血小板機能異常症における主要検査所見

	血小板無力症	δ-storage pool病	cyclooxygenase 欠乏症	Bernard-Soulier 症候群
病態	GPⅡb・Ⅲaの減少	濃染顆粒の欠乏	cyclooxygenaseの欠乏	GPⅠbの減少
血小板数（形態）	正常	正常	正常	正常〜減少（巨大）
出血時間	延長	延長	延長	延長
毛細血管抵抗	正常〜減弱	正常〜減弱	正常〜減弱	正常〜減弱
血餅退縮	欠如	正常	正常	正常
血小板粘着能	低下	低下	正常	低下
血小板凝集能				
ADP 一次凝集	欠如	正常	正常	正常
ADP 二次凝集	欠如	欠如	欠如	正常
アラキドン酸凝集	欠如	正常	欠如	正常
コラーゲン凝集	欠如	欠如	欠如	正常
リストセチン凝集	正常	正常	正常	欠如〜低下
血小板放出能	正常	低下	低下	正常

■ Bernard-Soulier症候群

　Bernard-Soulier症候群（BSS）は，血小板膜糖蛋白GPⅠb，Ⅸ，Vの減少が認められ，血管内皮下組織への血小板粘着が低下することから，出血時間が著明に延長する．遺伝形式は常染色体劣性で，BSSにおける遺伝子変異は，GPⅠbα遺伝子（BSS type A），GPⅠbβ遺伝子（BSS type B），またはGPⅨ遺伝子（BSS type C）に認められるが，GPV遺伝子異常は報告されていない．通常，幼児期あるいは小児期に皮下出血（紫斑）や鼻出血，歯肉出血，性器出血などの出血症状で発症し，強度の出血で致命的な場合がある．関節内血腫や大きな血腫は通常みられない．血小板数は正常，ないし減少している．末梢血塗抹標本では大型血小板が多数認められ，リンパ球または赤血球の大きさ（直径15〜20μm）の巨大血小板も出現する．骨髄巨核球数は正常．ADP凝集，コラーゲン凝集は正常であるが，リストセチン凝集は欠如または低下する．凝固検査は正常．特異的な治療法はなく，新鮮血小板輸血が最も確実な止血法である．

■ Glanzmann血小板無力症

　Glanzmann血小板無力症（Glanzmann thrombasthenia）は，GPⅡb-Ⅲa複合体（インテグリン$\alpha_{Ib}\beta_3$）の欠損あるいは異常症で，血小板数正常にもかかわらず出血時間は延長，ADPその他のアゴニストによる血小板凝集が欠如する常染色体劣性遺伝の先天性出血性疾患である．血小板無力症は，GPⅡb遺伝子またはGPⅢa遺伝子の異常により生じ，GPⅡb-Ⅲa複合体の異常の程度により量的異常のⅠ，Ⅱ型および質的異常のⅢ型（variant）に分類され，Ⅰ型ではGPⅡb-Ⅲa複合体量（抗原量）が正常の5％以下，血小板内α顆粒フィブリノゲンの著減，血餅退縮が欠如，Ⅱ型ではGPⅡb-Ⅲa複合体量は正常の10〜20％，α顆粒フィブリノゲンは正常の30〜60％，血餅退縮は遅延，Ⅲ型（variant）ではGPⅡb-Ⅲa複合体量は正常の50％以上であるが血小板凝集が欠如〜低下している．Ⅰ型が最も多く（約78％），次いでⅡ型（14％），Ⅲ型（8％）が最も少ない．新生児期あるいは小児期にしばしば鼻出血，歯肉出血，点状出血，紫斑などの出血症状

を来す．月経過多，消化管出血，血尿なども認められるが，関節内出血や深部臓器出血はまれである．出血時間は著明に延長しているが，出血症状の程度は必ずしも一定せず，まちまちである．血小板数と血小板形態は正常，また凝固因子も正常である．ADP凝集が一次，二次凝集とも欠如し，コラーゲンや他のアゴニストによる凝集を欠如しているが，アゴニストによる放出能は正常である．リストセチン凝集も正常である．出血症状の治療には血小板輸血が必要である．

■血小板放出の異常

1）顆粒欠損症（ストレージプール病，storage pool disease：SPD）　血小板内の顆粒内容の貯蔵が欠乏する疾患で，多くは血小板以外に他の先天性異常を合併していることが多い．遺伝形式は多様である．濃染顆粒内容の貯蔵が低下しているのを濃染顆粒欠損症（δ-storage pool disease：δ-SPD）という．δ-SPDは単独の疾患として，またHermansky-Pudlak症候群，Chédiak-Higashi症候群，Wiscott-Aldrich症候群，Ehlers-Danlos症候群などの合併症として認められる．δ-SPDは，紫斑，歯肉出血，鼻出血，月経過多，外科手術や外傷後の出血過多など，軽度から中程度の出血傾向を呈する．血小板数，血小板形態は正常であるが，出血時間は延長している．ADP，エピネフリンによる二次凝集反応の欠如，低濃度コラーゲンによる凝集の減弱あるいは欠如である．アラキドン酸凝集は正常である．α顆粒が欠損しているのはα顆粒欠損症（α-storage pool disease：α-SPD, gray platelet syndrome）で非常にまれな疾患で，軽度の出血傾向，出血時間延長，中等度の血小板減少（6～10万/mm^3），骨髄の線維化，大血小板を特徴とし，末梢血Wright染色にて血小板がgrayに染色されるためこの名がついている．ADP，エピネフリン，アラキドン酸で刺激した際の凝集能は正常である．いずれのタイプのSPDの出血に対する治療は正常血小板の輸血である．また，デスモプレシン（DDAVP）が有効であることがある．

2）放出機構異常症　単一の疾患ではなく，cyclooxygenaseやTXA$_2$合成酵素など先天性酵素欠損によるプロスタグランジン系の代謝酵素障害による場合が多い．δ-SPDと同様の軽度な出血症状を呈するが，患者血小板の濃染顆粒は正常に認める．抗血小板剤アスピリンを投与したときと同様の血小板機能異常を呈する．この血小板機能異常症では出血時間が正常を示す症例があるが，アスピリン投与により出血時間が著明に延長する．ADP，エピネフリンによる二次凝集反応の欠如，低濃度コラーゲン，アラキドン酸による凝集の欠如・低下を認める．

■文献

1) Loscalzo J et al：Thrombosis and Hemorrhage, pp507-524, Lippincott Williams & Wilkins, Philadelphia, 2002.
2) Michelson AD, Nurden AT and Nurden P：Platelets, pp681-700, Academic Press, San Diego, 2002.

154
血友病

吉岡 章

■血友病の歴史

2世紀のバビロニアの教典タルムートには,血友病と思われる男児の「割礼後の出血死の家系では,第三男児以降の割礼が免除される」との規程がみられる.また,英国のヴィクトリア女王の孫娘アレクサンドラとロシア皇帝ニコライⅡ世との間に誕生した皇太子アレクセイが関節出血を繰り返す血友病患者であったことは有名である.病名としてのhaemophiliaはウィルヒョウ(Virchow)(1854年)によって用いられ,一般化していった.

■血友病の病因・疫学

血友病には,血液凝固第Ⅷ因子活性(FⅧ:C)が欠乏・低下する血友病Aと,第Ⅸ因子活性(FⅨ:C)が欠乏・低下する血友病Bとがある.それぞれX染色体長腕上のFⅧまたはFⅨ遺伝子の異常に基づくFⅧまたはFⅨ蛋白の量的・質的異常症である.その遺伝形式はともにX連鎖劣性で,臨床症状にもほとんど差はない.全血友病の出生頻度は男児出生5,000〜10,000人に1人で,血友病BはAのおよそ1/5程度である[1].

■血友病の病態生理

血友病は,FⅧ:CまたはFⅨ:Cの欠乏・低下により血液凝固過程が遅延する病気であるが,実際には出血しやすい病気のようにみえ,生涯にわたって出血症状を反復する.

凝固一段法で測定されるFⅧ:CまたはFⅨ:Cの低下度と,出血頻度や重症度とはほぼ相関する.凝固活性<1%が重症,1〜5%が中等症,>5%が軽症である.重症では,通常,乳幼児期から出血を反復するが,中等症・軽症では発症年齢も高く,自発出血は少なく,抜歯・手術時(後)や外傷後止血困難あるいは術前の凝固スクリーニング検査異常から気付かれることが多い.一方,免疫学的に測定されるそれぞれの抗原量(FⅧ:Ag,FⅨ:Ag)が欠如するA$^-$またはB$^-$,抗原量が正常のA$^+$またはB$^+$とに分類される.後者はFⅧまたはFⅨの分子異常症である.

■血友病の臨床症状

血友病の主要な症状は,出血である.出血は全年齢を通じてみられ,反復性で多岐にわたる.血友病を特徴づける出血症状は関節や筋肉出血などいわゆる深部臓器出血で,年齢と出血症状に特徴がある.

乳児期後半から幼児期には,特に誘因なくあるいはわずかな外傷や打撲により皮下溢血斑と皮下血腫を形成する.打撲後に半日から数日遅れて皮下血腫(こぶ)をつくることが多く,血友病の特徴である.また,特別な外傷なしに頭蓋内出血を発症することもある.

幼児期になると,足関節次いで膝関節出血がみられるようになる.関節内滑膜から出血して関節腔に充満すると,腫脹・疼痛・運動制限が現れる.

学童期以降には膝関節や足関節,肘関節を中心に各種関節出血が増えるほか,腸腰筋出血を含む筋肉出血(血腫),抜歯後出血,血尿,吐・下血などが目立ってくる.適切な補充療法がとられないと,反復する関節・筋肉出血の結果,加齢とともに,慢性の関節・筋肉機能障害(血友性関節症)が進行する.

■血友病の検査成績

血友病では出血時間とプロトロンビン時間(PT)は正常であるが,活性化部分トロンボプラスチン時間(APTT)が延長する.凝固一般法によるFⅧ:CとFⅨ:C

の定量を行い，AとBの鑑別とそれぞれの重症度を分類（前述）する．

■血友病の治療

　血友病治療の原則は，欠乏するFⅧ（FⅨ）の補充による早期止血である．献血血漿由来の血液製剤と遺伝子組換え製剤とがあり，両者ともに既知のウイルス感染症に対しては十分安全である．

　1）血友病A　　血漿由来製剤には，FⅧ単独製剤とFⅧ-VWF複合体製剤とがある．ともに250〜1,000単位（U）/バイアルと高力価のFⅧ：Cを含有する．1U/kgの輸注によって約2%のFⅧ：Cの上昇が期待しうる．生体内半減期（8〜12時間）を理解した上で，出血部位や程度，手術の種類などにより投与量と投与回数を設定する．

　2）血友病B　　第Ⅸ因子単独製剤と，第Ⅸ因子複合体製剤（プロトロンビン複合体製剤；PCCともいう）とが用いられる．共に血液製剤である．適応症状や投与量，回数などは血友病Aの場合に準じるが，1U/kgの第Ⅸ因子輸注によって1〜1.5%の血中FⅨ：Cの上昇が期待される．

　3）補充療法に伴う副作用・合併症　　頻度は低いが，発熱，血管痛，蕁麻疹，腰痛，喘息様発作，アナフィラキシーなどの即時的なものに注意する．

　反復する補充療法により，患者の一部（5〜20%）にインヒビター（同種抗体）が発生し，以後の止血療法が困難になることが知られている．この場合，通常量のFⅧ（FⅨ）補充療法は無効で，活性型PCC（APCC）や活性型第Ⅶ因子製剤が用いられ，効果的である[2]．

　4）自己（家庭）注射　　自己注射とは，血友病患者が医師の指導と管理のもとに自宅や職場で因子製剤を自分で（ときに両親や妻が）注射することである．早期止血が可能で，わが国では1983年から認められている．

　5）肝移植と遺伝子治療　　肝硬変や肝癌を合併した血友病患者に肝移植が行われ，生着後はドナー肝臓が産生するFⅧまたはFⅨによって血友病が治癒することが明らかとなっている．また，患者から採取した線維芽細胞などに正常FⅧ（FⅨ）遺伝子を導入し，増殖後本人の腹腔などに戻す，いわゆる*ex vivo*法や，正常FⅧ（FⅨ）遺伝子を導入した各種ウイルスベクターを患者に投与する，いわゆる*in vivo*法が試行され，遺伝子治療の可能性が検討されている[3]．

■文献

1) 吉岡　章：血友病．血液疾患診療マニュアル．日本医師会雑誌，特別号：S260-263, 2001.
2) 嶋　緑倫：血友病におけるインヒビターの発生機序とその治療戦略．日本小児血液学会雑誌，**13**：399-409, 1999.
3) 吉岡　章：血友病治療．21世紀の展望．日本小児科学会雑誌，**106**：631-638, 2002.

155 フォンウィルブランド病

高橋芳右

■フォンウィルブランド因子

フォンウィルブランド因子（von Willebrand factor：VWF）は，血管内皮細胞および骨髄巨核球で産生される高分子量の糖蛋白質で，傷害を受けた血管の内皮下組織への血小板粘着および血小板血栓形成を促し，一次止血に極めて重要な役割を果たしている．VWFは血漿中では分子量500～約20,000 kDaに及ぶマルチマー構造をとり，高分子量のマルチマーほど活性が高い．このため，VWFの量的減少または高分子VWFマルチマーの欠乏があると，一次止血障害（出血傾向）を来すことになる．

■フォンウィルブランド病の病態，病型と病因

VWFの量的減少または質的異常を来す常染色体遺伝性疾患をフォンウィルブランド病（von Willebrand disease：VWD）という[1,2]．多くは優性遺伝，一部は劣性遺伝形式を示す．VWFは循環血漿中で第Ⅷ因子の運搬・安定化作用も担っているため，VWDでは二次的に第Ⅷ因子も低下する．

VWDはVWFの量的減少症の1型，質的異常症の2型，完全欠損症の3型に分類される（表1）．2型には2A，2B，2M，2Nの4亜型が存在する．また類縁疾患に血小板型pseudo-VWDがある．

VWDはVWF遺伝子の異常による．2A型VWDは，血管内皮細胞におけるVWFの重合障害，あるいは血漿中での易分解性による．2B型VWFは血小板膜糖蛋白質GPⅠbに対する親和性が異常に亢進し，血

表1 VWDの病型分類

1型：VWFの量的減少症（部分的欠乏症）
2型：VWFの質的異常症
　2A型：高分子VWFマルチマーの欠損により機能障害を来す質的異常症
　2B型：血小板膜GPⅠbに対する結合能の異常亢進症（RIPAが亢進）
　2M型：高分子VWFマルチマーの欠損なくして機能低下を来す質的異常症
　2N型：第Ⅷ因子結合能異常症
3型：VWFの完全欠損症

血小板型pseudo-VWD：血小板膜GPⅠb異常によりVWFを結合し，血漿高分子VWFマルチマーが低下（RIPAが亢進）

小板リストセチン凝集（ristocetin-induced platelet agglutination：RIPA）は健常人に比し低濃度のリストセチンにより惹起される（RIPAの亢進）．血小板型pseudo-VWDは血小板膜GPⅠb異常により血漿VWFを吸着し，高分子VWFマルチマーの減少を来すもので，RIPAの亢進を示すとともに正常血漿（正常VWF）を添加するだけでも血小板凝集が惹起される[2]．

■VWDの症状

病型により出血症状の程度が大きく異なり，1型VWDは概して軽いが，3型および2型（特に2A型）VWDはより重症の出血を来しやすい．粘膜出血を特徴とし，鼻出血，口腔内出血，皮下出血，抜歯後・手術後止血困難，外傷後止血困難，血尿などを呈する．関節出血，筋肉内出血はまれで，主に3型VWDでみられる．女性では性器出血，特に初潮時異常出血や流産・分娩時の異常出血，黄体出血がみられる．

■VWDの治療

VWDの治療（止血管理）は第Ⅷ因子/VWF濃縮製剤による補充療法と，貯蔵部位の血管内皮細胞からVWFの放出をもたらす酢酸デスモプレシン（1-deamino-8-D-arginine vasopressin：DDAVP）投与が中心となる[1,2]（表2）．

表2 VWD各病型における第VIII因子/VWF濃縮製剤および酢酸デスモプレシン使用ガイドライン

病型	第VIII因子/VWF濃縮製剤	酢酸デスモプレシン
1型	有効	通常有効
2A型	有効	症例により有効，または無効
2B型	有効	禁忌（要注意）血小板減少症惹起
2M型	有効	症例により無効，またはやや有効
2N型	有効	症例により有効，または無効 半減期短縮
3型	有効 インヒビター発生有り	無効
血小板型	有効（少量投与）血小板減少症惹起	禁忌（要注意）血小板減少症惹起

■文献
1) Sadler JE *et al*: Impact, diagnosis and treatment of von Willebrand disease. *Thromb Haemost*, **84**: 160-174, 2000.
2) 高橋芳右: von Willebrand病. 血液フロンティア, **11**: 1119-1128, 2001.
3) 高橋芳右: 血友病の補助止血療法. *Biomed Perspectives*, **4**: 189-194, 1995.

1) 補充療法　高分子VWFマルチマーに富む加熱第VIII因子/VWF濃縮製剤（商品名：コンファクトF；化学及血清療法研究所，商品名：コンコエイト-HT；三菱ウェルファーマ）を用いる．投与量は，出血時間が短縮し，第VIII因子活性およびリストセチンコファクター活性が50%以上となる量が望ましく，通常20～80単位/kgを投与する．血小板型pseudo-VWDでは血小板凝集を惹起することが多いため，比較的少量の第VIII因子/VWF濃縮製剤または血小板輸注を用いる．

2) 酢酸デスモプレシン　通常0.2～0.4μg/kgを約20分かけて緩徐に静注する．デスモプレシンに対する反応態度は病型ないし症例ごとにかなり異なるので，注意が必要である[3]（表2）．

3) その他　鼻出血，歯肉出血などの粘膜出血の際および抜歯時には，抗線溶薬（トラネキサム酸）が有効である．

156
凝固インヒビター

高松純樹

■ 凝固インヒビターとは

正常血液中には，活性化された凝固因子を制御するために，種々の生理的インヒビターが存在している．アンチトロンビン，ヘパリンコファクターⅡ，α_1アンチトリプシン，α_2マクログロブリン，C1エラスターゼインヒビター，組織型プラスミノゲンインヒビター，外因系凝固インヒビター（tissue factor pathway inhibitor）などがこれに相当する．広義の凝固インヒビターは生理的インヒビターとは異なり，補充療法を受けている血友病患者や，全身性エリテマトーデス（SLE）などの膠原病，悪性リンパ腫，骨髄腫などの悪性腫瘍，ペニシリン，ゲンタマイシンなどの抗生物質，抗結核剤などの薬剤，妊娠に関連したもの，あるいは単に高齢以外何ら基礎疾患が認められない患者に発生し，約100万人に1人の割合と報告されている．血友病にみられるものは第Ⅷ，Ⅸ因子に対する同種抗体，後者でみられるものは各種の凝固因子に対する自己抗体で，第Ⅷ因子に対する自己抗体（インヒビター）は最も高頻度に認められる．

1) 第Ⅷ因子インヒビター（血友病に対するインヒビターは154項参照）　血友病患者以外にみられる第Ⅷ因子インヒビターは自己抗体で，免疫グロブリンはそのほとんどがIgGであり，サブクラスはIgG1またはG4で補体とは結合しない．その作用は時間・温度依存性である．ちなみに，第Ⅸ因子に対するインヒビターは即効性で，かつ温度非依存性である．このインヒビターの第Ⅷ因子結合部位は，重鎖のA2ドメイン，軽鎖のC2ドメイン，あるいはこの両方に結合することが報告されている．このようなインヒビターは活性化された第Ⅷ因子がリン脂質膜に結合することを阻害したり，または第Ⅹ因子の活性化を阻害することにより抗凝固活性を発揮するものと考えられている．

最も高頻度に認められる出血症状は，皮膚あるいは筋肉内出血である．また，多くの症例で血友病患者と同様に関節内出血も認められるが，血友病に比してまれである．さらに消化管，あるいは腎尿路系出血もまれではない．産褥期の患者では産褥出血が遷延したり，軽症な患者では抜歯後止血困難なこともある．しかしながら重症の出血症状は全体の約80％にみられ，約20％の症例は出血により死亡することがあり，その出血もあらゆる形で起こりうることに留意すべきである．もう一つ留意すべきことは，臨床的に出血症状がない患者では，しばしば医療上の観血的な手技や，血腫の穿刺部位からの出血が持続することもある．また高齢者で生来出血症状はなく，些細な打撲で血腫ができたり原因なく出血症状が認められたときや，さらに血友病に認められるような筋肉内出血や関節内出血などの深部出血が認められたときには，本疾患を考慮すべきである．

2) von Willebrand因子（VWF）に対する抗体　生来健康者，悪性腫瘍患者，リウマチ性疾患患者，血液疾患患者などでVWFに対する抗体がみられることがあるが，約50％の患者はモノクローナル免疫グロブリン異常症，あるいはリンパ増殖性疾患患者である．

出血症状は先天性von Willebrand病に類似しているが，鼻出血，皮下出血，紫斑，月経過多，歯肉出血などの軽度なものから，重篤で生命に危険となるものまである．診断はリストセチンコファクター活性が低下

していることを確認することでなされる．von Willebrand抗原や第VIII因子活性は低下する．

本インヒビターは，VWFと結合して生体内からのクリアランスを亢進させることがその本態であるので，in vitroでの患者血漿と正常血漿を混合した補正試験では阻害活性は認められない．

3) 第V因子インヒビター　術後患者，輸血の既往のある患者，あるいは抗生剤使用患者でみられることがあるが，ウシトロンビン，フィブリングルーなどの局所止血剤の使用経験のある患者が多い．これは，これらの製剤中にごく微量のウシ第V因子が含まれており，ヒト第V因子と交差反応する同種抗体が産生されるために起こるものと考えられている．診断は第V因子活性が低下していることであるが，補正試験では補正されない．また，ときにトロンビンに対する抗体も合併していることから，トロンビン時間の延長もみられる．

4) 第X因子インヒビター　第X因子インヒビターはアミロイドーシス患者にみられるが，第X因子はアミロイド線維に吸着され血中より速やかに排除されるためと考えられている．そのために，補正試験では第VIII，V因子インヒビターとは異なり補正される．なお，出血メカニズムは単に第X因子の低下だけでなく，線溶亢進やアミロイド線維が血管壁に浸潤していることも関係していると推定されている．

5) その他の因子に対するインヒビター　その他の凝固因子に対するインヒビターは，以上述べたものに比して極めてまれである．SLEなどにみられるループスアンチコアグラントはプロトロンビン活性基に対するインヒビターではなく，結合することによりクリアランスが亢進するものである．

第XIII因子インヒビターは抗生剤，特にアミノ配糖体や抗結核剤使用時に認められるもので，第XIII因子欠乏症にみられると同様に，後出血のほかに創傷治癒遅延も特徴である．

■ 鑑別診断

凝固インヒビターは，個々の凝固因子に対して直接活性基に結合して活性を失活させるか，凝固蛋白と結合して生体内クリアランスを亢進して凝固活性を低下させるかである．鑑別すべきものとしてはループスアンチコアグラントで，これは凝固反応に必須のリン脂質に対する抗体で，個々の凝固因子ではない．したがって，適切に各凝固因子を測定すればすべて正常である．

■ 治療

第VIII因子インヒビターは最も高頻度にみられるが，治療は血友病Aに発生したインヒビターに準じて行う．第IX因子インヒビターも同様で，詳細は154項を参照されたい．しかしながら，その他のインヒビターの治療については，急性期にはヒト血漿，プロトロンビン複合体製剤，活性化プロトロンビン複合体製剤，あるいは最近では活性化第VII因子製剤の使用の報告もあるが，確実な成績を示すものはなく，しばしば困難である．第V因子インヒビターでは，ときに血小板製剤が有効であるという報告もある．慢性期の免疫抑制剤の使用については議論のあるところである．

■ 予後

第VIII因子は，前述したように，ときには死の転帰をとることもまれでないことに注意を要する．それ以外では重篤な出血頻度は少なく，インヒビター自体も無治療で消失することが多い．

157
ビタミンK依存性凝固因子欠乏症

白幡　聡

　血液凝固因子の中で，NH_2末端近くに存在する10〜12個のグルタミン酸残基が，γグルタミルカルボキシラーゼの作用によってγカルボキシグルタミン酸（Gla）に変換される，プロトロンビン，第Ⅶ，Ⅸ，Ⅹ因子をビタミンK（VK）依存性凝固因子と総称する．γカルボキシル化反応は，肝細胞の粗面小胞体で蛋白の翻訳とともに進行するプロセシングで，コファクターとしてヒドロキノン型VKを必要とする．この過程で，VKは分子状酸素を供給してVK-2,3エポキシドとなるが，VK-2,3エポキシドはその還元酵素によりキノン型となる．キノン型VKはさらに還元されてヒドロキノン型VKに戻ることにより何回も再利用される（図参照）．

　NH_2末端近傍のGlaを含む領域（Glaドメイン）はCa^{2+}の結合領域で，VK依存性凝固因子はCa^{2+}の存在下にこのドメインを介して細胞膜陰性荷電リン脂質に結合する．この結合は血液凝固反応を進める上で必須のプロセスで，Glaを欠くVK依存性凝固因子前駆体（protein induced by vitamin K absence or antagonists：PIVKA）はリン脂質と結合できないために凝固因子としての働きを失う．

　VK依存性凝固因子欠乏症は，その成因をもとに，①肝障害に伴う欠乏症，②γグルタミルカルボキシラーゼの先天異常症，③VK還元系の先天異常症，④VK欠乏症，⑤クマリン系経口抗凝血薬服用時の欠乏症に大別される．

■肝障害に伴う欠乏症

　VK依存性凝固因子はいずれも肝臓で産生されるため，急性肝不全や非代償性肝硬変症の患者で減少する．出血は皮下，粘膜

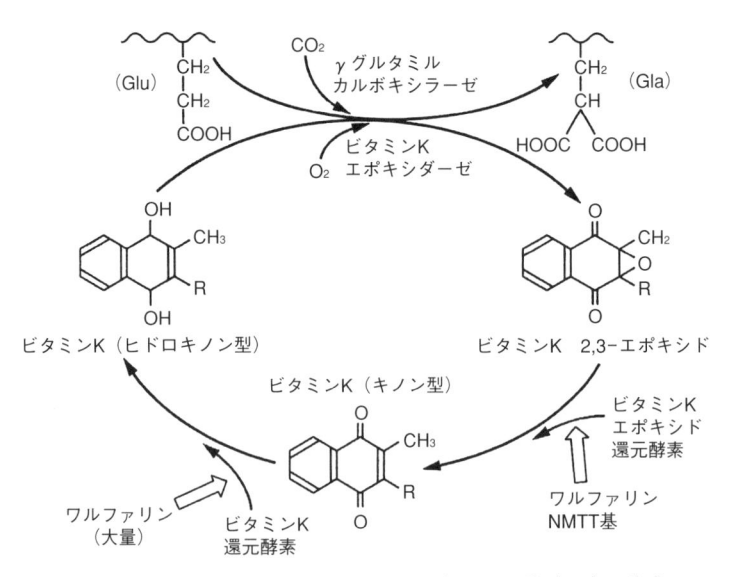

ビタミンKの酸化還元サイクルとγカルボキシグルタミン酸（Gla）の生成

下，消化管に多く，出血が死因となることもまれではない．血液凝固学的検査では，VK依存性凝固因子だけでなく，フィブリノゲンや第V因子も減少しているのが特徴である．

■ γグルタミルカルボキシラーゼの先天異常症

これまでにγグルタミルカルボキシラーゼの遺伝子異常によると考えられるVK依存性凝固因子の欠乏症が十数家系報告され，異常部位が特定されている患者もいる．例えば，ある家系では第9エクソンのT→G変異により394番目のアミノ酸がアルギニンからロイシンに置換されていることが明らかにされた．出血症状の程度は，家系間で差があり，おおむねVK依存性凝固因子活性の低下の程度に相関している．VK製剤の投与に対する反応も様々で，ほとんど効果のない例から，VK製剤の定期投与で出血が完全にコントロールできる患者もいる．

■ VK還元系の先天異常症

VK還元系の異常によると考えられるVK依存性凝固因子欠乏症の家系が，数例報告されている．本症では，VK製剤の投与後に血中VK-2,3エポキシドが高濃度に，しかも長時間滞留するのが特徴で，興味深いことに，VK依存性凝固因子活性の低下の程度と出血症状の重篤度が相関しない．乳児期，特に新生児期に重篤な出血がみられることが多いが，これには新生児期の生理的VK欠乏が関与しているかもしれない．出血のコントロールには，VK製剤が極めて有効である．

■ VK欠乏症

VK欠乏によるVK依存性凝固因子欠乏症は，主として新生児期，乳児期，抗生物質投与時，肝・胆道疾患患者でみられる．

新生児のVK欠乏性出血症はhemorrhagic disease of the newbornとも呼ばれ，かつては新生児期の代表的出血性疾患であった．しかし，出生時のVK製剤の投与により予防可能であり，わが国でも出生時のVK製剤投与の普及によって稀有な疾患となったが，VK製剤が投与されないこともあり，そのような新生児の中にVK欠乏症が散発している．出血はほとんど4生日までに起こり，部位は消化管（吐下血）が多い．発症頻度に性差や季節変動はみられない．

一方，生後3週から2カ月までの母乳哺育児に発症するVK欠乏性出血症は，新生児のVK欠乏性出血症と異なり，極めて高率に頭蓋内出血を起こし，全治例は約半数と予後が悪い．患児の性比は，男児が女児の約2倍で，季節は初夏から晩秋にかけて多い．本症の発症頻度は，1978年～82年の全国調査では出生10万対15～20であったが，出生時に加えて産科退院時と1カ月健診時にVKを予防投与する方式の普及に伴って，著しく減少した．

抗生物質投与時のVK欠乏症は経口摂取がほとんど不能の患者に限って発症する．N-メチルテトラゾールチオール基（NMTT基）およびそれに類似した側鎖をもつ抗生物質を投与されている患者に高率にみられ，これらの側鎖によるVK還元系の阻害が原因と考えられる．出血は消化管が最も多いが，注射・採血などの皮膚穿刺部位の止血困難で気付かれることもある．

肝・胆道疾患では胆汁分泌不全によるVK吸収能の低下がVK欠乏の主因で，抗生物質の投与時と同様，出血は，消化管出血，紫斑，皮膚穿刺部位の止血困難が多い．

■ クマリン系薬剤服用時の欠乏症

クマリン系経口抗凝血薬であるワルファリンは，VK-2,3エポキシド還元酵素およびVK還元酵素を抑制してVKの再利用を妨げることによりその作用を示す．その有効域は狭く，また様々な薬剤との間に相互作用があるため，過量投与による出血がま

れではない．

■文献
1) Brenner B : Hereditary deficiency of vitamin K-dependent coagulation factors. *Thromb Haemost*, **84** : 935-936, 2000.
2) Oldenburg J *et al* : Coagulation deficiency of vitamin K dependent coagulation factors in two families presents as a genetic defect of the vitamin K-epoxide-reductase-complex. *Thromb Haemost*, **84** : 937-941, 2000.
3) 櫻川信男他編：抗凝固薬の適正な使い方，医歯薬出版，東京，2000．
4) 白幡 聡：ビタミンK欠乏症．検査と技術，**29** : 1426-1431, 2001.

158
線溶異常症

坂田洋一

■ 線溶系の反応

　血管は体中の至るところに網目状に侵入し，情報の伝達路として，また，組織に酸素や栄養物を運び，組織から老廃物を運ぶ通路の役割を果たしている．血管外では，種々の細胞が情報の伝達や，組織の修復のために自由に動き回っている．このような全体としての体の恒常性は，数多くの反応のベクトルの和として維持されている．血管の中では，心臓のポンプ作用と血球により常にずり応力が生じ，フィブリン（Fb）を含んだ小血栓が絶えず生じる環境にある．また，外傷などの際に失血を防ぐために速やかに止血栓が形成される．しかし血栓が生じると，これを除去する反応のベクトルも大きくなる．この反応の一翼を担うのがプラスミノゲンアクチベーター（PA）とプラスミン（PM）の関与する線維素溶解反応（線溶反応）である．組織型PA（tPA）が主として血管内血栓溶解に関わり，組織のFb分解には，ウロキナーゼ型のPA（uPA）が重要な役割を果たしている．循環血漿中ではプラスミノゲン（Plg）の活性化効率が極めて悪く，Fbが生じると，塊上で（二次線溶），また組織では細胞表面上で，効率よくPMが生じるように制御されている．PAとPMはそれぞれ特異的なインヒビターであるPAインヒビター-1（PAI-1）およびα_2PMインヒビター（α_2-PI）により制御される．溶解に関わる因子の過剰で，あるいは制御因子の低下で出血傾向を来し，それぞれについて逆の場合にはフィブリン塊形成が助長される．

■ 線溶異常に伴う病態

1) 出血傾向　先天的要因による場合と，後天性に疾患に伴う場合がある．線溶亢進による出血傾向は，いったんは止血するが，止血栓が速く溶けすぎるために，当該止血部に再出血してくる"後出血"が特徴的である．DICの際のように，微小血栓多発により血栓上で二次線溶が異常亢進してくると，圧迫してもガーゼの下からじくじく漏れ出るような"漏出性"の出血がみられるようになる．各要因について概説する．①先天性にtPAの分泌過剰で，抜歯や外科手術後に出血したという報告はある（詳細不明）．②PAI-1は循環血液中では血漿中，および血小板α顆粒中に存在する．両者とも欠損する遺伝子欠損型，血漿中PAI-1欠乏症には，PAI-1のみ欠乏するも の，抗原量に比し活性値の低下する分子異常型の報告がある．いずれも，抜歯や外傷後数時間して後出血がみられる．③先天性 α_2-PI欠乏症の欠損型は，これまでに十数例の報告がある（図参照）．homozygote

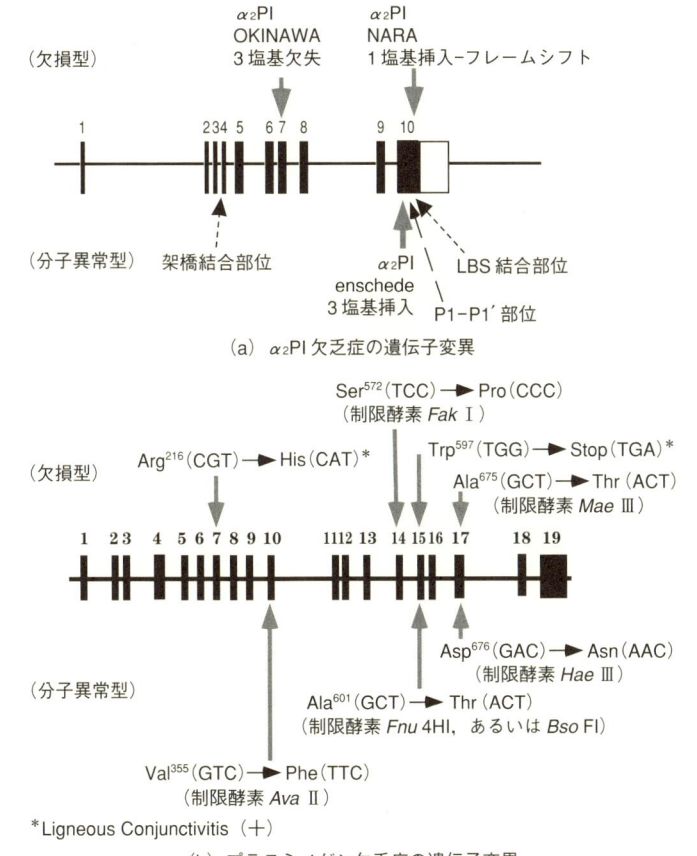

(a) α_2PI欠乏症の遺伝子変異

(b) プラスミノゲン欠乏症の遺伝子変異

*Ligneous Conjunctivitis（＋）

線溶系先天性異常症の遺伝子変異

では，外傷後や抜歯後などに典型的な後出血が観察される．生下時に臍帯出血がみられる疾患の一つでもある．抗原量は100％存在するが，活性が3％しかみられない"α_2-PI enschede"と呼ばれる分子異常症が報告されている．α_2-PIの活性部位近傍にアラニンが余計に挿入されたために，活性が低下したことが示唆されている．④アミロイドーシスでは，アミロイドがα_2-PIを吸着し，血中レベルが低下したために出血したという症例や，機序は不明であるが，血中uPAレベルが高い症例などが報告されている．⑤DIC：二次線溶亢進が主であるが，白血病に伴うDICの際には，異常白血球由来プロテアーゼによる線溶反応亢進もみられることが多い．⑥肝障害：α_2-PIの産生障害のほか，肝臓のレセプターを介するtPAの除去低下などが原因となり線溶亢進がみられる．

2）血栓症，創傷治癒不全　線溶反応は基本的にはFb塊ができて反応のベクトルが大きくなる．したがって線溶能低下が血栓形成の一次的要因とはならない．しかし，生じた血栓の溶解が遅延し，血栓症が発現してくる重要なリスクファクターとなる．このような病態は後天的には，例えば敗血症に伴うDICの際にみられる．PAI-1レベルが異常に高くなり，生じた血栓が溶けなくなり，しばしば，虚血性の多臓器不全を来してくる．先天の要因によるものとしては，Plg欠乏症（図参照）やPAI-1レベルが高いために家族性に血栓症が頻発している家系などの報告がある．Plg欠乏症は，分子異常型には血栓症を繰り返すという報告はあるが，欠損型は臨床的に血栓症と診断されるような血管内Fb血栓形成は少ないと報告されている．しかし，欠損症の患者では，脱肛や水頭症，さらには，慢性の気管支炎，咽頭炎，口腔内潰瘍などの創傷治癒不全とともに，Fb塊が結膜に板状に生じる"ligneous conjunctivitis"と呼ばれる結膜炎がみられる．いずれも微小血管や組織にFb塊が生じ，溶解しないことが原因であることが確認されている．

■線溶因子異常の診断

各因子の特異的な活性と抗原の血中レベルを測定する．詳細な線溶因子の解析は，遺伝子解析や蛋白質解析などの分子生物学的手法による．

■線溶因子異常症の治療

1）出血傾向　トラネキサム酸（トランサミン）などの抗線溶薬が奏功することが多い（DICでは単独投与は禁忌）．

2）血栓症　抗血小板，抗凝固療法が第一選択となる．発症後数時間以内のものに関しては，tPAによる血栓溶解療法も選択肢の一つとなる．

3）創傷治癒不全　精製ヒトPlgの局所，あるいは全身投与が奏功する．

159
播種性血管内凝固，HELLP症候群，全身性炎症反応症候群

和田英夫

■播種性血管内凝固

播種性血管内凝固（disseminated intra-vascular coagulation：DIC）は最初産科疾患で報告され，続いて白血病などでの報告が数多くなされたため，最初の頃は出血症状に対する治療に主眼がおかれた．厚生省の診断基準[1]が作成された頃は，造血器腫瘍，固型癌，感染症などでDICの報告が多く，止血異常の改善が主な治療目的とされた．国際血栓止血学会のovert-DIC診断基準[2]が提案された2000年代以降は，外傷や感染症などが主な対象となり，基礎疾患や生命予後の改善が目的とされるようになった．対象症例の変遷からDICの概念も変化し，最初は微小血栓の証明など病理学的概念から始まり，続いてフィブリン分解産物などの凝固・線溶系亢進で示される検査医学的概念となり，近年では動物実験や基礎疾患の解析をもとにして生命予後を改善する概念が必要となった．過去から共通するDICの概念は，全身性に二次線溶亢進を伴う微小血栓形成が起こる病態で，重症化すると出血や臓器症状が出現するというものである．DICでは白血球の活性化/血管内皮細胞障害が存在し，種々のケミカルメディエーターにより病態が悪化すると考えられている．DICの臨床診断にはglobal coagula-tion testを用いた厚生労働省の診断基準（表1）が使用されているが，DICの生存率を改善するためには早期診断・治療が必要であり，特に救急領域では止血系分子マーカーを用いた早期診断基準が必要である．

■HELLP症候群

妊娠中毒症の中に溶血（hemolysis），肝酵素の上昇（elevated liver enzyme），血小板減少（low platelet count）を来し，母児の予後が極めて悪い特殊な病態があり，頭文字をとってHELLP症候群として1982年に報告[3]された．母児の予後の悪い妊娠中毒症には，HELLP症候群のほかに，子癇，急性妊娠性脂肪肝があり，これらとの鑑別は非常に難しい．事実，多くの子癇あるいは子癇前症をHELLP症候群で認めたとの報告もある．HELLP症候群は微小血管障害性溶血性貧血を合併した重症妊娠中毒と考えられ，止血系検査で過凝固状態を呈することから，重症妊娠中毒症により微小血栓形成が起こっている病態と推測される．HELLP症候群の治療は基本的には重症妊

表1　厚生省のDIC診断基準におけるスコアリングシステム（文献1より改変）

	血小板数減少（+）	血小板数減少（-）	肝硬変，慢性肝炎
基礎疾患による			
臓器症状		1点	
FDP（μg/ml）	10< 　0点，10≦ 　<20 　1点，20≦ 　<40 　2点，40≦ 　3点		
PT比	1.25< 　0点，1.25≦ 　>1.67 　1点，1.67≦ 　2点		
フィブリノゲン（mg/dl）	150< 　0点，100< 　≦150 　1点，≦100 　2点		
血小板数（×10^4/μl）	0点	8< 　≦12 　1点，5< 　≦8 　2点，≦5 　3点	
出血症状	0点	1点	
DIC	4点≦	7点≦	10点≦
DICの疑い	3点	6点	9点

娠中毒症と同じで，早期治療により分娩終了後ほとんどの症例が軽快に向かう．しかし，一部の症例はDICや多臓器不全に移行し，抗凝固療法，血漿交換などの治療を行う必要がある．

■ 全身性炎症反応症候群

全身性炎症反応症候群（systemic inflammatory response syndrome：SIRS）は敗血症，手術後，外傷，急性膵炎などの侵襲に伴い，全身性の炎症反応が惹起されている状態で，米国胸部疾患学会と集中治療学会との合同会議で新しく提唱された概念[4]である．その背景には，敗血症などでいったん多臓器不全に陥ると，その予後を改善することは非常に難しいことがある．そのため，多臓器不全に陥る可能性を早期に察知して治療する必要があり，この概念が提唱された．SIRSの診断はバイタルサインである体温，心拍数，呼吸数と白血球数という極めて簡便な指標にて行われるが（表2），その発症機序として高サイトカイン血症，白血球や血管内皮細胞の活性化，種々のケミカルメディエーターの関与が証明されており，新しい科学的な概念でもある．治療法としては種々の臨床試験が行われているが，未だ明らかな有効性を示す治療法は報告されておらず，原疾患の治療，輸液，酸素療法，循環の維持などが主体になっている．近年，重症敗血症の治療に活性化プロテインCが有用との報告がなされたことから，SIRSと止血系異常の関係が注目されている．すなわち，SIRSからDICへ移行する症例も多く，止血系分子マーカーの測定で凝固系活性化を呈するSIRS症例も多く，SIRSをDIC発症の前駆症状と考えてモニターし，DICの治療開始時期が遅れないようにする必要がある．

以上，DIC，HELLP症候群，SIRSは炎症反応などによる白血球活性化/血管内皮細胞障害を伴って，全身性の微小血栓形成を起こしうる共通病態を有する疾患群である．

■文献

1) 青木延雄，長谷川淳：DIC診断基準の『診断のための補助的検査成績，所見』の項の改訂について，pp37-41，厚生省特定疾患血液凝固異常症調査研究班，昭和62年度研究報告書，1988.
2) Taylor FB Jr et al：Towards definition, clinical and laboratory criteria, and a scoring system for disseminated intravascular coagulation. *Thromb Haemost*, **86**：1327-1330, 2001.
3) Weinstein L：Syndrome of hemolysis, elevated liver enzymes, and low platelet count：a severe consequence of hypertension in pregnancy. *Am J Obstet Gynecol*, **142**：159-167, 1982.
4) Members of the American College of Chest Physicians/Society of Critical Care Medicine Consensus Conference Committee：Definitions for sepsis and organ failure and guidelines for the use of innovative therapies in sepsis. *Crit Care Med*, **20**：864-874, 1992.

表2 SIRSの診断基準（文献4より）

1) 体温38℃以上または36℃以下
2) 心拍数90/分以上
3) 呼吸数20/分以上またはPaCO₂ 32mmHg以下
4) 白血球12,000/μl以上または4,000/μl以下，もしくは幼若型10%以上

以上のうち2項目を満たす場合をSIRSと診断する

160
血栓性血小板減少性紫斑病と溶血性尿毒症症候群

藤村吉博

血栓性血小板減少性紫斑病（thrombotic thrombocytopenic purpura：TTP）は，血小板の減少，細小血管障害性溶血性貧血（microangiopathic hemolytic anemia：MAHA），腎機能障害，動揺性精神神経症状，そして発熱を古典的（またはMoschcowitzの）5徴候とする重篤な全身性疾患である．また一方，溶血性尿毒症症候群（hemolytic-uremic syndrome：HUS）は，血小板減少，MAHA，腎機能障害の3徴候からなる重篤疾患である．TTPとHUSは，臨床像の類似性からともに血栓性細小血管障害症（thrombotic microangiopathy：TMA）のカテゴリーに属する疾患として，従来，多くの文献でTTP/HUSと記載され，それぞれの臨床診断はneurotropicな症状が主であるものはTTP，そしてnephrotropicな症状が主であるものはHUSとふるい分けされてきた．

これに関連した最近の輸血医学での大きなブレークスルーとして，ADAMTS（a disintegrin and metalloproteinase with thrombospondin type 1 motifs）13という血漿von Willebrand因子特異的切断酵素（VWF-CP）が同定されたことがあげられる[1]．すなわち，ADAMTS13の遺伝子異常はVWF-CP活性低下を引き起こし，Upshaw-Schulman症候群（USS）という新生児期に溶血性貧血，血小板減少，重症黄疸などの症状で発症する先天性TTPの原因となり[2]，また特発性（原因不明）や，薬物，膠原病，HIV感染，造血幹細胞移植，そして悪性腫瘍などに伴う続発性（二次性）

の後天性TTP患者ではこの酵素に対するIgG型自己抗体（インヒビター）が生じ，やはりVWF-CP活性が欠損するために前記TTP症状が出現するという概念がほぼ確立された．さらに，HUSではVWF-CP活性はほぼ正常であることから，VWF-CP活性の測定はTTPとHUSの鑑別に必須と考えられるようになってきた[3]．

先天性ならびに多くの後天性TTPでみられる血小板減少のメカニズムは次のように説明できる．すなわち，VWF-CPの活性が著減すると血管内皮細胞で産生され血中に放出されてまもない超巨大分子量VWFマルチマー（ultra large VWF multimer：UL-VWFM）が破壊されることなく血中に蓄積し，末梢細小動脈など「高ずり応力」が発生するところでUL-VWFM依存性の血小板凝集塊を生じ，血栓症そして血小板減少を来す．これに対し，血管内皮細胞障害が主体と考えられるHUSは，ベロトキシン（VT）産生病原大腸菌O157感染に続発することが多く，これに代表されるHUSはVT受容体である糖脂質グロボトリアオシルセラミド（Gb3）を多数発現している血管内皮細胞に障害が起こり，血管内皮細胞のもつ抗血小板血栓機能（NO，PGI_2，そしてCD39，またはecto-ATPDase）が破壊されて，同所での血小板凝集・消費が亢進するためと推定される（図参照）．すなわち，「血小板血栓はVWF-CP活性と血管内皮障害の程度バランスにて表現型がTTPとHUSに分かれるのでは？」と考えられる．しかしながら，最近イタリアの研究グループ[4]により，「TTPとHUSは最初の臨床診断が曖昧である以上，VWF-CPの結果を知る前にTTPとHUSのふるい分けをした場合，両者間でVWF-CP活性には差がない」と，前記の結論を否定する逆説的な報告も一部出されている．

われわれが最近，全国60施設から依頼された後天性TTP/HUS152例の解析集計

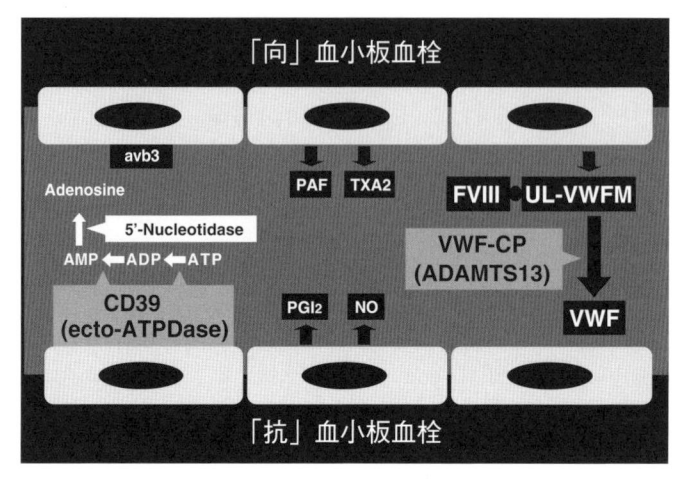

血管内皮細胞のもつ「向」血小板血栓機能と「抗」血小板血栓機能

によると，TTPは131例，HUSは21例であった（平成14年7月末）．後天性TTPの内訳は，特発性（原因不明）74例，続発性（二次性）57例（そのうち，妊娠・分娩に合併7例，薬物性6例，HIV感染に合併0例，膠原病に合併25例，造血幹細胞移植に合併12例，悪性腫瘍に合併7例）であった．後天性TTPの中で，妊娠・分娩合併例や薬物性のもの，さらに膠原病の症例のうち1/4は診断時VWF-CP活性が＜3％と著減しており，またインヒビターも検出される例がほとんどであった．このような症例に対して血漿交換（PE）の効果は劇的で，救命率も90％以上であった．一方，膠原病の症例のうち3/4，造血幹細胞移植，悪性腫瘍に合併した例では，TTPと診断された時点でのVWF-CP活性は正常ないし軽度低下例が多く，インヒビターも陰性で，PEは無効例が圧倒的に多かった．すなわち，後者はVWF-CPについてはHUSとほとんど不可分のものと考えられる．

VWF-CP（ADAMTS13）の遺伝子は染色体9q34上にあり，また，その産生臓器は肝臓である．しかし，同酵素を産生している肝臓での特異細胞の同定には未だ至っていない．一方，最近Parkら[5]は，造血幹細胞移植後，肝中心静脈閉塞症（veno-occlusive disease：VOD）を発症する症例では，術前のpreconditioningの段階からVWF-CP活性が著減していることを発見し，VWF-CP活性測定はVOD発症マーカーとして重要であることを示した．

TTPは従来，極めてまれな疾患とされていたが，VWF-CP活性の測定法が確立されてからは，不全型を含めると高頻度にみられる疾患であることが明らかになった．典型的TTPに対するPEの劇的効果は，① UL-VWFMとVWF-CPに対するIgG型インヒビターの除去，② VWF-CPの補充，③ 正常サイズVWFMの補充の3点で説明可能である．さらに，TTPに対する単独の血小板輸血は禁忌であり，かかる患者に安易に血小板輸血を行うと，血小板血栓が悪化し，DICやさらに不幸な転帰をとる．一方，VWF-CP活性がほぼ正常なHUSの患者については，PEがほとんど無効であることが推察される．

■文献

1) Fujimura Y et al : von Willebrand factor-cleaving protease and Upshaw-Schulman syndrome. *Int J Hematol*, **75** : 25-34, 2002.
2) Furlan M et al : von Willebrand factor-cleaving protease in thrombotic thrombocytopenic purpura and the hemolytic-uremic syndrome. *N Engl J Med*, **339** : 1578-1584, 1998.
3) Kokame K et al : Mutations and common polymorphisms in *ADAMTS13* gene responsible for von Willebrand factor-cleaving protease activity. *Proc Natl Acad Sci USA*, **99** : 11902-11907, 2002.
4) Remuzzi G et al : von Willebrand factor-cleaving protease (ADAMTS13) is deficient in recurrent and familial thrombotic thrombocytopenic purpura and hemolytic uremic syndrome. *Blood*, **100** : 778-785, 2002.
5) Park Y-D et al : Impaired activity of plasma von Willebrand factor-cleaving protease may predict the occurrence of hepatic veno-occlusive disease after stem cell transplantation. *Bone Marrow Transplant*, **29** : 789-794, 2002.

161
動脈硬化と凝固線溶

居石克夫

　動脈硬化は幼児・小児期からすでに発生している．しかし，臨床的に問題となる主な病態は，臓器（脳や心臓など）虚血を招来する梗塞，大動脈瘤や下肢の動脈閉塞性疾患であり，これらの動脈硬化症は致死的ないしはQOLを著しく低下させる原因となる．実際に，最近のわが国における死因の約30％は動脈硬化症としての脳・心臓虚血であると考えられている．動脈硬化は，加齢とともに種々の内因（遺伝性素因，性など）や外因（高脂血症，高血圧，糖尿病，肥満など）が複雑に関与して進展する．凝固線溶は，動脈硬化が臨床的に顕在化する臓器梗塞の発生の折の血栓形成のみならず，動脈硬化の発生・進展にも関与していると考えられている．したがって，本項では，まず動脈硬化の発生・進展に関する学説を紹介し，加えて動脈硬化の発生・進展における凝固線溶と急性冠症候群を例に，臓器梗塞発生時における血栓の病態学的意義について概説する．

■動脈硬化の発生学説
　動脈硬化の発生機序については，以下のごとく，多くの学説が提唱されてきた．
　1）脂肪浸潤説　　粥状硬化症を特徴づける粥腫（プラーク）の主構成成分が，コレステロールを多く含むLDLであること，この粥腫形成には動脈内皮細胞の透過性亢進に続くLDLの内膜内しみ込みが先行すること，LDL受容体欠損家兎（WHHL）やapoE欠損マウスでは著明な高脂血症を招来し，ヒト病変に類似した動脈硬化を発生すること，ヒト動脈硬化の進展の促進因

子として高脂血症が関与していることが疫学的（臨床，病理）に証明されている．

2）血栓（凝固亢進・線溶低下）説　動脈内皮細胞の透過性亢進は，脂質のみならずフィブリノゲン/フィブリンの内膜内沈着と中膜由来平滑筋細胞の浸潤，増殖を引き起こすこと，内膜傷害により形成された血栓の器質化は，内膜肥厚のみならず粥腫類似の病変を生ずること，後述するように凝固因子である血漿フィブリノゲンなどの高値は虚血性心疾患の発生頻度と相関することなどを根拠にして提唱された学説である．さらに，最近では，急性冠症候群に代表されるように，臓器梗塞の発生に粥腫破綻やびらん形成部の血栓形成が注目されている．

3）障害・反応説　Russell Rossは，動脈硬化を特徴づける，内膜内への中膜平滑筋細胞の遊走・増殖因子の一つとしてPDGF（血小板由来増殖因子）の病態学的重要性を予測し，その後動脈硬化発生・進展の本質が種々の原因による内皮細胞の障害（活性化）に続く血管壁細胞や白血球の反応にあるとして本学説を提唱した．本学説は，動脈硬化を具体的なサイトカインを軸とした障害因子に対する血管壁の生体反応と理解したところから，その後の炎症説へと発展することとなる．

4）炎症説　本学説は，上述のように動脈硬化の発生・進展機序について，サイトカインネットワークを介した血管壁細胞と炎症細胞（特にマクロファージ，Tリンパ球）の相互反応ととらえ，最近の生物学的技術，視点の進歩とあいまって，現在の動脈硬化発生学説の主流となっている．さらに動脈硬化巣の細胞性免疫や血管新生を含めた炎症・修復学説への広がりを示している．

■動脈硬化発生・進展，急性冠症候群と凝固線溶

動脈硬化病巣の発生・進展に関する病理学的研究から，動脈硬化の広がりや病巣の質的進展に関与する危険因子，すなわち加齢，性（男性），高脂血症，高血圧，糖尿病，肥満や喫煙（米国では有意とする報告があるものの，日本では確立されていない）が明らかにされてきた．しかしながら，これら病理学的研究からは，凝固線溶因子の動脈硬化への関わりについては明らかにされていない．

虚血性心疾患，特に心筋梗塞の発生に血栓形成が関与することは，1970年代後半には病理学的検索により明らかにされ，さらに1980年前後から盛んになった冠動脈造影により臨床的にも確認された．また，1980年代後半にはFusterらにより，急性心筋梗塞，不安定狭心症と心原性突然死の発生病態に，粥腫破綻もしくはびらんと同部の血栓形成が重要な役割を果たしていることから，これら3疾患をまとめて急性冠症候群と呼称することが提唱された．この冠動脈血栓の形成には種々の局所病変ならびに全身性病態が関与している（表参照）．

現在，臨床疫学的研究から，虚血性心疾患の発生に関与していると一般に認められ

冠動脈血栓症の危険因子

local：
- plaque disruption
  erosion, ulceration
  thrombogenicity of atherosclerotic intima
- luminal stenosis
  rheological and geometric changes
- tissue composition
  lipid（cholesterol ester and phospholipid)-rich
- recurrent thrombus
- vasoconstriction
  platelet activation and thrombin generation

systemic：
- cholesterol, Lp（a）
- catecholamine（smoking, stress etc）
- hypercoagulability（Fbg, VII, V, IX）and impaired fibrinolysis（PAI-1）
- infections（CMV, *C. pneumoniae*, *H. pylori*）
- diabetes mellitus

162
炎症と凝固線溶因子

岡嶋研二

ている凝固因子には,血液フィブリノゲン,第VII因子,VWF/第VIII因子,第V因子,第IX因子の高値があるが,フィブリノゲン以外については議論がある.フィブリノゲン高値には喫煙が関与しているとの報告がある.TFPIについても負の相関があるとする報告がみられる.

一方,線溶因子と虚血性心疾患の発生との相関関係については未だ確定した見解がないのが現状である.一般に線溶活性の低下は血栓性素因となることから,血液線溶因子の低下もしくは線溶抑制因子活性の亢進は虚血性心疾患の発生を促進すると推測され,実際にその仮説を支持する報告もみられた.しかしながら,多変量解析による報告では,多くがその関与を否定している.このことは,一つには線溶現象が血栓溶解に関与するだけではなく,炎症・修復過程に直接的・間接的(matrix metalloproteaseの活性化にuPAが関与するなど)に関わっているために,動脈硬化病巣の局所要因,例えば粥腫の不安定化を修飾している可能性があるからである.なお,線溶関連因子であるLp(a)の高値は,独立した促進因子と考えられている.

血液凝固および線溶系は,血管内皮の傷に対して,それぞれフィブリンという包帯をつくり,また,それを解くという,血管内皮の傷を修復するシステムとして重要である.同時に,凝固線溶系は,血管内皮の傷から異物の侵入を阻止する生体防御系,すなわち炎症反応とも密接な関わりを有している.

■炎症反応における凝固線溶異常の発現機序

炎症反応とは,本来,異物の侵入,組織傷害,および循環不全に対して,生体の恒常性を維持するための生体防御反応である.炎症反応には,単球,好中球,およびリンパ球などの白血球や血管内皮細胞が重要な役割を演じるが,炎症反応が過剰になると,単球から産生された大量のTNF-αによる好中球の活性化を介した血管内皮細胞傷害が,微小循環障害と好中球の組織への浸潤を惹起し,組織傷害を引き起こす.

また,TNF-αは,単球および血管内皮細胞を活性化し,それらの表面に凝固外因系を活性化する組織因子の発現を増強させるが,同時に,血管内皮細胞表面の凝固制御に重要であるヘパリン様物質やトロンボモジュリンの発現を低下させ,フィブリン形成を惹起する.さらに,活性化好中球による血管内皮細胞傷害により,線溶系の活性化を引き起こす組織型プラスミノゲンアクチベーター(tPA)の産生が低下し,また,TNF-αの作用により,血管内皮細胞からtPAの阻害物質であるプラスミノゲンアクチベーターインヒビター1(PAI-1)

の産生が亢進する．これらの結果，線溶活性が低下し，形成されたフィブリン分解が抑制され，微小血栓が形成されて高度の微小循環障害が惹起される．微小血栓形成はさらにTNF-αの産生を亢進させ，好中球の活性化を促進し，結果として，炎症に伴う微小循環障害を増悪させるという悪循環を形成する．すなわち，凝固線溶系はTNF-αにより活性化され，微小血栓形成が惹起されるが，この微小血栓形成が，さらにTNF-α産生を促進し，炎症反応の拡大に寄与することになる．

■ 炎症反応に関わる凝固線溶因子

1) 組織因子および凝固第VII因子
TNF-αの作用により単球や血管内皮細胞表面に発現される組織因子（tissue factor：TF）は，凝固第VII因子（F. VII）を活性化し，凝固外因系を活性化する．in vitroでは，TF-F. VIIa複合体は，血管内皮細胞のprotease activated receptor-2（PAR-2）を活性化し，血管内皮透過性亢進や白血球に対する接着因子の発現増加などを惹起し，炎症反応の拡大に関与する可能性が示されている．in vivoでは，ヒヒを用いた敗血症モデルで，抗TF抗体投与により，E. coliの致死的効果が抑制され，さらに不活化型F. VIIa（VIIai）により，凝固異常，腎糸球体血栓形成，IL-6およびIL-8の血中濃度の増加などが抑制されたことが示されている．しかし，VIIaiは，TNF-α濃度上昇や血圧低下は抑制しなかった．これらの事実は，TFは，直接的，もしくはTF-F. VIIa複合体形成を介して，炎症反応の拡大に寄与している可能性を示す．筆者らのラット敗血症モデルでは，抗TNF-α抗体により血圧低下や好中球による肺血管内皮細胞傷害は抑制されるものの，VIIaiは，凝固異常は抑制するが，血圧低下や肺血管内皮細胞傷害を抑制しなかった．これらの事実は，TNF-αによる凝固外因系の活性化そのものは，炎症反応の惹起には重要な関与をしていない可能性を示す．ただし，前述のように，TNF-αによる凝固外因系の活性化の結果，生成する微小血栓は，さらにTNF-αの産生を亢進させ，炎症反応の拡大に寄与するので，用いた動物モデルにおける炎症反応の指標が凝固異常により増幅されるものであれば，抗TF抗体やVIIaiは，これらの炎症反応を抑制するものと思われる．

2) 凝固第X因子　凝固第X因子の活性型（F. Xa）は，in vitroで血管内皮細胞表面のPAR-2を活性化し，炎症反応の惹起に重要な役割を演じる可能性が示されている．しかしながら，筆者らのラット肝虚血再灌流モデルでは，抗TNF-α抗体投与により，肝血流低下や肝障害は軽減されるが，F. Xaの特異的な阻害物質であるDX-9065aは，凝固異常は抑制するものの，肝血流低下や肝障害を抑制しなかった．肝臓に微小血栓形成が惹起されるラット肝虚血再灌流傷害モデルにおいて，DX-9065aの効果を検討すると，TNF-α濃度の上昇と肝障害は軽減されたので，F. Xaは，直接炎症反応を惹起するよりは，凝固異常からの炎症反応の二次的な拡大に関与するものと考えられる．

3) トロンビン　トロンビンは，in vitroで血管内皮細胞のPAR-1を活性化し，炎症反応の惹起に関与すると考えられている．しかしながら，筆者らのラットを用いた肝虚血再灌流モデル，敗血症モデル，および虚血再灌流性腎障害モデルでは，トロンビン生成を選択的に阻害する不活化型F. Xa（Xai）は，凝固異常は著明に改善するものの，臓器障害や血圧低下，さらに肺血管内皮細胞傷害を改善しなかった．しかし，Xaiは，微小血栓形成が認められる虚血再灌流性肝障害モデルでは，TNF-α濃度のさらなる上昇と肝障害を抑制したので，トロンビンは，in vivoでは，炎症反応の直接の発現過程よりは，凝固異常による二次

的な炎症反応の拡大に寄与しているものと思われる．

4) F. XIIaおよび血漿カリクレイン　*in vitro*では，凝固内因系の接触因子であるF. XIIaや血漿カリクレインは，エンドトキシンにより活性化されることが知られており，これらは，好中球の凝集や好中球からの炎症性メディエーターの放出を惹起し，炎症反応の発現に寄与するものと考えられている．事実，筆者らのラット敗血症モデルでは，plasma kallikrein specific inhibitorは，好中球による血管内皮細胞傷害を改善した．

5) フイブリノゲンおよびα_2プラスミンインヒビター　これらの物質は正の急性相蛋白で，IL-6の作用で肝臓での産生が亢進する．これらの結果，それぞれ凝固亢進および線溶低下が惹起され，微小血栓形成に寄与することになる．

6) PAI-1　ラット肝虚血再灌流モデルにおける解析から，PAI-1の血中濃度の上昇は微小血栓形成に関与しており，これが二次的なTNF-α産生促進による炎症反応の拡大にも寄与すると思われる．また，PAI-1は正の急性相蛋白としても挙動する．

7) アンチトロンビン　アンチトロンビン（AT）は，肝臓で産生される分子量65 kDaのトロンビンやF. Xaなどのセリンプロテアーゼを阻害するセルピンの一種である．ATは，IL-6の作用でその産生が低下する，いわゆる負の急性相蛋白であり，炎症性疾患ではその血中濃度が低下し，これも微小血栓形成に寄与すると考えられている．また，ATそのものは，凝固系を制御するのみならず，TNF-αの産生を抑制する．この作用は，血管内皮細胞のプロスタサイクリン産生の促進を介している．プロスタサイクリンは，単球のNFκBの活性化を抑制することで，TNF-αの産生を抑制する．筆者らのラット敗血症モデルでは，TNF-αによる血圧低下や肺血管内皮細胞傷害，さらにラット虚血再灌流性肝障害および腎障害モデルにおけるTNF-αによる臓器障害をATは改善する．

8) プロテインC，トロンボモジュリン　プロテインCは，血管内皮細胞膜表面のトロンボモジュリンに結合したトロンビンにより活性化され，活性化プロテインCとなる．活性化プロテインCは，F. VaとF. VIIIaを不活化して凝固系を制御する．プロテインCは，負の急性相蛋白として挙動する可能性が示されている．また，活性化プロテインCは，単球のTNF-α産生を直接阻害する．この作用は，単球のNFκBとAP-1の活性化を抑制することによる．このように，活性化プロテインCは，凝固系のみならず，炎症反応をも制御する．

9) 組織因子経路インヒビター　凝固外因系の阻害物質である組織因子経路インヒビター（tissue factor pathway inhibitor：TFPI）は，F. Xaと結合したのちに，F. VIIaを阻害する．TFPIは，直接，単球のTNF-α産生を抑制する．ラット敗血症モデルでは，遺伝子組換え型TFPIは，血圧低下や肺血管内皮細胞傷害を軽減する．

過剰な生体防御反応である炎症反応の発現過程では，微小血栓が形成され，これはTNF-αによる微小循環障害をさらに増悪させ，さらに血管透過性亢進を著明にする．この炎症反応と凝固活性化の関連は，敗血症という全身の炎症反応に伴う臓器障害の発現機序として重要である．

トロンビンやF. Xaを阻害するのみでは炎症反応における微小循環障害の増悪しか抑制しないが，抗凝固作用とともに，TNF-α産生抑制作用を有するATや活性化プロテインCなどの抗凝固物質は，炎症反応を著明に抑制し，これが重症敗血症の治療に応用されている．TFPIや凝固外因系阻害物質も，凝固反応のみならず，炎症反

163
悪性腫瘍と凝固線溶因子

江口 豊

応をも抑制する可能性が示されており，今後のさらなる検討とそれらの臨床応用が期待される．

■文献
1) 岡嶋研二編著：血管内皮細胞障害─臨床へのアプローチ，総合医学社，東京，1998．
2) Okajima K：Regulation of inflammatory responses by natural anticoagulants. *Immunol Rev*, **184**：258-274, 2001.
3) 岡嶋研二：播種性血管内凝固症候群（DIC）と多臓器不全─新世紀の治療戦略，医薬ジャーナル社，大阪，2002．
4) Okajima K *et al*：Role of microthrombus formation in the development of ischemis/reperfusion-induced liver injury in rats. *Thromb Haemostas*, **88**：473-478, 2002.
5) Okajima K *et al*：Microthrombus formation enhances tumor necrosis factor-α production in the development of ischemia/reperfusion-induced liver inury in rats. *J Thromb Haemostas* **1**：1316-1317, 2003.
6) Riewald M and Ruf W：Orchestration of coagulation protease signaling by tissue factor. *Trends Cardiovascular Med*, **12**：149-154, 2002.

　悪性腫瘍細胞は，無秩序な増殖・浸潤から転移することが特徴である．腫瘍細胞が転移するためには，局所での増殖，細胞間基質の溶解，血管新生，血管内への浸潤，アポトーシスからの回避，血液循環内での生存，転移先での血管外への浸潤，そして転移先での増殖などの段階が必要である．この過程において，数々のプロテアーゼが関与しており，なかでも線溶系因子が注目され，多くの報告がなされている．特に乳癌では，線溶系因子が悪性度の診断や治療方針の決定に用いられるところまで解明されてきている．

■線溶・線溶抑制因子の作用
　組織における線溶系因子として，uPA（urokinase-type plasminogen activator）がプラスミノゲンをプラスミンへと活性化する．プラスミンは，フィブリンのみならず，細胞間基質であるラミニンやフィブロネクチンをも分解する．さらに，MMPs（metalloproteases）を活性化して間接的に細胞間基質を溶解する．このような反応系により，uPAは細胞間基質を溶解することから，uPAは悪性腫瘍の浸潤・転移に関与している[1]．
　uPAは線溶抑制因子であるPAI-1（plasminogen activator inhibitor-1），PAI-2やmaspinにより不活化される．そのうち，PAI-1がuPAの第一位の抑制因子であることから，PAI-1は腫瘍の浸潤・転移を抑制的に作用しているものと想像された．しかし予想に反して，乳癌などのPAI-1高値症例では予後が悪いことが知られている．

■ **PAI-1による細胞の細胞間基質からの剥離作用**

　細胞は，インテグリンを介して細胞間基質に接着している．uPAが放出されるとuPAは細胞膜上のuPAR（uPA receptor）と結合し，その複合体はインテグリンと結合する．PAI-1が放出されるとuPA活性が不活化されるとともにPAI-1-uPA-uPAR-インテグリン複合体は細胞間基質から離れる[2]．この作用により，PAI-1産生悪性細胞は細胞間基質から剥離して浸潤・転移していくものと考えられる．また，PAI-1がアポトーシスを抑制して細胞増殖を促している可能性も示されている．

■ **乳癌組織における線溶・線溶抑制因子の発現と局在**

　uPAは癌上皮細胞（図参照）やその近傍の線維芽細胞に認められ，しかも癌先端部に強陽性であった．PAI-1は癌上皮細胞，線維芽細胞，マクロファージおよび血管内皮細胞に，PAI-2は癌上皮細胞，線維芽細胞，マクロファージおよびリンパ球に陽性で，両者とも癌上皮細胞の陽性細胞は浸潤先端部に局在していた[3]．

■ **臨床所見とその応用**

　腫瘍抽出液中のuPA, uPAR, PAI-1, -2値を低値群，軽度上昇群および高値群に分けて，予後との関係が検討された．再発までの期間は，uPAとPAI-1の軽度上昇群および高値群では，低値群と比較して，相対リスクはuPAではそれぞれ1.22と1.69倍に，PAI-1ではそれぞれ1.32と2.17倍となった．uPARは再発には関係なく，PAI-2では，軽度上昇群および低値群が高値群と比して，再発相対リスクはそれぞれ1.30と1.76倍を示した[4]．

　2002年における8,377症例の検討でも，リンパ節転移の有無にかかわらず，腫瘍抽出液中のuPA/PAI-1高値症例は最も強い予後予測因子であった．リンパ節転移陰性でuPA/PAI-1低値症例は予後がよく，chemotherapy未施行でも90％以上の症例が5年間再発は認められず，chemotherapyはuPA/PAI-1高値症例にその利点が認められた．以上のことから，腫瘍抽出液中のuPA/PAI-1値の測定は，個々の症例の治療計画に応用できる．リンパ節転移陰性でも，uPA/PAI-1高値症例ではadjuvant

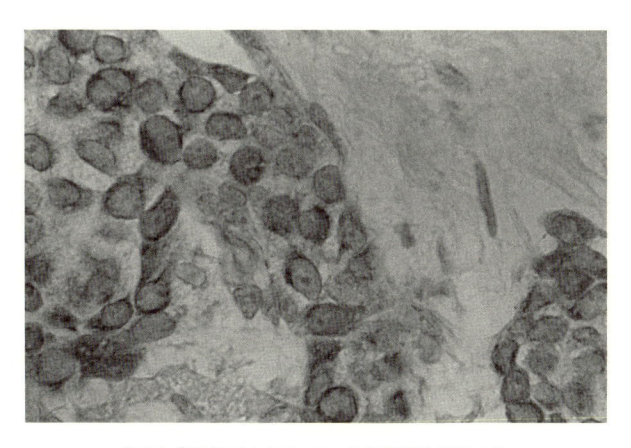

乳癌上皮細胞におけるuPA免疫組織化学染色像
乳癌上皮細胞の細胞質にuPA染色陽性所見を認める．

chemotherapyを行うことが推奨されている．

■文献
1) A. PA, Kjoller L. Christensen and L. Duffy MJ：The urokinase-type plasminogen activators system in cancer metastasis：a review. *Int J Cancer*, **72**：1-22, 1997.
2) Czekay R-P *et al*：Plasminogen activator inhibitor-1 detaches cell from extracellular matrices by inactivating integrins. *J Cell Biol*, **160**：781-791, 2003.
3) Umeda T *et al*：Cellular localization of urokinasetype plasminogen activator, its inhibitors and their mRNA in breast cancer tissues. *J Pathol*, **86**：48-56, 1997.
4) Foekens JA *et al*：The urokinase system of plasminogen activation and prognosis in 2780 breast cancer patients. *Cancer Res*, **60**：636-643, 2000.

164
抗 血 小 板 薬

松原由美子

アスピリン，チクロピジンに代表される抗血小板薬は，一過性脳虚血発作（TIA），脳梗塞，心筋梗塞，狭心症，慢性動脈閉塞症，経皮的冠動脈形成術（PTCA）やステント留置後の再狭窄予防に用いられている．また近年，新しい作用機序をもつ血小板膜糖蛋白GPⅡb/Ⅲa（インテグリン $\alpha_{Ⅱb}\beta_3$）阻害薬の開発が行われ，その臨床効果が明らかにされている．

■ 抗血小板薬の分類

速い血流の動脈内の血栓形成において"血小板の活性化"は重要な役割を担っており，その機序は複雑である．抗血小板薬は血小板活性化を制御する系の種々の作用点で働き，血小板機能を抑制しており，その血栓症に対する有効性は多くの臨床試験の結果により示されている[1〜5]．血栓症，塞栓症の発症機序は疾患により異なっているため，抗血小板薬の選択においては，種々の作用機序を考慮することが，薬剤の有用性を高めるために重要である．現在，主に使用されている抗血小板薬を作用機序により大きく分類して，表に示す．

アスピリンはアラキドン酸代謝におけるシクロオキシゲナーゼを阻害して血小板内でのトロンボキサン合成を阻害し，血小板の凝集・放出を抑えるとともに，トロンボキサンA_2による血管収縮作用も抑制する．しかし，血管内皮細胞に対しては，強力な血管拡張作用と抗血小板作用を有するプロスタグランジンI_2の産生を阻害するという問題点（アスピリンジレンマ）があるため，現在では血小板中シクロオキシゲナーゼの

みを抑制するためのアスピリン少量投与（81mg/日）が普及している．

チクロピジンは，血小板ADP受容体，P2Y12を標的とする薬剤である．P2Y12はG蛋白質共役受容体（Giと共役）であり，アデニル酸シクラーゼを阻害する作用を有している．その阻害によるcAMPレベルの低下は血小板の活性化を促進させる．チクロピジンの効果は8～10日（血小板寿命）持続するが，*in vitro* での抗血小板作用はほとんど認められず，体内での代謝産物が血小板に作用していると考えられているので，即効性は期待できないことに注意したい．また，チクロピジンと類似の作用機序を有するクロピドグレルの抗血小板作用が欧米で注目されている．日本においては治験中（Ph Ⅲ）である．P2Y12は昨年クローニングされた．これにより，チクロピジン，クロピドグレルの詳細な作用機序の解明や，これら薬剤投与患者に認められている血栓性血小板減少症紫斑病（TTP，チクロピジンでは約1,600～5,000人に1人の発症）の発症機序の解明が期待できる．

シロスタゾールはホスホジエステラーゼⅢ型の特異的な阻害薬である．血小板cAMPの分解を抑えることにより血小板内cAMP濃度を増加させ，血小板の一次凝集および二次凝集を抑制し，抗血小板作用を発揮する．適応疾患は慢性動脈閉塞症であるが，虚血性心疾患，PTCA後の再狭窄予防にも有効と考えられている．この薬剤は血管拡張作用も有するために，副作用として頭痛，ほてりなどを認める．

従来までの抗血小板薬は，血小板活性化機序の一部を抑制してその効果を示していた．一方，GPⅡb/Ⅲaは血小板活性化のcommon pathwayを司っているため，抗GPⅡb/Ⅲa薬は強力な抗血小板凝集作用

抗血小板薬の分類（文献1より）

分類	薬剤名	商品名	適応
プロスタグランジン代謝系作用薬	アスピリン	バファリン	一過性脳虚血発作，脳梗塞，心筋梗塞，狭心症
	エイコサペント酸エチル	エパデール	閉塞性動脈硬化症
	オザグレルナトリウム	カタクロット	クモ膜下出血後の脳血管攣縮
	ジラゼプ	コメリアン	狭心症，（心筋梗塞を除く）虚血性心疾患
環状ヌクレオチド代謝系作用薬	シロスタゾール	プレタール	慢性動脈閉塞症，虚血性心疾患，PTCA後の再狭窄予防
	ベラプロスト	ドルナー，プロサイリン	慢性動脈閉塞症
	ジピリダモール[*1]	ペルサンチン	狭心症，心筋梗塞
カルシウムチャンネル遮断薬	ジルチアゼム[*2]	ヘルベッサー	狭心症
膜レセプター作用薬	塩酸サルポグレラート[*3]	アンプラーグ	閉塞性動脈硬化症
	チクロピジン	パナルジン	血管手術に伴う血栓・塞栓の治療，慢性動脈閉塞症，虚血性脳血管障害，クモ膜下出血後の脳血管攣縮
	アブシキマブ	ReoPro	冠動脈形成術，心筋梗塞，狭心症

[*1] 抗血小板作用は弱いので単独での使用は一般的ではなく，アスピリンなどと併用する．
[*2] カルシウムイオン依存性である血小板活性化を抑制するが，かなり高濃度を必要とする．臨床的に用いられている濃度で本薬剤が血小板機能に影響を及ぼしているかは不明である．
[*3] 5HT₂レセプターブロッカーで，セロトニンによる血小板凝集増強作用を抑制する．

を有することが期待できる．GPⅡb/Ⅲaは血小板に特異的に発現しているため，他の臓器への影響が少ないことや，また先天的にGPⅡb/Ⅲaの異常をもつ患者での中枢神経系の出血が少ないことも，抗GPⅡb/Ⅲa薬が注目されている理由である．最初に開発された薬剤はアブシキマブ（商品名：ReoPro）と呼ばれるキメラ抗体である．現在，日本において抗GPⅡb/Ⅲa薬は治験が行われている．

■ 抗血小板薬の大規模臨床試験

抗血小板薬の血栓症に対する有効性は，多くの臨床試験の結果により示されている[2~5]．アスピリンに関して，一次予防に関する効果は議論されるべきであるが，二次予防に関する効果は確立されていると考えられる．約200件の臨床試験報告の再検討結果であるAntiplatelet Trials' Collaborationでは，抗血小板薬（主にアスピリン）投与による心筋梗塞，狭心症，脳卒中，TIAの既往をもつ患者群における出血性事故や冠動脈バイパス術後の閉塞頻度の減少が認められている．

チクロピジンに関して，TIAや可逆性脳虚血性神経脱落症状（RIND）に対する二次予防効果はアスピリンよりもチクロピジンの方が高いことを示した研究や，チクロピジンとアスピリンの併用はアスピリンと抗凝固剤の併用に比し，ステント留置後に合併する出血性事故や血管障害に有効であることを示したものがある．

アブシキマブに関して，PTCA, directional coronary athelectomy 施行後の心血管系合併症の低下を示した研究，coronary intervention患者における虚血性合併症の低下や，不安定狭心症患者におけるPTCA前後の血栓性合併症，特に心筋梗塞の減少がそれぞれ報告されているものがある．

臨床試験は抗血小板薬投与による出血リスクの存在も示している．出血の危険が比較的高いと考えられる症例に対する投与は注意を要する．

■ 文献

1) 松原由美子，村田 満：抗血小板薬の分類と薬効．総合臨床，**48**：2355-2359, 1999.
2) データブック―血栓症の大規模臨床試験．血栓と循環，**7**：375-558, 1999.
3) Coller BS：Anti-GPⅡb/Ⅲa drugs：current strategies and further directions. *Thromb Haemost*, **86**：427-443, 2001.
4) Harding SA, Boon NA and Flapan AD：Antiplatelet treatment in unstable angina：aspirin, clopidogrel, glycoprotein Ⅱb/Ⅲa antagonist, or all three？ *Heart*, **88**：11-14, 2002.
5) 横山健次，半田 誠：抗血小板療法のベネフィットとリスク．血栓と循環，**10**：386-389, 2002.

165
抗凝固薬

朝倉英策

■抗血栓療法の種類と使い分け

抗血栓療法は,抗血小板療法と抗凝固療法に分類されるが,血栓症の発症に血小板活性化が主因となる場合(血小板血栓;血流の速い動脈血栓症)は抗血小板療法を行い,血栓症の発症に凝固活性化が主因となる場合(凝固血栓;血流の遅い静脈血栓症)は抗凝固療法を行うのが基本的考え方である.前者の代表的薬剤がアスピリン,後者の代表的薬剤がワルファリン(静注薬はヘパリン)である.

心房細動は脳塞栓の重要な危険因子であり,血栓症の部位は脳動脈であるが,血栓形成機序は心内の血液滞留であり凝固血栓の性格を有し,抗凝固療法が有効である.抗リン脂質抗体症候群は,動脈・静脈両者の血栓症がみられるが,強力な抗凝固療法(INR 3以上)が有効であり,弱い抗凝固療法や抗血小板療法は効果が劣ると報告されている[1].

■抗凝固薬の種類

抗凝固薬を経静脈投与薬と経口投与薬に分類した場合(表),前者は血栓症急性期から亜急性期に使用し,後者は慢性期における血栓症の二次予防として用いるのが一般的である.

未分画ヘパリンは,アンチトロンビンⅢ(ATⅢ)活性を飛躍的に高めることにより活性型凝固因子を抑制する.欧米に比較して日本ではより低用量で使用される傾向にある.筆者らは,1日10,000単位の用量でも十分と考えている.この程度であれば,APTT延長もあまりなく,出血のリスクは少ない.その他の副作用としては,ヘパリン惹起性血小板減少症(heparin-induced thrombocytopenia:HIT)が重要であるが,これはヘパリン投与中にヘパリン-PF4複合体に対する抗体が生じ,この結果血小板凝集,血小板数低下とともに,血栓症(特に動脈血栓症)を来す.

低分子ヘパリン(商品名:フラグミン)は,抗Xa/トロンビン比が高く,出血の副作用が少ないことがメリットである.

最近,さらに抗Xa/トロンビン比が著し

現在使用可能な代表的な抗凝固薬の種類と特徴

(1) 経静脈的に投与される薬剤
- 未分画ヘパリン(標準ヘパリン):ATⅢ依存性に抗凝固活性を発揮.半減期1時間程度.
- 低分子ヘパリン(LMWH):抗Xa/トロンビン比が2〜3倍.半減期2時間程度.
- ダナパロイド(ヘパラン硫酸を主成分とする):抗Xa/トロンビン比が22倍.半減期20時間程度(皮下注では26時間程度).
- アルガトロバン:ATⅢ非依存性の合成抗トロンビン薬.
- メシル酸ガベキサート(FOY),メシル酸ナファモスタット(FUT):ATⅢ非依存性の合成抗トロンビン薬.抗プラスミン作用,抗トリプシン作用も有り.
- ATⅢ濃縮製剤
- 活性化プロテインC製剤:現時点における日本では,先天性プロテインC欠損症にのみ使用可能.

(2) 経口的に投与される薬剤
- ワルファリン:ビタミンK依存性凝固因子の活性を抑制.催奇性有り.
  【ワルファリンの適応疾患】心房細動(心臓弁膜症の合併例を含む),深部静脈血栓症,肺塞栓症,抗リン脂質抗体症候群の一部,先天性血栓性素因(ATⅢ,プロテインC,プロテインSの各欠損症),人工弁置換術後,心筋梗塞と慢性閉塞性動脈硬化症の一部

く高いダナパロイド(商品名：オルガラン)が臨床使用可能となった．本剤は血中半減期が極めて長く，1日2回の静注でも抗凝固活性を維持できるのが特徴で，患者を24時間持続点滴で拘束したくない場合にはよい適応である．日本では，DICに対しての保険適用であるが，欧米では深部静脈血栓症，肺塞栓症の治療薬として用いられている．

ワルファリンの適応疾患としては，表に示された疾患がある．本剤は，ビタミンK依存性凝固因子活性を低下させることで抗凝固活性を発揮する．凝固活性化が主たる病態である静脈血栓症に対して有効であると考えられてきたが，最近心筋梗塞の再発予防にはアスピリン単独よりも，強力なワルファリン療法または，弱いワルファリン療法とアスピリンの併用の方が有効という報告もある[2]．

■ワルファリンのコントロール域

ワルファリン療法のコントロール方法として，従来トロンボテスト（TT）が用いられてきており，TT10～20%にコントロールするのが一般的であるが（基礎疾患によりコントロール強度は異なる），最近は国際間比較も可能なINR（international normalized ratio）によるコントロールが普及してきた．INRは，プロトロンビン時間より下記の式により換算される．

$$INR = \left(\frac{患者プロトロンビン時間}{正常プロトロンビン時間} \right)^{ISI*}$$

＊ISI：International Sensitivity Index（試薬ごとに設定されている）

INR 2～3程度のコントロールが一般的であるが，これはTT9～17%に相当する．

■ワルファリン療法時のモニタリング

TTやINRは，ビタミンK依存性凝固因子活性がどの程度低下したかを評価するマーカーである．確かに全体的にみれば，TTやINRで評価されるワルファリンコントロールが強度となるに伴い，凝固活性化状態が是正されてくる場合が多いが，これらのマーカーは個々の症例においての凝固活性化状態の是正度を反映しているわけではない．この点，凝固活性化のマーカーである血中トロンビン-アンチトロンビンIII複合体（TAT）や，プロトロンビンフラグメント1+2（F1+2）は，ワルファリン療法時における治療効果を判定するのに優れたマーカーである．特にF1+2は，良好なコントロール下では，正常値（0.4～0.8nM）以下にまで低下する．筆者らは，TT10～十数%程度（INR2～3程度）かつF1+2<0.8（できれば0.4）nMでのワルファリンコントロールを理想としている．

■ワルファリンと他剤との相互作用

ワルファリンの効果を増強させる薬剤として，抗生剤，消炎鎮痛剤，制酸剤（シメチジンなど），痛風治療薬（アロプリノール，ベンズブロマロン），経口糖尿病薬（SU剤），三環系抗うつ剤などが知られている．

ワルファリンの効果を減弱させる薬剤として，ビタミンK製剤，リファンピシン，スピロノラクトン，バルビタール，抗てんかん薬（ヒダントイン，カルバマゼピン）などがある．また，ワルファリン内服中の患者は，ビタミンKを大量に含む食物（納豆，クロレラなど）を摂取しないようにする．また，最近ビタミンK製剤（商品名：グラケー）が骨粗鬆症治療目的で頻用されるようになってきており，同剤を骨粗鬆症患者に投与する場合は，ワルファリン内服の有無を十分に確認する必要がある．ただし，ワルファリンを内服していない患者に対して同剤を投与しても凝固活性化を惹起することはない[3]．

■文献

1) Khamashta MA et al：The management of thrombosis in the antiphospholipid-antibody

syndrome. *N Engl J Med*, **332**：993-997, 1995.
2) Hurlen M *et al*：Warfarin, aspirin, or both after myocardial infarction. *N Engl J Med*, **347**：969-974, 2002.
3) Asakura H *et al*：Vitamin K administration to elderly patients with osteoporosis induces no hemostatic activation, even in those with suspected vitamin K deficiency. *Osteoporosis Int*, **12**：996-1000, 2001.

166
抗線溶薬

窓岩清治・坂田洋一

■線溶系の概略

　線溶反応は，プラスミノゲンが組織型プラスミンゲンアクチベーター（tissue-type plasminogen activator：tPA）やウロキナーゼ型プラスミノゲンアクチベーター（urokinase-type plasminogen activator：uPA）によって，セリンプロテアーゼ活性をもつプラスミンへと変換され，生じたプラスミンが線維素であるフィブリンを分解する反応系である．血栓溶解が効率よく進行するためには，プラスミノゲン・プラスミン分子およびtPAが，それぞれの分子のクリングル領域内に存在するリジン結合部位を介してフィブリン分子上の側鎖リジン残基へ結合し，空間的に互いに近接することが必須である．線溶反応により生じたプラスミンは，プラスミノゲンのN末端ペプチドを切断し，活性化をより受けやすい立体構造へと変化させるとともに，フィブリンを分解しC末端リジンを数多く露呈させる．その結果，プラスミノゲンはフィブリン分子へ強く結合し，線溶反応はさらに進行する．

■生理的抗線溶因子

　プラスミノゲンアクチベーターインヒビター1（plasminogen activator inhibitor-1：PAI-1）とα_2プラスミンインヒビター（α_2-plasmin inhibitor：α_2-PI）は，それぞれプラスミノゲンアクチベーターおよびプラスミンと1：1の複合体を形成し，失活させる特異的なインヒビターである．TAFI（thrombin activatable fibrinolysis inhibitor）は，トロンビン-トロンボモジ

ュリン複合体により活性化され，カルボキシペプチダーゼBとしての作用を発揮する．すなわち，プラスミンのフィブリン分解により分子上に露呈したC末端リジン残基を除去し，プラスミノゲンおよびプラスミノゲンアクチベーターのフィブリンへの結合を阻害することにより線溶反応を抑制する．遺伝子組換え技術により，これらの制御因子を大量生産できれば，臨床応用も可能である．

■ 合成リジン類似体（合成リジンアナログ）

臨床的に用いられている合成リジンアナログには，イプシロンアミノカプロン酸（6-aminohexanoic acid, epsilon-aminocaproic acid：EACA）とトラネキサム酸（tranexamic acid, trans-p-aminoethylcyclohexane carboxylic acid：AMCA, trans-aminomethylcyclohexanoic acid：t-AMCHA）がある（表参照）．

(1) 作用機序

プラスミノゲンのリジン結合部位は，分子の立体構造維持にも大きな役割を有している．EACAやt-AMCHAなどの合成リジンアナログがプラスミノゲンのリジン結合部位に結合すると，プラスミノゲンはclosed formからopen formへと構造変化し，プラスミノゲンアクチベーターによるプラスミンへの変換が促進される．しかしながら，リジン結合部位が占拠されたプラスミン分子は，フィブリン上のリジン残基への結合ができないため効率のよいフィブリン分解が抑制され，結果的に線溶反応が阻害される．t-AMCHAのプラスミノゲンのリジン結合部位への親和性は，EACAの6～10倍とされる．

(2) 代謝・薬物動態

EACAは消化管から速やかに吸収され，内服後約2時間で血中濃度が最大値となる．静脈内投与したEACAの約80％は3時間以内に尿中へ移行するが，血管外腔への移行性も高いため，尿中への排泄は12～36時間に及ぶ．EACAは，通常20～100 mg/kg体重を1～2回に分けて静脈内投与する．抗線溶活性を発揮する血中濃度は約1 mMとされる．尿中濃度が血漿中より100倍程度高いため，尿路系の出血に用いる場合には数分の1程度でよい．EACAが横紋筋細胞に取り込まれ，筋細胞内からのナトリウムイオンの遊離を増加させ，高ナトリウム血症を来す可能性があることが報告されている．t-AMCHAの血中での半減期はEACAとほぼ同等であり，約1～2時間とされる．未変化体のまま24時間以内

リジンアナログのプラスミノゲンクリングル領域に対する解離定数

プラスミノゲンのクリングル領域 リジン残基への結合	解離定数（Kd, μM）		
	kringle 1 C末端リジン	kringle 4 C末端リジン	kringle 5 C末端リジン
ε-aminocaproic acid （EACA）	11～13	21～48	94～140
tranexamic acid （t-AMCHA）	1.4～3	4～6	22

に約90%が尿中へ移行する．前述のごとくt-AMCHAは，EACAに比して血液中でより低濃度でプラスミンの阻害作用を発揮するため，投与量はより少量でよい．経口投与の場合は，通常15～40mg/kg体重を1日3回に分けて投与する．静脈内投与の場合は，10mg/kg体重を1日3～4回投与するか，もしくは10mg/kg体重の初回投与後，1mg/kg体重/時間で持続投与を行う．

■アプロチニン

アプロチニンは，ウシ由来の分子量約6,500の一本鎖のポリペプチドである．疎水性残基が分子内部に，親水性残基が分子外側にある特有の立体構造を有しており，極めて安定である．

(1) 作用機序

プラスミンのみならずトリプシンなどのセリンプロテアーゼを強力に阻害する．ヒトプラスミン，血漿カリクレインに対する阻害定数（Ki値）は，それぞれ2.3×10^{-10}M，3.0×10^{-8}Mとされ，プラスミンに対する阻害効果が比較的強いことが，抗線溶薬として用いられる論理的根拠となっている．

(2) 代謝・薬物動態

経静脈的に投与されたアプロチニンは，速やかに細胞外へ移行し，約1時間以内にその約90%が腎臓に移行する．単回投与されたアプロチニンは，投与後48時間にわたって投与量の25～40%が排泄される．アプロチニンは，5,000～10,000KIU（kallikrein inhibitory unit）/分で点滴静注し，1日量100万KIUを上限に使用する．

(3) 副作用

アプロチニンによるアナフィラキシーは，0.1%未満の頻度で出現し，アプロチニン特異的IgGおよびIgEによって引き起こされる．

■合成セリンプロテアーゼ阻害薬

メシル酸ガベキサートやメシル酸ナファモスタットは，いずれもセリンプロテアーゼを非選択的に阻害する．プラスミンに対するKi値は，メシル酸ガベキサートが1.6×10^{-6}M，およびメシル酸ナファモスタットが2.6×10^{-7}Mとされる．特にメシル酸ナファモスタットは，トロンビン阻害と比較しプラスミン阻害が約10～20倍程度強い．いずれも尿中排泄が主で，生理的半減期がメシル酸ガベキサートで1～2分，メシル酸ナファモスタットで8～10分と短いため，比較的大量の持続投与（メシル酸ガベキサート；20～40mg/kg/24時間，メシル酸ナファモスタット；2～4mg/kg/24時間）が必要である．

■抗線溶薬を使用する上での注意点

凝固亢進傾向が存在してないことを確認する．播種性血管内凝固（disseminated intravascular coagulation：DIC）に伴う二次線溶亢進に対する抗線溶薬の単独投与は，虚血性臓器障害を助長するため禁忌である．凝固・線溶反応を同程度で抑制する合成セリンプロテアーゼ阻害薬を用いる．

167
凝固因子関連製剤

新井盛夫

凝固因子製剤は主に，単一凝固因子欠損症の止血治療に用いられている．1940年代に開発されたChonのエタノール沈殿法により，血漿蛋白の分離精製技術が進歩した．目的の凝固因子を，血漿からいかに純粋に分離精製できるかが20世紀後半の大きな目標であった．製剤の生産を目指した凝固因子の精製過程では，数千人分の血漿を貯留したものを原料としている．このことは，十分な供給量を満たすには合理的であったが，未知のウイルス感染症のドナーが混在したときには当該ロットすべてに感染が及ぶ危険をはらんでいた．やがて，加熱処理や有機溶剤，界面活性剤処理などの導入によりウイルス不活化の工程が加えられ，さらにドナーのウイルス感染症スクリーニング法の技術革新も加わり，感染症に対する安全性は飛躍的に高まった．この間の非加熱凝固因子製剤によるHIVやC型肝炎ウイルスの感染禍は，血友病医療の発展史に大きな陰を残した．現在の血漿由来凝固因子製剤は，不活化処理の無効な未知のウイルス感染症の懸念が，理論的レベルで論議される程度に信頼性は高まった．一方，遺伝子組換え技術による組換え第VIII因子製剤が臨床に供されてからすでに10年以上が経過し，安全性の記録を蓄積している．ヒトの血漿を必要としない凝固因子製造技術の発展や供給の安定化は，将来的な凝固因子製剤のあるべき方向性を示唆している．

■ 第VIII因子製剤

血友病Aの補充療法に用いた初期の製剤は，Chon分画製剤やクリオ沈殿製剤であった．これらは生産効率が低く，夾雑蛋白が多いために種々の副作用があり，使い勝手が悪かった．その後開発された非加熱濃縮製剤は，濃縮率が高く即時性の副作用が低減した．このため，患者自身や家族が家庭で製剤の投与を行う家庭注射療法が可能になった．さらに，肝炎ウイルス対策として加熱処理が開発され，肝炎ウイルスやHIVの不活化が確立した．同時期にモノクローナル抗体の免疫吸着法により，さらに高度に精製された製剤も登場し，製剤の補充療法に伴う主な副作用が解消された．1993年からは遺伝子組換え第VIII因子製剤が認可され，新しい治療の歴史が始まった．現在わが国では，血漿由来の第VIII因子製剤として，モノクローナル抗体精製第VIII因子製剤と2社の第VIII因子/von Willebrand因子複合体製剤，2社の遺伝子組換え第VIII因子製剤が市販されている．

■ 第IX因子製剤

1960年代に，第IX因子を含むビタミンK依存性凝固因子群の濃縮製剤がはじめに血友病B患者に供された．続いて，エタノール沈殿法とイオン交換カラムを用いて，第IX因子を含む製剤が工業レベルで製造された．これらのいわゆるプロトロンビン複合体濃縮製剤は，第IX因子以外にも，第II，VII，X因子，プロテインC，プロテインSなどのGla（γカルボキシグルタミン酸）ドメインをもつ蛋白が混在している．1990年代になると，モノクローナル抗体精製第IX因子製剤が開発された．現在わが国では，2社のプロトロンビン複合体製剤と，2社のモノクローナル抗体精製第IX因子製剤が市販されている．欧米では，遺伝子組換え第IX因子製剤がすでに発売されているが，わが国での承認は遅れている．

■ バイパス治療製剤

重症型血友病A患者の補充療法中には，

凝固因子関連製剤

製剤名	適応	製品名	製薬メーカー
第VIII因子製剤	血友病A	クロスエイトM コンファクトF コンコエイトHT	日本赤十字社 化血研 三菱ウェルファーマ
遺伝子組換え第VIII因子製剤		リコネイト コージネイトFS	バクスター バイエル
第VIII因子/vW因子複合体製剤	血友病A, von Willebrand病	コンファクトF コンコエイトHT	化血研 三菱ウェルファーマ
第IX因子製剤	血友病B	ノバクトM クリスマシンM	化血研 三菱ウェルファーマ
プロトロンビン複合体製剤	血友病B, 第VIII因子インヒビター 血友病B	プロプレックスST PPSB-HT	バクスター 日本製薬
活性型プロトロンビン複合体製剤	第VIII（IX）因子インヒビター	ファイバ オートプレックス	バクスター バクスター
遺伝子組換え活性型第VII因子製剤	第VIII（IX）因子インヒビター	ノボセブン	ノボノルディスク
第XIII因子製剤	第XIII因子欠乏症, 第XIII因子低下に伴う縫合不全および瘻孔, Schönlein-Henoch紫斑病	フィブロガミンP	アベンティスファーマ
アンチトロンビン製剤	先天性アンチトロンビン欠乏症, DIC	アンスロビンP-ベーリング ノンスロン ノイアート	アベンティスファーマ 日本製薬 三菱ウェルファーマ
フィブリノゲン製剤	先天性フィブリノゲン欠乏症	フィブリノゲンHT	三菱ウェルファーマ
活性型プロテインC製剤	先天性プロテインC欠乏症	アナクトC	化血研
トロンビン製剤	上部消化管出血	経口用トロンビン細粒	三菱ウェルファーマ 持田
	機械的止血の困難な出血	トロンビン	三共ワーナーランバート 化血研 日本製薬
フィブリン糊製剤	組織の接着・閉鎖	ベリプラスト ティシール ボルヒール タココンブ	アベンティスファーマ バクスター 化血研 鳥居

約30％の症例で第VIII因子に対する同種抗体が発生する．また，まれに第VIII因子に対する自己抗体が高齢健常者や悪性疾患，分娩後，自己免疫性疾患などに伴って発生することもある．第IX因子を用いた血友病B患者の補充療法の際にも，まれに第IX因子に対する同種抗体が発生する．これらの，いわゆるインヒビター保有患者の止血管理には，内因系凝固機転をバイパスして止血を図る，バイパス治療製剤が用いられる．これらの製剤としては，古くより，プロトロンビン複合体製剤と活性型プロトロンビン複合体製剤が用いられてきた．近年では，遺伝子組換え活性型第VII因子製剤

が認可され用いられている．

■ 第XIII因子製剤

　第XIII因子製剤は元来，第XIII因子欠損症の補充療法のために開発された．第XIII因子は，組織修復，創傷治癒過程にも関与し，第XIII因子低下を伴って局所に縫合不全や瘻孔形成を来した症例に有効であることが知られている．また，Schönlein-Henoch紫斑病の腹部症状や関節症状の改善にも有効とされている．

■ その他の製剤

　フィブリン糊製剤やトロンビン製剤は，組織の接着や出血局所の止血剤として主に外科系で用いられている．アンチトロンビン製剤はヘパリン用物質と結合し，トロンビンなどの活性型凝固因子を抑制する．臨床では，先天性アンチトロンビン欠乏症の血栓症抑制や播種性血管内凝固（DIC）の過凝固制御に用いられている．活性型プロテインC製剤は，活性型の第VIII因子や第V因子を分解する．本製剤は近年，先天性プロテインC欠乏症に起因する深部静脈血栓症や急性肺血栓塞栓症の治療薬として認可された．本製剤はDICに対する治療効果も期待されており，今後，適応症として追加される可能性がある．

索　引

ア

亜急性連合脊髄変性症　78
悪性腫瘍　376
悪性貧血　77
悪性リンパ腫　24, 91, 103, 132, 159, 167, 171, 210, 262, 267
アグレッシブNK細胞白血病/リンパ腫　202
アスピリン　378, 381
アスピリンジレンマ　378
アプロチニン　385
アポトーシス　125
アポトーシス耐性　131
アミロイドーシス　361, 366
アラキドン酸　291
アルブミン製剤　28
アロステリック効果　69
アンギオスタチン　320
アンチトロンビン　313, 375
アンチトロンビン欠損症　340
アンチトロンビンIII　313
アンチトロンビン製剤　388

イ

易感染症　155
異型リンパ球　152
異常蛋白血症　55
異常ヘモグロビン症　70
移植後免疫不全　232
移植後リンパ増殖性疾患　217
異食症　15
I型AT欠損症　314
移植片対宿主病　225, 226, 228, 255

一次止血　29
一次線溶亢進　333
一本鎖uPA　321
遺伝子診断　105, 107
遺伝子治療　254, 357
遺伝子不活化現象　129
遺伝子変異　106
遺伝性球状赤血球症　82
遺伝性楕円赤血球症　82
遺伝性有口赤血球症　83
遺伝性溶血性貧血　84
イノシトールリン脂質　117
イプシロンアミノカプロン酸　384
インターフェロン　133
インテグリン　54, 377
インテグリン $\alpha_2\beta_1$　288
インドレントリンパ腫　197

ウ

ウイルス感染　122
ウイルス性感染症　251
ウィントローブ赤血球指数　263
ウェッジ標本　8
うっ血性脾腫　90
ウロキナーゼ型プラスミノゲンアクチベーター　320

エ

液性免疫　61
エフェクターT細胞　52
炎症反応　120, 373
エンドキサン　261
エンハンサー　119

オ

黄体出血　358
オリゴDNAチップ　277
オールトランス型レチノイン酸　241

カ

外因系凝固阻害因子　315
外因系凝固反応　315
改変型tPA　321
開放生検　92
潰瘍性大腸炎　306
化学療法　237, 256
芽球型NK細胞リンパ腫　201
架橋結合　303
核-細胞質解離　78
核酸増幅検査　6
獲得免疫　60, 138
下肢深部静脈血栓症　347
活性化血小板　280
活性化第VII因子製剤　361
活性化プロテインC製剤　388
活性化プロテインCレジスタンス　347
加熱処理　386
過粘着性症候群　212, 214
化膿性感染　153
過分葉好中球　148
カペオレ　312
鎌状赤血球性貧血　19
可溶性TF　301
可溶性フィブリン　335
可溶性プロテインCレセプター　312

カ

カリニ肺炎　245
顆粒球機能異常　153
顆粒球減少症　146
顆粒球コロニー刺激因子　247
顆粒欠損症　353
癌　122
癌遺伝子　109
肝炎　5
肝炎後再生不良性貧血　93
還元型ホモシステイン　344
完全キメラ　275
感染症　6
感染性輸血副作用　251
肝中心静脈閉塞症　370
癌抑制遺伝子　111
寒冷凝集素症　80

キ

偽性血小板減少　264
偽性血小板減少症　351
偽膜性結膜炎　319
ギムザ染色　8
木村病　145
キメラ抗体　233
キメリズム　275
急性冠症候群　371
急性骨髄性白血病　100, 103, 163, 175
急性白血病　131, 161, 267
急性リンパ性白血病　103, 115, 165, 173, 177
供血　5
凝固因子　315
凝固因子関連製剤　386
凝固インヒビター　360
凝固カスケード　298
凝固線溶　371
凝固線溶因子　372, 374, 376
胸腺　62
巨核球性白血病　164
巨赤芽球性貧血　77
菌状息肉症　205
筋肉出血　356

ク

クマリン系経口抗凝血薬　363
組換え第Ⅷ因子製剤　386
クラスター分析　277
グリベック　135
クリングル　318
グルコース-6-リン酸脱水素酵素欠乏症　20
クロマチン網工　148
クローン性　129

ケ

経験的抗菌剤治療　147, 246
形質細胞骨髄腫　212
系統発生　1, 35
血液型　252
血液型検査　254
血液凝固　338
血液細胞　38
血液製剤　248
血液成分療法　23
血液粘度　31
血液標本染色法　7
血管外溶血　79
血管芽細胞　17
血管間質　38
血管新生　242, 300
血管新生促進因子　243
血管新生抑制因子　243
血管内皮　336
血管内皮細胞　338
血管内溶血　79
血球計数　263
血球形態検査　264
血球貪食症候群　136, 221
血算　263
血色素尿症　18
血漿　22
血漿カリクレイン　375
血漿交換　370
血漿蛋白　55
血漿鉄消失時間　79
血小板　336

――の移動　287
血小板インテグリン　283
血小板ADP受容体　379
血小板型von Willebrand病　285
血小板顆粒　293
血小板機能異常症　353
血小板結合性IgG　351
血小板減少症　351
血小板コラーゲンレセプター　288
血小板シグナル伝達　295
血小板製剤　28
血小板トロンボキサン受容体　290
血小板トロンボキサン受容体異常症　291
血小板膜糖蛋白質Ⅰb-Ⅸ複合体　285
血小板無力症　284
血小板由来増殖因子　372
血小板リストセチン凝集　358
血漿分画　23
血清蛋白電気泳動検査　56
血栓　349
血栓形成　283
血栓性血小板減少症紫斑病　369, 379
血栓性細小血管障害症　369
血栓性素因　313
血友関節症　356
血友病　14, 356
血友病A　356
血友病B　256, 356
血流障害　70
ケモカイン　120
献血　5
献血者スクリーニング　248
原発性骨髄線維症　158
原発性免疫不全症　57

コ

好塩基球　148
抗カルジオリピン抗体　346
抗癌剤　147, 240, 256

索　引

抗凝固薬　381
抗胸腺細胞グロブリン　260
口腔内出血　351
抗血管新生療法　243
抗血小板薬　378
抗原認識　52
抗原賦活化法　262
好酸球　148
好酸球性筋痛症候群　145
好酸球増加　144
高脂血症　33
後出血　306, 329, 365
高ずり応力　285
抗線溶薬　383
抗体療法　186, 233, 258
好中球　148
好中球減少　155
好中球減少症　146
好中球増加　141
好中球ローリング　280
後天性免疫不全症候群　140
後天性溶血性貧血　79
高PAI-1血症　326
抗β_2-GPI抗体　347
高ホモシステイン血症　344
高ホモシステイン尿症　344
高免疫グロブリン血症　58
抗リン脂質抗体症候群　346, 350, 381
個体発生　36
骨外形質細胞腫　213
骨髄　16, 37, 62
骨髄異形成症候群　13, 87, 97, 100, 125, 165
骨髄移植　11, 236
骨髄間質　38
骨髄系前駆細胞　35
骨髄検査　270
骨髄腫　132
骨髄性白血病　13
骨髄線維症　2
骨髄増殖性疾患　100, 157, 180
骨髄単球性白血病　163
骨髄バンク　9
骨髄非破壊的移植　224
骨髄不全症候群　2

骨髄有核細胞分画　264
骨髄抑制　185
コラーゲン受容体　284
孤立性骨形質細胞腫　212
混合キメラ　226, 275

サ

細菌感染　245
サイクリン　113
再生不良性貧血　87, 93
臍帯出血　306
サイトカイン　35, 42, 54
サイトカイン受容体　42, 108
サイトカイン療法　44
サイトメガロウイルス感染症　247
細胞周期　113
細胞傷害性T細胞　51, 228
細胞性線溶　324
細胞性免疫　61
細胞接着分子ファミリー　279
細胞内シグナル伝達　42
サイレンサー　119
サイレンシング　113
酢酸デスモプレシン　358
サザンブロッティング法　105
殺菌　153
さらさら血　32
さらさら度　32
サラセミア　15, 19, 21, 72, 73
サリドマイド　213, 243
酸素運搬　47
酸素親和性　69
酸素不足　64

シ

自家移植　224
シグナル伝達　108, 116
シクロオキシゲナーゼ　378
シクロスポリン　260
自己血輸血　28
自己複製能　39
自己免疫性胃炎　78
自己免疫性疾患　346

自己免疫性溶血性貧血　80
自殺遺伝子　255
脂質二重層　47
シスタチオニンβ合成酵素　345
自然抗体　253
自然発症型バーキットリンパ腫　203
自然免疫　60, 138
ジホスホグリセリン酸　47
瀉血　3, 157
習慣性流産　306
習慣流産　346
周期性好中球減少症　138
重症複合型免疫不全症　254
粥腫破綻　372
粥状動脈硬化　349
樹状細胞　222
樹状細胞増殖疾患　222
樹状細胞療法　213
主要組織適合遺伝子複合体　123
主要組織適合抗原　123
小球性低色素性貧血　65
シロスタゾール　379
真菌感染　245
深在性真菌症　246
真性赤血球増加症　4, 99, 157
深部静脈血栓症　342
深部臓器出血　356

ス

髄外造血　88
スタチン系薬剤　350
スタフィロキナーゼ　321
ストレス赤血球増加症　99
ストレプトキナーゼ　321

セ

生化学的修飾　239
正球性正色素性貧血　65
生検法　270
成人T細胞白血病　14, 160, 207
成分輸血　28

赤芽球 48
赤芽球癆 95
脊椎動物 1
赤白血病 13, 164
赤血球 47
赤血球過剰崩壊 64
赤血球酵素異常症 84
赤血球産生 16
赤血球産生量減少 64
赤血球寿命 79
赤血球数 64
赤血球製剤 28
赤血球増加症 98
赤血球鉄利用率 79
赤血球特異抗原 252
赤血球膜異常症 82
赤血球膜脂質異常症 83
接触因子 31
接着分子ファミリー 283
セルピン 338
セロトニン 294
線維素溶解反応 364
全血球計数 264
前骨髄球性白血病 163
全骨髄有核細胞 163
潜在性鉄欠乏状態 66
穿刺法 270
染色体異常 102
全身性炎症反応症候群 368
先制攻撃的治療 246
前赤芽球 48
先天性 $α_2$-PI欠乏症 365
先天性異常フィブリノゲン血症 303
先天性角化異常症 128
先天性プロテインS欠乏症 343
先天性プロテインC欠乏症 342
先天性免疫不全症候群 138
先天性溶血性貧血 79
線溶異常症 364
線溶反応 383
全リンパ節照射 235

ソ

臓器移植 217
造血 33, 35
造血因子 42
造血因子療法 44
造血幹細胞 18, 34, 39, 272
造血幹細胞移植 128, 179, 189, 194, 217, 224, 275
造血幹細胞遺伝子治療 255
造血間質 38
造血機構 33
造血器腫瘍 102, 107, 125, 159, 166, 168, 235, 262, 265
造血器腫瘍合併感染症 245
造血巣 2
造血微小環境 33
創傷治癒 282
創傷治癒不全 304, 366
続発性低免疫グロブリン血症 58
組織因子 30, 300, 374
組織因子経路インヒビター 375
組織型プラスミノゲンアクチベーター 321
組織球 219
組織球性壊死性リンパ節炎 221
組織球増殖疾患 219
ソラマメ症 14

タ

第一次リンパ器官 62
大顆粒リンパ球 152
大球性貧血 65
第XIII因子 305
第XIII因子製剤 388
耐性克服薬 132
第二次リンパ器官 62
第VIII因子製剤 386
タイピング 123
多クローン性高免疫グロブリン血症 58

多血症 31, 72, 98
多孔性骨過形成 15
多剤併用化学療法 237
多臓器不全 333, 368
ダナパロイド 382
多発性骨髄腫 212
多分化能 39
単球 152
単球性白血病 103, 164
単クローン性（高）免疫グロブリン血症 58
胆汁分泌不全 363

チ

チアノーゼ 70
チクロピジン 296, 378
遅発性神経細胞死 282
中枢神経白血病 179
中膜由来平滑筋細胞 372
チロシンキナーゼ阻害剤 258

テ

低顆粒性好中球 151
低分子ヘパリン 381
低免疫グロブリン血症 57
定量PCR法 269
摘脾 185
鉄欠乏性貧血 15, 66
鉄剤 67
デルマタン硫酸 314
転写因子 35, 118
点突然変異 106

ト

頭蓋内出血 356
凍結乾燥血漿 23
同種移植 224
同種免疫反応 228
動脈血栓 349
動脈硬化 371
特発性好酸球増加症 145
ドナー型完全キメラ 226
ドナーリンパ球輸注 230, 231

ドナーリンパ球輸注療法 224
塗抹 7
塗抹染色標本 264
トラネキサム酸 384
トランスグルタミナーゼ 305
どろどろ血 32
トロンビン活性化線溶阻止因子 331
トロンビン時間 303
トロンビン受容体 281
トロンビン製剤 388
トロンビン-トロンボモジュリン複合体 309, 311
トロンボキサンA₂ 290, 336
トロンボモジュリン 311, 331, 340
貪食 153
貪食細胞 17

ナ

ナチュラルキラー細胞 201

ニ

二次血栓 29
二次性赤血球増加症 99
二次線溶亢進 333, 367
妊娠中毒症 367

ネ

粘膜関連リンパ組織 197
粘膜付属リンパ組織 63

ノ

濃染顆粒 293
ノーザンブロッティング法 105

ハ

パイエル板 197
バイパス製剤 387
バーキットリンパ腫 126, 203

播種性血管内凝固 282, 367
白血球 148
 ──のrolling現象 32
白血球形態異常 148
白血球減少症 146
白血球増加 141
白血球粘着不全症 153
白血球分画 264
白血球Mac-1 287
白血病 12, 159, 240
抜歯後止血困難 360
鼻型NK細胞リンパ腫 201
ハプロタイプ 124
針生検 91

ヒ

非ウイルス性感染症 251
皮下脂肪織炎様T細胞リンパ腫 207
非感染性輸血副作用 249
脾機能亢進症 90
非血縁者間同種移植 224
膝関節出血 356
脾腫 88
微小血管障害性溶血性貧血 367
微少残存病変 268
ヒスチジンリン酸化 280
非赤芽球骨髄細胞 163
脾臓 62
脾臓摘出 89
ビタミンK依存性凝固因子 297
ビタミンK依存性凝固因子欠乏症 362
非典型的慢性骨髄性白血病 143
ヒト白血球抗原 123
ビトロネクチン 326
皮膚原発性CD30陽性未分化大細胞リンパ腫 206
皮膚T細胞リンパ腫 205
微分化型骨髄芽球性白血病 163
非ホジキンリンパ腫 25, 136,

168, 236
びまん性大細胞型B細胞リンパ腫 199, 278
非溶血性輸血副作用 249
病的血管新生 242
表面抗原 54
表面マーカー 265
病理診断 262
病理組織診断 262
日和見感染症 155
微量残存腫瘍 268
貧血 64

フ

フィブリノゲン 303
フィブリノゲン分解産物 333
フィブリン糊（グルー） 307, 361
フィブリン糊製剤 388
フィブリン分解産物 333, 367
フィラデルフィア染色体 173
フォンウィルブランド病 358
不規則抗体 253
副腎皮質ホルモン 261
父子間移植 275
不妊症 188
プラスミノゲン 318
プラスミノゲンアクチベーター 320
プラスミノゲンアクチベーターインヒビター1 326
プラスミノゲンアクチベーターインヒビター2 327
プラスミノゲンアクチベーターレセプター 323
プラスミン 339
プラスミンインヒビター 328
フローサイトメトリー 265, 268, 273
プロスタサイクリン 336
ブロッティング法 105
プロテインC 308, 375
プロテインCレセプター 311
プロテインS 309
プロモーター 119

分化型骨髄芽球性白血病 163
分化誘導療法 240
分子標的薬剤 242, 256, 257
分裂キメラ 275

ヘ

ヘアリー細胞白血病 184
閉塞性細気管支炎 229
ヘパリン 313
ヘパリン起因性血小板減少症 350
ヘパリンコファクター活性 340
ヘパリンコファクターⅡ 313
ヘパリン惹起性血小板減少症 381
ヘマトクリット値 64
ヘム-ヘム協同作用 69
ヘモグロビン 68
ヘモグロビン尿 18
ヘモグロビン濃度 64
ヘモクロマトーシス 4
ヘリコバクターピロリ 171, 353
ヘルパーT細胞 51
ベロトキシン 369
変異プライマーPCR法 106
変性濃度勾配ゲル電気泳動法 106

ホ

放射線治療 235
放出機構異常症 353
母子間移植 275
ホジキン病 169
ホジキンリンパ腫 24, 186, 236
補体 57
補体感受性赤血球 87
補体非感受性赤血球 87
発作性寒冷血色素尿症 80
発作性夜間血色素尿症 80, 86, 94, 325
本態性血小板血症 157

マ

膜結合性組織因子 301
膜蛋白質異常症 82
マクログロブリン血症 212, 214
マラリア 15, 73
慢性好中球性白血病 143
慢性骨髄性白血病 102, 143, 173, 180, 231
慢性骨髄増殖性疾患 157
慢性骨髄単球性白血病 143
慢性肉芽腫症 154, 155
慢性リンパ性白血病 182
マントル細胞リンパ腫 114, 183, 191

ミ

ミニ移植 226, 230, 232
未分化型骨髄芽球性白血病 163

ム

無顆粒球症 146
無脊椎動物 1

メ

メシル酸ガベキサート 385
メシル酸ナファモスタット 385
メチオニン合成酵素 345
免疫学的血小板減少 351
免疫寛容 61
免疫機構 60
免疫グロブリン 53, 55, 57
免疫グロブリン遺伝子 108
免疫グロブリン減少症 57
免疫グロブリン増加症 58
免疫グロブリン低下 156
免疫系 49
免疫抗体 253
免疫組織化学 265

免疫電気泳動検査 56
免疫反応 122
免疫不全 185
　——に伴うリンパ増殖性疾患 217
免疫不全関連バーキットリンパ腫 203
免疫不全症候群 138
免疫抑制療法 260

モ

網赤血球産生指数 79
毛包性ムチン沈着症 205
モノクローナル免疫グロブリン異常症 360

ヤ

薬剤耐性 131

ユ

遊走 153
遊離先天性プロテインS 343
輸血 26, 247
輸血後移植片対宿主病 250
輸血後肝炎 26
輸血副作用 249

ヨ

溶血性疾患 18
溶血性尿毒症症候群 369
溶血性貧血 18, 70, 79
溶血性輸血副作用 249
葉酸欠乏 78
四体液説 3

ラ

ライソゾーム 294
ライト染色 8
卵黄嚢 36

リ

リジン結合サイト 318, 323
リジン結合ドメイン 331
リストセチンコファクター 359
リツキシマブ 193, 233
流行地型バーキットリンパ腫 203
リンパ器官 62
リンパ球 49, 152
リンパ球遺伝子治療 254
リンパ系前駆細胞 34
リンパ性腫脹 91
リンパ性白血病 13
リンパ節 62
リンパ節生検 91
リンパ増殖性疾患 217, 360

ル

類白血病反応 141
ループスアンチコアグラント 346

レ

レチノイン酸受容体 α 鎖 111
レチノイン酸症候群 241
レトロウイルスベクター 255

ロ

濾胞性リンパ腫 126, 189
ロマノフスキー染色 8

ワ

ワルファリン 297, 342, 363, 381

欧 文 索 引

A

$\alpha_2\beta_1$ 欠損症 285
α 顆粒 293
AAII 211
Abciximab 285
ABO 型 247, 253
ABVD 療法 187
ADAMTS13 369
ADP レセプター 289, 295
ADR 233
aggressive リンパ腫 199
Akt 117
ALK 109
AML1 110
Ann Arbor 分類 186, 210
APC レジスタンス 309
apolipoprotein 320
ATP 47
AT 濃縮製剤 342
Auer 小体 151
A キナーゼ 336

B

β_2-GPI 依存性 aCL 347

B_{12} 欠乏症 78
BCR/ABL 110, 180
BCR-ABL 融合遺伝子 173
Bernard-Soulier 症候群 285, 353
Binet 分類 182
Bohr 効果 69
Buerger 病 350
Burkitt lymphoma 203
B 細胞 49
B リンパ球 53

C

C4BP 複合体型 PS 310
carboxypeptidase B 331
CD142 300, 302
CD34 陽性造血幹細胞 272
CD39 336
CD4T リンパ球数低下 156
2-CDA 185
CDKI 115
cDNA マイクロアレイ 277
Chédiak-Higashi 症候群 151, 154, 293
CHOP 療法 25, 189, 194
Churg-Strauss 症候群 145

CLL/SLL 182
competitive PCR 法 105
Cotswolds 修正案 210
C 末端リジン残基 331

D

DCF 185
DD-E 複合体 333
DI 238
Diamond-Blackfan 貧血 128
DNA チップ 277
DNA メチル化 130
Döhle 小体 151
2,3-DPG 47
D ダイマー 333

E

EBMT 227
EBV 168, 202
EBV 関連 LPD 217
EBV 潜伏感染遺伝子 169
EPO 療法 44
Evans 症候群 80

F

F. Xa 374
FAB分類 161
factor V Leiden 317
Fanconi貧血 127
FISH法 268
FLT3遺伝子異常 108, 109
fluorescent-based PCR法 276
fractional cell kill hypothesis 238

G

γ-カルボキシグルタミン酸 297, 362
γ-グロブリン 57
G6PD異常症 85
GeneChip 277
Glanzmann血小板無力症 353
GM-CSF療法 44
Goldie-Coldman仮説 237
GPⅥ 288, 289
GPⅥ欠損患者 290
GPIアンカー 324
gray platelet syndrome 293, 355
growth advantage 175
GVHD 228
GVL効果 229, 231
GVT効果 230

H

HAM 207
HCV 169
HELLP症候群 367
heparan sulfate 339
Hermanky-Pudlak症候群 293
HHV-8 169
HIM 17
HIV 140
HLA 123, 247
HLA適合同胞間移植 224
HLA適合ドナー 11
HPA 247
HTLV-Ⅰ 207
HUMARA 130
Hunter舌炎 78
hybrid acute leukemia 13

I

IFN-α 185
IFN-α療法 134
IgH遺伝子 54
IL-11 45
IL-6 375
imatinib 258
INR 382
IPI 211
IPS（S） 101, 211
ITAM 289

J

JAKチロシンキナーゼ 116

K

KIT 109
Kunitz型領域 316

L

LAT 297
LBS 318, 323, 328
LDLレセプター関連蛋白質 325
ligneous conjunctivitis 366
LRP 131

M

M-CSF療法 45
MALTリンパ腫 126, 171, 197
MAPキナーゼ 117
MHC 123
MOPP療法 25
MRP 131
MYC遺伝子 111, 204

N

NCIWG 183
negative selection 52
NKT細胞 50
NK細胞 50
NK細胞リンパ腫 201

P

$P2X_1$ 295
$P2Y_2$ 295
$P2Y_{12}$ 295
PAI-1 376
PAI-1欠乏症 365
PAI-2 376
PAR 281
PAR-1 281, 308
PAR-2 374
Pautrier微小膿瘍 205
PCR法 105, 129
PCV 263
PC受容体 309
PGK異常症 85
phospholipase A_2 291
Phクローン 181
PI3K 117
PIVKA 362
PIVKA-Ⅱ 297
PI欠乏症 329
Plg欠乏症 366
procarboxypeptidase B 311
pseudo-Pelger異常 148
PSGL-1 280
P-セレクチン 279, 293
P糖蛋白 131

R

R-CHOP療法 194
Rai分類 182
RAS 110
Rb遺伝子 111
real-time PCR法 105
RFLP 130

Rh型　247, 253
Richter症候群　183
RNAポリメラーゼ　118
Rosai-Dorfman disease　219
RT-PCR法　105

S

SCF　46
Schönlein-Henoch紫斑病　306, 388
Scott症候群　353
SDI　239
Sézary症候群　205
SLP-76　297
Sph-1-P　338
splenic marginal zone lymphoma　89
SRC　40
SSCP法　106
starry-sky像　204
STAT蛋白　117
STR多型　276
SV-40　170
syndecan　316

T

TAFI　311, 318, 331
TFPI　340
TNF-α　373
tPA　321
TPO　46
two hit theory　112
T細胞　49, 51
T細胞受容体遺伝子　108
T細胞性急性リンパ性白血病　115
Tリンパ球　51

U

UCP　267
uPA　320, 376
uPAR　377
Upshaw-Schulman症候群　369

V

VEGF　337

VK欠乏症　363
VK欠乏性出血症　363
VWF　358
VWF受容体　284

W

warfarin-induced skin necrosis　342
WHO分類　166, 212
Wiskott-Aldrich症候群　140

X

X染色体性重症複合型免疫不全　138
X染色体性高IgM症候群　138
X染色体性無γグロブリン血症　138
X連鎖リンパ増殖症候群　136

MEMO

MEMO

血液の事典

2004年8月30日 初版第1刷
2005年4月15日   第2刷

定価は外函に表示

編者	平井　久丸 押味　和夫 坂田　洋一

発行者　朝　倉　邦　造

発行所　株式会社 朝倉書店
　　　　東京都新宿区新小川町6-29
　　　　郵便番号　162-8707
　　　　電　話　03(3260)0141
　　　　F A X　03(3260)0180
　　　　http://www.asakura.co.jp

〈検印省略〉

© 2004〈無断複写・転載を禁ず〉

ISBN4-254-30076-X　C3547

エス・エム・アイ／渡辺製本

Printed in Japan

D.E.&G.C.ウォルターズ著
文教大 小林ひろみ・立教大 小林めぐみ訳
アカデミック・プレゼンテーション
10188-0 C3040　　　Ａ５判 152頁 本体2600円

科学的・技術的な情報を明確に，的確な用語で伝えると同時に，自分の熱意も相手に伝えるプレゼンテーションのしかたを伝授する書。研究の価値や重要性をより良く，より深く理解してもらえるような「話し上手な研究者」になるための必携書

吉田 聡著
医 学 英 語 入 門
30069-7 C3047　　　Ａ５判 208頁 本体2900円

医学部をはじめ，医療・保健・看護系学生のための，医学分野の英語に習熟するためのテキスト。定型的表現による基本文例(解説付)，文法演習，表現演習，Pattern Usage Drill，専門用語解説，Question Boxなどにより多角的に学習できる

東京医大 代田常道・東京医大 J.P.バロン訳
医学口頭発表のエッセンス
30077-8 C3047　　　Ａ５判 128頁 本体2500円

医学研究者必携の手引。コミュニケーションの原則／口演の準備／3種類の口演／視覚材料／コンピュータによるスライド作成／上手な登壇のしかた／メッセージを売り込むには／スマートな質問のさばき方／へたな発表をするには／名座長とは

B.ハリスン・J.P.バロン・小林ひろみ・
ハリスン英子編著
医学英語コミュニケーション 1
―論文の書き方 基礎編―
36246-3 C3347　　　Ａ５判 160頁 本体2900円

医学領域において英語を適切に使用してコミュニケーションを図るためのコツ。〔内容〕インターネットでの情報検索／原著論文／生物医学雑誌への投稿に関する統一規定／抄録／症例報告，総説，書評／速報，編集長への手紙，ブリーフレポート

B.ハリスン・J.P.バロン・小林ひろみ・
ハリスン英子編著
医学英語コミュニケーション 2
―論文の書き方 応用編―
36247-1 C3347　　　Ａ５判 176頁 本体3200円

医学領域において英語を適切に使いコミュニケーションを図るためのコツ。〔内容〕パラグラフの構造／論文を読みやすくするために／適切な表現の使い方／犯しやすいミス，間違いやすい表現／統計の使い方／臨床研究における統計報告のしかた

B.ハリスン・J.P.バロン・小林ひろみ・
ハリスン英子編著
医学英語コミュニケーション 3
―投稿と発表―
36248-X C3347　　　Ａ５判 176頁 本体3200円

〔内容〕図表の書き方／原稿の最終チェック／文献引用のしかた／投稿する雑誌の選び方／ピアレビューとインパクトファクター／手紙の書き方／レフリーへの質問，対応／校正／人間関係，人脈／学会参加／口頭発表／ポスターセッション，など

田名病院 阿部好文・山口大 福本陽平編著
診療科目別 正しい診療録の書き方
30075-1 C3047　　　Ｂ５判 212頁 本体3800円

学生・若い医師へ向けて"正しい"カルテを提示。〔内容〕診療録とは／POMR／診療録の見本／傷病名について／内科／外科／産婦人科／小児科／精神科／救急診療科／診療録管理の実践／医療情報開示／電子カルテの実際／英文診療録／付録

川島紘一郎・平井俊樹・斉藤和幸訳
臨　床　倫　理　学
30080-8 C3047　　　Ａ５判 176頁 本体3400円

ヒト被験者を使用する臨床試験は病気の治療と予防等に重要な役割を果たしている。倫理原則を遵守した臨床試験が，新しい治療法などの開発に必要不可欠である。本書は米国の実情を含めた，あるべき倫理的臨床研究を紹介した教科書，入門書

L.マルクッチ著　前京大 羽白 清訳
医 学 冠 名 用 語 辞 典
30072-7 C3547　　　Ａ５判 432頁 本体12000円

人名・地名などの固有名詞を含む医学冠名用語を多数(8,000語超)収録して，簡潔な解説を付した辞典。医学界では，人体の部位名から，医療器具名，各種検査法，診断基準，分類法，症候，徴候，病名，症候群名などに至るまで，数多くの冠名用語が日常的に使用されている。本書はこれらの冠名用語を，別名・異名なども検索できるように収録しており，医学生，研修医，医師だけでなく，看護，検査，保健，衛生，医療技術をはじめ，広く医療関係者にとって役立つ辞典である

前感染研 竹田美文・国立国際医療センター 木村 哲編

感 染 症

32204-6 C3047　　　　B 5 判 448頁 本体14000円

感染症に関する知識は，医学のすべての領域に関係し，医療関係者すべてが心得ておかなければならないものである。本書は，新興・再興感染症を含めた各種感染症について，出現・流行の原因をふまえて対策を立てられるよう最新の知見を解説

塩野義製薬医科学研究所 畑中正一編

電子顕微鏡 ウイルス学

31085-4 C3047　　　　B 5 判 196頁 本体6800円

学部学生，大学院生，医学・生物学研究者を対象にして電顕写真を中心に様々なウイルスを具体的に解説した。総論でウイルス学全般を簡潔に解説し，各論ではウイルスの分類，構造と機能，感染と病原性を多くの電顕写真を示しながら解説

前国立感染症研 竹田美文・中国学園大 林 英生編

細 菌 学

31082-X C3047　　　　B 5 判 724頁 本体30000円

分子生物学，分子遺伝学，分子免疫学などの進歩に伴い，細菌学の最近の進歩もめざましいものがあり，感染症の発症機構を分子レベルで解明するようになっている。本書は，細菌学の研究者や周辺領域の研究者，臨床医に有益な専門書

前東大 杉本恒明・東大 小俣政男総編集

内科鑑別診断学（第2版）

32196-1 C3047　　　　B 5 判 712頁 本体19000円

症状をどのように分析し，正しい診断にいたるかという立場にたって解説。〔内容〕全身症状／体型・発育の異常／四肢の異常／耳・鼻・口腔の異常／眼の異常／頸部の異常／胸・背部の異常／腹部の異常／腰部の異常／血圧の異常／他

前阪大 垂井清一郎総編集

総合内科診断学

32179-1 C3047　　　　B 5 変判 656頁 本体18500円

画像診断の最新の知見をとりいれた，総合的な内科診断書。〔内容〕身体所見と病歴／主要疾患の診断／神経系／呼吸器系／循環器系／消化管／肝・胆道・膵・腹膜／造血器系／自己免疫・アレルギー／内分泌系／代謝／腎・尿路系／感染症／他

産業医学総合研 荒記俊一編

中 毒 学
―基礎・臨床・社会医学―

30060-3 C3047　　　　B 5 判 416頁 本体18000円

化学物質が生体に及ぼす有害な影響を，従来の中毒概念にとどまらず，非顕性の健康影響までも含めて整理・解説する。従来の実験中毒学・基礎医学的観点だけでなく，広く臨床医学および社会医学的観点を含めて総合的に捉え直した中毒学書

東大 山本一彦編

アレルギー病学

32197-X C3047　　　　B 5 判 404頁 本体15000円

著しく増加しているアレルギー性疾患の病態と治療法を詳述。〔総論〕遺伝子とアレルギー／環境とアレルギー／細胞生物学／病態／診断・検査／鑑別診断／治療　〔各論〕気管支喘息／呼吸器疾患／鼻炎・花粉症／皮膚疾患／薬剤アレルギー／他

杏林大 長澤俊彦監修　順天堂大 橋本博史編

血 管 炎

32192-9 C3047　　　　B 5 判 384頁 本体18000円

全国の基礎・臨床の専門家による長年の共同研究の成果に基づき，最新の知見をまとめた。〔内容〕概念と分類／理解のための基礎的事項／診断と病態把握／検査の進め方と診断に有用な検査所見／治療法とその適応，留意点／症例から学ぶ血管炎

医歯大 宮坂信之編

最新膠原病・リウマチ学

32193-7 C3047　　　　B 5 判 376頁 本体14000円

免疫学，分子生物学の著しい進歩により，大きく変貌を遂げている膠原病・リウマチについて解説〔内容〕血管・結合組織／免疫遺伝学／自己抗体／炎症のメディエーター／膠原病各論／膠原病類縁疾患／リウマチ性疾患／治療薬剤／日常生活指導

国立病院機構 矢崎義雄総編集
自治医大 島田和幸編

臨 床 高 血 圧

32195-3 C3047　　　　B 5 判 288頁 本体12000円

日本高血圧学会から発表された高血圧治療ガイドラインについての理解を深めるための解説書。ガイドラインの肉づけとなる内容，最新の知見を盛りこんで，実地臨床における確かな裏づけとなるように解説し，教科書的に系統立ててまとめた

前東大 杉本恒明・東大 小俣政男・
順天堂大 水野美邦総編集

内　科　学（第8版）

32202-X　C3047　　B5判　2344頁　本体28500円
32203-8　C3047　　B5判（5分冊）　本体28500円

カラーで読む『内科学』。内科学の最もスタンダードな教科書・専門書としてゆるぎない評価を受けている定本が全面カラー化でさらに見やすいレイアウトを実現。最新の知見に基づき内容を一新した決定版。携帯に便利な分冊版（分売不可）あり。〔内容〕総論：遺伝・免疫・腫瘍・加齢・心身症・環境・中毒・医原性疾患／症候学／治療学：移植・救急／感染症・寄生虫／循環器／血圧／呼吸器／消化管・膵・腹膜／肝・胆道／リウマチ・アレルギー／腎／内分泌／代謝・栄養／血液／神経／他

三島濟一総編集　岩田　誠・金井　淳・酒田英夫・
澤　充・田野保雄・中泉行史編

眼　の　事　典

30070-0　C3547　　A5判　656頁　本体20000円

眼は生物にとって生存に不可欠なものであり、眼に対しては動物は親しみと畏怖の対象である。ヒトにとっては生存のみならず，Quality of Lifeにおいて重要な役割を果たしており，何故モノが見え，色を感じるのかについて科学や眼に纏わる文化，文学の対象となってきている。本事典は眼についての様々な情報を収載，また疑問に応える『眼に関するエンサイクロペディア』として企画。〔内容〕眼の構造と機能／眼と脳／眼と文化／眼の補助具／眼の検査法／眼と社会環境／眼の疾患

老人研 鈴木隆雄・老人医療センター 林　泰史総編集

骨　の　事　典

30071-9　C3547　　A5判　480頁　本体15000円

骨は動物の体を支える基本構造であり，様々な生物学的・医学的特性をもっている。また古人骨や動物の遺骸を通して過去の地球上に生息し，その後絶滅した生物等の実像や生活習慣等を知る上でも重要な手掛かりとなっている。このことは文化人類学においても重要な役割を果たしている。本事典は骨についての様々な情報を収載，また疑問に応える「骨に関するエンサイクロペディア」として企画。〔大項目〕骨の進化・人類学／骨にかかわる風俗習慣と文化／骨の組成と機能／骨の病気

前京大 清野　裕・神戸大 千原和夫・九大 和田新・
医歯大 平田結喜緒編

ホ　ル　モ　ン　の　事　典

30074-3　C3547　　A5判　708頁　本体22000円

総論ではホルモンの概念・研究の歴史など，各論では，人体の頭部より下部へ，部位別の各ホルモンを項目立てし，最新の研究成果を盛り込んで詳しく解説したホルモンの総合事典。〔内容〕Ⅰ．総論，Ⅱ．各論（視床下部ホルモン／下垂体前・後葉ホルモン／甲状腺ホルモン／副甲状腺ホルモン／心臓ホルモン／血管内皮ホルモン／脂肪ホルモン／軟骨ホルモン／腎ホルモン／副腎皮質ホルモン／副腎髄質ホルモン／性腺・胎盤ホルモン／環境ホルモン／膵ホルモン／消化管ホルモン）

日本ワクチン学会編

ワ　ク　チ　ン　の　事　典

30079-4　C3547　　A5判　320頁　本体12000円

新興・再興感染症の出現・流行をはじめ，さまざまな病気に対する予防・治療の手段として，ワクチンの重要性があらためて認識されている。本書は，様々な疾患の病態を解説したうえで，ワクチンに関する，現時点における最新かつ妥当でスタンダードな考え方を整理して，総論・各論から公衆衛生・法規制まで，包括的に記述した。基礎・臨床の医師，看護師・保健師・検査技師などの医療関係者，および行政関係者などが，正確な理解と明解な指針を得るための必携書

上記価格（税別）は2005年3月現在

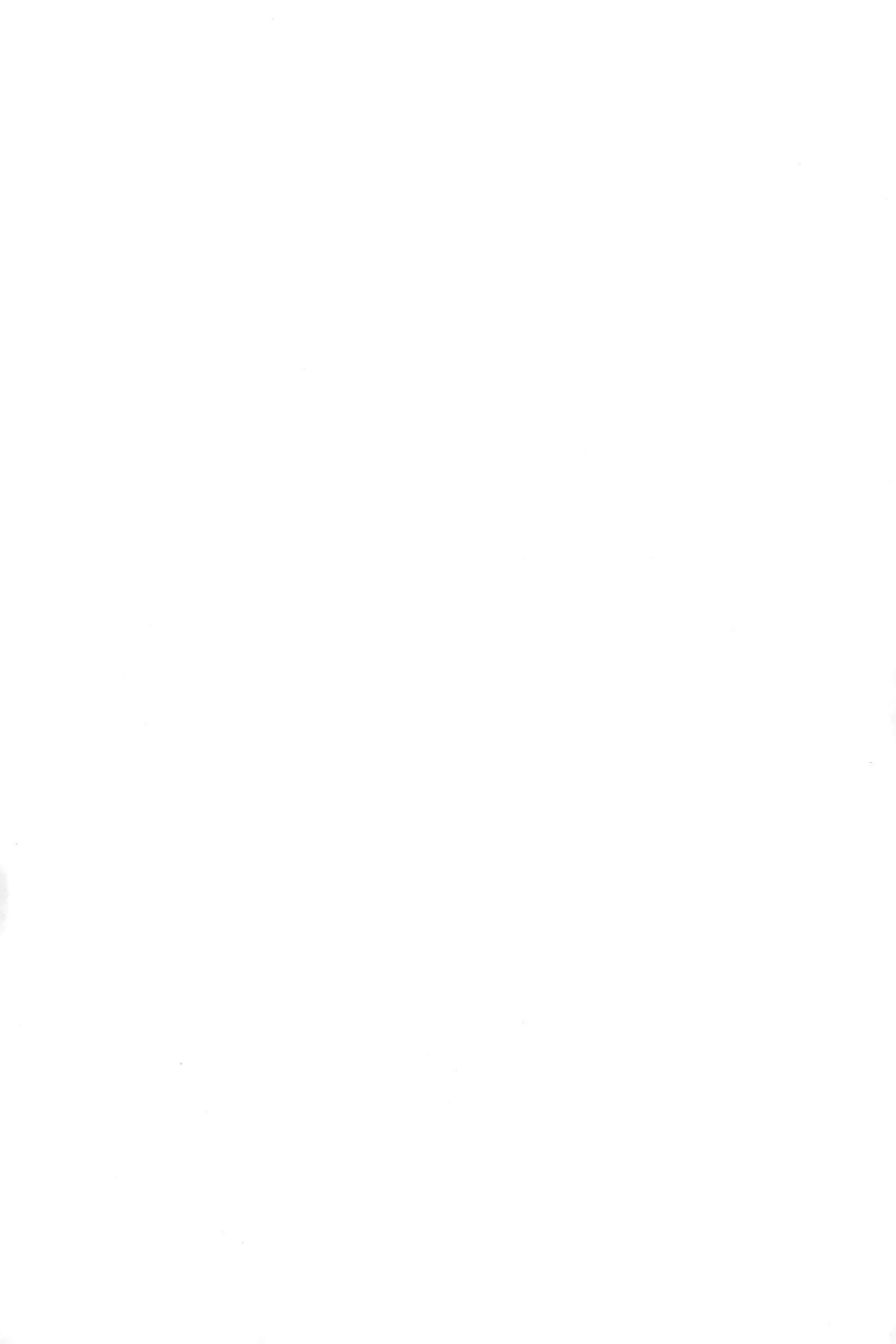